Ressonância Magnética da Próstata

Uma Abordagem Prática

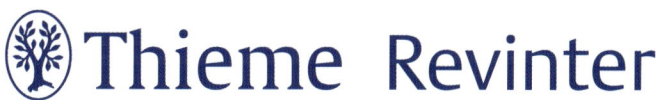

Ressonância Magnética da Próstata

Uma Abordagem Prática

Andrew B. Rosenkrantz, MD
Associate Professor of Radiology and Urology
Department of Radiology
NYU Langone Medical Center
New York University School of Medicine
New York, New York

Thieme
Rio de Janeiro • Stuttgart • New York • Delhi

Dados Internacionais de Catalogação na Publicação (CIP)

R814r

Rosenkrantz, Andrew B.
 Ressonância magnética da próstata: uma abordagem prática / Andrew B. Rosenkrantz; tradução de Angela Nishikaku, Silvia Spada & Sandra Mallmann – 1. Ed. – Rio de Janeiro – RJ: Thieme Revinter Publicações, 2018.

 224 p.: il; 21 x 28 cm.

 Título Original: *MRI of the Prostate: A Practical Approach*
 Inclui Índice Remissivo e Referência Bibliográfica
 ISBN 978-85-5465-062-9

 1. Neoplasias Prostáticas – diagnóstico. 2. Imagem de Ressonância Magnética. II. Título.

CDD: 616.07548
CDU: 616-073:616.65

Tradução:
ANGELA NISHIKAKU (Caps. 0 a 4)
Tradutora Especializada na Área da Saúde, SP
SILVIA SPADA (Caps. 5 a 8)
Tradutora Especializada na Área da Saúde, SP
SANDRA MALLMANN (Caps. 9 a 12)
Tradutora Especializada na Área da Saúde, RS

Revisão Técnica:
BRUNO HOCHHEGGER
Pós-Doutorado em Radiologia pela Universidade Federal do Rio de Janeiro (UFRJ)
Doutorado em Ciências Pneumológicas pela Universidade Federal do Rio Grande do Sul (UFRS)
Coordenador do Laboratório de Pesquisa em Imagens Médicas da UFCSPA-ISCMPA
Professor de Radiologia da Universidade Federal de Ciências da Saúde de Porto Alegre (UFCSPA)
Médico Radiologista Torácico do Pavilhão Pereira Filho – Santa Casa de Porto Alegre (ISCMPA)

Nota: O conhecimento médico está em constante evolução. À medida que a pesquisa e a experiência clínica ampliam o nosso saber, pode ser necessário alterar os métodos de tratamento e medicação. Os autores e editores deste material consultaram fontes tidas como confiáveis, a fim de fornecer informações completas e de acordo com os padrões aceitos no momento da publicação. No entanto, em vista da possibilidade de erro humano por parte dos autores, dos editores ou da casa editorial que traz à luz este trabalho, ou ainda de alterações no conhecimento médico, nem os autores, nem os editores, nem a casa editorial, nem qualquer outra parte que se tenha envolvido na elaboração deste material garantem que as informações aqui contidas sejam totalmente precisas ou completas; tampouco se responsabilizam por quaisquer erros ou omissões ou pelos resultados obtidos em consequência do uso de tais informações. É aconselhável que os leitores confirmem em outras fontes as informações aqui contidas. Sugere-se, por exemplo, que verifiquem a bula de cada medicamento que pretendam administrar, a fim de certificar-se de que as informações contidas nesta publicação são precisas e de que não houve mudanças na dose recomendada ou nas contraindicações. Esta recomendação é especialmente importante no caso de medicamentos novos ou pouco utilizados. Alguns dos nomes de produtos, patentes e *design* a que nos referimos neste livro são, na verdade, marcas registradas ou nomes protegidos pela legislação referente à propriedade intelectual, ainda que nem sempre o texto faça menção específica a esse fato. Portanto, a ocorrência de um nome sem a designação de sua propriedade não deve ser interpretada como uma indicação, por parte da editora, de que ele se encontra em domínio público.

Título original:
MRI of the Prostate: A Practical Approach
Copyright © 2017 by Thieme Medical Publishers. Inc.
ISBN 978-1-4441-6318-6

© 2018 Thieme Revinter Publicações Ltda.
Rua do Matoso, 170, Tijuca
20270-135, Rio de Janeiro – RJ, Brasil
http://www.ThiemeRevinter.com.br

Thieme Medical Publishers
http://www.thieme.com
Capa: Thieme Revinter Publicações

Impresso no Brasil por Zit Editora e Gráfica Ltda.
5 4 3 2 1
ISBN 978-85-5465-062-9

Todos os direitos reservados. Nenhuma parte desta publicação poderá ser reproduzida ou transmitida por nenhum meio, impresso, eletrônico ou mecânico, incluindo fotocópia, gravação ou qualquer outro tipo de sistema de armazenamento e transmissão de informação, sem prévia autorização por escrito.

*Dedicado aos meus pais, Carole e Dan,
e a minha futura esposa, Andrea, por todo amor e apoio.*

Sumário

Prefácio por Peter L. Choyke ix

Prefácio por Samir S. Taneja xi

Apresentação xiii

Colaboradores xv

1 Introdução ao Câncer de Próstata: Considerações Clínicas 1
   Marc A. Bjurlin ▪ Samir S. Taneja ▪ Andrew B. Rosenkrantz

2 Patologia do Câncer de Próstata 11
   Fang-Ming Deng ▪ Jianhong Li ▪ Max X. Kong ▪ Jonathan Melamed ▪ Ming Zhou

3 Introdução aos Protocolos de MRI da Próstata: *Hardware*, Imagem Ponderada em T2 e Espectroscopia de MR 23
   John Conklin ▪ Masoom A. Haider

4 Imagem Ponderada em Difusão da Próstata 41
   François Cornud

5 MRI Dinâmica com Contraste da Próstata 60
   Baris Turkbey ▪ Sandeep Sankineni ▪ Peter L. Choyke

6 Sistema PI-RADS (*Prostate Imaging-Reporting and Data System*) 70
   Michael Spektor ▪ Jeffrey C. Weinreb

7 Estadiamento do Câncer de Próstata e Planejamento Cirúrgico 81
   Jurgen J. Fütterer

8 Acompanhamento Pós-Tratamento e Avaliação para Recorrência 94
   Adam T. Froemming ▪ Lyndsay Viers ▪ Eric May ▪ Akira Kawashima

9 MRI Pré-Biópsia e Biópsia Guiada por MRI 113
   Karoly Viragh ▪ Daniel J. A. Margolis

10 MRI e Vigilância Ativa 127
   Max Kates ▪ H. Ballentine Carter ▪ Katarzyna J. Macura

11 Avaliação de Câncer de Próstata por Imagem de PET/CT e PET/MR 140
   Hossein Jadvar

12 Atlas de Casos Instrucionais e Interessantes 152
   Ankur M. Doshi ▪ Andrew B. Rosenkrantz

Índice Remissivo 204

Prefácio

Hoje pode ser difícil acreditar, mas não foi há muito tempo que a análise de imagens passou a desempenhar um papel insignificante no diagnóstico de câncer de próstata. A ultrassonografia transretal (TRUS), introduzida na metade da década de 1980 como uma ferramenta de avaliação para identificar o câncer de próstata, mostrou ser inadequada e, consequentemente, foi preterida para guiar agulhas em biópsias aleatórias na próstata. O advento do teste para detecção de antígeno prostático específico (PSA), no final da década de 1980, e das biópsias "guiadas" por TRUS levou a uma explosão de diagnósticos de câncer da próstata, elevando esta doença para o topo do *ranking* de malignidades não cutâneas em homens. A avaliação do câncer de próstata tornou-se parte da rotina de um exame físico e o serviço público incentivou homens a melhorarem seu "conhecimento em relação à próstata". Ao mesmo tempo, a comunidade de epidemiologistas já advertiu (embora as advertências não sejam ouvidas) que a política de investigação da população geral com o teste sanguíneo, apresentando altas taxas de falso-positivo, seguido por biópsia aleatória teve consequências catastróficas. Os Estados Unidos rapidamente vivenciaram um número elevado de diagnósticos excessivos de cânceres ocultos, indolentes e de baixo grau, mesmo com a não detecção de lesões potencialmente significativas pelos clínicos e localizadas em regiões não amostradas pelo exame padrão de biópsia normal. Até 2012, o United States Preventive Services Task Force examinou os resultados não expressivos da investigação e declarou que o exame de PSA apresentou valor duvidoso, portanto, ofuscando o próprio conceito de diagnóstico precoce do câncer de próstata.

Entretanto, a MRI da próstata foi introduzida nesta história como um método promissor para detecção de câncer de próstata em meados dos anos 2000. Muitos dos primeiros defensores conceituados da MRI de próstata são autores neste livro e têm trabalhado incansavelmente para melhorar a utilidade desse método para a sua condição atual. A MRI da próstata promete, na realidade, localizar os tumores em vez de depender da suposição dos exames de biópsia aleatória. Desde o início foi reconhecido, porém, que não havia sequência de MRI considerada "solução mágica" para detecção e caracterização do câncer de próstata. Por outro lado, a combinação da imagem ponderada em T2 (com sua precisão anatômica), imagem ponderada em difusão (com sua capacidade para detectar o movimento hídrico no tecido), imagem dinâmica com contraste (com capacidade para identificar a permeabilidade vascular) e a espectroscopia por MR (que detecta alterações nas proporções relativas dos metabólitos colina e citrato) provou que uma abordagem multiparamétrica é necessária para o diagnóstico de câncer da próstata. Cada um desses métodos é detalhado neste livro por especialistas que têm contribuído para nossa compreensão atual acerca do papel da MRI. A MRI da próstata não é fácil de realizar ou interpretar, e a experiência coletiva desses autores fornecerá orientações práticas ao leitor de como adquirir e relatar a MRI adequadamente. Uma vez detectados os tumores, eles podem ser, em seguida, biopsiados acuradamente, utilizando qualquer um dos vários métodos, também detalhados neste livro. A capacidade para empregar a imagem na biópsia guiada aumentou a taxa de detecção de cânceres clinicamente importantes, ao mesmo tempo que reduziu os diagnósticos de tumores considerados insignificantes. Isso tem revolucionado o campo do diagnóstico de câncer da próstata, que não depende apenas de sorte e chance, mas depende muito de uma sequência racional de eventos que começam com a localização acurada e a caracterização de uma lesão na próstata por MRI. Como a maioria das grandes mudanças de paradigma na medicina, isto tem encontrado alguma resistência. Por exemplo, não houve uniformidade entre os pioneiros em relação aos critérios diagnósticos para a biópsia, resultando em críticas de todos os domínios na área. A necessidade de padronizar o léxico e os critérios de lesão positiva na MR que precisa de biópsia era evidente. Portanto, criou-se a classificação de PI-RADS, que já está em sua segunda versão, cujo capítulo é escrito por um dos líderes empenhados em reunir um consenso mundial sobre diagnóstico de câncer de próstata com MRI.

Além do diagnóstico, a MRI da próstata pode ser utilizada para o estadiamento e planejamento cirúrgico, assim como para a detecção de recidiva após prostatectomia radical ou radioterapia, tópicos bastante abordados neste livro. Ao mesmo tempo, há maior reconhecimento do valor do monitoramento ativo no manejo de pacientes com cânceres de baixo grau; a MRI da próstata também terá um papel importante aqui.

A medicina é uma interface de reequilíbrio em constante mudança conforme o conhecimento é obtido e os conceitos antigos são abandonados. Enquanto a MRI avança na área, também se observam mudanças em nossa compreensão e terminologia para patologia do câncer de próstata, melhor compreensão quanto às mutações *driver* e vias moleculares, bem como o aperfeiçoamento dos procedimentos cirúrgicos com diminuição da morbidade. Isto resulta em reajustes sob constante mudança para a melhor forma de diagnosticar e tratar pacientes com câncer de próstata. Ao olharmos para o futuro, nos próximos capítulos deste livro, observamos uma nova função potencialmente importante da tomografia por emissão de pósitrons (PET) combinada com a MRI ou CT. As novas sondas PET altamente específicas, que têm como alvo o câncer de próstata, apresentam alta afinidade e especificidade e podem representar a próxima fase da história.

Dr. Andrew Rosenkrantz e sua equipe de especialistas colaboradores reuniram um conjunto considerável de conhecimentos em relação a este campo de rápida mudança na *Ressonância Magnética da Próstata: Uma Abordagem Prática*. Os avanços da última década são resumidos objetivamente para o leitor ocupado, com ênfase em dicas pragmáticas para melhorar a aquisição e interpretação de imagens. Não obstante, o valor real deste livro é capacitar os leitores com alguma habilidade prévia em imagens a auxiliar os seus próprios pacientes na obtenção de melhores imagens possíveis e então serem submetidos a uma biópsia dirigida da lesão correta, de forma que o paciente possa receber o tratamento adequado, obtendo, assim, o máximo benefício do diagnóstico, ao passo que sofre um mínimo de efeitos adversos. Se este livro cumpre esta função para você, como eu espero, então já é o suficiente.

Peter L. Choyke, MD, FACR
Program DirectorMolecular
Imaging Program
Center for Cancer Research
National Cancer Institute
Bethesda, Maryland

Prefácio

A disciplina sobre tratamento de câncer de próstata evoluiu muito nos últimos 25 anos, desde o início clínico do teste de antígeno prostático específico (PSA). A triagem e detecção agressiva do câncer de próstata em estágio inicial resultam em redução crescente na mortalidade por este tipo de câncer ao longo das últimas décadas, mas a redução da mortalidade e os melhores desfechos oncológicos vieram à custa da detecção e tratamento de um grande número de cânceres indolentes que poderiam nunca ter prejudicado o paciente devido ao decurso prolongado da doença. Como os urologistas tornaram-se conscientes da natureza indolente da maioria dos tumores de próstata em fase precoce e compreenderam os perigos do tratamento desnecessário, os objetivos da detecção do câncer de próstata mudaram. Enquanto nós buscávamos anteriormente identificar todos os cânceres que pudéssemos localizar, agora nós procuramos identificar seletivamente apenas aqueles cânceres que são prejudiciais, evitando a detecção e o tratamento daqueles que não são. Uma redução efetiva na detecção de câncer de próstata, sem o aumento na mortalidade, é um objetivo único na medicina oncológica, mas que requer melhores ferramentas.

Considerando que a melhor avaliação de risco do câncer de próstata requer, em parte, maior compreensão da biologia da doença com base na avaliação genética e molecular, também seria benéfica a melhor caracterização do câncer obtida pela imagem de ressonância magnética multiparamétrica (mpMRI). O uso de mpMRI na detecção do câncer de próstata e na avaliação de risco tem fortalecido a mudança em cada nível do paradigma de tratamento da doença. Inicialmente concebido como um método de localização da doença para biópsia e estadiamento, a mpMRI evoluiu como uma ferramenta de avaliação de risco não invasiva.

Historicamente, o tratamento excessivo do câncer de próstata pode ser, em parte, atribuído à má caracterização da doença na biópsia diagnóstica. Ao conduzir uma biópsia não dirigida ou amostragem sistemática, o diagnóstico torna-se limitado por erros de amostragem, resultando em falsos-negativos, avaliação de risco incorreta, além de falsos-positivos, definidos quando a detecção de doença indolente é improvável de causar danos ao paciente. Como tal, a biópsia em si pode ser um importante fator que contribui para a detecção significativamente excessiva de câncer indolente observado na era do teste de PSA. Quando associada à biópsia, a mpMRI tem potencial para melhorar o paradigma diagnóstico e terapêutico do câncer de próstata mediante fornecimento de dados diagnósticos mais acurados.

A base lógica por trás da mpMRI da próstata na condição pré-biópsia é relativamente simples. Por meio da localização e amostragem das regiões mais suspeitas observadas na MRI, a taxa de falsos-negativos deve declinar. Além disso, diretamente com base na amostragem de regiões mais suspeitas, a caracterização mais acurada de câncer deve ser possível, permitindo, assim, a melhor tomada de decisão em relação à necessidade de terapia. Finalmente, se aplicada durante a pré-biópsia para a estratificação de risco, mediante os limites estabelecidos para a biópsia, a detecção de doença indolente poderia ser bastante reduzida ao evitar a biópsia por completo.

De forma similar, para homens com tumor de próstata de baixo risco conhecido, diagnosticado por biópsia sistemática, a mpMRI oferece a capacidade de determinar o risco de câncer oculto de alto grau não detectado pela biópsia basal. Desta forma, oferece a capacidade para superar o erro de amostragem por meio da localização, em vez da amostragem adicional. A estratificação de risco mais acurada desses homens permite uma melhor habilidade para selecionar os candidatos para monitoramento ativo e mantê-los com segurança na vigilância sem um número excessivo de biópsias no seguimento. Para aqueles que necessitam de terapia, o conhecimento do local e extensão da doença podem melhorar os desfechos da terapia convencional e oferecem incursões para novas abordagens terapêuticas dirigidas.

A implementação da mpMRI na prática clínica está sofrendo um crescimento exponencial, mas muitos obstáculos para ampla adoção bem-sucedida permanecem. Esforços para estabelecer a reprodutibilidade na qualidade do estudo por meio da padronização do protocolo de estudo, normas de avaliação e de interpretação estão em andamento e, a este respeito, a educação é essencial. O aperfeiçoamento adicional é necessário nas tecnologias, integrando a biópsia dirigida com os achados de MRI, no intuito de assegurar a padronização da abordagem por biópsia. Finalmente, o custo deve ser avaliado para determinar se o custo aumentado da análise de imagem é compensado pela redução nos custos derivados da detecção e tratamento excessivos.

Neste livro, meu colega e colaborador, Dr. Andrew Rosenkrantz, construiu um recurso valioso para a prática de radiologistas e urologistas envolvidos no cuidado de pacientes com câncer de próstata. Em uma série de capítulos formidavelmente orquestrados, o livro descreve os elementos essenciais de imagem da próstata na era contemporânea, variando do protocolo de imagem ao registro da interpretação de imagens e aplicação clínica. Ao contrário da imagem anatômica convencional, a interpretação da integração de imagens funcionais e anatômicas requer o conhecimento de *nuances* sutis que influenciam o desfecho. Este livro fornece uma discussão abrangente dessas *nuances* e permite, de modo potencial, que radiologistas e urologistas estejam adaptados à mpMRI da próstata no exercício de sua profissão.

A MRI multiparamétrica da próstata já alterou drasticamente o modo como pensamos sobre a detecção do câncer de próstata, avaliação de risco e terapia. Em minha carreira e prática profissional, a mpMRI indiscutivelmente teve o maior impacto no cuidado de meus pacientes, sem antecedentes, nos últimos 20 anos. No futuro, a mpMRI continuará a influenciar nossas ideias enquanto o avanço tecnológico e a experiência crescente expandem ainda mais os recursos da mpMRI e suas aplicações. Nós estamos passando por um renascimento no diagnóstico e terapia do câncer, com a análise de imagens no centro da revolução.

Samir S. Taneja, MD
The James M. Neissa and Janet Riha Neissa
Professor of Urologic Oncology
Professor of Urology and Radiology
Diretor, Division of Urology Oncology
Co-Director, Smilow Comprehensive Prostate Cancer Center
Department of Urology, NYU Langone Medical Center
New York University School of Medicine
New York, New York

Apresentação

Ao descrever a conduta terapêutica contemporânea do câncer de próstata, talvez a canção de Bob Dylan de 1964, "The Times They Are A-Changing", aplique-se perfeitamente. É crescente a conscientização da natureza geralmente indolente do câncer de próstata, reconhecendo que a maioria dos pacientes não será prejudicada pela doença, se não tratada. Deste modo, acompanhar atentamente os pacientes selecionados adequadamente pelo monitoramento ativo, sem tratamento imediato, está se tornando a estratégia terapêutica mais comumente aplicada. Para os pacientes submetidos ao tratamento, as terapias previamente aplicadas continuam a ser aperfeiçoadas, permitindo a intervenção mais precisa, como evidenciada pela cirurgia de preservação nervosa e estratégias de radiação dirigida. Além disso, a intervenção minimamente invasiva, envolvendo um conjunto crescente de terapias ablativas focais (incluindo a crioablação, ultrassonografia de alta intensidade, terapia fotodinâmica, ablação a laser e ablação por radiofrequência), continua ganhando com a implementação clínica. Estas tendências têm impulsionado a necessidade essencial para desenvolver estratégias de biópsia mais precisas, em comparação com o esquema padrão e tradicional de biópsia sistemática empregado, no passado, para a determinação mais confiável do nível de risco do paciente, bem como para a localização mais precisa da doença, permitindo, assim, o tratamento específico.

O estado da arte da MRI da próstata fornece uma tecnologia que satisfaz essas necessidades. Embora primeiramente descrita nos anos de 1980, seu uso permaneceu bastante limitado, fora dos centros acadêmicos, até ser registrado um maior interesse no início dos anos 2000. Uma combinação de fatores foi responsável por essa expansão. Em primeiro lugar, em resposta à evolução anteriormente observada no manejo clínico do câncer de próstata, os pacientes e clínicos solicitantes têm buscado veementemente novas ferramentas para facilitar a localização e caracterização do tumor em novos diagnósticos. Este período também testemunhou importantes avanços tecnológicos em MRI, com relação ao *hardware* (referente ao aparelho e/ou as bobinas de superfície) e ao *software* (referente à emergência da imagem ponderada em difusão e da imagem dinâmica com contraste para avaliação do câncer de próstata). Além disso, houve um crescimento em termos de experiência e conhecimento da comunidade especializada em radiologia na interpretação da MRI da próstata, auxiliado por uma série de investigações radiológicas e patológicas de alta qualidade, publicadas durante esse período. Dois outros desenvolvimentos importantes que promoveram ainda mais a integração clínica da MRI da próstata incluem o advento de tecnologias avançadas para realizar as biópsias guiadas por MRI (denominadas sistemas diretos no interior do aparelho de RM e os sistemas de fusão em tempo real da MRI/ultrassom) e a disseminação do *Prostate Imaging-Reporting and Data System* (PI-RADS) para a interpretação e documentação da MRI da próstata, desenvolvido por um quadro de especialistas internacionais.

Neste contexto, muitas práticas em radiologia estão experimentando, atualmente, uma demanda crescente nos serviços de MRI da próstata, e os radiologistas estão sendo convocados para fornecer interpretações de alta qualidade. No entanto, a MRI da próstata permanece desafiadora. Considerando os rápidos desenvolvimentos recentes na área, os radiologistas em exercício podem ter tido pouco contato com a interpretação da MRI da próstata durante o seu treinamento. Além disso, os exames individuais frequentemente apresentam um problema diagnóstico em vista do aspecto frequentemente heterogêneo da próstata, assim como do amplo espectro de achados anatômicos normais e processos benignos que podem mimetizar ou ocultar um tumor e levam a um resultado ambíguo. A interpretação da MRI da próstata, também, é consideravelmente aperfeiçoada pela aquisição de uma rica compreensão de muitos aspectos clínicos e histológicos da doença. Estas considerações contribuem para a variabilidade na interpretação entre os centros e os desafios potenciais na aplicação clínica da MRI da próstata de uma forma consistente.

Este livro visa a auxiliar na abordagem dessas questões. Mais do que fornecer uma revisão ampla do tópico, tem como objetivo oferecer uma visão geral prática dos princípios da aquisição, interpretação e documentação da MRI da próstata. Os aspectos fundamentais que são mais importantes para o fornecimento de um exame de MRI da próstata de alta qualidade na prática rotineira são enfatizados. O enfoque é clínico, com o intuito de refletir sobre como a MRI da próstata é realizada e interpretada de forma adequada na prática diária.

Um conjunto de especialistas notáveis na área foi responsável pela elaboração dos capítulos deste livro-texto. Eu sou imensamente grato pela contribuição destas pessoas, sem as quais este trabalho não teria sido possível. Dada a natureza verdadeiramente multidisciplinar do assunto, os capítulos iniciais fornecem uma visão geral básica dos aspectos clínicos (Capítulo 1) e patológicos (Capítulo 2) da doença. Os capítulos adicionais cobrem uma gama de questões, desde a aquisição da MRI [incluindo o *hardware* e a imagem ponderada em T2 (Capítulo 3), imagem ponderada em difusão (Capítulo 4) e imagem dinâmica com contraste (Capítulo 5)], à interpretação utilizando o PI-RADS (Capítulo 6) e várias aplicações clínicas da MRI da próstata [incluindo o estadiamento da doença (Capítulo 7), doença recorrente (Capítulo 8), biópsia guiada por MRI (Capítulo 9) e monitoramento ativo (Capítulo 10)]. Além disso, em vista do número crescente de radiotraçadores da PET que complementam os achados da MRI para avaliação do câncer de próstata, assim como o avanço contínuo dos sistemas PET/MRI e das tecnologias para realizar a fusão PET e MRI, um capítulo adicional explora a PET e PET/MRI para avaliação do câncer primário de próstata (Capítulo 11). O capítulo final é totalmente baseado em imagens e fornece um conjunto de casos registrados que descrevem uma combinação de achados clássicos, assim como de dificuldades e desafios diagnósticos (Capítulo 12).

Além dos radiologistas atualmente em exercício, outros leitores também podem reconhecer a utilidade deste livro-texto. Os estagiários em radiologia, tecnologistas em MRI, bem como outros especialistas que cuidam de pacientes com câncer de próstata (incluindo urologistas, assim como médicos oncologistas e especializados em radiação), também podem se beneficiar deste trabalho. Também deve ser enfatizado que este livro, por si só, não é o suficiente para aprender o assunto. Os leitores são encorajados a mergulhar neste interessante tópico e a integrar a leitura do texto com mais oportunidades educacionais e, certamente, conduzir a experiência de primeira mão na interpretação da MRI da próstata. Tais experiências ocorrem de forma adequada em um contexto multidisciplinar no qual o radiologista mantém a comunicação consistente com os urologistas e outros clínicos envolvidos. Além disso, um sistema para obtenção de respostas frente às interpretações baseadas na avaliação patológica subsequente é imensamente benéfico para estimular o aperfeiçoamento contínuo. Finalmente, espera-se que este livro-texto possa oferecer um recurso valioso para os radiologistas e outros profissionais envolvidos na interpretação da MRI da próstata e, desse modo, prestar uma contribuição substancial para melhorar o cuidado de pacientes submetidos à avaliação desta doença.

Andrew B. Rosenkrantz
New York, New York
Julho de 2016

Colaboradores

H. BALLENTINE CARTER, MD
Professor of Urology and Oncology
Director, Division of Adult Urology
The James Buchanan Brady Urological Institute
The Johns Hopkins University School of Medicine
Baltimore, Maryland

MARC A. BJURLIN, DO, MSc
Assistant Professor of Urology
Director of Urologic Oncology
NYU Lutheran Medical Center
NYU Langone Health System
New York University School of Medicine
New York, New York

PETER L. CHOYKE, MD, FACR
Program Director
Molecular Imaging Program
Center for Cancer Research
National Cancer Institute
Bethesda, Maryland

JOHN CONKLIN, MD, MSc
Diagnostic Radiology Resident
Department of Medical Imaging
Faculty of Medicine
University of Toronto
Toronto, Ontario, Canada

FRANÇOIS CORNUD, MD
Consultant Radiologist
Department of Radiology
Hôpital Cochin
Paris-Descartes University
Paris, France

FANG-MING DENG, MD, PhD
Assistant Professor of Pathology
Department of Pathology
NYU Langone Medical Center
New York University School of Medicine
New York, New York

ANKUR M. DOSHI, MD
Assistant Professor
Department of Radiology
NYU Langone Medical Center
New York University School of Medicine
New York, New York

ADAM T. FROEMMING, MD
Assistant Professor
Department of Radiology
Mayo Clinic
Rochester, Minnesota

JURGEN J. FÜTTERER, MD, PhD
Professor
Department of Radiology and Nuclear Medicine
Radboud University Medical Center
Nijmegen, Netherlands
Department of Robotics and Mechatronics
University Twente
Enschede, Netherlands

MASOOM A. HAIDER, MD, FRCPC
Professor of Radiology
University of Toronto
Senior Scientist
Sunnybrook Research Institute & Sunnybrook Health Sciences Center
Toronto, Ontario, Canada

HOSSEIN JADVAR, MD, PhD, MPH, MBA
Associate Professor of Radiology and Biomedical Engineering
Department of Radiology
University of Southern California Keck School of Medicine
Los Angeles, California

MAX KATES, MD
Resident, Urological Surgery
James Buchanan Brady Urological Institute
The Johns Hopkins Medical Institutions
Baltimore, Maryland

AKIRA KAWASHIMA, MD, PhD
Professor
Department of Radiology
Mayo Clinic
Rochester, Minnesota

MAX X. KONG, MD
Staff Pathologist
Pathology Consultants of New Mexico
Roswell, New Mexico

JIANHONG LI, MD, PhD
Urological Pathology Fellow
Department of Pathology
NYU Langone Medical Center
New York University School of Medicine
New York, New York

KATARZYNA J. MACURA, MD, PhD, FACR
Professor of Radiology, Urology, and Oncology
The Russell H. Morgan Department of Radiology and Radiological Science
The Johns Hopkins University School of Medicine
Baltimore, Maryland

DANIEL J. A. MARGOLIS, MD
Associate Professor of Radiology
UCLA David Geffen School of Medicine
Los Angeles, California

ERIC MAY, MD
Department of Radiology
Mayo Clinic
Rochester, Minnesota

JONATHAN MELAMED, MD
Professor
Department of Pathology
NYU Langone Medical Center
New York University School of Medicine
New York, New York

ANDREW B. ROSENKRANTZ, MD
Associate Professor of Radiology and Urology
Department of Radiology
NYU Langone Medical Center
New York University School of Medicine
New York, New York

SANDEEP SANKINENI, MD
Molecular Imaging Program
National Cancer Institute
National Institutes of Health
Bethesda, Maryland

MICHAEL SPEKTOR, MD
Assistant Professor
Department of Radiology
Yale University School of Medicine
New Haven, Connecticut

SAMIR S. TANEJA, MD
The James M. Neissa and Janet Riha Neissa Professor of
 Urologic Oncology
Professor of Urology and Radiology
Director, Division of Urologic Oncology
Co-Director, Smilow Comprehensive Prostate Cancer Center
Department of Urology
NYU Langone Medical Center
New York University School of Medicine
New York, New York

BARIS TURKBEY, MD
Molecular Imaging Program
National Cancer Institute
National Institutes of Health
Bethesda, Maryland

LYNDSAY VIERS, MD
Department of Radiology
Mayo Clinic
Rochester, Minnesota

KAROLY VIRAGH, MD
Assistant Professor
Department of Radiology
Columbia University Medical Center
Lawrence Hospital
Bronxville, New York

JEFFREY C. WEINREB, MD, FACR, FISMRM
Professor of Radiology and Biomedical Sciences
Vice Chair of Strategic Planning and Innovation
Yale University School of Medicine
Yale-New Haven Medical Center
New Haven, Connecticut

MING ZHOU, MD, PhD
Professor
Department of Pathology
NYU Langone Medical Center
New York University School of Medicine
New York, New York

Ressonância Magnética da Próstata

Uma Abordagem Prática

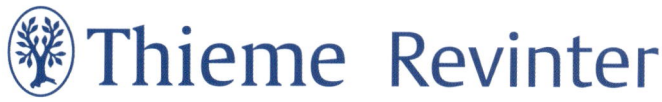

1 Introdução ao Câncer de Próstata: Considerações Clínicas

Marc A. Bjurlin ■ *Samir S. Taneja* ■ *Andrew B. Rosenkrantz*

1.1 Incidência, Demografia e Sobrevida

O câncer de próstata é o segundo câncer mais comum em homens nos Estados Unidos, atrás apenas do câncer de pele. Depois do câncer de pulmão, o câncer de próstata é a segunda causa principal de morte em homens americanos. Estima-se que existam aproximadamente três milhões de homens americanos que vivem atualmente com câncer de próstata.[1] Este tipo de câncer sozinho foi responsável por cerca de um quarto dos novos diagnósticos de câncer em homens, com 220.800 novos diagnósticos e 27.540 mortes estimadas apenas em 2015.[2] Aproximadamente, 14% dos homens (um em sete) serão diagnosticados com câncer de próstata em algum momento da vida, com a idade média no diagnóstico de 66 anos e, aproximadamente, um em 38 homens morrerão de câncer da próstata.[1] Para homens com câncer de próstata, 80,4% são diagnosticados no estágio local.[1] Embora a taxa de sobrevida relativa em 5 anos para homens diagnosticados com doença local ou regional tenha sido de 100% nos Estados Unidos, de 2001 a 2007, a taxa de doença distante foi de 28%.[1]

1.2 Custos em Saúde Pública

O câncer de próstata é uma grande preocupação de saúde pública e está associado a elevados custos em cuidados de saúde. Com um aumento estimado na população idosa, de 400 milhões de indivíduos com > 65 anos no ano de 2000 para aproximadamente 1,5 bilhões até 2050,[3] aliado a um acréscimo na taxa de sobrevida relativa em 10 anos naqueles diagnosticados com câncer de próstata, o custo econômico dessa doença é estimado a aumentar significativamente.[4] A detecção mais precoce pelo rastreamento de antígeno prostático específico (PSA) é bem-sucedida na identificação de homens que poderiam se beneficiar do tratamento. Como resultado, muitos homens são agora diagnosticados precocemente e com câncer de baixo estádio do que ocorria previamente, aumentando efetivamente o custo econômico desta doença.[4,5,6] Nos Estados Unidos, a despesa total estimada relacionada ao câncer de próstata foi de aproximadamente 10 bilhões de dólares em 2006, cerca de 12 bilhões de dólares em 2010 e projeta alcançar quase 20 bilhões de dólares até 2020.[7] Os custos médios anuais por paciente foram de 10.612 dólares na fase inicial após o diagnóstico, 2.134 dólares em cuidados contínuos e 33.691 dólares nos últimos anos de vida.[8] Os padrões de custos variam bastante com base no tratamento inicial. A terapia conservadora é relatada como tendo o menor custo inicial em tratamento (4.270 dólares). Em comparação, os custos iniciais de tratamento são mais elevados para a terapia hormonal e a radioterapia combinadas (17.474 dólares), assim como para cirurgia (15.197 dólares). Os custos totais em 5 anos são maiores para a terapia hormonal sozinha (26.896 dólares), seguida pela combinação de terapia hormonal e radioterapia (25.097 dólares) e, posteriormente, pela cirurgia (19.214 dólares).[9] No entanto, melhores paradigmas para o manejo clínico do câncer de próstata poderiam diminuir consideravelmente os custos, principalmente para homens com doença indolente de baixo risco, cuja expectativa de vida não será afetada pelo câncer de próstata. Por exemplo, o custo anual cumulativo atribuído ao "tratamento excessivo" do câncer de próstata nos Estados Unidos alcançou quase 60 bilhões de dólares. Além disso, estima-se que a possibilidade de não tratar 80% dos homens com doença de baixo grau, que nunca morrerão de câncer de próstata, economizaria 1,32 bilhões de dólares por ano nacionalmente.[10]

1.3 Fatores de Risco

A melhor identificação dos fatores de risco poderia auxiliar a orientar a avaliação adaptada ao risco e as intervenções preventivas. Fatores relacionados ao estilo de vida modificável e as terapias preventivas existentes poderiam reduzir o risco de desenvolvimento do câncer de próstata. A idade é o fator não modificável mais importante. Em populações não investigadas, o câncer de próstata tem a curva idade-incidência mais acentuada de todos os tipos de câncer, mostrando um rápido aumento na sétima década de vida. A variação racial também é significante. Nos Estados Unidos, comparados com homens brancos de ascendência europeia, os homens negros de origem africana apresentaram uma maior incidência de 58% em câncer de próstata e mortalidade superior a 144%, enquanto homens hispânicos tiveram uma menor incidência de 14% e mortalidade inferior de 17%.[11] O risco relativo de desenvolvimento do câncer de próstata é aproximadamente 2,5 vezes maior em homens que possuem parentes de primeiro grau com câncer de próstata. A história familiar é importante, embora apenas 35% do risco familial seja explicado por genes conhecidos.[12]

A exposição a uma variedade de agentes externos também pode ter um papel no desenvolvimento de câncer da próstata. Primeiramente, o tabagismo está associado ao risco moderadamente aumentado de câncer da próstata.[13] A associação entre câncer de próstata e tabagismo é bastante considerável, principalmente para cânceres agressivos, em fumantes intensos.[14] Além disso, a obesidade está associada a um risco significativamente aumentado de câncer da próstata de baixo e alto grau em homens negros.[15] No entanto, entre homens brancos, a ligação entre obesidade e câncer de próstata é menos evidente. Embora nenhuma associação tenha sido definitivamente estabelecida a fatores específicos da dieta, o consumo de carne vermelha, proteína do leite, gordura alimentar e café tem sido postulado como sendo fator de risco.[16] Finalmente, embora a função da inflamação na carcinogênese da próstata permaneça controversa, o risco de câncer da próstata pode ser aumentado em homens com história de infecções do trato urinário[17] como resultado da inflamação intraprostática crônica.[18]

1.4 Sintomas

Na maioria dos casos, os sintomas de câncer da próstata não são evidentes nos estágios iniciais da doença. A forma mais avançada da doença pode causar sinais e sintomas, tais como força reduzida no fluxo urinário, sangue no sêmen, desconforto na área pélvica, dor óssea e disfunção erétil. Entretanto, tais sintomas urinários são frequentemente semelhantes na hiperplasia prostática benigna e esses sinais e sintomas não podem diferenciar confiavelmente a doença prostática benigna do câncer.

1.5 Rastreamento de Antígeno Prostático Específico (PSA) para Detecção Precoce de Câncer da Próstata

O antígeno prostático específico é um marcador tumoral bem estabelecido, que auxilia no diagnóstico, estadiamento e seguimento do câncer de próstata. Em termos bioquímicos, o PSA é uma serina protease, também conhecida como calicreína humana 3 (hK3). A maior parte do PSA produzido pela próstata é excretada no sêmen, mas uma pequena proporção "extravasa" para a circulação sistêmica e pode ser mensurada como PSA sérico. Estudos realizados por Stamey *et al.* demonstraram que, de acordo com a massa, o tecido prostático na região do câncer liberou 30 vezes mais PSA na circulação do que o tecido prostático normal, talvez por causa da perda de arquitetura tecidual normal.[19] Embora o PSA seja empregado no rastreamento para a detecção precoce do câncer de próstata, seu uso permanece controverso. Os dados randomizados mostram que a detecção de PSA resulta no diagnóstico em estágios mais precoces, melhores desfechos oncológicos após o tratamento e menor mortalidade por câncer de próstata. Entretanto, limitações importantes do rastreamento de PSA incluem biópsias desnecessárias em razão dos testes de PSA falso-positivos, diagnóstico excessivo de alguns cânceres clinicamente insignificantes e potenciais efeitos adversos da biópsia prostática e/ou tratamento do câncer de próstata.[20] Os estudos de autópsia demonstraram uma alta prevalência de câncer prostático localizado e assintomático entre homens que morrem por outras causas. Esta observação conduziu a críticas de que o rastreamento de câncer da próstata leva à intervenção desnecessariamente agressiva em muitos homens que não desenvolveriam doença sintomática durante a vida. A prevalência do câncer de próstata foi reportada ser de 0,5, 23, 35 e 46% entre homens nas faixas etárias < 50, 50 a 59, 60 a 69 e ≥ 70 anos, respectivamente, com a maioria caracterizada como doença de baixo risco.[21] Um ensaio clínico prospectivo randomizado, para rastreamento do PSA no câncer de próstata, demonstrou uma redução relativa na mortalidade por câncer de próstata de 21% em 13 anos de seguimento. No entanto, um total de 781 homens precisou ser convocado para a investigação e 27 para serem diagnosticados com câncer de próstata no intuito de prevenir uma morte em decorrência da doença, enfatizando o conceito de que nem todos os cânceres têm caráter potencialmente letal dentro da longevidade natural do homem. Apesar de mostrar uma redução evidente na mortalidade por câncer de próstata, estes achados podem não ser suficientes para justificar a avaliação de base populacional. Esta controvérsia permanente é enfatizada por recomendações divergentes no rastreamento realizado por diversas organizações profissionais (▶ Tabela 1.1).

As orientações da American Urological Association (AUA) de 2013 recomendam decisões individualizadas sobre o rastreamento para homens com risco mais elevado, com idade < 55 anos, tais como aqueles com história familiar positiva e homens afro-americanos, enquanto a National Comprehensive Cancer Network (NCCN) recomenda o início da discussão sobre riscos e benefícios do rastreamento de PSA aos 45 anos de idade.[22,23] Para homens entre 55 e 69 anos de idade, a AUA recomenda a tomada de decisões compartilhadas sobre a investigação. Embora este grupo tenha a evidência mais convincente quanto ao benefício da avaliação, existe potencial para danos. Por este motivo, a AUA enfatiza a importância de uma discussão bilateral sobre o rastreamento entre o paciente e o médico que incorpore os benefícios, riscos, incertezas, além de valores e preferências do paciente. Finalmente, a AUA não recomenda o rastreamento de rotina do PSA em homens com idade > 70 anos, embora o reconhecimento de que alguns homens com > 70 anos de idade em excelente condição de saúde possam ainda se beneficiar do teste. Em comparação, as recomendações da United States Preventative Services Task Force (USPSTF) de 2012 desaconselharam o exame de rotina com o PSA, tendo em vista as questões relacionadas com a incerteza na redução da mortalidade, a detecção excessiva de doença indolente, bem como os custos associados.[24]

Tabela 1.1 Recomendações de organizações profissionais para rastreamento do PSA

Grupo responsável pela diretriz	Recomendação (2012-2014)	Ano	Referência
United States Preventative Services Task Force	Contra	2012	Moyer et al. *Annuals of Int Med* 2012[24]
Melbourne (quadro de especialistas)	Para pacientes em boa saúde, PSA basal aos 40-50 anos de idade Rastreamento de PSA como parte de uma abordagem multivariável	2013	Murphy et al. *BJU Int* 2014[78]
European Association of Urology	PSA basal aos 40–45 anos de idade	2013	Heidenreich et al. *Eur Urol* 2014[79]
National Comprehensive Cancer Network	PSA basal aos 45 anos de idade	2014	Carroll et al. *J Natl Cancer Inst* 2014[23]
American Cancer Society	Tomada de decisões compartilhadas em pacientes ≥ 50 anos	2014	Smith et al. *CA Cancer J Clin* 2014[80]
American College of Physicians	Tomada de decisões compartilhadas em pacientes entre 50–69 anos de idade	2013	Qaseem et al. *Ann Intern Med* 2013[81]
European Society of Medical Oncology (opinião de especialistas)	Rastreamento de PSA adequado para homens bem informados entre 50–75 anos de idade	2012	Horwich et al. *Ann Onc* 2013[82]
American Urological Association	Tomada de decisão compartilhada em pacientes entre 55–69 anos de idade	2013	Carter et al. *J Urol* 2013[22]
American Society of Clinical Oncology	Tomada de decisão compartilhada em pacientes com > 10 anos de expectativa de vida	2012	Basch et al. *J Clin Oncol* 2012[83]

Abreviaturas: PSA, antígeno prostático específico.

1.5.1 Derivados do PSA e Biomarcadores Emergentes do Câncer de Próstata

Várias mensurações do PSA além do PSA total, incluindo velocidade do PSA, densidade do PSA, PSA livre e tempo de duplicação do PSA, foram incorporadas ao rastreamento do PSA para melhorar a sensibilidade e especificidade da detecção do câncer de próstata. A taxa de alteração do PSA ao longo do tempo (velocidade do PSA [PSAV]) está associada a risco e agressividade do câncer de próstata. A velocidade do PSA pode aumentar a especificidade do rastreamento de câncer da próstata clinicamente significativo, mas sua capacidade para aumentar o valor preditivo além daquele observado para o PSA sozinho é controversa.[25] A densidade de PSA (PSAD), definida como o nível de PSA dividido pelo volume de próstata, durante o diagnóstico, demonstrou ser um preditor significativo de progressão para o tratamento, juntamente com a idade e a curva de PSA.[26] A PSAD pode ser útil na seleção de potenciais candidatos para vigilância ativa e para monitoramento de progressão subsequente da doença em homens sendo tratados pela vigilância ativa. Além disso, o PSA circula no sangue em duas vias: na forma ligada a outras proteínas ou não ligada, referida como PSA livre (fPSA). O teste de fPSA mede a porcentagem de PSA não ligado, enquanto o teste de PSA convencional mede o total de PSA livre e ligado. Em homens com câncer de próstata, parece haver uma proporção menor de PSA livre, expresso como diminuição na relação entre PSA livre e total (f/t). Em um estudo que avaliou a relação de f/t PSA > 25% para determinar a necessidade de biópsia prostática, 95% dos cânceres foram detectados e 20% das biópsias desnecessárias evitadas.[27] Estes achados resultaram na aprovação da relação f/t PSA pela Food and Drug Administration no auxílio na tomada de decisões para a realização da biópsia em homens com PSA de 4 a 10 ng/mL. No entanto, a fração livre é a mais termolábil com rápida degradação mesmo a 4°C, o que pode ter impacto na utilidade da relação f/t PSA na prática clínica. Por fim, o tempo de duplicação de PSA, definido como tempo necessário para a duplicação do nível de PSA, é aplicado como um indicador de progressão clínica em pacientes com câncer de próstata.[28] Por exemplo, um tempo de duplicação curto do PSA (< 3 meses) parece ser significativamente associado ao início de recidiva e ao risco de morte por câncer de próstata. Um tempo de duplicação do PSA mais longo está associado ao tempo mais longo para a metástase, à morte atribuída ao câncer de próstata e à mortalidade por todas as causas.[29]

Além destes derivados convencionais do PSA utilizados para melhorar o rastreamento do câncer de próstata baseado no teste de PSA, uma geração de biomarcadores do câncer de próstata emergiu, consistindo em ensaios realizados no soro, urina e tecido, que podem complementar o teste de PSA. Estes biomarcadores estão sendo explorados para vários propósitos, incluindo (1) auxiliar os clínicos na determinação dos pacientes que serão submetidos à biópsia, tais como PCA3,[30] o Prostate Health Index (phi),[31] e o escore 4K[30] (os dois últimos representando relações avançadas com base nas isoformas de PSA); (2) ajudar os clínicos a determinar quando repetir uma biópsia após exame prévio negativo, tais como ConfirmMDx,[32] Prostate Core Mitomic Test, TMPRSS2-ERG,[32] e o gene homólogo da fosfatase e tensina (PTEN);[32] (3) auxiliar clínicos a determinar quais homens com biópsia positiva deverão ser tratados ou não, tais como o Oncotype DX[32] e Prolaris®[32] e (4) ajudar os clínicos a predizer a probabilidade de metástase após prostatectomia radical, como o Decipher.[32] Embora estes biomarcadores sejam promissores para auxiliar os clínicos na melhor avaliação de risco, redução do excesso de tratamento e fornecimento da terapia mais seletiva aos pacientes com doença de alto risco, compreensão adicional é necessária para apreciar seus potenciais benefícios e limitações. Informações prognósticas adicionais e a padronização na aplicação clínica são, em última análise, necessárias para orientar a prática.

1.6 Biópsia Sistemática da Próstata Guiada por Ultrassom Transretal

A biópsia da próstata para diagnosticar ou excluir o câncer é realizada aproximadamente 1 milhão de vezes anualmente nos Estados Unidos, com mais frequência como resultado do PSA elevado.[33] Grande parte das biópsias é conduzida sob orientação da ultrassonografia por uma abordagem transretal (▶ Fig. 1.1). Utilizando esta técnica, os fragmentos teciduais são obtidos sistematicamente em toda a próstata, mais comumente utilizando um modelo de biópsia com 12 fragmentos, de acordo com a abordagem apoiada pela American Urological Association (▶ Fig. 1.2).[34] Uma variedade de técnicas surgiu para aperfeiçoar este esquema de biópsia, incluindo as técnicas computadorizadas e guiadas por imagem, embora a amostragem sistemática convencional empregando um número variável de fragmentos permaneça como padrão na prática. O uso de uma biópsia sistemática de 12 fragmentos, que incorpora os fragmentos apical e lateral da próstata, aumenta as taxas de detecção do câncer comparada aos métodos de amostragem tradicional sextante, reduz a probabilidade dos pacientes precisarem repetir a biópsia, considerando o melhor

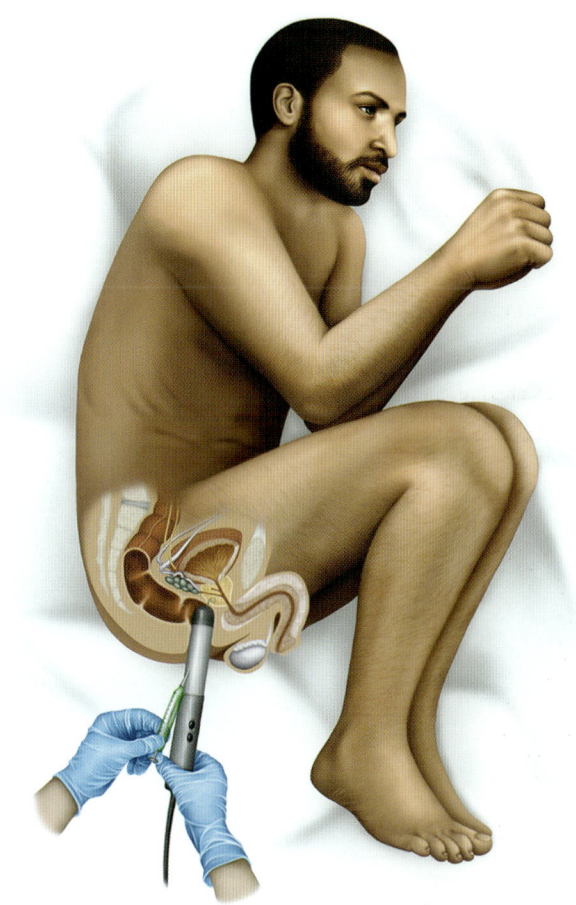

Fig. 1.1 Desenho esquemático da biópsia prostática padrão guiada por ultrassonografia transretal.

valor preditivo negativo, que consequentemente permite a estratificação de risco mais acurada e não parece aumentar a probabilidade de detectar cânceres insignificantes quando comparados à amostragem sextante com seis fragmentos.[34,35] Todavia, apenas evidências limitadas apoiam o uso de esquemas iniciais de biópsia envolvendo mais de 12 fragmentos.

Atualmente, as configurações tipo *endfire* e *sidefire* da sonda de biópsia são empregadas para a amostragem da próstata (▶ Fig. 1.3). Enquanto as sondas de ultrassom *endfire* e *sidefire* são geralmente vistas como tendo taxas similares de detecção e complicações do câncer e são, portanto, ambas utilizadas na prática clínica, a literatura recente sugere taxas de detecção ligeiramente maiores com uma sonda *endfire*.[36,37] A sonda transretal do tipo *sidefire* é associada a um melhor perfil de tolerância do paciente.[37,38]

Melhorias nas técnicas de anestesia permitiram aos urologistas a obtenção de um número mais elevado de fragmentos, assim como de fragmentos de diferentes locais na glândula, de tal modo que os urologistas podem realizar potencialmente um procedimento de biópsia de "saturação" em consultório, que incorpora um número muito grande de fragmentos transretais.[39] O bloqueio do nervo periprostático é comumente utilizado durante a biópsia guiada por ultrassom transretal (TRUS), na qual a região ideal de injeção parece ser o ângulo entre a próstata e as vesículas seminais, que pode ser facilmente identificada como uma área hipoecoica no TRUS. Uma concentração de lidocaína a 1% (5 mL para cada lado) é suficiente para fornecer alívio da dor. Apesar da perda de uma dose padronizada ou técnica ideal, o bloqueio do nervo periprostático permanece o padrão-ouro clínico.[40]

1.6.1 Complicações da Biópsia Prostática

De acordo com as orientações clínicas da AUA sobre incidência, prevenção e complicações relacionadas à biópsia da próstata com agulha, os efeitos urológicos adversos mais comuns de uma biópsia prostática com agulha incluem hematúria, sangramento retal, hematospermia, infecção do trato urinário e retenção urinária aguda.[41,42] A disfunção erétil e a resposta vasovagal também podem ocorrer após a biópsia prostática, embora sejam geralmente autolimitantes e bem toleradas (▶ Tabela 1.2). A maioria das complicações infecciosas após a biópsia prostática é

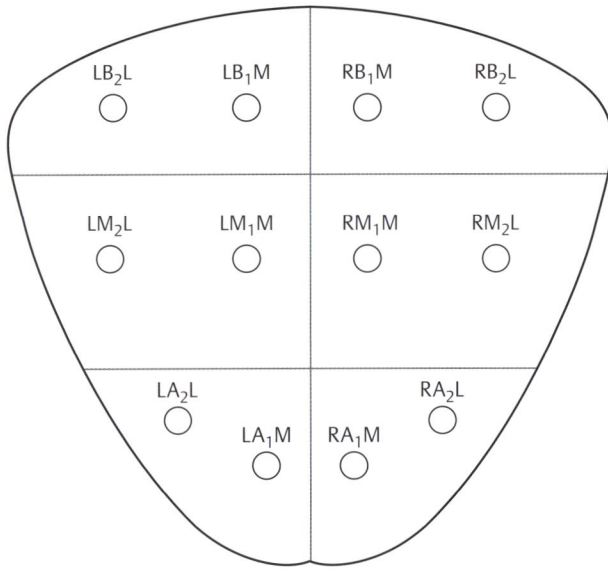

Fig. 1.2 Modelo de biópsia prostática sistemática estendida de 12 fragmentos com fragmentos laterais. LBL, base lateral esquerda; LBM, base medial esquerda; RBM, base medial direita; RBL, base lateral direita; LML, médio lateral esquerdo; LMM, médio medial esquerdo; RMM, médio medial direito; RML, médio lateral direito; LAL, ápice lateral esquerdo; LAM, ápice medial esquerdo; RAM, ápice medial direito; RAL, ápice lateral direito.

Tabela 1.2 Complicações da biópsia prostática

Complicação	Incidência
Hematúria	23–84%[84,85,86,87]
Sangramento retal	17–45%[84,85,86,87]
Hematospermia	12–93%[84,85,86,87]
Infecção do trato urinário	2–6%[88]
Bacteremia	0,1–2,2%[46]
Hospitalização	0,6–4,1%[44]
Disfunção erétil	2,2%[89]
Retenção urinária	1%[87,90,91]
Resposta vasovagal	1,4–5,3%[92,93]

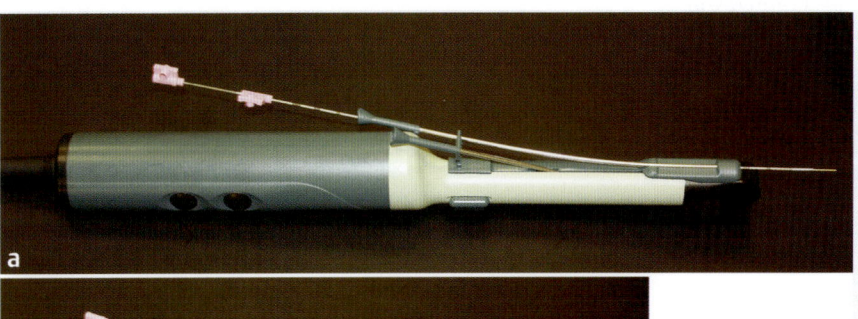

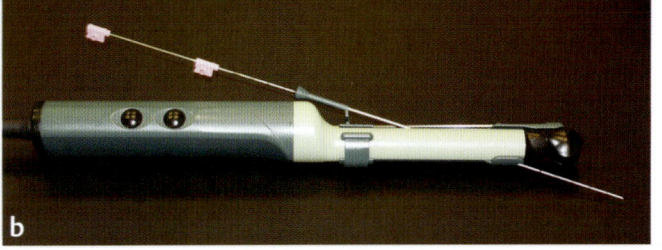

Fig. 1.3 Configurações do tipo *endfire* (**a**) e *sidefire* (**b**) da sonda de biópsia utilizada para amostragem da próstata.

limitada à infecção sintomática do trato urinário e à doença febril de baixo grau, que podem ser tratadas prontamente com antibióticos orais ou intravenosos. No entanto, a sepse pós-biópsia também emergiu como um risco desse procedimento. A incidência de complicações infecciosas após biópsia prostática em grandes estudos multi-institucionais varia de 0,1 a 7% dependendo do regime profilático antimicrobiano utilizado,[43,44,45] com aproximadamente 30 a 50% destes pacientes apresentando bacteremia associada.[46,47] Em uma metanálise e revisão dos resultados de biópsia prostática, Shen *et al.* determinaram que não houve diferenças significativas na incidência de complicações maiores ou menores entre a técnica transperineal e transretal.[48] Todavia, a natureza das complicações é distinta, com a infecção sendo mais comum com a via transretal.

1.6.2 Prevenção de Complicações da Biópsia Prostática

Considerações atuais sobre prevenção de complicações da hemorragia após biópsia prostática incluem suspensão de anticoagulantes, incluindo varfarina, fármacos anti-inflamatórios não esteroidais, suplementos herbais e clopidogrel, por 7 a 10 dias antes da biópsia, quando é possível fazê-la. As fluoroquinolonas ou cefalosporinas permanecem como os antibióticos profiláticos recomendados, embora haja aumento da frequência de infecções resistentes às quinolonas. O rastreamento pré-biópsia com *swabs* retais pode permitir a identificação de homens colonizados por organismos resistentes aos antibióticos, presentes em sua flora gastrintestinal endógena e para os quais a profilaxia com fluoroquinolona pode não ser apropriada. Os *swabs* retais pré-biópsia identificam bactérias resistentes às fluoroquinolonas em até 22% dos pacientes e são considerados como tendo contribuído para a redução na infecção pós-biópsia.[43,49]

1.7 Limitações da Técnica de Biópsia Sistemática Contemporânea

A estratégia de biópsia sistemática contemporânea aleatória com 12 fragmentos depende da eficiência de amostragem para detecção do câncer e é consequentemente sujeita ao erro de amostragem (▶ Fig. 1.4).[50] As neoplasias malignas são frequentemente pequenas, entremeadas com estroma benigno e não distribuídas uniformemente dentro da glândula. Como resultado, os cânceres de importância clínica frequentemente são indetectáveis. A subamostragem da próstata durante a biópsia guiada por ultrassom também leva à estratificação do risco incorreta em uma subpopulação de homens, considerando o potencial para classificar erroneamente os tumores clinicamente significativos como de baixo volume ou de baixo grau. As biópsias aleatórias da próstata não dirigidas têm o risco de amostragem inadequada de uma lesão tumoral, frequentemente, em sua periferia. Por exemplo, a biópsia pode mostrar apenas uma pequena extensão do tumor com um escore de Gleason baixo, quando, de fato, uma porção clinicamente significativa com um escore de Gleason mais alto pode estar localizado em sítio adjacente ao do fragmento de biópsia positivo.

Aproximadamente 30 a 50% dos homens com mais de 50 anos de idade apresentam câncer de próstata clinicamente insignificante na autópsia. Estes tumores clinicamente sem relevância são frequentemente identificados ao acaso durante uma abordagem de biópsia sistemática, contribuindo, em parte, ao problema de detecção e tratamento excessivos de câncer indolente da próstata. A repetição das biópsias em pacientes com suspeita clínica persistente de câncer da próstata serve para aumentar ainda mais a detecção do tumor de próstata sem relevância clínica. A recente tendência de tentar superar o erro de amostragem pelo aumento do número de fragmentos obtidos durante uma sessão de biópsia única ou por sessões repetidas eleva ainda mais o risco de identificar cânceres indolentes e pequenos, que podem ter pouca relação com o aumento de PSA do paciente e também eleva os custos gerais.[34]

1.8 Opções de Tratamento do Câncer de Próstata Localizado

A seleção de uma opção específica de tratamento do câncer de próstata depende da avaliação de vários fatores, incluindo a expectativa de vida do paciente, a condição geral de saúde e as características do tumor.

1.8.1 Vigilância Ativa

Para homens diagnosticados com câncer de próstata de baixo risco e de estádio precoce (escore de Glasgow baixo, nível baixo de PSA e localizado), o tratamento definitivo pode não ser benéfico. Os estudos com autópsia demonstraram que até 60% dos homens mais velhos possuem algumas áreas de câncer na próstata.[51] Homens que escolhem não se submeter à terapia imediata podem optar por seguimento contínuo inserido em um programa de vigilância ativa. A vigilância ativa para homens com câncer de próstata envolve monitorar rigorosamente o decurso da doença com a expectativa de intervir com a terapia potencialmente curativa, caso haja qualquer evidência de progressão do

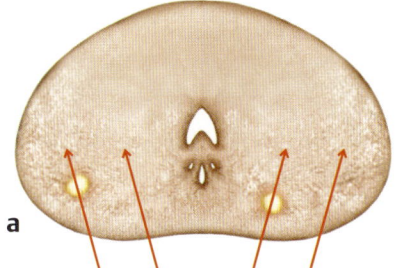
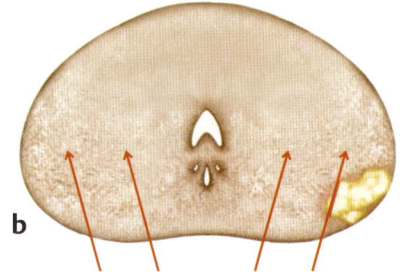
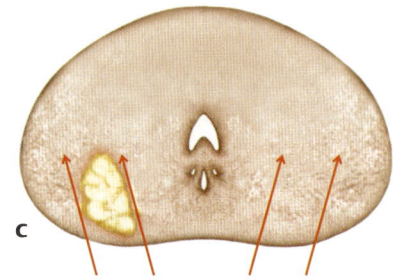

Fig. 1.4 Limitações atuais da biópsia prostática. (**a**) Cânceres clinicamente insignificantes são frequentemente identificados aleatoriamente durante uma biópsia sistemática (amostragem excessiva). (**b**) Biópsias sistemáticas podem levar à estratificação de risco incorreta, categorizando os tumores clinicamente significativos como de baixo volume ou de baixo grau (subamostragem). (**c**) A implantação sistemática das biópsias com agulha pode levar a tumores clinicamente significativos indetectáveis na biópsia inicial (subamostragem).

câncer. O protocolo de vigilância ativa recomendada pela NCCN inclui a obtenção de um nível de PSA no máximo a cada 6 meses, além de um exame digital retal e a repetição da biópsia prostática não mais frequentemente que a cada 12 meses, a menos que clinicamente indicada.[52] Vários estudos demonstraram que pacientes com câncer da próstata localizado e de baixo grau apresentam risco muito baixo de progressão clínica nos primeiros 10 a 15 anos após o diagnóstico.[53,54] Por meio da vigilância apropriada, os pacientes podem ser reclassificados após a doença inicial de baixo risco, quando de fato apresentam risco mais elevado de progressão da doença e, consequentemente, recebem terapia definitiva, uma abordagem que considera-se não diminuir substancialmente a chance de cura. Geralmente, pacientes com tumores de alto grau no momento do diagnóstico apresentam um risco relativamente maior de patologia adversa, progressão, metástase e mortalidade, se não tratados; eles não são adequados para a vigilância ativa. A AUA considera que vigilância ativa, braquiterapia intersticial, radioterapia de feixes externos e prostatectomia radical são opções de tratamento apropriadas para pacientes diagnosticados com câncer de próstata de risco baixo e intermediário.[55] Entretanto, as orientações da NCCN definem um grupo de risco muito baixo: estádio clínico T1c, menos do que três fragmentos de biópsia positivos, com ≤ 50% do câncer em cada fragmento e uma densidade de PSA < 0,15 ng/mL.[52] Para este grupo de risco muito baixo, a NCCN recomenda a vigilância ativa como a opção de manejo preferido para aqueles pacientes que possuem expectativa de vida inferior a 20 anos. Comparativamente, para o grupo de baixo risco (o estádio T1-T2a, escore de Gleason ≤ 6, T1-T2a, PSA < 10 ng/mL), a NCCN recomenda a vigilância ativa para aqueles pacientes com expectativa de vida menor que 10 anos, embora considerando a vigilância ativa, radioterapia e prostatectomia radical como opções para aqueles pacientes com maior expectativa de vida.[52]

1.8.2 Braquiterapia Prostática Intersticial

Pacientes com câncer de próstata clinicamente localizado são considerados candidatos para a braquiterapia prostática intersticial, mas nenhuma orientação existe com relação a quais grupos de risco devem ser oferecidos esta abordagem. Alguns médicos utilizarão esta opção de tratamento apenas para a doença de baixo risco, enquanto outros tratarão tanto os pacientes de risco baixo quanto intermediário utilizando esta abordagem. As agulhas radioativas são implantadas pela abordagem transperineal e guiadas pela ultrassonografia transretal ou imagem de ressonância magnética. Os regimes comuns empregam 120 grays (Gy) (paládio) ou 140 Gy (iodo-125), com dosimetria realizada após implantação, com o intuito de avaliar a distribuição da dose satisfatória de sementes radioativas implantadas por toda a próstata. Um dos fatores mais importantes em predizer a eficácia de um implante é a qualidade do mesmo. Um excelente implante é definido como aquele no qual 90% ou mais do volume da glândula prostática recebem pelo menos 100% da dose prescrita.[56]

1.8.3 Radioterapia com Feixe Externo

A radioterapia por feixe externo pode ser empregada como uma opção de tratamento curativo para câncer de próstata em homens que não possuem uma história de doença inflamatória intestinal ou uma história de radioterapia pélvica prévia. O modo pelo qual a radioterapia por feixe externo é aplicada varia com base no nível de risco do paciente. Em pacientes de baixo risco, os ensaios clínicos randomizados nos quais as doses mais altas de radiação levaram a melhores desfechos de sobrevida livre de recidiva bioquímica sugerem o benefício de escalonamento das doses.[57,58] Para pacientes com doença localmente avançada ou de alto grau (escore de Gleason > 7), os ensaios controlados randomizados demonstraram que 2 a 3 anos de terapia com privação de andrógenos em conjunto com uma dose de radiação padrão (~ 70 Gy) melhoram a sobrevida.[59] O seguimento com intervalos de 6 meses, por 5 anos, e anualmente, subsequentemente, é comum para a avaliação do desfecho oncológico. Em pacientes na categoria de risco intermediário, os ensaios clínicos randomizados demonstraram que a terapia hormonal de curta duração (~ 6 meses) administrada concomitantemente com a radioterapia por feixe externo com dose padrão ou radioterapia por feixe externo com escalonamento da dose (78-79 Gy) são opções de tratamento.[60,61,62]

1.8.4 Prostatectomia Radical

A prostatectomia radical é um procedimento cirúrgico no qual a glândula prostática inteira e as vesículas seminais ligadas, mais a ampola do ducto deferente, são removidas. A prostatectomia radical pode ser realizada utilizando uma incisão retropúbica ou perineal ou empregando-se uma técnica laparoscópica convencional ou assistida por robôs. O objetivo de uma prostatectomia radical é otimizar não apenas a eficiência oncológica ao remover todo o câncer (sem uma margem cirúrgica positiva), mas também balancear o aspecto funcional, incluindo a continência e a recuperação de potência. Durante um procedimento de preservação do nervo, é feita uma tentativa para preservar as duas bainhas do nervo cavernoso (situadas um pouco abaixo e para as laterais da glândula prostática) que produzem ereções. Esta técnica é associada às melhores taxas de função urinária e sexual pós-operatórias.[63,64,65,66] As taxas de incontinência são de aproximadamente 20% durante o primeiro ano de seguimento. Além disso, 70-75% dos homens apresentam disfunção erétil no mesmo período de tempo.[67] Todavia, dependendo das características tumorais e da função sexual basal do paciente, uma abordagem de não preservação do nervo pode ser realizada em um ou ambos os lados.[63] A linfadenectomia pélvica pode ser realizada concomitantemente com a prostatectomia radical e é geralmente reservada para pacientes com risco mais elevado de envolvimento nodal.[68]

1.8.5 Criocirurgia

A criocirurgia (também denominada crioterapia) é o uso de frio extremo, frequentemente na forma de nitrogênio líquido ou gás argônio, para destruir o tecido anormal. As criossondas são colocadas percutaneamente através do períneo para o interior da próstata por meio de ultrassom ou guiadas por MRI e com o monitoramento do congelamento das células, assim limitando o dano de tecido saudável adjacente. A opinião de consenso da AUA é de que a criocirurgia primária é uma opção para homens que têm doença de qualquer grau, clinicamente confinada ao órgão e uma avaliação metastática negativa. A criocirurgia oferece o benefício de ser um procedimento minimamente invasivo, que pode ser repetido se necessário e pode ser utilizado para tratar homens que não podem realizar a cirurgia ou a radioterapia, por causa da idade ou outros problemas médicos. Os desfechos após a criocirurgia parecem comparar-se favoravelmente com aqueles relatados em séries contemporâneas de pacientes que recebem a radioterapia, particularmente com respeito às taxas de falência tardia.[69,70] Os pacientes de alto risco podem necessitar de uma abordagem multimodal com a realização da criocirurgia. Os dados são limitados em relação aos desfechos da doença de estádio clínico T3 com o uso de criocirurgia e o papel deste procedimento é atualmente indeterminado nesta enfermidade.[71]

Mais recentemente, um conjunto de terapias ablativas surgiu, incluindo a crioablação, o ultrassom focado de alta intensidade, eletroporação, ablação por radiofrequência e terapia fotodinâmica vascular dirigida. Estes procedimentos podem ser aplicados em extensões variáveis de modo focal, direcionados em áreas do tumor sem tratar a próstata totalmente. Embora a terapia focal permaneça uma área de investigação ativa no momento da elaboração deste livro, os dados de seguimento de longo prazo em termos de sua eficácia oncológica são atualmente inexistentes.

1.9 Grau do Tumor

A agressividade do tumor é determinada pelo patologista por meio de exame do padrão microscópico das células cancerígenas. Majoritariamente, o sistema de graduação mais comumente utilizado para o câncer de próstata é o sistema de graduação de Gleason, primeiramente descrito em 1966.[72,73,74] Este sistema atribui um grau variando de 1 (menos agressivo) a 5 (mais agressivo) baseado no padrão de arquitetura do tumor na avaliação histológica, com um grau mais elevado indicando menor diferenciação. Em 2005, a International Society of Urological Pathology modificou o sistema de graduação de Gleason, de tal forma que os padrões de Gleason 1 e 2 não existem mais nas leituras contemporâneas, deixando o padrão de Gleason 3 como o padrão mais baixo atribuído. Os tumores muitas vezes mostram múltiplos padrões de graduação na próstata ou mesmo em um único fragmento de biópsia. Para explicar esta variabilidade, o escore de Gleason é obtido ao atribuir os graus primários e secundários de Gleason para os padrões dominante e o segundo mais dominante que são identificados, respectivamente. Dessa forma, o escore de Gleason é geralmente apresentado, por exemplo, como 3 + 4, com os números 3 e 4 representando estes dois padrões mais comuns. Normalmente, os patologistas não atribuem os graus de Gleason abaixo de 3, de forma que o escore total de Gleason não é abaixo de 3 + 3. Além disso, a agressividade do tumor aumenta com a subsequente elevação gradual no escore de Gleason (denominado, de 3 + 3, a 3 + 4, 4 + 3, 4 + 4, 4 + 5, 5 + 4 e 5 + 5) e que, por sua vez, está associada à mortalidade aumentada. Os tumores com escore de Gleason 3 + 3 geralmente são considerados de baixo grau e aqueles com escore de Gleason 4 + 4 ou superior são considerados de alto grau. Os indivíduos com escores de Gleason 3 + 4 ou 4 + 3 têm sido considerados de forma variável como apresentando grau intermediário ou alto em diversos contextos.

1.10 Estadiamento do Câncer de Próstata

O estadiamento do tumor refere-se ao grau pelo qual o tumor envolve a glândula prostática ou se estendeu para além da próstata. O American Joint Committee on Cancer (AJCC) estabeleceu um sistema para estadiamento do tumor que é amplamente aplicado na prática clínica.[75] Este sistema classifica a extensão local do câncer de próstata na pelve como a seguir: T1: o tumor não pode ser sentido no exame digital retal ou visualizado por imagem; T1a/b: tumor histológico incidental em ≤ 5% ou > 5% do tecido, respectivamente. T1c: tumor identificado pela biópsia com agulha (devido ao nível de PSA); T2: o tumor é grande o suficiente para ser sentido no exame digital retal ou visualizado na imagem, embora permaneça confinado à próstata; T3: o tumor estende-se além dos limites da glândula e possivelmente para as vesículas seminais (T3); T4: o tumor invade as estruturas adjacentes (além das vesículas seminais). Os desfechos dos pacientes após o tratamento são progressivamente piores com o aumento do estádio T. Não obstante, pacientes com disseminação do tumor para os linfonodos ou para os ossos ou outros sítios metastáticos distantes apresentam os desfechos mais graves.

Esquemas foram desenvolvidos para estratificar o nível de risco dos pacientes, que visa orientar a seleção do tratamento. Estes esquemas são baseados no nível de PSA, escore de Gleason para biópsia e categoria clínica T pelo AJCC, todos associados ao risco de mortalidade atribuída ao câncer de próstata após prostatectomia radical, radioterapia com feixe externo ou braquiterapia intersticial da próstata.[76] Embora existam variações neste sistema, a AUA apoia as seguintes categorias de risco: baixo risco: PSA < 10 ng/mL e um escore de Gleason de ≤ 6 e estádio clínico T1c ou T2a; risco intermediário: PSA > 10 a 20 ng/mL ou um escore de Gleason de 7 ou estádio clínico T2b, mas não classificado como de alto risco; alto risco: PSA ≥ 20 ng/mL ou um escore de Gleason de ≥ 8 ou estádio clínico ≥ T2c.[55]

1.11 Visão Geral do Diagnóstico Clínico e Vias de Manejo do Câncer de Próstata

Homens que apresentam PSA anormal, exame digital retal ou biomarcador adjuvante no momento do rastreamento para a detecção precoce de câncer da próstata são frequentemente recomendados para a realização da biópsia prostática. Como anteriormente observado, a biópsia prostática sistemática é tipicamente realizada pela via transretal guiada por ultrassom para a localização da próstata. Homens que são diagnosticados com câncer de próstata são orientados quanto às opções de tratamento com base na estratificação de risco. Pacientes cuja biópsia não revela a presença de câncer de próstata frequentemente são submetidos ao monitoramento contínuo, muitas vezes com a obtenção de níveis seriados de PSA. No entanto, este recente paradigma fornece amplas oportunidades para a melhora. O PSA, assim como outros biomarcadores clínicos, ainda apresenta especificidade insuficiente para o câncer de próstata, gerando muitas biópsias negativas. Além disso, o risco de não detectar o câncer na biópsia prostática inicial devido ao erro de amostragem é substancial, frequentemente resultando na necessidade da repetição de uma ou mais biópsias na condição comum de suspeita clínica persistente de câncer da próstata.[77] Além do mais, a biópsia sistemática com frequência permite o diagnóstico de tumores indolentes que dificilmente prejudicam o paciente. As estratégias atuais para a estratificação de risco podem erroneamente classificar pacientes com tumor significativo como sendo de baixo risco, levando à incerteza que pode resultar em pacientes com tumores indolentes selecionando a intervenção agressiva. Para aqueles pacientes submetidos ao tratamento, a intervenção é amplamente realizada de forma não dirigida, com substanciais riscos de efeitos adversos com impacto na qualidade de vida. Também, abordagens tradicionais para monitorar pacientes que tiveram uma ou mais biópsias negativas, estão presentes na vigilância ativa ou que foram submetidos ao tratamento do câncer de próstata não apresentam sensibilidade e especificidade para detectar a progressão da doença. Evidentemente, um melhor método para a localização confiável de tumores na próstata, assim como para o estabelecimento do nível de agressividade tumoral e do risco do paciente, poderia beneficiar consideravelmente pacientes com câncer de próstata suspeito ou conhecido.

O estado da arte da MRI multiparamétrica da próstata abrange todos esses desafios e é um componente central de uma mudança principal em progresso na conduta terapêutica

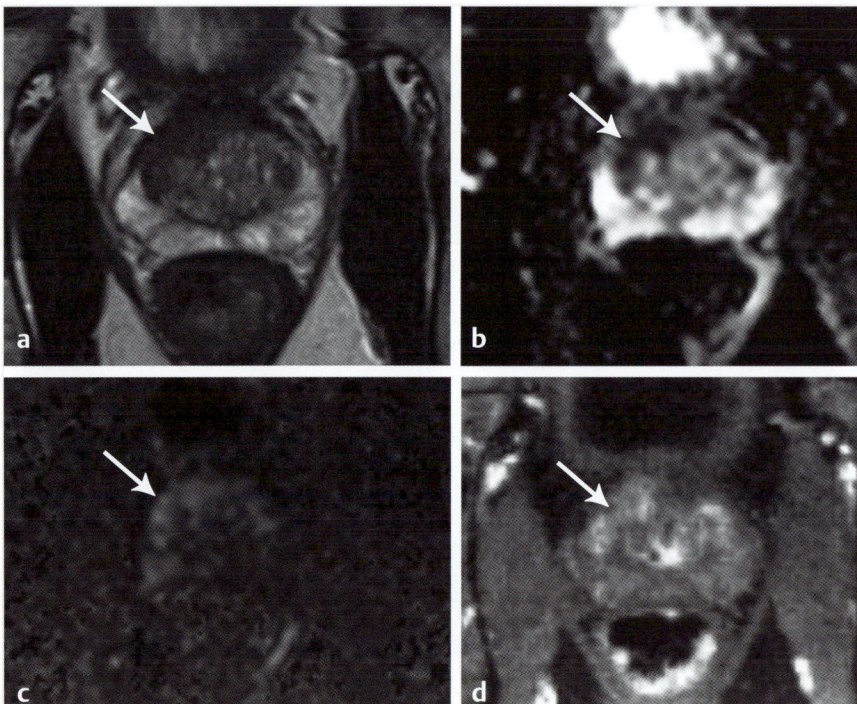

Fig. 1.5 Homem de 75 anos de idade com antígeno prostático específico de 8,2 ng/mL e uma biópsia prostática previamente negativa. A imagem de ressonância magnética foi realizada para auxiliar na identificação de um alvo para repetição da biópsia. (**a**) A imagem axial ponderada em T2 mostra lesão elíptica com pouca marginação na zona de transição anterior direita (*seta*). (**b**) O mapa do coeficiente de difusão aparente (ADC) mostra ADC baixo na lesão (*seta*). (**c**) A imagem ponderada em difusão com valor-b alto (1.500 s/mm^2) revela intensidade de sinal aumentada (*seta*). (**d**) A imagem ponderada em T1 dinâmica pós-contraste precoce ilustra o realce precoce (*seta*). A biópsia dirigida da lesão utilizando um sistema de fusão com MRI-ultrassom demonstrou a presença de tumor com escore de Gleason 4 + 5.

do câncer de próstata. A MRI da próstata foi primeiramente realizada no contexto clínico nos anos de 1980, em grande parte para auxiliar o estadiamento local em pacientes com câncer de próstata conhecido, por exemplo, pela identificação da extensão extraprostática evidente, invasão da vesícula seminal e linfonodos pélvicos anormais. Todavia, a implementação precoce da MRI da próstata teve desempenho notavelmente limitado na detecção e localização do tumor na próstata. Não obstante, uma convergência de fatores foi combinada para alterar significativamente o papel da MRI da próstata na prática clínica. O desenvolvimento de sequências adicionais para complementar a imagem anatômica padrão (sobretudo, a imagem ponderada por difusão e a imagem dinâmica com contraste), melhorias na tecnologia de escaneamento e da bobina receptora, além da otimização contínua de interpretações dos radiologistas, aumentaram o desempenho neste contexto. Além disso, a MRI multiparamétrica da próstata parece ter uma sensibilidade particularmente alta para tumores de alto risco clinicamente relevantes, embora seja de sensibilidade relativamente baixa para os tumores de risco baixo, potencialmente indolentes, facilitando, assim, o diagnóstico seletivo de tumores de relevância clínica e a estratificação de risco apropriada. É esta capacidade para localizar confiavelmente tumores significativos na próstata que pode ser o componente central do impacto da MRI da próstata sobre o manejo terapêutico do paciente (▶ Fig. 1.5), auxiliando, por sua vez, na decisão de realizar a biópsia e o tratamento, o estadiamento da doença, regimes de vigilância e intervenções guiadas por imagem. Por meio dos vários parâmetros do estado da arte da MRI da próstata na prática clínica, espera-se que os clínicos sejam capazes de diagnosticar de forma confiável e tratar homens com tumores significativos que necessitam de terapia, ao mesmo tempo que possam reduzir a frequência do diagnóstico e tratamento excessivos de câncer da próstata. Este livro fornece uma visão geral da MRI da próstata, com enfoque na aquisição, interpretação, estadiamento, biópsia guiada por imagem, vigilância e monitoramento pós-tratamento para ajudar o leitor a realizar e manter um programa de MRI de alta qualidade dentro de sua própria prática clínica.

Referências

[1] Stat Fact Sheets SEER. Prostate Cancer. http://seer.cancer.gov/statfacts/html/prost.html.
[2] Siegel RL, Miller KD, Jemal A. Cancer statistics, 2015. CA Cancer J Clin 2015; 65(1):5–29
[3] Lunenfeld B. The ageing male: demographics and challenges. World J Urol 2002; 20(1):11–16
[4] Helgesen F, Holmberg L, Johansson JE, Bergstrom R, Adami HO. Trends in prostate cancer survival in Sweden, 1960 through 1988: evidence of increasing diagnosis of nonlethal tumors. J Natl Cancer Inst 1996; 88(17):1216–1221
[5] Sedjo RL, Byers T, Barrera E Jr. et al. ACS Cancer Incidence & Mortality Ends Committee. A midpoint assessment of the American Cancer Society challenge goal to decrease cancer incidence by 25% between 1992 and 2015. CA Cancer J Clin 2007; 57(6):326–340
[6] Taichman RS, Loberg RD, Mehra R, Pienta KJ. The evolving biology and treatment of prostate cancer. J Clin Invest 2007; 117(9):2351–2361
[7] Mariotto AB, Yabroff KR, Shao Y, Feuer EJ, Brown ML. Projections of the cost of cancer care in the United States: 2010–2020. J Natl Cancer Inst 2011; 103(2):117–128
[8] Roehrborn CG, Black LK. The economic burden of prostate cancer. BJU Int 2011; 108(6):806–813
[9] Snyder CF, Frick KD, Blackford AL et al. How does initial treatment choice affect short-term and long-term costs for clinically localized prostate cancer? Cancer 2010; 116(23):5391–5399
[10] Aizer AA, Gu X, Chen MH et al. Cost implications and complications of overtreatment of low-risk prostate cancer in the United States. J Natl Compr Canc Netw 2015; 13(1):61–68
[11] Merrill RM, Sloan A. Risk-adjusted incidence rates for prostate cancer in the United States. Prostate 2012; 72(2):181–185
[12] Lichtenstein P, Holm NV, Verkasalo PK et al. Environmental and heritable factors in the causation of cancer—analyses of cohorts of twins from Sweden, Denmark, and Finland. N Engl J Med 2000; 343(2):78–85
[13] Huncharek M, Haddock KS, Reid R, Kupelnick B. Smoking as a risk factor for prostate cancer: a meta-analysis of 24 prospective cohort studies. Am J Public Health 2010; 100(4):693–701
[14] Zu K, Giovannucci E. Smoking and aggressive prostate cancer: a review of the epidemiologic evidence. Cancer Causes Control 2009; 20(10):1799–1810
[15] Barrington WE, Schenk JM, Etzioni R et al. Difference in Association of Obesity With Prostate Cancer Risk Between US African American and Non-Hispanic White Men in the Selenium and Vitamin E Cancer Prevention Trial (SELECT). JAMA Oncol 2015; 1(3):342–349

[16] Cuzick J, Thorat MA, Andriole G et al. Prevention and early detection of prostate cancer. Lancet Oncol 2014; 15(11):e484–e492
[17] Sutcliffe S, Platz EA. Inflammation and prostate cancer: a focus on infections. Curr Urol Rep 2008; 9(3):243–249
[18] De Marzo AM, Platz EA, Sutcliffe S et al. Inflammation in prostate carcinogenesis. Nat Rev Cancer 2007; 7(4):256–269
[19] Stamey TA, Yang N, Hay AR, McNeal JE, Freiha FS, Redwine E. Prostate-specific antigen as a serum marker for adenocarcinoma of the prostate. N Engl J Med 1987; 317(15):909–916
[20] Loeb S, Bjurlin MA, Nicholson J et al. Overdiagnosis and overtreatment of prostate cancer. Eur Urol 2014; 65(6):1046–1055
[21] Yin M, Bastacky S, Chandran U, Becich MJ, Dhir R. Prevalence of incidental prostate cancer in the general population: a study of healthy organ donors. J Urol 2008; 179(3):892–895, discussion 895
[22] Carter HB, Albertsen PC, Barry MJ et al. Early detection of prostate cancer: AUA Guideline. J Urol 2013; 190(2):419–426
[23] Carroll PR, Parsons JK, Andriole G et al. National comprehensive cancer network. Prostate cancer early detection, version 1.2014. Featured updates to the NCCN Guidelines. J Natl Compr Canc Netw 2014; 12(9):1211–1219, quiz 1219
[24] Moyer VA, LeFevre ML, Siu AL; U.S. Preventive Services Task Force. Screening for prostate cancer: U.S. Preventive Services Task Force recommendation statement. Ann Intern Med 2012; 157(2):120–134
[25] Vickers AJ, Till C, Tangen CM, Lilja H, Thompson IM. An empirical evaluation of guidelines on prostate-specific antigen velocity in prostate cancer detection. J Natl Cancer Inst 2011; 103(6):462–469
[26] Carter HB, Kettermann A, Warlick C et al. Expectant management of prostate cancer with curative intent: an update of the Johns Hopkins experience. J Urol 2007; 178(6):2359–2364, discussion 2364–2365
[27] Catalona WJ, Partin AW, Slawin KM et al. Use of the percentage of free prostate-specific antigen to enhance differentiation of prostate cancer from benign prostatic disease: a prospective multicenter clinical trial. JAMA 1998; 279(19):1542–1547
[28] Pound CR, Partin AW, Eisenberger MA, Chan DW, Pearson JD, Walsh PC. Natural history of progression after PSA elevation following radical prostatectomy. JAMA 1999; 281(17):1591–1597
[29] D'Amico AV, Chen MH, Roehl KA, Catalona WJ. Preoperative PSA velocity and the risk of death from prostate cancer after radical prostatectomy. N Engl J Med 2004; 351(2):125–135
[30] Vedder MM, de Bekker-Grob EW, Lilja HG et al. The added value of percentage of free to total prostate-specific antigen, PCA3, and a kallikrein panel to the ERSPC risk calculator for prostate cancer in prescreened men. Eur Urol 2014; 66(6):1109–1115
[31] Stephan C, Vincendeau S, Houlgatte A, Cammann H, Jung K, Semjonow A. Multicenter evaluation of [-2]proprostate-specific antigen and the prostate health index for detecting prostate cancer. Clin Chem 2013; 59(1):306–314
[32] Bostrom PJ, Bjartell AS, Catto JW et al. Genomic Predictors of Outcome in Prostate Cancer. Eur Urol 2015; 68(6):1033–1044
[33] Welch HG, Fisher ES, Gottlieb DJ, Barry MJ. Detection of prostate cancer via biopsy in the Medicare-SEER population during the PSA era. J Natl Cancer Inst 2007; 99(18):1395–1400
[34] Bjurlin MA, Carter HB, Schellhammer P et al. Optimization of initial prostate biopsy in clinical practice: sampling, labeling and specimen processing. J Urol 2013; 189(6):2039–2046
[35] Eichler K, Hempel S, Wilby J, Myers L, Bachmann LM, Kleijnen J. Diagnostic value of systematic biopsy methods in the investigation of prostate cancer: a systematic review. J Urol 2006; 175(5):1605–1612
[36] Rom M, Pycha A, Wiunig C et al. Prospective randomized multicenter study comparing prostate cancer detection rates of end-fire and side-fire transrectal ultrasound probe configuration. Urology 2012; 80(1):15–18
[37] Raber M, Scattoni V, Gallina A et al. Does the transrectal ultrasound probe influence prostate cancer detection in patients undergoing an extended prostate biopsy scheme? Results of a large retrospective study. BJU Int 2012; 109(5):672–677
[38] Moussa AS, El-Shafei A, Diaz E et al. Identification of the variables associated with pain during transrectal ultrasonography-guided prostate biopsy in the era of periprostatic nerve block: the role of transrectal probe configuration. BJU Int 2013; 111(8):1281–1286
[39] Zaytoun OM, Moussa AS, Gao T, Fareed K, Jones JS. Office based transrectal saturation biopsy improves prostate cancer detection compared to extended biopsy in the repeat biopsy population. J Urol 2011; 186(3):850–854
[40] Autorino R, De Sio M, Di Lorenzo G et al. How to decrease pain during transrectal ultrasound guided prostate biopsy: a look at the literature. J Urol 2005; 174(6):2091–2097
[41] American Urological Association. AUA/SUNA White Paper on the Incidence, Prevention and Treatment of Complications Related to Prostate Needle Biopsy. Avaliable at: http://www.auanet.org/common/pdf/education/clinicalguidance/AUA-SUNA-PNB-White-Paper.pdf.
[42] Loeb S, Vellekoop A, Ahmed HU et al. Systematic review of complications of prostate biopsy. Eur Urol 2013; 64(6):876–892
[43] Liss MA, Chang A, Santos R et al. Prevalence and significance of fluoroquinolone resistant Escherichia coli in patients undergoing transrectal ultrasound guided prostate needle biopsy. J Urol 2011; 185(4):1283–1288
[44] Nam RK, Saskin R, Lee Y et al. Increasing hospital admission rates for urological complications after transrectal ultrasound guided prostate biopsy. J Urol 2010; 183(3):963–968
[45] Loeb S, Carter HB, Berndt SI, Ricker W, Schaeffer EM. Complications after prostate biopsy: data from SEER-Medicare. J Urol 2011; 186(5):1830–1834
[46] Otrock ZK, Oghlakian GO, Salamoun MM, Haddad M, Bizri AR. Incidence of urinary tract infection following transrectal ultrasound guided prostate biopsy at a tertiary-care medical center in Lebanon. Infect Control Hosp Epidemiol 2004; 25(10):873–877
[47] Zaytoun OM, Vargo EH, Rajan R, Berglund R, Gordon S, Jones JS. Emergence of fluoroquinolone-resistant Escherichia coli as cause of postprostate biopsy infection: implications for prophylaxis and treatment. Urology 2011; 77(5):1035–1041
[48] Shen PF, Zhu YC, Wei WR et al. The results of transperineal versus transrectal prostate biopsy: a systematic review and meta-analysis. Asian J Androl 2012; 14(2):310–315
[49] Steensels D, Slabbaert K, De Wever L, Vermeersch P, Van Poppel H, Verhaegen J. Fluoroquinolone-resistant E. coli in intestinal flora of patients undergoing transrectal ultrasound-guided prostate biopsy—should we reassess our practices for antibiotic prophylaxis? Clin Microbiol Infect 2012; 18(6):575–581
[50] Bjurlin MA, Meng X, Le Nobin J et al. Optimization of prostate biopsy: the role of magnetic resonance imaging targeted biopsy in detection, localization and risk assessment. J Urol 2014; 192(3):648–658
[51] Zlotta AR, Egawa S, Pushkar D et al. Prevalence of prostate cancer on autopsy: cross-sectional study on unscreened Caucasian and Asian men. J Natl Cancer Inst 2013; 105(14):1050–1058
[52] NCCN Guidelines. http://www.nccn.org/professionals/physician_gls/f_guidelines.asp,
[53] Klotz L. Active surveillance with selective delayed intervention for favorable risk prostate cancer. Urol Oncol 2006; 24(1):46–50
[54] Johansson JE, Andrén O, Andersson SO et al. Natural history of early, localized prostate cancer. JAMA 2004; 291(22):2713–2719
[55] Thompson I, Thrasher JB, Aus G et al. AUA Prostate Cancer Clinical Guideline Update Panel. Guideline for the management of clinically localized prostate cancer: 2007 update. J Urol 2007; 177(6):2106–2131
[56] D'Souza WD, Thames HD, Kuban DA. Dose-volume conundrum for response of prostate cancer to brachytherapy: summary dosimetric measures and their relationship to tumor control probability. Int J Radiat Oncol Biol Phys 2004; 58(5):1540–1548
[57] Zietman AL, DeSilvio ML, Slater JD et al. Comparison of conventional-dose vs high-dose conformal radiation therapy in clinically localized adenocarcinoma of the prostate: a randomized controlled trial. JAMA 2005; 294(10):1233–1239
[58] Dearnaley DP, Sydes MR, Graham JD et al. RT01 collaborators. Escalated-dose versus standard-dose conformal radiotherapy in prostate cancer: first results from the MRC RT01 randomised controlled trial. Lancet Oncol 2007; 8(6):475–487
[59] Bolla M, Collette L, Blank L et al. Long-term results with immediate androgen suppression and external irradiation in patients with locally advanced prostate cancer (an EORTC study): a phase III randomised trial. Lancet 2002; 360(9327):103–106
[60] Jones CU, Hunt D, McGowan DG et al. Radiotherapy and short-term androgen deprivation for localized prostate cancer. N Engl J Med 2011; 365(2):107–118
[61] Denham JW, Steigler A, Lamb DS et al. Short-term neoadjuvant androgen deprivation and radiotherapy for locally advanced prostate cancer: 10-year data from the TROG 96.01 randomised trial. Lancet Oncol 2011; 12(5):451–459
[62] D'Amico AV, Manola J, Loffredo M, Renshaw AA, DellaCroce A, Kantoff PW. 6-month androgen suppression plus radiation therapy vs radiation therapy alone for patients with clinically localized prostate cancer: a randomized controlled trial. JAMA 2004; 292(7):821–827
[63] Walsh PC. Patient-reported impotence and incontinence after nerve-sparing radical prostatectomy. J Urol 1998; 159(1):308–309
[64] Steineck G, Bjartell A, Hugosson J et al. LAPPRO steering committee. Degree of preservation of the neurovascular bundles during radical prostatectomy and urinary continence 1 year after surgery. Eur Urol 2015; 67(3):559–568

[65] Reeves F, Preece P, Kapoor J et al. Preservation of the neurovascular bundles is associated with improved time to continence after radical prostatectomy but not long-term continence rates: results of a systematic review and metaanalysis. Eur Urol 2015; 68(4):692–704

[66] Michl U, Tennstedt P, Feldmeier L et al. Nerve-sparing Surgery Technique, Not the Preservation of the Neurovascular Bundles, Leads to Improved Long-term Continence Rates After Radical Prostatectomy. Eur Urol 2015

[67] Haglind E, Carlsson S, Stranne J et al. LAPPRO steering committee. Urinary Incontinence and Erectile Dysfunction After Robotic Versus Open Radical Prostatectomy: A Prospective, Controlled, Nonrandomised Trial. Eur Urol 2015; 68(2):216–225

[68] Carroll P, Coley C, McLeod D et al. Prostate-specific antigen best practice policy — part II: prostate cancer staging and post-treatment follow-up. Urology 2001; 57(2):225–229

[69] Hubosky SG, Fabrizio MD, Schellhammer PF, Barone BB, Tepera CM, Given RW. Single center experience with third-generation cryosurgery for management of organ-confined prostate cancer: critical evaluation of short-term outcomes, complications, and patient quality of life. J Endourol 2007; 21(12):1521–1531

[70] Bahn DK, Lee F, Badalament R, Kumar A, Greski J, Chernick M. Targeted cryoablation of the prostate: 7-year outcomes in the primary treatment of prostate cancer. Urology 2002; 60(2) Suppl 1:3–11

[71] Best practice policy statement on cryosurgery for the treatment of prostate cancer. http://www.auanet.org/education/guidelines/cryosurgery.cfm.

[72] National Cancer Institute. Prostate Cancer Treatment (PDQ)—For Health Professionals. http://www.cancer.gov/types/prostate/hp/prostate-treatmentpdq.

[73] Gleason DF. The Veteran's Administration Cooperative Urologic Research Group: histologic grading and clinical staging of prostatic carcinoma. In: Tannenbaum M ed. Urologic Pathology: The Prostate. Lea and Febiger, Philadelphia, 1977; 171-198

[74] Gleason DF. Classification of prostatic carcinomas. Cancer Chemother, —"In: Tannenbaum M, ed. Urologic..." Rep 1966; 50(3):125–128

[75] American Joint Committee on Cancer. Cancer staging references. https://cancerstaging.org/references-tools/quickreferences/Pages/default.aspx.

[76] D'Amico AV, Whittington R, Malkowicz SB et al. Biochemical outcome after radical prostatectomy, external beam radiation therapy, or interstitial radiation therapy for clinically localized prostate cancer. JAMA 1998; 280(11):969–974

[77] Abraham NE, Mendhiratta N, Taneja SS. Patterns of repeat prostate biopsy in contemporary clinical practice. J Urol 2015; 193(4):1178–1184

[78] Murphy DG, Ahlering T, Catalona WJ et al. The Melbourne Consensus Statement on the early detection of prostate cancer. BJU Int 2014; 113(2):186–188

[79] Heidenreich A, Bastian PJ, Bellmunt J et al. European Association of Urology. EAU guidelines on prostate cancer. part 1: screening, diagnosis, and local treatment with curative intent-update 2013. Eur Urol 2014; 65(1):124–137

[80] Smith RA, Manassaram-Baptiste D, Brooks D et al. Cancer screening in the United States, 2014: a review of current American Cancer Society guidelines and current issues in cancer screening. CA Cancer J Clin 2014; 64(1):30–51

[81] Qaseem A, Barry MJ, Denberg TD, Owens DK, Shekelle P Clinical Guidelines Committee of the American College of Physicians. Screening for prostate cancer: a guidance statement from the Clinical Guidelines Committee of the American College of Physicians. Ann Intern Med 2013; 158(10):761–769

[82] Horwich A, Hugosson J, de Reijke T, Wiegel T, Fizazi K, Kataja V Panel Members. European Society for Medical Oncology. Prostate cancer: ESMO Consensus Conference Guidelines 2012. Ann Oncol 2013; 24(5):1141–1162

[83] Basch E, Oliver TK, Vickers A et al. Screening for prostate cancer with prostate-specific antigen testing: American Society of Clinical Oncology Provisional Clinical Opinion. J Clin Oncol 2012; 30(24):3020–3025

[84] Rosario DJ, Lane JA, Metcalfe C et al. Short term outcomes of prostate biopsy in men tested for cancer by prostate specific antigen: prospective evaluation within ProtecT study. BMJ 2012; 344:d7894

[85] de la Taille A, Antiphon P, Salomon L et al. Prospective evaluation of a 21-sample needle biopsy procedure designed to improve the prostate cancer detection rate. Urology 2003; 61(6):1181–1186

[86] Ghani KR, Dundas D, Patel U. Bleeding after transrectal ultrasonographyguided prostate biopsy: a study of 7-day morbidity after a six-, eight- and 12-core biopsy protocol. BJU Int 2004; 94(7):1014–1020

[87] Raaijmakers R, Kirkels WJ, Roobol MJ, Wildhagen MF, Schrder FH. Complication rates and risk factors of 5802 transrectal ultrasound-guided sextant biopsies of the prostate within a population-based screening program. Urology 2002; 60(5):826–830

[88] Williamson DA, Barrett LK, Rogers BA, Freeman JT, Hadway P, Paterson DL. Infectious complications following transrectal ultrasound-guided prostate biopsy: new challenges in the era of multidrug-resistant Escherichia coli. Clin Infect Dis 2013; 57(2):267–274

[89] Akyol I, Adayener C. Transient impotence after transrectal ultrasound-guided prostate biopsy. J Clin Ultrasound 2008; 36(1):33–34

[90] Berger AP, Gozzi C, Steiner H et al. Complication rate of transrectal ultrasound guided prostate biopsy: a comparison among 3 protocols with 6, 10 and 15 cores. J Urol 2004; 171(4):1478–1480, discussion 1480–1481

[91] Zaytoun OM, Anil T, Moussa AS, Jianbo L, Fareed K, Jones JS. Morbidity of prostate biopsy after simplified versus complex preparation protocols: assessment of risk factors. Urology 2011; 77(4):910–914

[92] Djavan B, Waldert M, Zlotta A et al. Safety and morbidity of first and repeat transrectal ultrasound guided prostate needle biopsies: results of a prospective European prostate cancer detection study. J Urol 2001; 166(3):856–860

[93] Rodríguez LV, Terris MK. Risks and complications of transrectal ultrasound guided prostate needle biopsy: a prospective study and review of the literature. J Urol 1998; 160(6 Pt 1):2115–2120

2 Patologia do Câncer de Próstata

Fang-Ming Deng ■ Jianhong Li ■ Max X. Kong ■ Jonathan Melamed ■ Ming Zhou

2.1 Anatomia e Histologia da Próstata Normal e do Câncer de Próstata

2.1.1 Anatomia e Histologia da Próstata Normal

Em um indivíduo adulto do gênero masculino sem hiperplasia significante, o peso médio da glândula prostática é aproximadamente de 20 a 30 g. Apresenta forma de cone invertido, com a base no pescoço da bexiga e o ápice no diafragma urogenital. Anatomicamente e biologicamente, a próstata pode ser dividida em três zonas glandulares (zonas periférica, central e de transição) e uma quarta região não glandular, denominada de estroma fibromuscular anterior. A zona central (~25% do volume da próstata) é uma estrutura em cone invertido com ductos que se ramificam do *verumontanum* para a base da próstata e circundando os ductos ejaculatórios. A zona de transição (5% do volume da próstata) encontra-se na base bilateral em relação à região média da glândula e é composta de ductos que se estendem lateralmente da parede uretral e curvam-se anteromedialmente. Geralmente aumenta em homens mais velhos em decorrência da hiperplasia prostática benigna. A zona periférica (70% do volume da próstata) estende-se posterolateralmente ao redor da zona central e em porção distal da uretra prostática.[1,2]

Histologicamente, a próstata consiste em células epiteliais e estromais. As células epiteliais são distribuídas em glândulas tubuloalveolares que consistem em ductos que se ramificam para fora da uretra e terminam nos ácinos. As glândulas possuem um contorno irregular com ondulação luminal e dobramentos papilares. Elas compreendem principalmente dois tipos celulares: as células secretórias luminais e as células basais. As células secretórias contêm forma colunar ou cuboide com citoplasma claro a pálido e núcleos pseudoestratificados. As células basais são pequenas, achatadas e situadas na periferia das glândulas abaixo das células secretórias (▶ Fig. 2.1). As glândulas da zona central são maiores do que as glândulas da zona periférica e de transição e mais complexas, com cristas intraluminais, dobramentos papilares, além de arcos epiteliais ocasionais e glândulas cribriformes que mimetizam a neoplasia intraepitelial prostática. Os ácinos são principalmente revestidos por células secretórias luminais e células basais. A porção proximal do ducto prostático é revestida por células uroteliais. A porção distal dos ductos prostáticos, assim como de alguns ácinos, pode apresentar epitélio cuboide e colunar em meio ao urotélio.

A hiperplasia prostática benigna (BPH), também conhecida como hiperplasia nodular, é uma condição urológica comum relacionada ao crescimento excessivo do epitélio e do tecido fibromuscular da zona de transição e área periuretral. Evidentemente, a hiperplasia nodular consiste em nódulos de tamanho variável que são elásticos, firmes ou moles e amarelo-acinzentados, com uma superfície saliente. A hiperplasia nodular é composta de proporções variáveis de epitélio e estroma (músculo liso e tecido fibroconectivo). O componente glandular da BPH é formado por grandes e pequenos ácinos hiperplásicos e frequentemente apresenta alteração cística (▶ Fig. 2.2 **a**; ▶ Fig. 2.2 **b**). O epitélio secretório luminal consiste em células colunares altas com citoplasma de coloração clara. As células basais são irregularmente observadas, variando de dificilmente detectáveis a hiperplásicas.

2.1.2 Anatomia e Histologia do Câncer de Próstata

O câncer de próstata é o câncer não cutâneo mais comum em homens americanos, com aumento da incidência em grupos de idade avançada. A American Cancer Society estima aproximadamente 220.800 novos casos de câncer da próstata e cerca de 27.540 mortes por câncer de próstata em 2015. Enquanto cerca de seis casos em dez são diagnosticados em homens com idade igual ou superior a 65 anos, é raro antes dos 40 anos. A idade média no momento do diagnóstico é de 66 anos. O câncer de próstata é a segunda causa principal de morte por câncer em homens americanos, atrás apenas do câncer de pulmão. Aproximadamente um homem em 38 morrerão de câncer da próstata.[3]

A maioria dos cânceres surge na zona periférica e alguns podem resultar em achados anormais no exame de toque retal. Histologicamente, o carcinoma de próstata tem uma constelação de aspectos citoplasmáticos, nucleares, intraluminais e de arquitetura. Sob o ponto de vista da arquitetura, as glândulas dos carcinomas de próstata que formam a glândula são mais volumosas do que o normal e geralmente exibem um padrão de crescimento irregular, com estas glândulas malignas voltadas perpendicularmente entre si e irregularmente separadas por feixes fibromusculares. Também exibem padrão de crescimento infiltrativo, com glândulas malignas situadas entre ou em paralelo asglândulas benignas (▶ Fig 2.3). Quando o carcinoma da próstata torna-se menos diferenciado, parcial ou totalmente perde a diferenciação glandular e forma estruturas cribriformes, glândulas fusionadas, glândulas pouco delineadas, lâminas ou cordões sólidos e mesmo células individuais (▶ Fig 2.4). O carcinoma de próstata geralmente exibe núcleos aumentados com nucléolos proeminentes. As mitoses e os corpos apoptóticos não são frequentemente detectados no adenocarcinoma de próstata, mas são mais comuns nesta condição do que nas glândulas benignas.

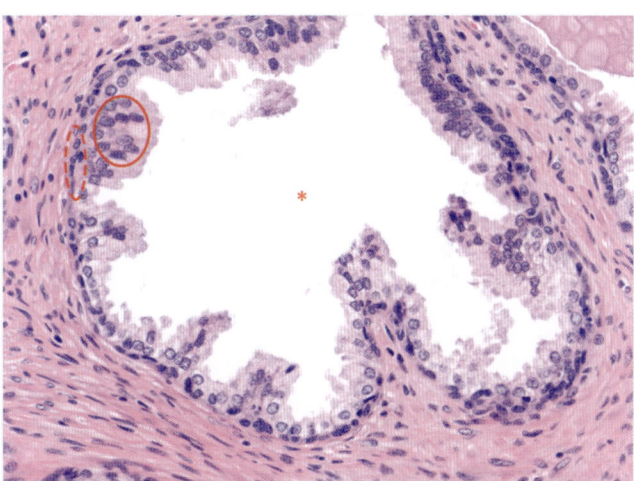

Fig. 2.1 Uma glândula prostática normal exibindo contorno irregular com dobramento papilar luminal. Compreende principalmente dois tipos celulares: células secretórias luminais (*linha oval sólida*) e células basais (*linha oval tracejada*). As células secretórias apresentam forma colunar ou cuboide com citoplasma claro a pálido e núcleos pseudoestratificados. As células basais são pequenas, achatadas e situadas na periferia da glândula, localizadas abaixo das células secretórias. Asterisco, lúmen glandular.

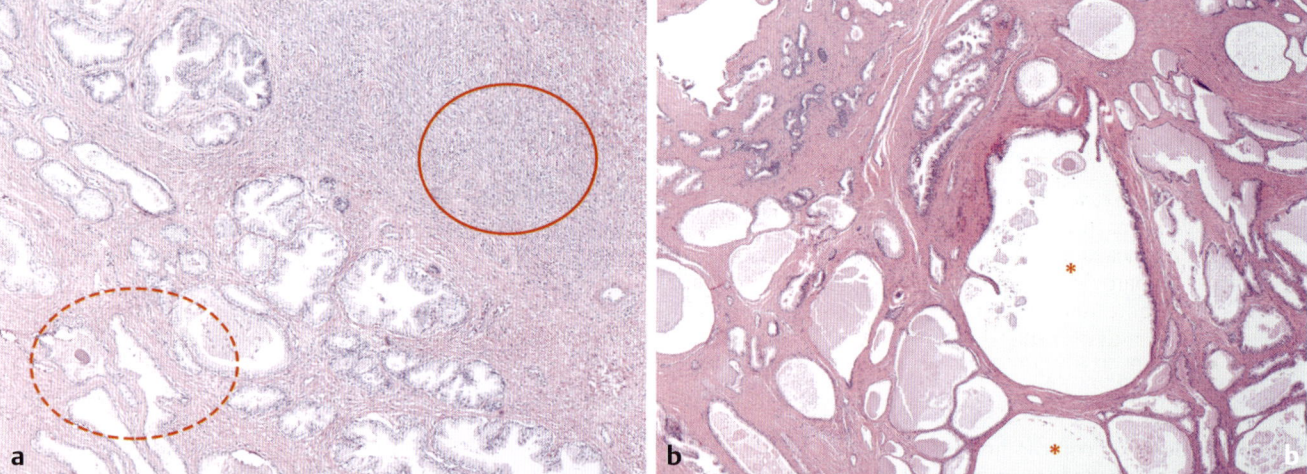

Fig. 2.2 Hiperplasia prostática benigna (BPH). (**a**) Proliferação estromal (*círculo sólido no canto superior direito*) e glandular (*círculo tracejado no canto inferior esquerdo*). (**b**) Glândulas císticas dilatadas (*asteriscos*) em um nódulo BPH.

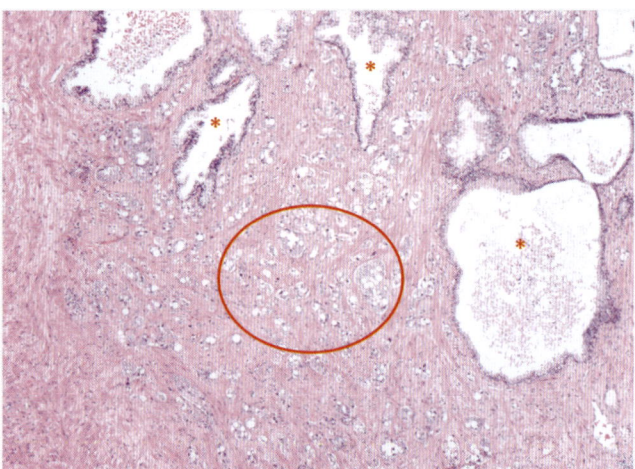

Fig. 2.3 Presença de adenocarcinoma da glândula prostática com padrão de crescimento infiltrativo, com glândulas malignas (p. ex., *círculo*) situadas entre ou em paralelo as glândulas benignas (*asteriscos*).

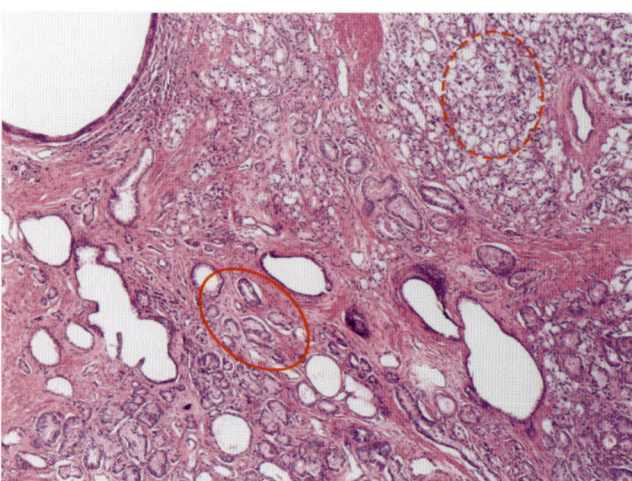

Fig. 2.4 O adenocarcinoma prostático bem diferenciado é formador de glândula. As glândulas malignas exibem arquitetura mais aglomerada do que as glândulas normais e geralmente apresentam um padrão de crescimento irregular (*círculo sólido, metade inferior*). O adenocarcinoma da próstata pouco diferenciado perde parcialmente ou totalmente a diferenciação glandular e forma estruturas cribriformes, as glândulas fusionadas, as glândulas pouco delineadas, as lâminas ou cordões sólidos e também as células únicas (*círculo tracejado, metade superior*).

2.1.3 Multifocalidade e Nódulo Dominante na Prostatectomia Radical

É bem documentado que o câncer de próstata (PCa) manifesta-se como uma doença multifocal, com dois ou mais nódulos tumorais presentes na glândula prostática, na maioria dos casos.[4,5,6,7] O câncer de próstata também demonstra heterogeneidade entre diferentes nódulos tumorais na mesma glândula prostática. Histologicamente, diferentes nódulos tumorais na mesma amostra da prostatectomia, com frequência, apresentam diferentes escores de Gleason.[5,8] Arora *et al.* demonstraram que o câncer multifocal estava presente em 87% dos espécimes de prostatectomia radical (RP). Entretanto, apenas 9% dos casos de câncer multifocal que compreenderam todos os nódulos tumorais tiveram os mesmos graus de Gleason primários e secundários que os graus totais de Gleason atribuídos ao espécime da RP.[5] Em níveis moleculares e genéticos, Cheng *et al.* estudaram o padrão de perda alélica no câncer de próstata em pacientes que tiveram dois ou mais focos de câncer distintos e observaram que o padrão de perda alélica foi distinto entre diferentes focos em 15 dos 18 casos, sustentando uma origem clonal independente de múltiplos focos tumorais em um único paciente.[9] Um estudo recente sobre rearranjos do gene *TMPRSS2* no PCa multifocal demonstrou distintas classes e condições de arranjo gênico entre os diferentes focos tumorais, fornecendo evidência molecular adicional de origem clonal independente de focos de câncer multifocal.[10] A heterogeneidade morfológica e genética do PCa multifocal sugere que os diferentes focos de câncer podem ser biologicamente distintos, com a suposição de que alguns focos tumorais são mais agressivos do que outros no interior da mesma glândula prostática.

O conceito de nódulo dominante (DN) foi inicialmente introduzido por McNeal *et al.*[11] para referir-se ao nódulo tumoral que provavelmente possui comportamento biológico mais agressivo entre os nódulos tumorais multifocais na próstata e, desse modo, provavelmente determina o comportamento biológico geral do tumor. Em 2005, o consenso da International Society of Urological Pathology (ISUP) recomendou o uso de DN para graduação do tumor e o banco de tecidos para a pesquisa das amostras de RP.[12] O conceito de DN também reuniu recentemente interesse considerável na terapia focal do PCa, visto que o DN é naturalmente o alvo ideal para intervenção terapêutica. Todavia, a definição de DN é ambígua em relação aos parâmetros patológicos (tamanho do tumor, grau de Gleason [GG] ou parâmetro de estadiamento) que devem ser utilizados para de fato determinar qual nódulo é o DN. Na reunião de consenso da ISUP em 2009, os especialistas em patologia urológica não chegaram a um consenso sobre os parâmetros que definem o DN nas amostras de RP.[13] Atualmente, o DN é geralmente definido como o nódulo tumoral de maior tamanho no quadro de doença multifocal.[5,6,7,11,12] Entretanto, o maior volume tumoral, GS mais alto e parâmetros de estadiamento (p. ex., a extensão extraprostática) não ocorrem sempre no mesmo nódulo tumoral.[5,7]

O estudo de nosso grupo[14] demonstrou que os parâmetros patológicos importantes em termos prognósticos (maior volume tumoral, GS mais alto e parâmetros de estadiamento) ocorrem no mesmo nódulo tumoral na maioria dos carcinomas multifocais de próstata (88,7%), tal que o conceito de DN é válido nestes pacientes. Nestes casos, o DN pode ser utilizado para indicar um GS total e obter o tecido para a pesquisa. No entanto, parâmetros patológicos adversos (maior volume tumoral, GS mais alto e parâmetros de estadiamento) não ocorreram no mesmo nódulo tumoral em 11,3% dos casos. Nestes casos, os patologistas podem desestimar o conceito de DN e, em vez disso, relatar a multifocalidade e os aspectos patológicos de todos os focos tumorais independentes.

2.1.4 Câncer de Próstata Patologicamente Insignificante e Significante

A noção de PCa insignificante surgiu gradualmente nas duas últimas décadas. A relevância clínica de tal definição foi baseada em estudos prévios sugerindo que o PCa de baixo grau, pequeno volume e confinado ao órgão pode ser indolente e improvável progredir com significado biológico na ausência de tratamento.[15,16] Uma definição acurada de doença insignificante pode ser importante para o clínico, com o intuito de melhorar o manejo de pacientes após o tratamento radical e propor terapias alternativas (vigilância ativa) com mais confiança. Até o momento, os critérios mais comumente utilizados para definir o PCa insignificante são baseados na avaliação patológica do espécime de RP e incluem três fatores prognósticos bem estabelecidos: (1) escore de Gleason (GS) não superior a 6, sem padrão de Gleason 4 ou 5, mesmo com um padrão terciário de Gleason; (2) doença confinada ao órgão (sem extensão extraprostática [EPE]), invasão da vesícula seminal [SVI] e invasão do linfonodo [LNI]; e (3) volume tumoral < 0,5 cm³. Os critérios patológicos para PCa insignificante poderiam ser melhorados pela incorporação de outros fatores além dos aspectos patológicos unicamente, incluindo a idade, nível de antígeno prostático específico (PSA) e comorbidades.[17]

A diferenciação de pacientes com PCa significante *versus* insignificante baseada na biópsia prostática pode ser mais importante. Homens que apresentam PCa insignificante podem ser selecionados para vigilância ativa, enquanto aqueles com PCa significante geralmente necessitam de tratamento definitivo como a prostatectomia.

Os critérios patológicos de biópsia mais comumente utilizados para o PCa insignificante são os critérios de Epstein: ausência de padrão de Gleason 4 ou 5, menos do que três fragmentos a partir de uma biópsia sextante positiva para o tumor e sem fragmento com > 50% de envolvimento do tumor.[18] No entanto, a presença de doença mínima na biópsia não prediz confiavelmente a doença mínima no espécime de prostatectomia subsequente em termos de tamanho e grau do tumor, extensão extraprostática ou margens positivas. Portanto, a explicação fundamentada deve ser feita com outras informações, particularmente a cinética do antígeno prostático específico e potenciais marcadores moleculares, antes de iniciar o curso de vigilância ativa ou radioterapia como monoterapia.[19,20]

2.2 Câncer de Próstata

2.2.1 Câncer de Próstata e Variantes Histológicas

O câncer de próstata é geralmente composto por adenocarcinoma acinar usual com uma minoria de variantes ou tipos de carcinoma acinar e não acinar. Variantes do adenocarcinoma acinar usual definidas em 2004 pela Organização Mundial da Saúde (WHO) incluem carcinomas atróficos, pseudo-hiperplásicos, espumosos, mucinosos (coloide), anel de sinete, oncocíticos e linfoepiteliomatoides (▶ Tabela 2.1). Adenocarcinomas de variantes atróficas, pseudo-hiperplásicas e espumosas não parecem ser diferentes do adenocarcinoma acinar usual e geralmente se comportam como cânceres de próstata do tipo acinar, de baixo grau e convencional, com escore de Gleason 6 em termos de desfecho do paciente após prostatectomia radical.[21,22,23] Considerava-se que o adenocarcinoma mucinoso (coloide) conferia um pior prognóstico, contudo, relatos recentes indicam que o adenocarcinoma mucinoso tratado por prostatectomia radical não é mais agressivo do que o adenocarcinoma acinar usual e pode até mesmo ser menos agressivo.[24] Os adenocarcinomas prostáticos de variantes linfoepiteliomatoides ou de células em anel de sinete são raros e geralmente apresentam desfechos clínicos muito piores.

As variantes do carcinoma não acinar do carcinoma prostático são responsáveis por aproximadamente 5 a 10% dos carci-

Tabela 2.1 Variantes histológicas do carcinoma de próstata

Variantes histológicas
Carcinoma de glândulas espumosas
Carcinoma pseudo-hiperplásico
Adenocarcinoma com aspectos atróficos
Adenocarcinoma com aspectos glomeruloides
Carcinoma de grandes ductos
Carcinoma mucinoso (coloide)
Carcinoma neuroendócrino de pequenas células
Carcinoma sarcomatoide (carcinossarcoma)
Carcinoma de células em anel de sinete
Carcinoma escamoso e adenoescamoso
Carcinoma basaloide adenoide tipo cístico
Carcinoma urotelial

nomas primários da próstata. Estas variantes ou tipos histológicos incluem, de acordo com a WHO, o carcinoma sarcomatoide, adenocarcinoma ductal, carcinoma urotelial, carcinoma escamoso e adenoescamoso, carcinoma de células basais, tumores neuroendócrinos, incluindo o carcinoma de células pequenas e o adenocarcinoma de células claras. O adenocarcinoma ductal é o variante histológico mais comum do carcinoma prostático. A incidência de adenocarcinoma ductal, incluindo tanto o adenocarcinoma ductal puro e o ductal-acinar misto, é de quase 3% de todos os carcinomas prostáticos, com o adenocarcinoma ductal-acinar misto sendo mais comum do que o adenocarcinoma ductal puro. Em amostras de prostatectomia radical, o adenocarcinoma ductal é composto de massas confluentes de adenocarcinoma papilar e/ou cribriforme. O adenocarcinoma ductal é quase sempre intimamente localizado em meio ao adenocarcinoma acinar. Microscopicamente, o adenocarcinoma do ducto prostático é caracterizado por epitélio colunar pseudoestratificado e, portanto, também é denominado adenocarcinoma ductal papilar, endometrioide, endometrial ou papilar. O desfecho em homens com adenocarcinoma ductal prostático é, na maioria dos estudos, pior do que o observado em homens com adenocarcinoma acinar prostático usual, provavelmente por causa do estádio e grau mais elevados. Alguns pacientes com esta variante respondem a prostatectomia radical, terapia hormonal e radioterapia.[25]

Recentemente, vários tipos histológicos de PCa com aspectos clinicopatológicos distintos foram redefinidos, incluindo o carcinoma intraductal e o câncer de próstata com diferenciação neuroendócrina.

Carcinoma Intraductal da Próstata

O carcinoma intraductal da próstata (IDC-P) representa a disseminação do carcinoma invasivo em ductos e ácinos benignos preexistentes e é fortemente associado aos cânceres prostáticos invasivos, de alto grau (graus de Gleason 4 ou 5) e grande volume.[26]

As glândulas do carcinoma intraductal da próstata são maiores do que as glândulas da zona periférica normal e exibem notavelmente contornos irregulares e ramificados. Além a presença de células epiteliais malignas preenchendo os grandes ácinos e ductos prostáticos com preservação das células basais, o diagnóstico de IDC-P requer a presença de um padrão cribriforme sólido ou denso (▶ Fig. 2.5 **a**; ▶ Fig. 2.5 **b**). Se estes achados não estão presentes, um diagnóstico de IDC-P pode ser realizado se houver comedonecrose não focal envolvendo > duas glândulas[1] ou atipia nuclear evidente,[2] sendo os núcleos pelo menos 6 vezes maiores do que os núcleos benignos adjacentes.[26,27]

Estudos estabeleceram que o IDC-P representa uma forma agressiva de PCa e é um parâmetro patológico adverso em amostras de prostatectomia radical e também de biópsia com agulha. A presença de IDC-P está associada a outros aspectos patológicos adversos em amostras de prostatectomia radical, incluindo os escores de Gleason mais altos, volumes tumorais mais elevados e maior probabilidade de extensão extraprostática, invasão da vesícula seminal e metástase do linfonodo pélvico. Também está associada à diminuição da sobrevida livre de progressão bioquímica e com recidiva bioquímica pós-cirúrgica. Epstein *et al.* relataram casos de IDC-P em biópsias da próstata sem carcinoma invasivo.[28] Observaram que a presença de IDC-P, mesmo na ausência de carcinoma invasivo documentado, foi associada a um curso clínico agressivo e achados patológicos adversos em espécimes de prostatectomia radical subsequentes. Com base nesses estudos de biópsia com agulha do IDC-P e estudos prévios na literatura que demonstraram associação consistente de IDC-P na prostatectomia radical a múltiplos fatores prognósticos adversos, a terapia definitiva foi recomendada em homens com IDC-P na biópsia com agulha, mesmo na ausência de PCa invasivo com patologia documentada.

Câncer de Próstata com Diferenciação Neuroendócrina

A diferenciação neuroendócrina (NE) pode ocorrer *de novo* com ou sem PCa concomitante ou como um fenótipo transformado decorrente de tratamento anterior para o câncer de próstata. O fenótipo neuroendócrino geralmente confere um comportamento clínico mais agressivo e prognóstico menos favorável do que o do PCa convencional. Para padronizar o diagnóstico e facilitar estudos adicionais, uma classificação morfológica de diferenciação NE no PCa foi proposta recentemente[29] e consiste em seis categorias: (1) adenocarcinoma prostático usual com diferenciação NE; (2) adenocarcinoma com diferenciação NE do tipo

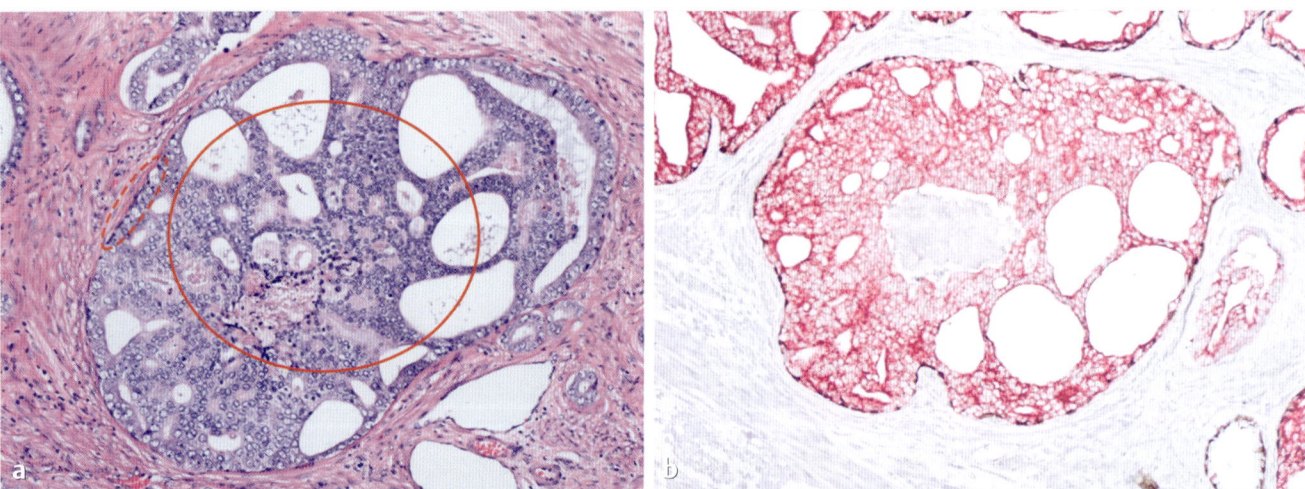

Fig. 2.5 (**a**) O carcinoma intraductal da próstata apresenta proliferação cribriforme de células malignas que distendem o lúmen do grande ducto prostático (*círculo sólido*) com preservação de células basais benignas (*linha oval tracejada*). (**b**) A imunomarcação destaca as células malignas (AMACR, em vermelho) e as células basais preservadas (queratina de alto peso molecular e P63, em marrom).

célula de Paneth; (3) tumor carcinoide; (4) carcinoma de pequenas células; (5) carcinoma NE de grandes células e (6) adenocarcinoma acinar-carcinoma NE misto.

O PCa usual com diferenciação NE refere-se ao PCa ductal ou acinar típico no qual a diferenciação NE é demonstrada apenas por positividade imuno-histoquímica (sinaptofisina, cromogranina A e CD56). O significado clínico da diferenciação NE nestes tumores é incerto e a maioria dos estudos não demonstrou nenhum efeito nos desfechos. O câncer de próstata com diferenciação do tipo células de Paneth é o PCa característico contendo alterações que lembram as células de Paneth (p. ex., grânulos citoplasmáticos eosinofílicos evidentes na microscopia de luz e grânulos neurossecretórios na microscopia eletrônica). O significado clínico do PCa com a diferenciação do tipo célula de Paneth não é completamente compreendido, embora os estudos demonstrem que o PCa aparentemente pouco diferenciado com diferenciação do tipo célula de Paneth apresenta prognóstico favorável.

O tumor carcinoide da próstata é um tumor NE bem diferenciado com a morfologia clássica de tumor carcinoide, originando-se no parênquima prostático. Ele expressa marcadores NE, mas não o PSA. É extremamente raro e critérios diagnósticos rigorosos devem ser utilizados. O carcinoma de pequenas células é um tumor NE agressivo reconhecido por sua morfologia característica e perfis imunológicos semelhantes ao carcinoma de pequenas células do pulmão. O carcinoma NE de grandes células é um tumor de alto grau com aspectos morfológicos NE (grandes ninhos de células tumorais com aspectos nucleares de células não pequenas e periféricas em paliçada) e grande expressão de marcador NE. A maioria dos casos representa progressão de um PCa típico prévio após ablação do andrógeno de longa duração. O carcinoma NE misto e o PCa acinar compreendem distintos componentes do carcinoma NE (pequenas células ou grandes células) e PCa acinar característico com transição abrupta. A maioria dos casos de carcinoma misto de pequenas células e PCa, se não todos, representa a transformação NE após a terapia por privação de andrógeno e é hormônio-resistente com mau prognóstico.

2.2.2 Câncer Clinicamente Significante

Sistema de Graduação de Gleason

O sistema de graduação de Gleason, desenvolvido por Dr. Donald Gleason em 1967, permanece o pilar do manejo terapêutico do câncer de próstata. O sistema é relativamente simples e razoavelmente reprodutível. Pode ser considerado o parâmetro essencial para planejar o tratamento, assim como o fator prognóstico mais importante em predizer os achados patológicos na prostatectomia radical, falha bioquímica (elevação no PSA após tratamento), metástase local e distante após terapia e mortalidade específica por PCa. O sistema atribui padrões histológicos 1 até 5, sendo 1 o mais diferenciado e 5 o menos diferenciado. O *escore de Gleason* é definido como a soma dos padrões de Gleason mais comum e o segundo mais comum e varia de 2 a 10.[30] Tem sofrido modificação contínua em resposta às alterações na prática clínica e tratamento do câncer de próstata desde o seu início.[31,32] As alterações mais significativas foram introduzidas em 2005 sob a coordenação da International Society of Urological Pathology (ISUP), embora outras modificações tenham sido realizadas posteriormente.[31] O sistema de graduação contemporâneo resultante é conhecido como o *sistema de graduação de Gleason modificado por ISUP de 2005* (▶ Fig. 2.6). No entanto, é importante salientar que as alterações apresentadas pela ISUP em 2005 simplesmente codificaram o que já tinha sido empregado na prática por muitos patologistas.

Mudanças Importantes no Sistema de Graduação de Gleason Modificado de 2005

Algumas alterações são definicionais, incluindo as definições precisas de cada grau de Gleason e critérios de graduação para as variantes morfológicas do PCa. Outras são operacionais, isto é, como relatar um grau de Gleason em circunstâncias especiais, incluindo a notificação de um padrão secundário de grau inferior ou superior quando presente em extensão limitada, um padrão terciário em amostras de biópsia e também de prostatectomia etc.

A alteração mais importante é talvez a definição rigorosa de cada grau. Um escore de Gleason de 1 + 1 = 2 não deve ser atribuído, com raras exceções, independente do tipo de amostra. Os escores de Gleason de 2 a 4 não devem ser atribuídos nas biópsias com agulha, com raras exceções. Raramente devem ser empregados em espécimes de prostatectomia radical (RP) e ressecção transuretral da próstata (TURP). Na verdade, o grau de Gleason começa em 3 e o escore de Gleason inicia em 6 nas amostras de biópsia prostática e na maioria dos espécimes de TURP e RP.

O grau de Gleason 3 é rigorosamente definido como glândulas tumorais discretas, bem formadas. As glândulas pouco definidas com *lumens* glandulares malformados são consideradas de grau 4, juntamente com outros padrões de grau 4, tais como as glândulas fusionadas, cribriformes e hipernefroides. Todavia, as glândulas mal formadas de grau 4 devem ser diferenciadas das glândulas pequenas resultantes da secção tangencial. As últimas normalmente abrangem apenas poucas glândulas malformadas que são adjacentes ou em meio a outras glân-

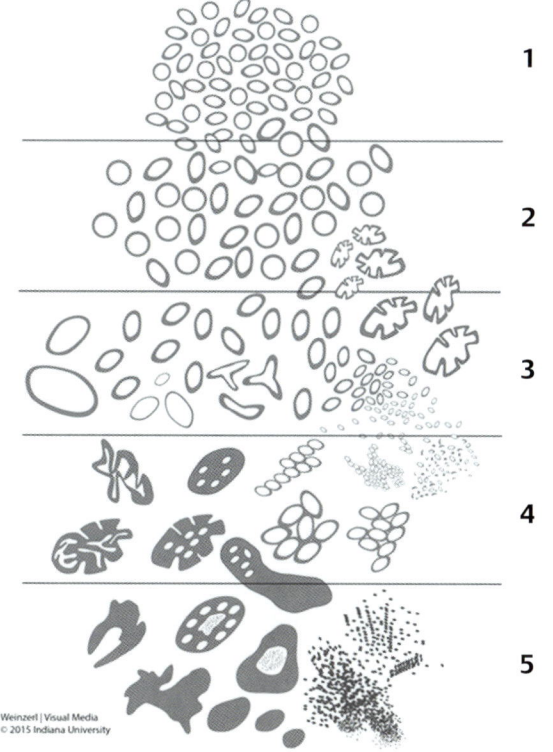

Fig. 2.6 Classificação modificada da graduação de Gleason preconizada pela International Society of Urological Pathology (ISUP) de 2005, revelando a arquitetura característica dos padrões de Gleason 1 a 5. Utilizada com permissão de The Trustees of Indiana University; ilustração de Thomas Weinzerl.

dulas pequenas bem formadas. As poucas glândulas malformadas adjacentes a outras glândulas pequenas de grau 3 não são consideradas de grau 4. A maioria dos padrões cribriformes, se não todos, é diagnosticada como grau 4.

A graduação do PCa com padrões histológicos, tais como a glomerulação e a fibroplasia mucinosa, assim como com uma das variantes histológicas, é baseada na arquitetura glandular subjacente. Os homônimos de câncer de próstata padrão ou variação histológica devem ser ignorados.

Implicações do Sistema de Graduação de Gleason Modificado

O câncer de próstata com escore de Gleason 6 tornou-se um grupo homogêneo com prognóstico uniformemente excelente

A definição rigorosa do sistema de graduação de Gleason modificado de 2005 com grau 3 e sua inclusão em qualquer padrão terciário de alto grau (graus 4 e 5) no escore final de Gleason, determinado em espécimes de biópsia da próstata, levaram à redefinição de muitos carcinomas anteriormente classificados como GS 6 para GS 7. Um efeito imediato desta alteração é que os cânceres GS 6 tornaram-se mais homogêneos em seu comportamento clínico e agora exibem mais uniformemente um prognóstico excelente quando diagnosticados em espécimes de prostatectomia radical e também de biópsia. Eggener et al. estudaram a mortalidade específica por câncer em 15 anos após prostatectomia radical de 1987 a 2005. Do total de 9.557 pacientes com PCa GS 6 confinado ao órgão, apenas três (0,03%) morreram de câncer.[33] Relatos similares demonstraram que, em pacientes com PCa confinado ao órgão e com escore de Gleason ≤ 6, a recidiva bioquímica e a recidiva local após prostatectomia radical foram extremamente raras e nenhum paciente apresentou metástase distante ou morte atribuída por câncer de próstata.[34,35] O PCa com escore de Gleason 6 diagnosticado na biópsia também tem um excelente prognóstico, apesar do erro de amostragem e potencial aumento para GS ≥ 7 na prostatectomia radical. Pierorazio et al. estudaram 5.205 pacientes com PCa GS 6 diagnosticados na biópsia.[36] Quase um terço (31,7%) dos casos foram elevados para o GS ≥ 7 na prostatectomia radical. Entretanto, a sobrevida livre de recidiva bioquímica em 5 anos foi de 94,7% (vs. 82,7% para GS 7 na biópsia). O excelente prognóstico do PCa GS 6 desencadeou uma discussão se o PCa GS 6 em espécimes de prostatectomia radical deve ser definido como câncer. Nossa opinião é que a classificação do câncer deve ser mantida para tumores GS 6, visto que estas lesões são morfologica e geneticamente semelhantes ao PCa de grau mais elevado e podem invadir o tecido extraprostático. Além disso, o PCa GS 6 em amostras de biópsia da próstata é elevado a um escore de Gleason mais alto na prostatectomia radical em uma fração substancial de casos.

O sistema de graduação de Gleason modificado é melhor do que o sistema original?

Para afirmar que o sistema de Gleason modificado é melhor do que o original, deve-se evidenciar que o sistema pode melhorar a reprodutibilidade interobservador entre patologistas que o utilizam, assim como a concordância nos escores de Gleason entre as amostras de biópsia e a prostatectomia radical. Finalmente, também deve demonstrar uma melhor associação com os desfechos clínicos.

Estudos demonstraram que a reprodutibilidade interobservador aumenta de aproximadamente 60% com o sistema original para cerca de 80% com o sistema modificado.[37,38,39] A melhora é particularmente impressionante para o PCa GS 7. A reprodutibilidade interobservador para este GS aumentou de 27%, em um estudo conduzido em 1997, para 68%, em um estudo realizado em 2008.[37,39]

O sistema de graduação de Gleason modificado também melhorou a concordância entre os escores de Gleason das amostras de biópsia e prostatectomia radical (RP). Antes das modificações de 2005, os escores de Gleason foram concordantes entre os espécimes de biópsia e RP em 28 a 68% dos casos.[39] A discordância foi principalmente devido à subgraduação e responsável por 24 a 60% dos casos discordantes. A supergraduação da biópsia foi menos problemática e responsável por 5 a 32% dos casos discordantes. De modo geral, houve melhor concordância no PCa de alto grau. Após a implementação do sistema de graduação de Gleason modificado, houve aumento de 12 a 15% na concordância total exata entre amostras de biópsia e RP.[37,40] No entanto, a subgraduação da biópsia é ainda responsável pela maior parte da discordância.

A questão mais importante é como o sistema de graduação de Gleason modificado afeta a predição dos desfechos clínicos. Até o momento, apenas poucos estudos abordaram esta questão. Vários estudos demonstraram que a correlação entre o GS da biópsia e o risco de recidiva bioquímica ou sobrevida específica por PCa foi significativamente melhor utilizando o esquema de graduação modificado. Porém, um estudo realizado por Delahunt et al. relatou que o sistema original superou o sistema modificado ao predizer o PSA nadir após radioterapia com feixe externo e a terapia hormonal.[41] No entanto, mais estudos são necessários antes de uma conclusão definitiva ser alcançada.

Impacto do sistema de graduação de Gleason modificado no manejo terapêutico do paciente

O GS da biópsia tem um papel crucial na tomada de decisão para o tratamento. Por exemplo, o U.S. National Cancer Center Network Practical Guidelines (http://www.nccn.org/) estratificam pacientes com PCa nos grupos de risco de recidiva 6 baseados em vários parâmetros clinicopatológicos, incluindo a extensão e o GS da biópsia, estádio clínico, PSA sérico e densidade de PSA (PSAD). Diferentes modalidades terapêuticas são oferecidas aos pacientes dentro dos diferentes grupos de risco. Portanto, espera-se que uma alteração crescente no GS resultante do sistema de graduação modificado terá impacto em como os pacientes são tratados.

Um número crescente de pacientes está selecionando uma vigilância ativa (AS), na qual os pacientes são monitorados atentamente, e o tratamento definitivo, como cirurgia, radiação ou ablação hormonal, é recusado até que haja sinal de progressão. Os critérios de vigilância ativa variam de instituição para instituição,[42] embora tradicionalmente um GS ≤ 6 seja necessário na maioria dos critérios. Com um sistema de graduação de Gleason modificado, poucos casos são graduados como GS 6 e mais casos como GS 7. Portanto, menos pacientes seriam qualificados para a AS, o que pode agravar o problema do tratamento excessivo do PCa. No entanto, como um PCa GS 6 diagnosticado de acordo com o sistema de graduação de Gleason modificado constitui um grupo mais homogêneo com excelente prognóstico, pacientes em AS podem estar mais seguros com menos probabilidade de progredir para o tratamento definitivo.

Com este sistema de graduação de Gleason modificado da ISUP, muitos cânceres GS 6 pelo sistema de graduação antigo são elevados para cânceres GS 7 na biópsia, mesmo com a quantidade mínima (≤ 5%) do componente de padrão Gleason 4 (GP 4). Recentemente, nós analisamos as características patológicas de 256 biópsias com agulha consecutivas e seus espécimes de RP correspondentes.[43] Do total, 107 biópsias com GS 3 + 4 = 7, 22 (20,6%) apresentaram quantidade mínima (≤ 5%) de GP 4. Dez destes 22 casos (45%) tiveram tumor patologicamente insignificante na amostra de RP. A quantidade de GP 4 na biópsia de GS 7 foi significativamente associada ao GS, estádio patológico e volume tumoral total na amostra de RP correspondente. O GS, estádio patológico, volume tumoral total e taxa de tumor insignificante em espécimes de RP não foram significativamente diferentes entre os grupos com biópsia de GS 6 e GS 7 com GP 4 mínimo, enquanto aqueles parâmetros foram consideravelmente diferentes entre os grupos com biópsia de GS 3 + 3 e GS 3 + 4 com 6 a 50% de GP 4 e entre os grupos com biópsia de GS 7 com GP 4 mínimo e GS 7 com 6 a 50% de GP 4. Estes achados demonstram que os parâmetros patológicos no espécime de RP são semelhantes entre os grupos de biópsia de GS 6 e GS 7 com GP 4 mínimo (< 5%), de modo que os casos de GS 7 com GP 4 mínimo na biópsia são frequentemente reclassificados nas amostras de RP. Além disso, recentes estudos demonstraram que o PCa GS 3 + 4 diagnosticado na biópsia está associado a prognóstico mais favorável do que o PCa 4 + 3,[44] elevando a possibilidade que a AS possa ser uma opção de manejo razoável do PCa de risco intermediário. Bul et al. acompanharam pacientes com baixo risco (T1/T2, PSA < 10 ng/mL, PSAD < 0,2 ng/mL, GS < 6, fragmentos positivos < 2) e PCa de risco intermediário (PSA 10–20 ng/mL, GS = 7) e observaram que a sobrevida livre de metástase em 10 anos e a sobrevida específica da doença são similares entre pacientes de baixo risco e risco intermediário, sugerindo que a AS é uma abordagem segura para o PCa de risco intermediário.[45] Portanto, a inclusão reduzida de pacientes na AS em decorrência da alteração de grau crescente causada pelo sistema de graduação de Gleason modificado pode se tornar efetivamente contrabalanceada por uma redução da taxa de progressão para o tratamento definitivo entre pacientes já incluídos na AS, assim como por mais pacientes com risco intermediário sendo tratados por AS.

Limitações do sistema de graduação de Gleason modificado

Ocorreram algumas modificações substanciais no sistema de graduação de Gleason de modo que o sistema modificado é essencialmente um sistema distinto do original. Assim, é difícil comparar os dados de desfecho em séries contemporâneas e aqueles observados em séries históricas. Outra questão é a melhora artificial do prognóstico em razão da migração do escore (denominada fenômeno de Will Rogers). O sistema de Gleason modificado eliminou praticamente o GS 2 ao 5. Além disso, alguns PCas que foram classificados como GG 3 no sistema original, agora são graduados como GG 4 em decorrência da definição rigorosa de GG 3. Como resultado, alguns casos de PCa no grupo de menor grau (GS 6), que apresenta melhores prognósticos, são movidos para o grupo de grau mais alto (≥ GS 7), melhorando, portanto, o prognóstico geral do grupo de grau mais elevado.

Modificação adicional do sistema de graduação de Gleason

Uma limitação muito importante dos sistemas de graduação de Gleason, tanto o original quanto o modificado, é que a escala numérica dos escores de Gleason não reflete de forma acurada a agressividade biológica da doença. Os escores de Gleason variam de 2 a 10, com 7 ainda dividido em 3 + 4 e 4 + 3. No entanto, o sistema de graduação de Gleason modificado praticamente eliminou o GS 2 ao 5 em espécimes de biópsia, assim como na maioria das amostras de prostatectomia radical. Portanto, o GS mais baixo tanto na biópsia e na prostatectomia radical é geralmente 6. Visto que o grau 6 está no meio da escala numérica de 2 a 10, pacientes podem pensar que apresentam um câncer moderadamente agressivo, apesar do fato de que o PCa GS 6 é o tumor menos agressivo atribuído na prática moderna. Para evitar tal confusão, Epstein e associados propuseram um novo agrupamento prognóstico de cânceres de próstata pelos escores de Gleason.[36] Eles dividiram os cânceres de próstata em cinco grupos prognósticos: grupo I para GS 6, II para GS 3 + 4, III para GS 4 + 3 = 7, IV para GS 8 e V para GS 9/10. Foi previamente demonstrado que estas categorias predisseram o prognóstico em 7.869 homens submetidos à prostatectomia radical no Hospital Johns Hopkins.[36] As taxas em 5 anos de sobrevida livre de progressão bioquímica foram de 94,6, 82,7, 65,1, 63,1 e 34,5%, respectivamente, para homens classificados para os grupos prognósticos 1 ao 5 na biópsia, e 96,6, 88,1, 69,7, 63,7 e 34,5%, respectivamente, para homens categorizados nos grupos prognósticos 1 ao 5 na prostatectomia radical (p < 0,001). Na conferência de consenso da ISUP sobre graduação do câncer de próstata, novos dados agrupados em mais de 20.000 casos cirúrgicos e mais de 16.000 biópsias demonstraram a estratificação altamente prognóstica para os cinco grupos prognósticos propostos (dados não publicados). Embora esta modificação na terminologia esteja aguardando ratificação e validação (pelo uso de longa duração), parece lógica e oportuna para os patologistas e urologistas.

Correlação do escore de Gleason da biópsia com o escore de Gleason da prostatectomia radical

Vários estudos recentes compararam os escores de Gleason da biópsia por agulha com aqueles observados em espécimes de prostatectomia radical. Em um grande estudo realizado no Hospital Johns Hopkins, um escore de Gleason de 5 ao 6 na biópsia correspondeu ao mesmo escore obtido na prostatectomia radical em 64% dos casos.[44] Com um escore de Gleason ≥ 7 na biópsia, o escore para prostatectomia radical foi o mesmo em 87,5% dos casos. De modo geral, os achados adversos na biópsia por agulha predizem acuradamente os achados adversos na prostatectomia radical, enquanto os achados favoráveis na biópsia por agulha não predizem necessariamente os achados favoráveis na prostatectomia radical.

Três principais fatores são responsáveis pela discrepância entre o escore da biópsia e da prostatectomia radical. A primeira fonte principal de discrepância é a variabilidade interobservador entre patologistas avaliando os espécimes de biópsia. Como discutido anteriormente, observa-se uma tendência evidente dos patologistas para subgraduar o câncer de próstata de extensão limitada na biópsia por agulha. Outra fonte de discrepância entre os escores de Gleason na biópsia e na prostatectomia radical é a presença de tumores que estão no limite entre os dois graus. A fonte principal final de discrepância reflete a natureza heterogênea do câncer de próstata e a limitação inerente à biópsia da próstata com agulha, que obtém amostras de apenas uma fração muito pequena da glândula prostática. A presença do componente de alto grau no espécime de prostatectomia radical, que não é amostrado pela biópsia por agulha, pode resultar em discrepância dos escores. Isto tipicamente ocorre quando um tumor na biópsia com agulha é graduado como escore de Gleason 3 + 3, mas o espécime de prostatectomia radical correspondente também possui o padrão de Gleason 4, que não foi amostrado na biópsia, resultando em uma subgraduação da biópsia (3 + 3) comparada ao espécime de prostatectomia (3 + 4). Os esquemas de biópsia por agulha estendida, que levam à coleta de mais do que dez a 12 fragmentos por sessão de biópsia, em oposição ao esquema de biópsia convencional sextante de seis fragmentos, melhoram as associações entre os escores de Gleason da biópsia e da prostatectomia radical.

Quantificação do Tamanho do Câncer na Prostatectomia Radical e Biópsia por Agulha

A quantificação do tamanho do tumor na prostatectomia radical é um preditor significativo de recidiva bioquímica em pacientes com câncer de próstata. Existem diversos métodos de quantificação do tamanho tumoral em espécimes de prostatectomia radical, incluindo o diâmetro máximo do tumor, porcentagem de glândula envolvida pelo tumor e volume tumoral. O volume tumoral é frequentemente mensurado utilizando o método com auxílio de cartão quadriculado. Resumidamente, um filme transparente com um cartão quadriculado de 2 × 2 mm é colocado sobre as lâminas. Cada quadrado no cartão representa o volume de tumor de 0,013 cm^3 (área [0,04 cm^2] × espessura da secção tecidual [3 mm] × fator de correção para encolhimento do tecido induzido por fixação [1,12]).[46] O volume tumoral de um foco analisado é obtido pela multiplicação do número total de quadrados na lesão avaliada por 0,013.

Diversos métodos de quantificação do tamanho do carcinoma detectado na biópsia por agulha foram desenvolvidos e estudados, incluindo a mensuração de: (1) número de fragmentos positivos; (2) milímetros totais de câncer entre todos os fragmentos; (3) porcentagem de cada fragmento ocupado pelo câncer; (4) maior porcentagem do tumor envolvendo um único fragmento; e (5) porcentagem total de câncer no espécime inteiro. Vários estudos afirmam a superioridade de uma técnica em relação à outra, embora nenhum método tenha claramente demonstrado ser superior aos outros. A medida da porcentagem de cada fragmento de biópsia contendo câncer é outro método amplamente utilizado para quantificar o tamanho do câncer na biópsia por agulha, sendo associada à probabilidade de extensão extraprostática, invasão da vesícula seminal e margens cirúrgicas positivas. Apesar disso, a extensão total limitada (< 3 mm) do câncer em todos os fragmentos de biópsia em um grupo não prediz, necessariamente, tamanhos "insignificantes" do tumor na próstata total. Uma abordagem viável e racional pode ser realizada para os patologistas, com o intuito de relatar o número de fragmentos contendo câncer juntamente com outro parâmetro de quantificação da extensão do tumor. Diversos estudos recentes observaram que o número de fragmentos positivos para o câncer e a porcentagem total de comprimento do fragmento envolvido pelo câncer foram independentemente capazes de predizer a extensão extraprostática e as margens cirúrgicas positivas. Em nossa instituição, o número de fragmentos contendo câncer é relatado em conjunto com o comprimento do tumor e a porcentagem de câncer presente em cada fragmento envolvido.

Estadiamento do Câncer de Próstata

A documentação e o relato de parâmetros de estadiamento patológico em espécimes de prostatectomia radical são componentes fundamentais para fornecer o manejo terapêutico ideal de pacientes com câncer de próstata. Na sétima edição do *AJCC Cancer Staging Manual* (2009), os estádios patológicos do câncer de próstata incluem os subgrupos pT2, pT3 e pT4. Os tumores T2 são confinados ao órgão e subclassificados como: T2a (menos do que a metade de um lobo comprometido); T2b (mais do que a metade de um lobo comprometido); e T2c (comprometimento bilateral). Os tumores T3 são aqueles não confinados ao órgão e subclassificados como T3a (extensão extraprostática ou invasão microscópica do pescoço da bexiga) e T3b (invasão da vesícula seminal). Os tumores T4 são fixos ou promovem a invasão do esfíncter externo, reto, bexiga (exceto o pescoço da bexiga), músculo levantador e/ou parede pélvica.

Embora o estadiamento seja aplicado apenas aos espécimes de prostatectomia radical, os achados em amostras de biópsia podem predizer o tumor não confinado ao órgão e precisam ser relatados.

Extensão extraprostática e invasão da vesícula seminal

A presença de glândulas tumorais no tecido extraprostático e vesículas seminais indica doença não confinada ao órgão. A biópsia prostática pode conter ocasionalmente as vesículas seminais ou o tecido prostático e os urologistas também podem visar a sua detecção. Visto que a presença de gordura na glândula prostática é extremamente rara, a visualização de células tumorais dentro da gordura na biópsia prostática com agulha pode ser seguramente interpretada como extensão extraprostática (▶ Fig. 2.7). Por outro lado, a distinção entre vesícula seminal e ducto ejaculatório, uma estrutura intraprostática, não é sempre possível. Portanto, o termo diagnóstico *câncer de próstata envolvendo a estrutura da vesícula seminal/ducto ejaculatório* pode ser utilizado. A invasão por células tumorais da estrutura da vesícula seminal/ducto ejaculatório é um aspecto patológico adverso.

Invasão Perineural

A invasão perineural é definida como a presença de câncer de próstata rastreado ao longo ou ao redor de um nervo. Visto que a invasão perineural tem sido demonstrada como um dos principais mecanismos de extensão do câncer de próstata do parênquima prostático para o tecido mole periprostático, quando suficientemente extensa para ser coletada como amostra na biópsia por agulha, ela pode sinalizar um aumento do risco de extensão extraprostática do câncer. A ausência de invasão perineural na biópsia, porém, não indica doença confinada ao órgão na prostatectomia radical.

O valor preditivo positivo relatado de invasão perineural na biópsia para extensão extraprostática na prostatectomia radical varia de 38 a 93%.[47] Não há consenso claro considerando se a invasão perineural na biópsia com agulha tem valor preditivo independente para extensão extraprostática além daquele fornecido pelo escore de Gleason da biópsia e pelo nível de PSA sérico pré-operatório. No entanto, a presença de invasão perineural na biópsia com agulha prediz independentemente as metástases no linfonodo e a progressão pós-operatória do câncer. Quando a invasão perineural é observada na biópsia, os

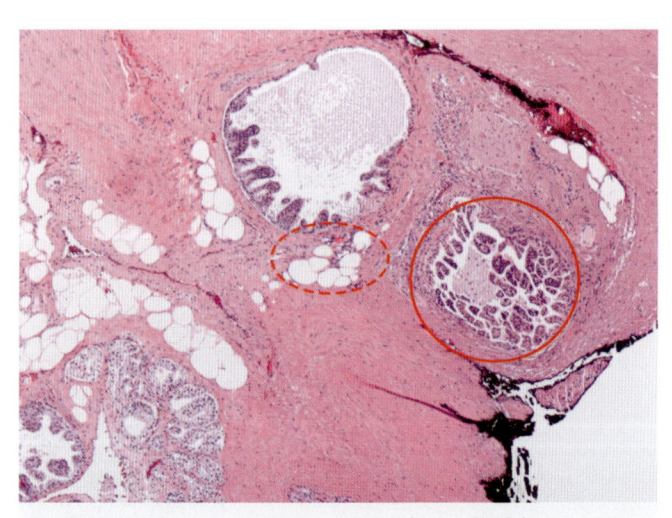

Fig. 2.7 Extensão extraprostática caracterizada por glândulas tumorais (*círculo sólido*) em meio ao tecido adiposo periprostático (*linha oval tracejada*).

urologistas devem considerar a remoção do feixe neurovascular naquele lado. Alguns estudos em rádio-oncologia relataram que a invasão perineural é um fator de risco independente para o desfecho adverso após radioterapia com feixe externo e, em pacientes com um escore alto de Gleason e presença de invasão perineural, a terapia hormonal adjuvante ou escalonamento de dose (braquiterapia) são defendidos.[48] Todavia, nosso estudo sugeriu que a invasão perineural na biópsia com agulha não prediz a falha bioquímica após braquiterapia de baixa dose.[49] Outros aspectos patológicos de invasão perineural, incluindo multifocalidade e maior diâmetro de invasão perineural, podem ajudar a melhorar o significado prognóstico de invasão perineural.[50]

2.3 Neoplasia Intraepitelial Prostática

Esta entidade foi primeiramente descrita por McNeal em 1960 e foi designada "displasia intraductal", "carcinoma *in situ*" e "carcinoma intraductal". A neoplasia intraepitelial prostática (PIN) é o termo diagnóstico atualmente preferido para a proliferação pré-maligna hipotética de células epiteliais atípicas nos ductos e ácinos prostáticos preexistentes.[51] Em outras palavras, as glândulas neoplásicas intraepiteliais prostáticas apresentam uma arquitetura que lembra as glândulas benignas, mas são revestidas por células citologicamente malignas. A neoplasia intraepitelial prostática pode ser apenas diagnosticada definitivamente pelo exame histológico do tecido prostático, já que não existem achados clínicos ou radiológicos específicos. Ela também não aumenta o nível de PSA sérico.

Com base na gravidade da atipia citológica e da arquitetura, a PIN pode ser categorizada como de baixo grau ou alto grau, com atipia muito mais pronunciada na última categoria (▶ Fig. 2.8). A PIN de baixo grau (LGPIN) não deve ser diagnosticada na biópsia da próstata. A detecção de PIN de baixo grau na biópsia por agulha não está associada ao risco aumentado de localizar o câncer em biópsias subsequentes, como no caso de PIN de alto grau. Especificamente, o câncer de próstata é encontrado em aproximadamente 18% dos casos de repetição da biópsia, se a biópsia inicial apresenta PIN de baixo grau ou somente o tecido prostático normal. Além disso, existe pouca reprodutibilidade diagnóstica para a PIN de baixo grau mesmo entre os patologistas especialistas em urologia.

A incidência de PIN de alto grau (HGPIN) nas biópsias da próstata com agulha varia notavelmente na literatura de 0 a 24,6% com uma média de 7,7%.[52] Parece não haver associação entre a incidência de HGPIN e o cenário observado na prática clínica ou a duração ou extensão da amostragem da próstata. Pelo contrário, tal variação na incidência é provavelmente o resultado da falta de critérios diagnósticos e fatores técnicos claramente definidos no processamento de biópsia da próstata.

A importância de reconhecer a HGPIN na biópsia com agulha é sua associação ao câncer de próstata na biópsia de repetição subsequente.[52] No início da década de 1990, o risco médio de câncer associado à HGPIN foi estimado em quase 50%. Tal risco, contudo, foi drasticamente reduzido em estudos recentes.[53] Em estudos publicados desde 2000, o risco médio de câncer é de 23,5%, semelhante a um risco eventual de câncer de 22,7% após diagnóstico benigno inicial sem HGPIN, que tem sido publicado nos estudos durante o mesmo período de tempo. Uma possível explicação é que o esquema de biópsia estendida cada vez mais utilizado em anos recentes melhora a detecção do câncer na biópsia inicial, potencialmente reduzindo, assim, a detecção do câncer em biópsias subsequentes. Estes achados parecem lançar dúvidas quanto à noção previamente considerada de que a HGPIN é um fator de risco significante para câncer detectado em biópsia subsequente e que pacientes com esse diagnóstico devem ser submetidos à repetição da biópsia. Todavia, esta conclusão permanece controversa, visto que estudos recentes adicionais continuam relatando que o risco de câncer após um diagnóstico inicial de HGPIN permanece significantemente maior do que após um diagnóstico benigno. A recomendação de nosso grupo é que a HGPIN ainda deve ser considerada como um fator de risco para detecção de câncer em biópsias subsequentes da próstata e desse modo precisa ser diagnosticada e relatada por patologistas até o surgimento de consenso e de novos dados.

Houve também um grande interesse em determinar se outros fatores histológicos e clínicos podem ajudar a predizer quais homens têm maior risco de câncer após diagnóstico de HGPIN por biópsia. Entretanto, nenhum parâmetro laboratorial, incluindo nível de PSA sérico, velocidade de PSA, densidade de PSA ou relação entre PSA livre e total, nem achados de DRE e TRUS predizem quais homens terão câncer após diagnóstico inicial de HGPIN.[52] É controverso se o número de fragmentos com HGPIN prediz o risco de câncer. A maioria dos estudos não encontrou associação, embora poucos trabalhos tenham observado que o risco de câncer foi significativamente maior quando pelo menos dois fragmentos foram comprometidos pela HGPIN em comparação com o envolvimento de apenas um fragmento. De modo geral, diferentes padrões de arquitetura da HGPIN não diferem significativamente quanto ao risco de câncer. Além disso, investigações falharam em demonstrar o valor dos marcadores moleculares na estratificação de risco do câncer associado à HGPIN.

Não há consenso a respeito de quando e quantas vezes a repetição da biópsia deve ser realizada após o diagnóstico de HGPIN. Grande parte dos estudos recomenda a repetição de biópsia em 3 a 6 meses ou 6 a 12 meses ou mesmo em 36 meses. Sem uma orientação clara, tais recomendações devem ser individualizadas e baseadas nos parâmetros clínicos e a preferência do paciente e do médico. Visto que o lobo prostático contralateral ao sítio no qual a HGPIN inicial foi diagnosticada também possui risco considerável de câncer, apesar de não tão alto como o sítio no qual a HGPIN foi detectada, a repetição da biópsia deve obter amostra da glândula inteira com ênfase na área em que a HGPIN foi inicialmente observada.

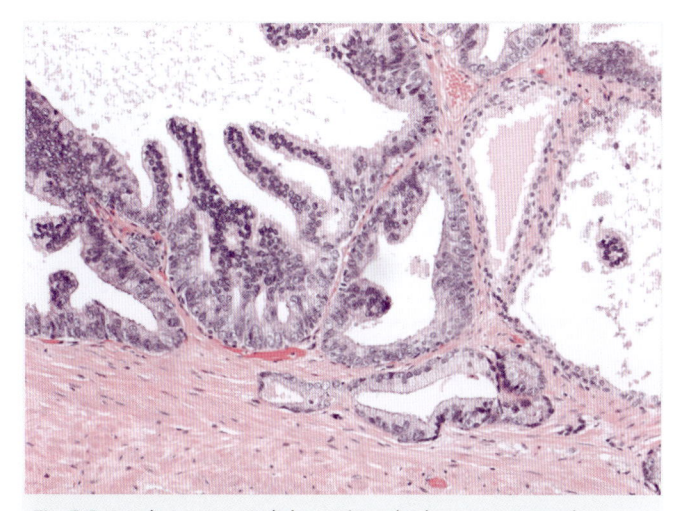

Fig. 2.8 Neoplasia intraepitelial prostática de alto grau mostrando envolvimento de células atípicas/neoplásicas (células luminais internas) nas glândulas prostáticas com camadas basais parcialmente preservadas (células periféricas pequenas, achatadas). As células neoplásicas apresentam nucleomegalia, nucléolos evidentes e cromatina hipercromática e em grumos.

2.4 Glândulas Atípicas com Suspeita de Câncer (ATYP)

Glândulas atípicas com suspeita de câncer (ATYP) é um termo diagnóstico utilizado pelos patologistas para descrever uma glândula ou um foco de glândulas suspeitas de câncer da próstata, embora com ausência de atipia citológica e/ou de arquitetura para estabelecer um diagnóstico definitivo. Diferentemente do câncer de próstata ou HGPIN, a ATYP não é uma entidade biológica distinta. Pelo contrário, engloba uma gama de lesões benignas que exibem atipia citológica ou de arquitetura, assim como pequenos focos subamostrados de câncer. Muitos termos foram aplicados para tais entidades no passado, incluindo atipia, hiperplasia atípica, lesão limítrofe (borderline), lesão de significado incerto ou proliferação atípica de pequenos ácinos (ASAP). No entanto, muitos destes termos foram utilizados também para descrever outras entidades morfológicas. Por exemplo, a hiperplasia atípica é aplicada para a HGPIN. Particularmente, a proliferação atípica de pequenos ácinos é amplamente utilizada, embora não seja um termo acurado, pois muitas glândulas atípicas não são pequenas. Além disso, alguns urologistas confundem ASAP por HGPIN. Por estes motivos, nós defendemos o uso da terminologia descritiva glândulas atípicas com suspeita de câncer ou ATYP.

A incidência de ATYP nas biópsias de próstata varia dependendo da população de pacientes e experiência do patologista. Com melhores critérios diagnósticos para avaliar a presença de câncer limitado em amostras de biópsia da próstata, assim como melhores marcadores imuno-histoquímicos, pode-se esperar uma maior parcela de ATYP sendo resolvida como benigna ou de fato como câncer, levando à redução da incidência de diagnóstico de ATYP. Em média, a ATYP é encontrada em 4,4% (varia de 0,7–23,4%) das biópsias de próstata.[52]

Semelhante à HGPIN, o significado clínico de reconhecer ATYP nas biópsias por agulha é sua associação ao maior risco de câncer de próstata em biópsias repetidas. Ao contrário da HGPIN, o risco aumentado de câncer associado à ATYP manteve-se constante em relatos do início de 1990 até o presente.[54] Em média, 40% (17–70%) dos homens com ATYP na biópsia inicial são observados com câncer em biópsias subsequentes. Similar à HGPIN, nenhum parâmetro clínico, incluindo PSA, TRUS ou DRE, prediz quais pacientes com diagnóstico de ATYP serão detectados com câncer na repetição da biópsia.[52]

Vários estudos observaram que, após um diagnóstico inicial de ATYP, o câncer foi detectado no mesmo sítio daquele localizado inicialmente em aproximadamente 50% dos casos e no mesmo local ou em sextante adjacente em 71 a 85% dos casos, mas no lobo contralateral apenas em 17 a 27% dos casos.[55,56,57] Com base nestes dados, uma abordagem racional para realizar outra biópsia após um diagnóstico inicial de ATYP pode incluir a coleta de três fragmentos do sítio da biópsia inicial de ATYP, dois fragmentos de cada sítio adjacente e um fragmento de cada sítio em outro local.[55] Por causa do risco elevado de câncer na rebiópsia após o diagnóstico de ATYP, os pacientes devem ser aconselhados à repetição imediata da biópsia, geralmente dentro de 3 a 6 meses depois da biópsia inicial.

2.5 Lesões Benignas que Mimetizam o Adenocarcinoma Prostático

Antes de realizar um diagnóstico de carcinoma, principalmente quando o câncer está presente em pequenas quantidades, é prudente para o patologista considerar os vários padrões e processos benignos que podem simular o adenocarcinoma prostático. Muitos processos patológicos e tecidos normais podem mimetizar o carcinoma de próstata. Visto que, em um passado remoto, o tecido da vesícula seminal era considerado um dos sítios mais comuns que mimetiza o câncer de próstata, a atrofia parcial e as glândulas benignas aglomeradas são consideradas as lesões benignas mais comuns que atualmente causam dificuldade para os patologistas. Os aspectos morfológicos são essenciais na diferenciação de lesões mimetizadoras benignas do adenocarcinoma. Marcações imuno-histoquímicas especiais utilizando AMACR e marcadores basais (queratina de alto peso molecular e P63) são muito úteis em casos difíceis (▶ Fig. 2.9). Comparativamente, o valor da imunomarcação para o ERG é mínimo. É fundamental para os patologistas estarem familiarizados com as características histológicas destas lesões mimetizadoras benignas. Os urolo-

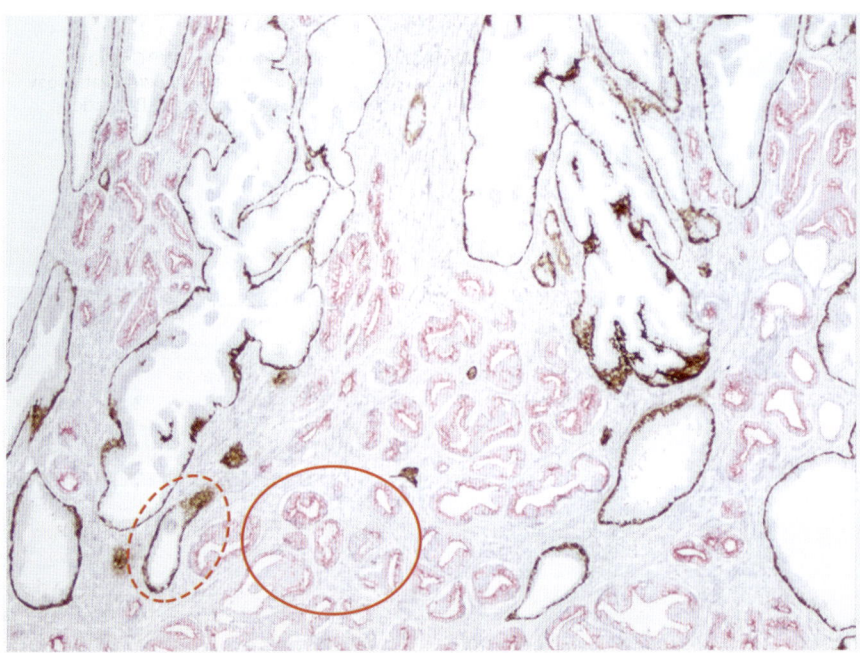

Fig. 2.9 Imuno-histoquímica (PIN4, também denominada coloração tripla) comumente utilizada no diagnóstico de carcinoma da próstata. As glândulas tumorais (círculo) superexpressam AMACR (em vermelho) e perdem as camadas basais, com citoplasma marcado por queratina de alto peso molecular e núcleos marcados por P63. A glândula benigna adjacente (linha oval tracejada) tem uma camada basal preservada (em marrom, com citoplasma marcado para a queratina de alto peso molecular e núcleo marcado para P63) e ausência de superexpressão de AMACR (em vermelho).

Patologia do Câncer de Próstata

Tabela 2.2 Lesões benignas que mimetizam o adenocarcinoma prostático

Estrutura anatômica normal	Hiperplasia	Lesões inflamatórias	Metaplasia	Atrofia
Glândulas da zona central	Hiperplasia prostática benigna (BPH), padrão de pequenas glândulas	Atipia reativa	Metaplasia mucinosa	Atrofia lobular simples
Vesículas seminais	Hiperplasia de células basais	Prostatite granulomatosa não específica	Metaplasia nefrogênica	Atrofia cística
Glândula de Cowper	Hiperplasia de células basais adenoides tipo cístico	Xantoma		Atrofia parcial
Hiperplasia de glândulas mucosas do *verumontanum*	Hiperplasia adenomatosa atípica	Malacoplaquia		Hiperplasia pós-atrófica
Hiperplasia da glândula mesonéfrica	Adenose esclerosante	Prostatite usual com artefatos tipo pinçamento		
Paragânglios	Hiperplasia cribriforme de células claras	Alteração em anel de sinete nos linfócitos e células estromais		

Tabela 2.3 Características histológicas sugestivas de diagnóstico benigno

Características de arquitetura	Características citoplasmáticas	Características nucleares	Conteúdos intraluminais	Estroma
Crescimento lobulado	Citoplasma pálido a claro	Atipia nuclear ausente	Corpos amiláceos	Estroma hialinizado
Glândulas pequenas e grandes de permeio sem diferença citológica	Atrofia	Atipia nuclear aleatória	Microcalcificação	Estroma celular
Glândulas grandes com ramificação e dobramento papilar	Pigmento lipofuscina			

gistas e radiologistas também devem estar cientes destas entidades, mesmo se o conhecimento detalhado dos aspectos histológicos possa não ter importância prática para esses profissionais. Nós listamos estas condições benignas que mimetizam o adenocarcinoma prostático na ▶ Tabela 2.2 e as características histológicas que sugerem um diagnóstico benigno na ▶ Tabela 2.3.

Referências

[1] McNeal JE. Regional morphology and pathology of the prostate. Am J Clin Pathol 1968; 49(3):347–357
[2] Fine SW, Reuter VE. Anatomy of the prostate revisited: implications for prostate biopsy and zonal origins of prostate cancer. Histopathology 2012; 60(1):142–152
[3] American Cancer Society. http://www.cancer.org/cancer/prostatecancer/detailedguide/prostate-cancer-key-statistics/. Last Revised: 03/12/2015
[4] Villers A, McNeal JE, Freiha FS, Stamey TA. Multiple cancers in the prostate. Morphologic features of clinically recognized versus incidental tumors. Cancer 1992; 70(9):2313–2318
[5] Arora R, Koch MO, Eble JN, Ulbright TM, Li L, Cheng L. Heterogeneity of Gleason grade in multifocal adenocarcinoma of the prostate. Cancer 2004; 100(11):2362–2366
[6] Wise AM, Stamey TA, McNeal JE, Clayton JL. Morphologic and clinical significance of multifocal prostate cancers in radical prostatectomy specimens. Urology 2002; 60(2):264–269
[7] Andreoiu M, Cheng L. Multifocal prostate cancer: biologic, prognostic, and therapeutic implications. Hum Pathol 2010; 41(6):781–793
[8] Ruijter ET, van de Kaa CA, Schalken JA, Debruyne FM, Ruiter DJ. Histological grade heterogeneity in multifocal prostate cancer. Biological and clinical implications. J Pathol 1996; 180(3):295–299
[9] Cheng L, Song SY, Pretlow TG et al. Evidence of independent origin of multiple tumors from patients with prostate cancer. J Natl Cancer Inst 1998; 90(3):233–237
[10] Mehra R, Han B, Tomlins SA et al. Heterogeneity of TMPRSS2 gene rearrangements in multifocal prostate adenocarcinoma: molecular evidence for an independent group of diseases. Cancer Res 2007; 67(17):7991–7995
[11] McNeal JE, Price HM, Redwine EA, Freiha FS, Stamey TA. Stage A versus stage B adenocarcinoma of the prostate: morphological comparison and biological significance. J Urol 1988; 139(1):61–65
[12] Epstein JI, Allsbrook WC Jr Amin MB, Egevad LL ISUP Grading Committee. The 2005 International Society of Urological Pathology (ISUP) Consensus Conference on Gleason Grading of Prostatic Carcinoma. Am J Surg Pathol 2005; 29(9):1228–1242
[13] van der Kwast TH, Amin MB, Billis A et al. ISUP Prostate Cancer Group. International Society of Urological Pathology (ISUP) Consensus Conference on Handling and Staging of Radical Prostatectomy Specimens. Working group 2: T2 substaging and prostate cancer volume. Mod Pathol 2011; 24(1):16–25
[14] Huang CC, Deng FM, Kong MX, Ren Q, Melamed J, Zhou M. Re-evaluating the concept of "dominant/index tumor nodule" in multifocal prostate cancer. Virchows Arch 2014; 464(5):589–594
[15] Epstein JI, Walsh PC, Carmichael M, Brendler CB. Pathologic and clinical findings to predict tumor extent of nonpalpable (stage T1c) prostate cancer. JAMA 1994; 271(5):368–374
[16] Trpkov K, Yilmaz A, Bismar TA, Montironi R. 'Insignificant' prostate cancer on prostatectomy and cystoprostatectomy: variation on a theme 'low-volume/low-grade' prostate cancer? BJU Int 2010; 106(3):304–315
[17] Ploussard G, Epstein JI, Montironi R et al. The contemporary concept of significant versus insignificant prostate cancer. Eur Urol 2011; 60(2):291–303
[18] Bastian PJ, Mangold LA, Epstein JI, Partin AW. Characteristics of insignificant clinical T1c prostate tumors. A contemporary analysis. Cancer 2004; 101(9):2001–2005

[19] Johnstone PAS, Rossi PJ, Jani AB, Master V. 'Insignificant' prostate cancer on biopsy: pathologic results from subsequent radical prostatectomy. Prostate Cancer Prostatic Dis 2007; 10(3):237–241

[20] Shaw GL, Thomas BC, Dawson SN et al. Identification of pathologically insignificant prostate cancer is not accurate in unscreened men. Br J Cancer 2014; 110(10):2405–2411

[21] Kaleem Z, Swanson PE, Vollmer RT, Humphrey PA. Prostatic adenocarcinoma with atrophic features: a study of 202 consecutive completely embedded radical prostatectomy specimens. Am J Clin Pathol 1998; 109(6):695–703

[22] Humphrey PA, Kaleem Z, Swanson PE, Vollmer RT. Pseudohyperplastic prostatic adenocarcinoma. Am J Surg Pathol 1998; 22(10):1239–1246

[23] Hudson J, Cao D, Vollmer R, Kibel AS, Grewal S, Humphrey PA. Foamy gland adenocarcinoma of the prostate: incidence, Gleason grade, and early clinical outcome. Hum Pathol 2012; 43(7):974–979

[24] Osunkoya AO, Nielsen ME, Epstein JI. Prognosis of mucinous adenocarcinoma of the prostate treated by radical prostatectomy: a study of 47 cases. Am J Surg Pathol 2008; 32(3):468–472

[25] Morgan TM, Welty CJ, Vakar-Lopez F, Lin DW, Wright JL. Ductal adenocarcinoma of the prostate: increased mortality risk and decreased serum prostate specific antigen. J Urol 2010; 184(6):2303–2307

[26] Zhou M. Intraductal carcinoma of the prostate: the whole story. Pathology 2013; 45(6):533–539

[27] Guo CC, Epstein JI. Intraductal carcinoma of the prostate on needle biopsy: Histologic features and clinical significance. Mod Pathol 2006; 19(12):1528–1535

[28] Robinson BD, Epstein JI. Intraductal carcinoma of the prostate without invasive carcinoma on needle biopsy: emphasis on radical prostatectomy findings. J Urol 2010; 184(4):1328–1333

[29] Epstein JI, Amin MB, Beltran H et al. Proposed morphologic classification of prostate cancer with neuroendocrine differentiation. Am J Surg Pathol 2014; 38(6):756–767

[30] Gleason DF. Histologic grading of prostate cancer: a perspective. Hum Pathol 1992; 23(3):273–279

[31] Epstein JI. An update of the Gleason grading system. J Urol 2010; 183(2):433–440

[32] Egevad L, Mazzucchelli R, Montironi R. Implications of the International Society of Urological Pathology modified Gleason grading system. Arch Pathol Lab Med 2012; 136(4):426–434

[33] Eggener SE, Scardino PT, Walsh PC et al. Predicting 15-year prostate cancer specific mortality after radical prostatectomy. J Urol 2011; 185(3):869–875

[34] Hernandez DJ, Nielsen ME, Han M et al. Natural history of pathologically organ-confined (pT2), Gleason score 6 or less, prostate cancer after radical prostatectomy. Urology 2008; 72(1):172–176

[35] Donin NM, Laze J, Zhou M, Ren Q, Lepor H. Gleason 6 prostate tumors diagnosed in the PSA era do not demonstrate the capacity for metastatic spread at the time of radical prostatectomy. Urology 2013; 82(1):148–152

[36] Pierorazio PM, Walsh PC, Partin AW, Epstein JI. Prognostic Gleason grade grouping: data based on the modified Gleason scoring system. BJU Int 2013; 111(5):753–760

[37] Fine SW, Epstein JI. A contemporary study correlating prostate needle biopsy and radical prostatectomy Gleason score. J Urol 2008; 179(4):1335–1338, discussion 1338–1339

[38] Helpap B, Egevad L. The significance of modified Gleason grading of prostatic carcinoma in biopsy and radical prostatectomy specimens. Virchows Arch 2006; 449(6):622–627

[39] Steinberg DM, Sauvageot J, Piantadosi S, Epstein JI. Correlation of prostate needle biopsy and radical prostatectomy Gleason grade in academic and community settings. Am J Surg Pathol 1997; 21(5):566–576

[40] Ozok HU, Sagnak L, Tuygun C et al. Will the modification of the Gleason grading system affect the urology practice? Int J Surg Pathol 2010; 18(4):248–254

[41] Delahunt B, Lamb DS, Srigley JR et al. Gleason scoring: a comparison of classical and modified (international society of urological pathology) criteria using nadir PSA as a clinical end point. Pathology 2010; 42(4):339–343

[42] Iremashvili V, Pelaez L, Manoharan M, Jorda M, Rosenberg DL, Soloway MS. Pathologic prostate cancer characteristics in patients eligible for active surveillance: a head-to-head comparison of contemporary protocols. Eur Urol 2012; 62(3):462–468

[43] Huang CC, Kong MX, Zhou M et al. Gleason score 3 + 4 = 7 prostate cancer with minimal quantity of gleason pattern 4 on needle biopsy is associated with low-risk tumor in radical prostatectomy specimen. Am J Surg Pathol 2014; 38(8):1096–1101

[44] Stark JR, Perner S, Stampfer MJ et al. Gleason score and lethal prostate cancer: does 3 + 4 = 4 + 3? J Clin Oncol 2009; 27(21):3459–3464

[45] Bul M, van den Bergh RC, Zhu X et al. Outcomes of initially expectantly managed patients with low or intermediate risk screen-detected localized prostate cancer. BJU Int 2012; 110(11):1672–1677

[46] Billis A, Freitas LL, Magna LA, Samara AB, Ferreira U. Prostate cancer with bladder neck involvement: pathologic findings with application of a new practical method for tumor extent evaluation and recurrence-free survival after radical prostatectomy. Int Urol Nephrol 2004; 36(3):363–368

[47] Zhou M, Epstein JI. The reporting of prostate cancer on needle biopsy: prognostic and therapeutic implications and the utility of diagnostic markers. Pathology 2003; 35(6):472–479

[48] Bonin SR, Hanlon AL, Lee WR, Movsas B, al-Saleem TI, Hanks GE. Evidence of increased failure in the treatment of prostate carcinoma patients who have perineural invasion treated with three-dimensional conformal radiation therapy. Cancer 1997; 79(1):75–80

[49] Weight CJ, Ciezki JP, Reddy CA, Zhou M, Klein EA. Perineural invasion on prostate needle biopsy does not predict biochemical failure following brachytherapy for prostate cancer. Int J Radiat Oncol Biol Phys 2006; 65(2):347–350

[50] Maru N, Ohori M, Kattan MW, Scardino PT, Wheeler TM. Prognostic significance of the diameter of perineural invasion in radical prostatectomy specimens. Hum Pathol 2001; 32(8):828–833

[51] Bostwick DG, Qian J. High-grade prostatic intraepithelial neoplasia. Mod Pathol 2004; 17(3):360–379

[52] Epstein JI, Herawi M. Prostate needle biopsies containing prostatic intraepithelial neoplasia or atypical foci suspicious for carcinoma: implications for patient care. J Urol 2006; 175(3 Pt 1):820–834

[53] O'dowd GJ, Miller MC, Orozco R, Veltri RW. Analysis of repeated biopsy results within 1 year after a noncancer diagnosis. Urology 2000; 55(4):553–559

[54] Schlesinger C, Bostwick DG, Iczkowski KA. High-grade prostatic intraepithelial neoplasia and atypical small acinar proliferation: predictive value for cancer in current practice. Am J Surg Pathol 2005; 29(9):1201–1207

[55] Allen EA, Kahane H, Epstein JI. Repeat biopsy strategies for men with atypical diagnoses on initial prostate needle biopsy. Urology 1998; 52(5):803–807

[56] Iczkowski KA, Bassler TJ, Schwob VS et al. Diagnosis of "suspicious for malignancy" in prostate biopsies: predictive value for cancer. Urology 1998; 51(5):749–757, discussion 757–758

[57] Park S, Shinohara K, Grossfeld GD, Carroll PR. Prostate cancer detection in men with prior high grade prostatic intraepithelial neoplasia or atypical prostate biopsy. J Urol 2001; 165(5):1409–1414

3 Introdução aos Protocolos de MRI da Próstata: *Hardware*, Imagem Ponderada em T2 e Espectroscopia de MR

John Conklin ▪ *Masoom A. Haider*

3.1 Introdução

Os protocolos de imagem de ressonância magnética (MRI) da próstata são baseados no conceito fundamental de MRI multiparamétrica (mpMRI). A MRI multiparamétrica envolve a combinação da imagem anatômica com alta resolução (imagens ponderadas em T2) com técnicas de imagem funcional, tais como imagem ponderada em difusão (DWI), MRI dinâmica com contraste (DCE-MRI) e imagem espectroscópica de ressonância magnética (MRSI), para melhorar a sensibilidade e a especificidade da detecção e estadiamento do câncer de próstata. Além da seleção das sequências de imagem, muitos fatores contribuem para a qualidade da imagem na MRI da próstata, incluindo considerações a respeito do *hardware*, tais como intensidade do campo e modelo da bobina receptora, período do exame em relação à biópsia prévia e preparação do paciente. Este capítulo apresenta uma revisão das considerações técnicas relevantes para a elaboração do protocolo de MRI da próstata com foco nas considerações relativas ao *hardware*, imagem ponderada em T2 (T2WI) e MRSI. As aquisições de DWI e DCE-MRI são descritas com detalhes no Capítulo 4 e Capítulo 5, respectivamente.

3.2 Requisitos do *Hardware*

3.2.1 Intensidade do Campo

Embora inicialmente estabelecida em 1,5 T,[1] a mpMRI da próstata é cada vez mais utilizada em 3,0 T em condições clínicas e de pesquisa.[2,3] O benefício principal da imagem em 3,0 T em comparação com a imagem em 1,5 T é o aumento da relação sinal-ruído (SNR), que sobe aproximadamente de forma linear com a intensidade do campo,[4] fornecendo uma duplicação teórica da SNR disponível. Em termos práticos, o ganho da SNR é menor do que 100% em 3,0 T, devido em parte às considerações de segurança. O aumento de SNR em 3,0 T pode ser explorado para melhorar a qualidade de imagem nas sequências com SNR intrinsecamente baixa, tais como na DWI e MRSI. Alternativamente, a SNR aumentada pode ser empregada para melhorar a resolução espacial nas imagens anatômicas (ponderadas em T2), permitindo uma diminuição no volume de voxel e fornecendo a delimitação mais precisa da anatomia e patologia da próstata. A maior SNR também pode ser utilizada para reduzir o tempo de escaneamento e melhorar a resolução temporal na DCE-MRI, além de aprimorar a resolução espectral na MRSI.

Entretanto, a mudança para 3,0 T está associada a inúmeros desafios técnicos. A deposição da força de radiofrequência (RF), como quantificada pela taxa de absorção específica (SAR), aumenta com o quadrado da intensidade do campo magnético principal, resultando em uma quadruplicação de deposição da energia de radiofrequência em 3,0 T, teoricamente. Portanto, algumas sequências podem necessitar de alteração nos parâmetros convencionais para permanecer dentro dos limites estabelecidos pela U.S Food and Drug Administration e pela European Union. Por exemplo, as sequências *spin-eco* rápidas (FSE) ponderadas em T2 podem ser modificadas para empregar um pulso de refocalização parcial em vez do pulso completo ou utilizar um ângulo de inclinação variável (3.4.2 Artefatos e Armadilhas) para reduzir a SAR.[5,6] Estas alterações, em geral, são suficientes para atender os regulamentos de segurança atualmente em vigor para os exames da próstata em 3,0 T.[2] Pequenas modificações nos valores teciduais em T2 ocorrem com a transição de 1,5 T para 3,0 T.[7,8] No entanto, estas mudanças não são muito evidenciadas e geralmente não necessitam de muita alteração no TE ideal (tempo de eco).[3,9,10] Os efeitos de suscetibilidade também são mais graves nas intensidades de campo elevadas, que são particularmente relevantes nas aquisições de MRSI e DWI (ver 3.4.2 Artefatos e Armadilhas). A intensidade de campo mais baixa (1,5 T) é, desse modo, preferida na presença de implantes metálicos, tais como próteses do quadril, com o intuito de minimizar os artefatos de suscetibilidade. A homogeneidade do campo principal também é mais difícil de manter em 3,0 T, que pode levar à variabilidade de sinal ao longo da imagem.

As limitações descritas anteriormente podem ser minimizadas utilizando os sistemas de MRI modernos. Quando adequadamente otimizados, os magnetos de 1,5 T e 3,0 T podem fornecer a qualidade diagnóstica adequada para a MRI da próstata na prática clínica. Todavia, existe um consenso geral das vantagens da imagem em 3,0 T em relação a 1,5 T, quando esta opção está disponível, superando as desvantagens na maioria das condições.

Por exemplo, a acurácia do estadiamento do câncer de próstata local confirmado por biópsia foi demonstrada em 3,0 T comparada a 1,5 T em uma única instituição.[11,12] No entanto, ainda há uma escassez de grandes estudos comparando os mesmos pacientes em ambas as intensidades de campo utilizando *hardware* e técnicas de aquisição equivalentes. Até a disponibilidade de tais estudos, é razoável assumir que as melhorias na qualidade de imagem em 3,0 T, particularmente a melhor resolução espacial na imagem anatômica ponderada em T2, poderia resultar no desempenho aprimorado do estadiamento.

A imagem de MR da próstata nas intensidades de campo menores que 1,5 T não é recomendada.

3.2.2 Bobinas Endorretais

Introduzida no final dos anos 1980, o princípio por trás da bobina endorretal (ERC) é minimizar a distância entre a próstata e a bobina receptora, além de maximizar o sinal obtido da glândula e da anatomia adjacente. Semelhante à imagem em intensidades de campo mais altas, o benefício principal de utilizar a ERC é a obtenção de melhor SNR. Quando comparada às bobinas de superfície em arranjo de fase convencionais, o aumento em SNR fornecido por uma ERC é de aproximadamente 10 vezes.[13]

Modelos de ERC convencionais incluem um elemento de bobina de RF única contido dentro de um balão que é inflado para aproximar estreitamente a bobina com a próstata adjacente (eCoil; Medrad Inc., Warrendale, PA). No entanto, se o balão é preenchido com ar, artefatos de suscetibilidade significativos podem ser resultantes (ver 3.4.2 Artefatos e Armadilhas). Para minimizar estes artefatos, o balão deve ser preenchido com um fluido de suscetibilidade equivalente, como perfluorocarbono ou bário.[14] O posicionamento adequado de uma ERC insuflável é ilustrado na ▶ Fig. 3.1.

Bobinas endorretais rígidas não insufláveis foram desenvolvidas (Endo Coil Array; Hologic Inc., Bedford, MA) (▶ Fig. 3.2). As bobinas rígidas são associadas à distorção geométrica reduzida das glândulas e fornecem maior SNR em relação às bobinas insufláveis.[15,16] Recentemente, uma ERC rígida multicanal demonstrou fornecer uma melhoria ainda maior na SNR.[17] Des-

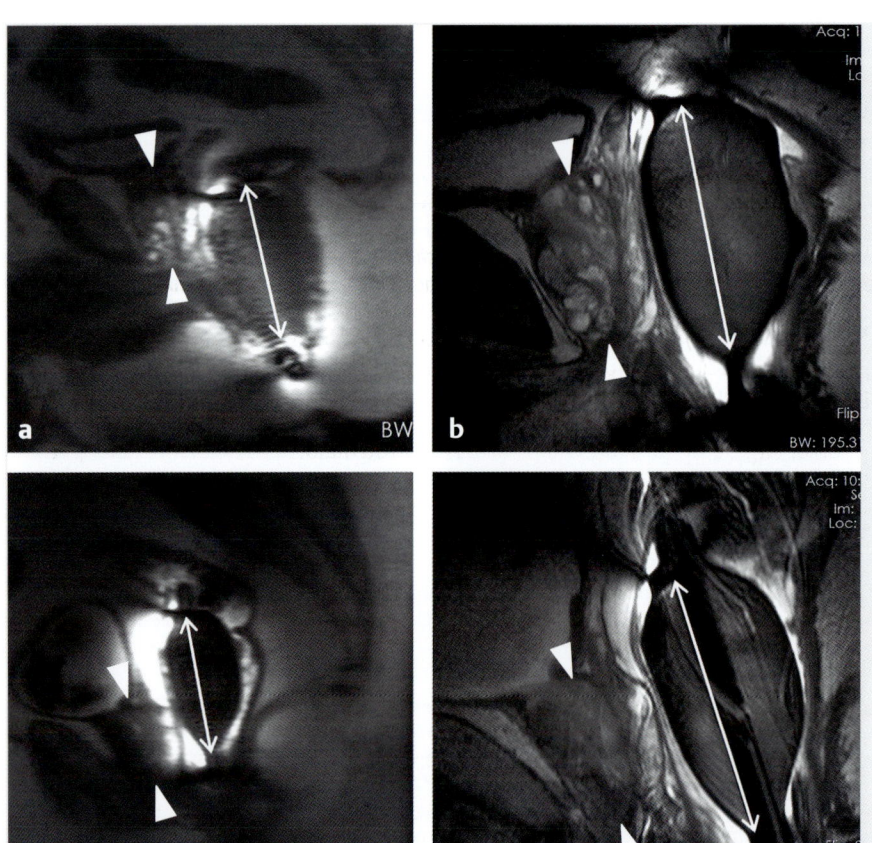

Fig. 3.1 Posicionamento correto de uma bobina endorretal (ERC) insuflável preenchida com bário. *Superior:* O topograma (**a**) mostra o mau posicionamento da ERC com a porção sensível da bobina (*seta de ponta dupla*) posicionada inferiormente e cobrindo incompletamente a glândula prostática (*pontas de seta*). (**b**) A imagem sagital ponderada em T2 após o avanço da bobina mostra o posicionamento correto, com a glândula inteira localizada dentro da porção sensível da bobina. *Inferior:* O topograma (**c**) mostra o posicionamento incorreto da ERC com a porção sensível da bobina posicionada superiormente e cobrindo incompletamente a glândula prostática. (**d**) A imagem sagital ponderada em T2 após a retirada parcial da bobina revela o posicionamento correto, com a glândula inteira localizada na porção sensível da bobina. Notar a presença de artefatos de movimento tipo fantasma presentes na imagem (**d**), que ocorrem ao longo da direção da codificação de fase (neste caso, superior-inferior). (Utilizada com permissão de Haider MA, Krieger A, Elliott C, et al. Prostate imaging: Evaluation of a reusable two-channel endorectal receiver coil for MR imaging at 1,5 T. Radiology 2014;270:556-565.)

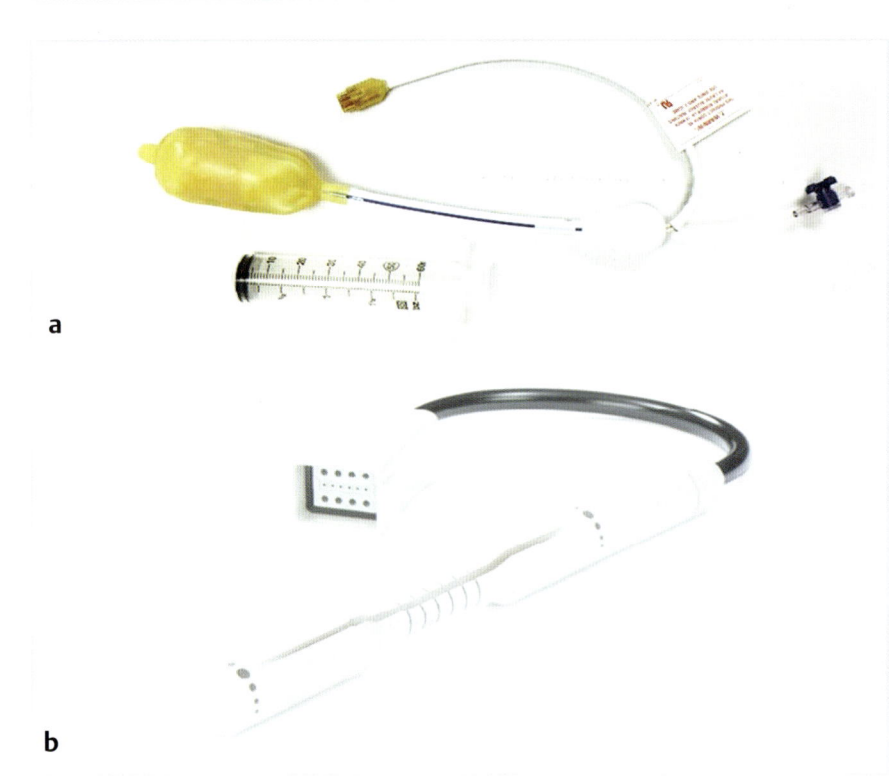

Fig. 3.2 Exemplos de bobinas endorretais insufláveis com balão e rígidas. (**a**) Uma bobina receptora endorretal característica insuflável com balão e de canal único (eCoil, Medrad Inc., Warrendale, PA) e uma seringa de 60 cm³ utilizada para a insuflação do balão. A faixa azul indica a direção anterior (sensível) da bobina. (**b**) Uma bobina receptora endorretal sólida em arranjo de fase reutilizável de dois canais (Endo Coil Array, Hologic Inc., Bedford, MA). O modelo de bobina rígida inclui dois elementos de bobina sobrepostos abrangendo a cabeça da bobina com 8,5 cm de comprimento. O diâmetro máximo é de 2,5 cm, significativamente mais estreito em nível do ânus quando adequadamente posicionado. (**b** reproduzida com permissão de Haider *et al.*, 2014.[17])

vantagens do modelo de ERC rígida incluem aumento de artefatos de movimento (considera-se que o balão insuflado reduza o movimento da parede retal) e a necessidade de desinfecção entre pacientes pela natureza não descartável dos dispositivos atualmente aprovados.

A ERC é geralmente empregada em combinação com uma bobina em arranjo de fase pélvico (PPA) com intuito de maximizar a SNR, embora a ERC também possa ser empregada independentemente. O uso combinado de ERC e bobinas PPA exploram a SNR alta da ERC e o amplo campo de visão (FOV) dos modelos de bobina PPA. Quando combinado com uma bobina PPA, o sinal dentro da glândula prostática geralmente é dominado pela contribuição da ERC em vez da PPA (> 90%).[18] As bobinas endorretais são particularmente favoráveis para pacientes maiores, enquanto as bobinas de PPA podem ser limitadas pela maior distância da superfície corporal até a próstata. O uso de ERC demonstrou melhorar a acurácia do estadiamento do câncer de próstata em comparação com as bobinas de PPA utilizadas individualmente, tanto em 1,5 T e 3,0 T.[11,19] Todavia, o uso de ERC apresenta algumas desvantagens, que são resumidas na ▶ Tabela 3.1. Contraindicações da ERC são descritas na ▶ Tabela 3.2.[19]

O uso de 1,5 T sem uma bobina endorretal para o estadiamento é controverso e considerado subótimo por muitos. Contudo, outros fatores contribuem para a SNR geral além da intensidade de campo e o uso de ERC, como, por exemplo, largura de banda do receptor, modelo de bobina e eficiência da cadeia de RF. Enquanto a melhor qualidade de imagem em 3,0 T e a ERC são desejáveis, fatores como o custo, disponibilidade do equipamento e aceitação do paciente também devem ser considerados.

3.2.3 Bobinas de Superfície

A MRI clínica da próstata é realizada com bobinas receptoras PPA multicanais, tanto independentemente como em combinação com uma ERC. Muitos centros utilizam uma bobina de superfície cardíaca multicanal, pois ela fornece maior SNR pélvica central em pessoas mais magras. As recomendações atuais determinam o uso de pelo menos um arranjo de 8 ou 16 canais e pelo menos um arranjo de 16 canais, se utilizado independentemente de uma ERC.[20] Enquanto alguns autores defendem o uso de ERC em 1,5 T para obter imagens de qualidade diagnóstica em um período de tempo razoável,[19,21,22] as diretrizes atuais aceitam o uso de bobinas de PPA unicamente em 1,5 T, com o uso de uma bobina moderna de 16 canais.[20] Uma ERC é fortemente recomendada para a MRSI em 1,5 T.[2]

Tabela 3.1 Vantagens e desvantagens do uso de bobina endorretal

Vantagens	Desvantagens
Aumento da resolução espacial na imagem anatômica ponderada em T2	Artefatos aumentados (fantasmas por codificação de fase)
Aumento da resolução temporal na DCE-MRI	Distorção geométrica da glândula prostática
Aumento da SNR em sequências de SNR intrinsecamente baixas (DWI, MRSI)	Aumento do custo do exame
	Aumento do tempo de procedimento
	Preferência/desconforto do paciente
	Queda do sinal na glândula anterior

Abreviações: DCE, imagem dinâmica com contraste; SNR, relação sinal-ruído; DWI, imagem ponderada em difusão; MRSI, imagem espectroscópica de ressonância magnética.

Tabela 3.2 Contraindicações para o uso de bobina endorretal (ERC) na MRI da próstata

Contraindicações
Fissuras e estenoses anais
Cirurgia anorretal prévia, incluindo a cirurgia do reto com anastomoses terminoterminais
Doença inflamatória intestinal
Tônus elevado do esfíncter anal prevenindo a inserção da ERC
Hemorroidas extensas

Vários estudos indicam que a imagem em 3,0 T com uma bobina em PPA fornece qualidade de imagem semelhante a da imagem em 1,5 T com uma ERC e acurácia similar para o estadiamento local do câncer de próstata,[23,24,25,26] sugerindo que a imagem em 3,0 T com bobinas de PPA pode fornecer uma alternativa para pacientes nos quais uma ERC é inaceitável, contraindicada ou indisponível. No entanto, também há evidência de que a imagem em 3,0 T com ERC melhora a detecção do câncer de próstata[27] e a acurácia do estadiamento[11] em relação à imagem em 3,0 T realizada apenas com as bobinas de superfície. Portanto, embora a MRI da próstata em 3,0 T realizada sem uma ERC possa ser uma opção atrativa tanto sob a perspectiva do paciente quanto do médico, é importante compreender as compensações envolvidas em não utilizar a ERC. Um estudo recente de 51 tumores em 20 pacientes submetidos à MRI em 3,0 T com e sem uma ERC demonstrou maior sensibilidade e valor preditivo positivo para detecção do tumor com ERC, em parte devido à melhor detecção de pequenos tumores.[27] As imagens comparativas obtidas em 1,5 T e 3,0 T com e sem uma ERC são demonstradas na ▶ Fig. 3.3.

Em resumo, a necessidade de uso da bobina endorretal é controversa. Muitos especialistas acreditam que a acurácia do estadiamento é maximizada com o uso da ERC em 3,0 T. Todavia, para a localização do carcinoma, muitos grupos estão realizando MRI em 3,0 T sem ERC. A combinação de *hardware* mais desafiadora é um sistema de MRI em 1,5 T sem uma ERC. Tais sistemas podem ser mais limitados na detecção de carcinomas menores e de extensão extraprostática mínima. O uso de tal configuração de *hardware* deve ser feito com precaução.

3.3 Sequências de Pulso

Os protocolos de MRI da próstata devem ser adaptados para cada paciente, condição clínica e equipamento disponível. No mínimo, as imagens anatômicas ponderadas em T2 de alta resolução e imagens ponderadas em difusão (DWI) devem ser incluídas em todos os protocolos de MRI da próstata. Embora a aquisição de rotina das imagens dinâmicas com contraste (DCE) também seja aconselhada, o valor adicional dessas sequências é atualmente uma área de controvérsia (como discutido no Capítulo 5). As sequências anatômicas complementares (p. ex., imagens ponderadas em T1) e sequências funcionais (p. ex., MRSI) podem ser incluídas dependendo do cenário clínico, como discutido a seguir. No entanto, sequências desnecessárias devem ser evitadas, pois prolongam a duração do estudo, aumentam o desconforto e podem diminuir a adesão do paciente.

3.3.1 Imagem ponderada em T2

A imagem ponderada em T2 forma a base de qualquer exame de MRI da próstata, em decorrência de sua habilidade para delimitar a anatomia zonal e para detectar, localizar e classificar o câncer, incluindo a avaliação da extensão extraprostática (EPE) e invasão da vesícula seminal (SVI).

Técnica de Imagem

As imagens ponderadas em T2 bidimensionais multiplanares devem ser adquiridas no plano axial e em pelo menos outro plano ortogonal (coronal ou sagital) e preferencialmente em todos os três planos, utilizando uma sequência rápida *spin-eco* (também denominada turbo *spin-eco* ou aquisição rápida com relaxamento). As imagens axiais devem estar no plano ortogonal ao reto com cobertura completa da glândula prostática e vesículas seminais. A cobertura adequada é geralmente obtida com 20 a 30 cortes de 3 a 4 mm de espessura e sem intervalo entre os cortes.

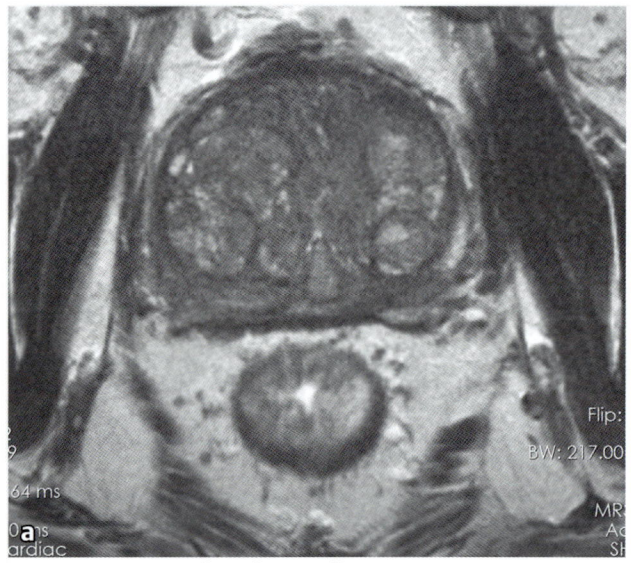

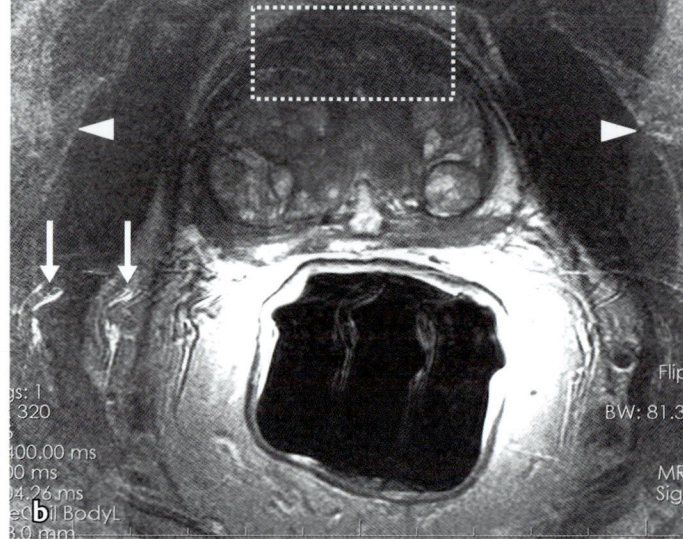

Bobina de Superfície em 3,0 T   ERC Bobina em 1,5 T

Fig. 3.3 Influência da intensidade de campo e modelo de bobina receptora na qualidade da imagem. (**a**) Imagem axial ponderada em T2 adquirida com bobina cardíaca de superfície em arranjo de fase em 3,0 T (volume de voxel = 0,5 × 0,5 × 3,0 mm, número de excitações [NEX] = 2, tempo de aquisição de 305 s). (**b**) Imagem axial ponderada em T2 do mesmo paciente adquirida utilizando a mesma bobina de superfície em combinação com uma bobina endorretal (ERC) em 1,5 T (volume de *voxel* = 0,27 × 0,43 × 3,0 mm, NEX = 1, tempo de aquisição de 136 s). Apesar do tempo de aquisição mais curto, intensidade de campo menor e volume de *voxel* reduzido, a imagem obtida com uma ERC fornece melhor detalhe do tecido mole dentro da glândula prostática em decorrência do maior ganho na relação sinal-ruído (SNR) fornecido pela ERC. A melhora relacionada à ERC é menos evidente na glândula prostática, onde a queda de sinal e o aumento de ruído (granularidade) são observados (*quadro pontilhado* na imagem **b**). Notar a presença de artefatos do tipo fantasma em fase (*setas*) geralmente detectados com o uso de ERC. O artefato de retroprojeção ou dobradura também é evidente (*pontas de seta*), sendo atribuído à bobina de superfície em vez da ERC em si.

O tempo de eco (TE) deve ser escolhido para maximizar o contraste entre as zonas periféricas e de transição e entre o câncer de próstata e o tecido glandular normal com base nos valores intrínsecos em T2. Em 1,5 T, os valores do tecido tumoral, zona de transição e zona periférica em T2 são relatados como de 82 ms, 88 ms e 122 ms, respectivamente.[28] Um TE de aproximadamente 100 a 130 ms é geralmente utilizado para alcançar o contraste de imagem ideal entre estes tecidos, com um TR de 2 a 5 s.

A direção de codificação de fase deve ser definida da esquerda-direita e a codificação da frequência em direção anteroposterior, com o intuito de prevenir os artefatos tipo fantasma na codificação de fase, relacionados ao movimento retal do obscurecimento da glândula prostática.

A alta resolução espacial é necessária para delimitar precisamente a anatomia da próstata e examinar a extensão extraprostática. Os trens de eco longos (maior que ~ 35) devem ser evitados para reduzir o borramento associado da imagem e a perda de resolução espacial. Os parâmetros mínimos recomendados das imagens ponderadas em T2 de acordo com as diretrizes da declaração de consenso de PI-RADS versão 1.0 são fornecidos na ▶ Tabela 3.3.[20]

Além disso, as sequências rápidas *spin-eco* tridimensionais ponderadas em T2 podem ser empregadas como um complemento das imagens multiplanares bidimensionais (2D) convencionais, por exemplo, 3D VISTA (Philips Medical Systems, Best, The Netherlands), 3D SPACE (Siemens Healthcare, Erlangen, Germany) e 3D FSE-Cube (GE Healthcare, Milwaukee, WI). Estas sequências utilizam trens de eco prolongados com ângulos de inclinação variáveis para obter eficientemente imagens 3D isotrópicas de alta resolução. A aquisição isotrópica pode ser particularmente útil na definição dos detalhes anatômicos finos e na discriminação entre lesões verdadeiras e cálculo médio do volume parcial. Por exemplo, demonstrou-se que as imagens ponderadas em T2 3D melhoram a definição dos feixes neurovasculares em pacientes com prostatectomia radical prévia com preservação do nervo.[29] Visto que as aquisições 3D podem ser reformatadas em orientações planares arbitrárias, estas sequências podem substituir algum dia as imagens multiplanares 2D ponderadas em T2 na prática clínica, proporcionando uma economia substancial de tempo (em um estudo, 3 min 52 s para aquisição 3D isotrópica SPACE *vs.* 11 min para imagens FSE 2D em três planos ortogonais).[30] Entretanto, o contraste tecidual

Tabela 3.3 Parâmetros de imagem ponderada em T2 recomendados e considerações dos protocolos

Considerações dos protocolos/ Parâmetros de imagem	Recomendação
Intensidade de campo	1,5 T ou 3,0 T
Bobinas receptoras	Bobina pélvica em arranjo de fase em 8 ou 16 canais ± bobina endorretal (opcional, mas desejável)
Agente antiperistáltico	Buscopan® ou glucagon
Orientação planar	Imagens axiais e sagitais ponderadas em T2 2D ± imagens coronais
Espessura do corte	4 mm em 1,5 T, 3 mm em 3,0 T
Intervalo entre cortes	Nenhum
Resolução no plano de aquisição	0,5 × 0,5 a 0,7 × 0,7 mm
Campo de visão	Deve compreender a glândula prostática inteira e as vesículas seminais (aproximadamente 12–20 cm)

Fonte: Adaptada da declaração de consenso do PI-RADS, protocolo de detecção do câncer, Barentz *et al.*, 2012.[20]

não é idêntico entre as imagens 2D e 3D ponderadas em T2[31] e, em alguns casos, o contraste nas imagens 3D pode ser inferior para a detecção do câncer de próstata. Além disso, a imagem de MR 3D geralmente apresenta um movimento mais sensível do que a imagem 2D em múltiplos cortes e, no momento, não pode se igualar à alta resolução no plano das sequências de imagem 2D. Por causa destas limitações, a imagem 2D multiplanar permanece como padrão na prática clínica.

Anatomia na Imagem Ponderada em T2

As divisões anatômicas da próstata como relatadas por McNeal[32] são bem demonstradas na imagem ponderada em T2 (▶ Fig. 3.4; ▶ Fig. 3.5). Na direção craniocaudal, a glândula é dividida em base (abaixo da bexiga), porção média e ápice. Histologicamente, a glândula é dividida em quatro zonas: o estroma fibromuscular anterior, que é parcialmente contínuo com o músculo detrusor da parede vesical; a zona de transição (TZ) ao redor da uretra; a zona central (CZ) ao redor dos ductos ejaculatórios; e a zona periférica (PZ). A TZ constitui uma pequena porção da glândula em homens jovens, mas é responsável por uma proporção crescente com o avanço da idade e o desenvolvimento de hiperplasia prostática benigna (BPH), dando origem a aproximadamente 20% dos carcinomas de próstata. A PZ contém a maior parte do tecido glandular (~ 70%) e origina cerca de 70% dos tumores de próstata.[33]

Nas imagens axiais ponderadas em T2, a PZ surge como um crescente homogeneamente hiperintenso do tecido ao longo da glândula posterior e lateral. Em estudos anteriores, a CZ e a TZ eram frequentemente agrupadas em conjunto como a "glândula central", descrita como apresentando imagens ponderadas em T2 com sinal heterogeneamente intermediário a baixo. Mais recentemente, demonstrou-se que a TZ e a CZ podem ser diferenciadas acuradamente na MRI, com a CZ aparecendo como uma região de sinal mais homogeneamente baixo em T2 na maioria dos pacientes.[34] No entanto, o termo "glândula central" deve ser evitado.

A próstata é separada dos tecidos moles adjacentes pela cápsula da próstata, que aparece como uma borda hipointensa fina circundando a glândula (▶ Fig. 3.6). Isto serve como um importante marcador de extensão extraprostática. Notar que a próstata não possui cápsula verdadeira e a então denominada cápsula prostática representa histologicamente uma faixa fina concêntrica de tecido fibromuscular, que é incompleta anterior e apicalmente. Os feixes neurovasculares estão localizados posterolateralmente à glândula nas posições de 5 e 7 horas e servem como uma importante via de extensão extraprostática.

Patologia na Imagem Ponderada em T2

Em geral, a patologia da PZ na imagem ponderada em T2 aparece hipointensa em um fundo brilhante do tecido glandular normal. Os carcinomas de próstata na PZ aparecem como lesões focais hipointensas pouco definidas ou esféricas (▶ Fig. 3.7). Todavia, este aspecto é inespecífico e as entidades benignas, incluindo prostatite, atrofia, hemorragia, cicatrizes e alterações pós-tratamento, podem mimetizar o câncer na PZ (▶ Fig. 3.8).[35] Os carcinomas na TZ representam um grande desafio na detecção, já que os sinais característicos de câncer e a zona de transição podem se sobrepor.[36] Estas lesões normalmente aparecem como uma massa homogênea com margens pouco definidas (sinal de "carvão apagado" ou sinal de "impressão digital borrada") e podem ter forma lenticular, de gota d'água ou espiculada (▶ Fig. 3.9). As malignidades de grau mais elevado tendem a apresentar intensidade de sinal em T2 menor do que os tumores de baixo grau.[37]

Os tumores de próstata podem exibir comportamento invasivo dentro da glândula ou fora da glândula (extensão extraprostática), cujas vias comuns de disseminação incluem a inva-

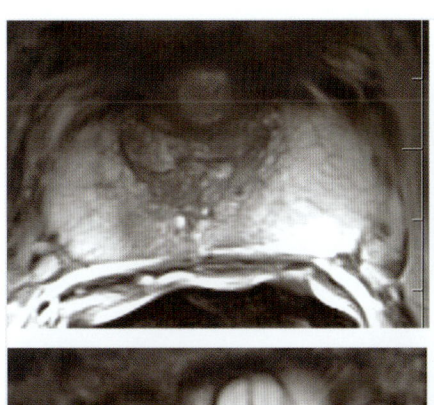

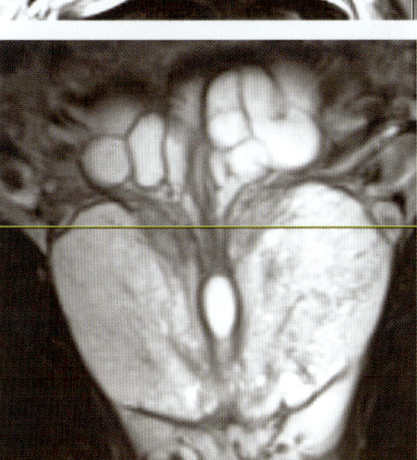

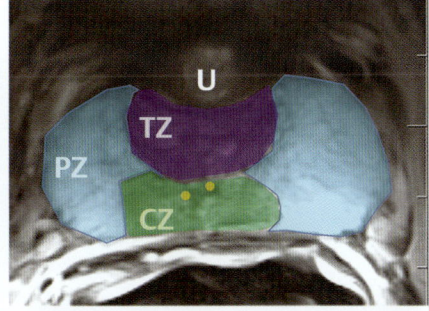

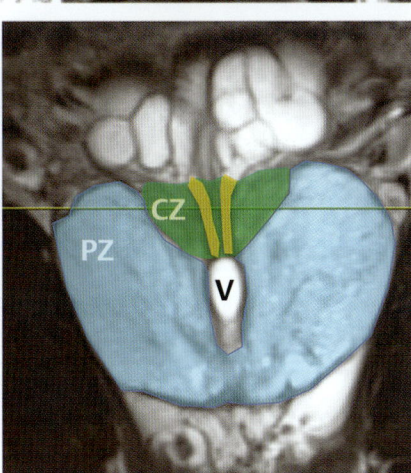

Fig. 3.4 Anatomia zonal da próstata codificada por cor na MRI ponderada em T2. *Linha superior*: Imagens axiais. *Linha inferior*: Imagens coronais. *Coluna à esquerda*: Imagens não marcadas. *Coluna à direita*: Sobreposição codificada por cor delineando zonas anatômicas da próstata. A zona central (CZ, verde) é uma cunha vertical de tecido lateral aos ductos ejaculatórios (amarelo) com sua base cefálica à cápsula da glândula. A zona de transição (TZ, roxo) está localizada em posição adjacente à uretra (U) proximal ao nível do *verumontanum* e é o sítio dos nódulos de hiperplasia prostática benigna (BPH). A zona periférica (PZ, azul) aparece como um crescente homogeneamente hiperintenso ao longo dos aspectos posterior e lateral da glândula. Ver o texto para posterior discussão. Um cisto de utrículo prostático é observado (V). A linha horizontal nas imagens coronais indica a localização do corte nas imagens axiais correspondentes.

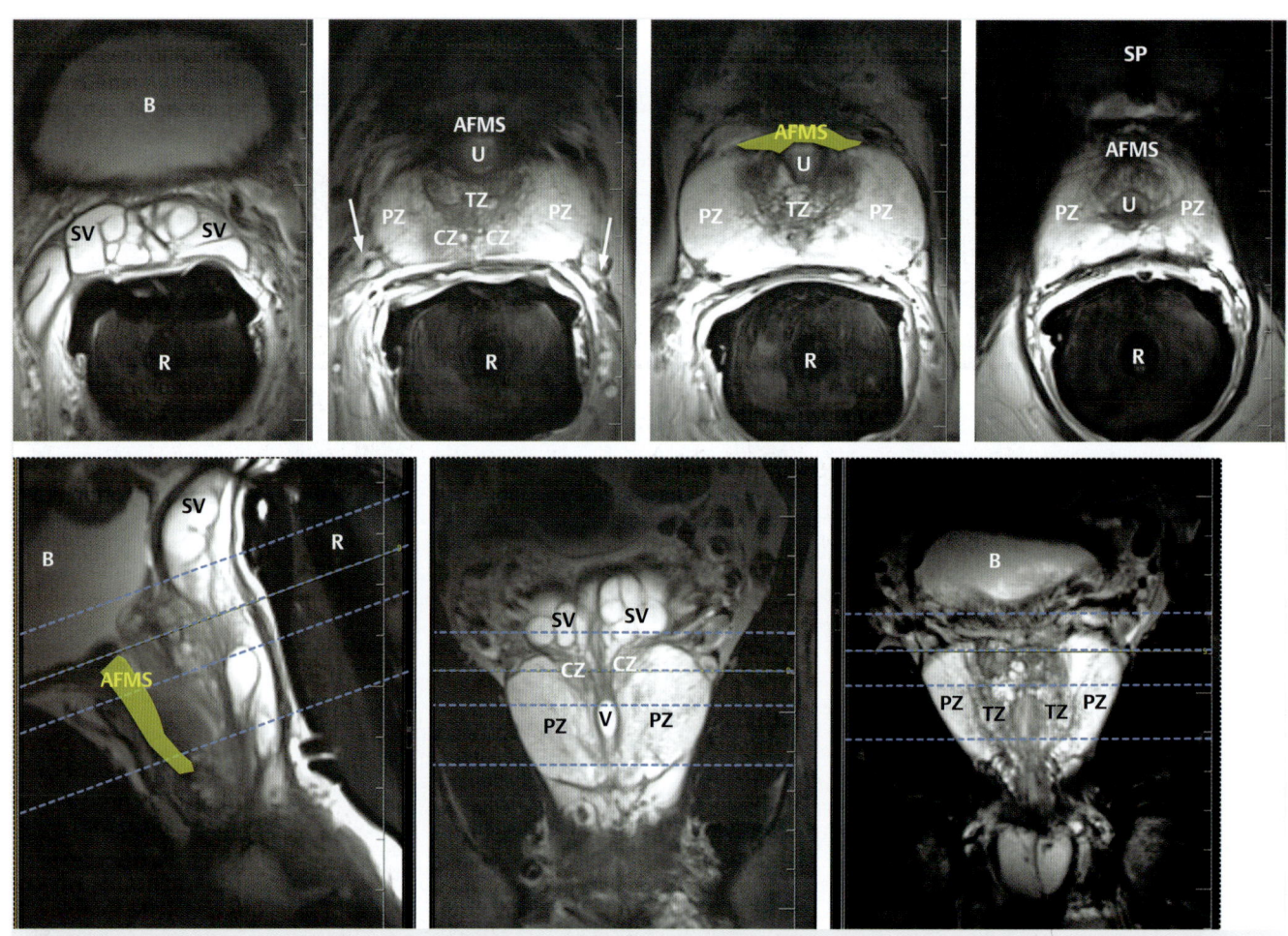

Fig. 3.5 Anatomia normal da próstata na MRI ponderada em T2, continuação. *Linha superior*: Imagens axiais sequenciais acima do nível da base até o nível do ápice da próstata. *Linha inferior*: Uma imagem sagital e duas imagens coronais (imagem central é mais posterior, imagem à direita é mais anterior) com linhas tracejadas indicando as localizações do corte nas imagens axiais sequenciais. B, bexiga; SV, vesículas seminais; R, reto; AFMS, estroma fibromuscular anterior (destacado em amarelo nas imagens selecionadas); U, uretra; TZ, zona de transição; PZ, zona periférica; CZ, zona central.

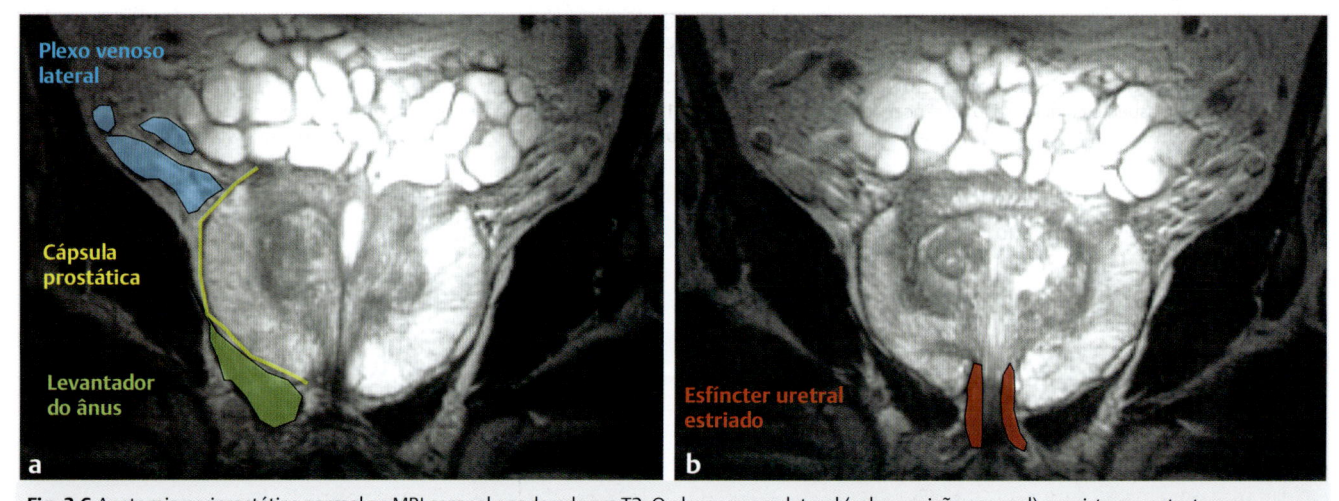

Fig. 3.6 Anatomia periprostática normal na MRI coronal ponderada em T2. O plexo venoso lateral (sobreposição em azul) consiste em estruturas vasculares serpiginosas que se estendem ao longo de ambos os lados da glândula prostática em região lateral às vesículas seminais, com artefato de deslocamento químico associado devido às múltiplas interfaces criadas entre as veias serpiginosas e a gordura periprostática adjacente. A pseudocápsula prostática (sobreposição em amarelo) aparece como uma linha fina hipointensa circundando a glândula prostática, servindo como um importante marcador para a extensão extraprostática. O aspecto normal e a orientação do músculo levantador do ânus (sobreposição em verde) e do esfíncter uretral estriado (sobreposição em vermelho) também são ilustrados.

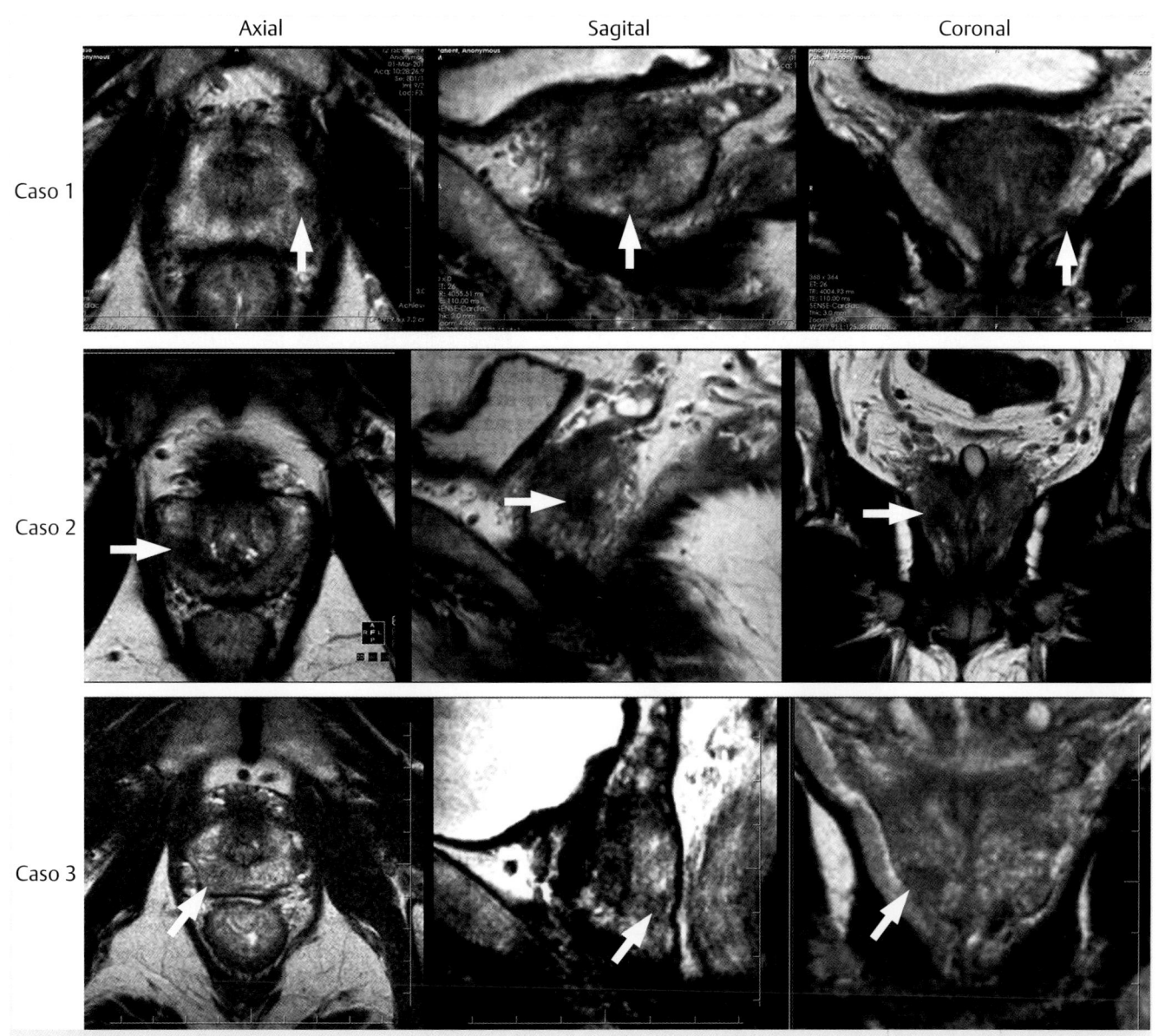

Fig. 3.7 Câncer na zona periférica em imagens ortogonais ponderadas em T2 em multicortes. As imagens axiais (*à esquerda*), sagitais (*central*) e coronal (*à direita*) mostram o aspecto característico de câncer na zona periférica. **Caso 1** (*Linha superior*): Imagens de um homem de 69 anos de idade com antígeno prostático específico (PSA) de 7,95 ng/dL revelam um nódulo circunscrito hipointenso dentro da zona periférica lateral esquerda no ápice (câncer com escore de Gleason [GS] 7 confirmado). **Caso 2** (*Linha central*): Imagens de um homem de 74 anos de idade sob vigilância ativa com PSA crescente mostram um nódulo homogeneamente hipointenso na zona periférica lateral direita em nível da porção medial da glândula (câncer GS 9 confirmado). **Caso 3** (*Linha inferior*): Imagens de um homem de 56 anos de idade com PSA crescente de 2,2 ng/dL mostram um nódulo mais sutilmente hipointenso na zona periférica lateral posterior direita localizada no ápice (câncer GS 7 confirmado), que foi mais bem observado com a imagem ponderada em difusão. Este caso ilustra a importância de diferentes aquisições planares ortogonais para a identificação e caracterização de tumores da próstata, particularmente próximos da base e do ápice. As lesões em todos os casos são diagnosticadas com mais acurácia quando o aspecto nodular é confirmado nas imagens sagitais e coronais.

são da vesícula seminal (SVI) e invasão do feixe neurovascular (NVBI). A demarcação acentuada da cápsula prostática nas imagens ponderadas em T2 é essencial para esta avaliação, na qual a questão mais importante é se o tumor está contido dentro da glândula (estádio T ≤ 2) ou estende-se para fora da glândula (estádio T ≥ 3). Os aspectos da EPE nas imagens ponderadas em T2 incluem a assimetria, espessamento ou irregularidade dos feixes neurovasculares, saliência da cápsula prostática, margens irregulares ou espiculadas, obliteração do ângulo retoprostático, interface tumor-cápsula > 1 cm e ruptura capsular com doença extraprostática mensurável ou invasão da parede vesical[20] (▶ Fig. 3.10). As características da SVI nas imagens ponderadas em T2 incluem hipointensidade focal ou difusa em T2 na vesícula seminal, perda do ângulo normal entre a base da próstata e da vesícula seminal, além de extensão direta do tumor da base da próstata para e ao redor da vesícula seminal[20] (▶ Fig. 3.11).

A avaliação da EPE nas imagens ponderadas em T2 tem um papel importante no planejamento cirúrgico. Por exemplo, a MRI tem utilidade comprovada na avaliação de pacientes para possível cirurgia de preservação do nervo, que apresenta um risco menor de impotência e incontinência. Em pacientes submetidos à prostatectomia aberta convencional, foi demons-

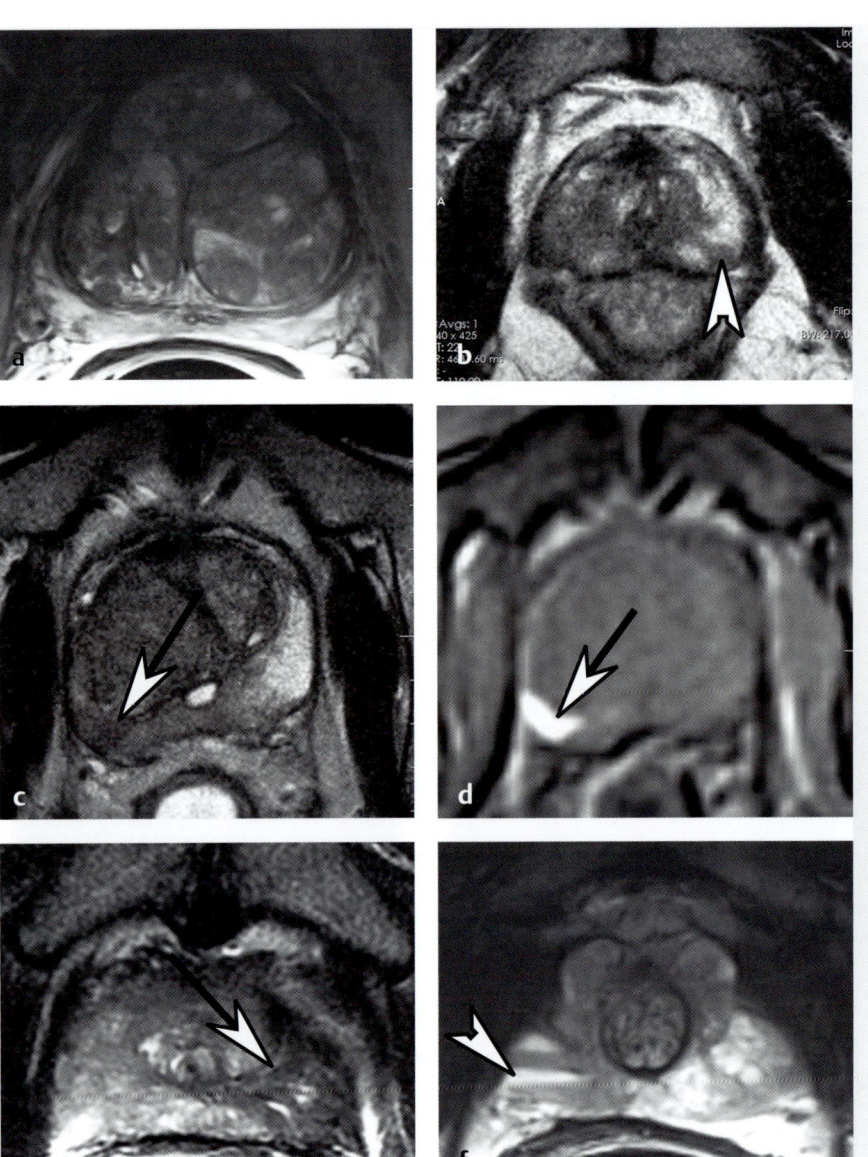

Fig. 3.8 Patologia benigna e mimetismo do câncer de próstata na imagem ponderada em T2. (**a**) Hiperplasia prostática benigna (BPH) aparecendo como nódulos encapsulados com margens circunscritas dentro da zona de transição (TZ). Nódulos contendo mais elementos do estroma são normalmente hipointensos em T2, enquanto aqueles contendo mais elementos glandulares são hiperintensos em T2. Áreas de atrofia cística na BPH localizada na TZ aparecem hiperintensas em T2. (**b**) Prostatite detectada como áreas em forma de banda ou em cunha com hipointensidade em T2 dentro da zona periférica (PZ, *ponta de seta*). A prostatite também pode aparecer como hipointensidade difusa nas imagens ponderadas em T2. (**c**) Hemorragia vista como uma área de hipointensidade em T2 na PZ (*seta*) pode mimetizar a malignidade. A imagem correspondente ponderada em T1 (**d**) mostra hiperintensidade característica confirmando o diagnóstico de hemorragia (*seta*). (**e**) Fibrose e inflamação granulomatosa, aparecendo como uma grande área de baixa intensidade de sinal no interior da zona periférica esquerda (*seta*), que podem mimetizar o câncer na zona periférica com extensão extraprostática. Este caso enfatiza a necessidade de correlação das imagens ponderadas em T2 com outras sequências de imagem funcional para melhorar a especificidade para detecção de câncer. (**f**) Veias periprostáticas dilatadas que podem mimetizar o carcinoma da zona periférica em outras sequências (p. ex., imagens ponderadas em difusão ou dinâmicas com contraste), mas podem ser claramente identificadas como veias com níveis de hematócrito fluido nas imagens ponderadas em T2 de alta resolução. Notar a presença do nível de hematócrito (*ponta de seta*), confirmando o diagnóstico.

trado que a MRI melhora a acurácia do cirurgião na decisão de realizar a ressecção ou preservação de feixes neurovasculares[38] (▶ Fig. 3.12). Mais recentemente, a MRI demonstrou melhorar a tomada de decisões em relação à preservação do nervo na prostatectomia laparoscópica assistida por robô (RALP),[39] na qual o operador não tem resposta tátil e observa-se a dependência da cirurgia aberta para determinar a extensão da invasão tumoral.

3.3.2 Imagem Ponderada em T1

As imagens ponderadas em T1 geralmente são adquiridas no plano axial com as sequências *spoiled gradient-echo* 2D ou 3D. Estas imagens são particularmente úteis na identificação de hemorragia intraprostática pós-biópsia, que se manifesta como hiperintensidade nas imagens ponderadas em T1, tipicamente na PZ e vesículas seminais (▶ Fig. 3.8 **d**). A hemorragia também causará encurtamento de T2 (▶ Fig. 3.8 **c**) e pode resultar em interpretação falso-positiva de malignidade nas imagens ponderadas em T2. Um sinal de "exclusão de hemorragia" foi descrito, no qual observa-se que o encurtamento de T1 associado à hemorragia preserva as regiões de tumor. Isto levantou a hipótese da relação com o aumento de citrato em áreas não cancerosas, resultando em meia-vida mais longa de hemorragia no tecido prostático normal.[40]

A presença de hemorragia pode limitar a interpretação da mpMRI. Portanto, se a hemorragia é detectada em uma sequência preliminar ponderada em T1 e se a situação clínica permitir, o exame pode ser reprogramado em 3 a 4 semanas para permitir a resolução da hemorragia.[20] No entanto, esta abordagem permanece controversa (ver 3.4.1 Período de Realização da MRI na Condição de Biópsia Recente).

As imagens ponderadas em T1 também são utilizadas para avaliar nodos locais e metástases ósseas, particularmente quando um FOV amplo é utilizado. A menor resolução espacial das imagens ponderadas em T1 comparada às imagens ponderadas em T2 é aceitável com o objetivo de aumentar a cobertura anatômica e diminuir o tempo de aquisição. Notar que a maioria dos pacientes de risco baixo a intermediário, submetidos à MRI para a detecção do câncer de próstata ou estadiamento local, não necessitam de imagem específica ponderada em T1 com maior FOV.[20]

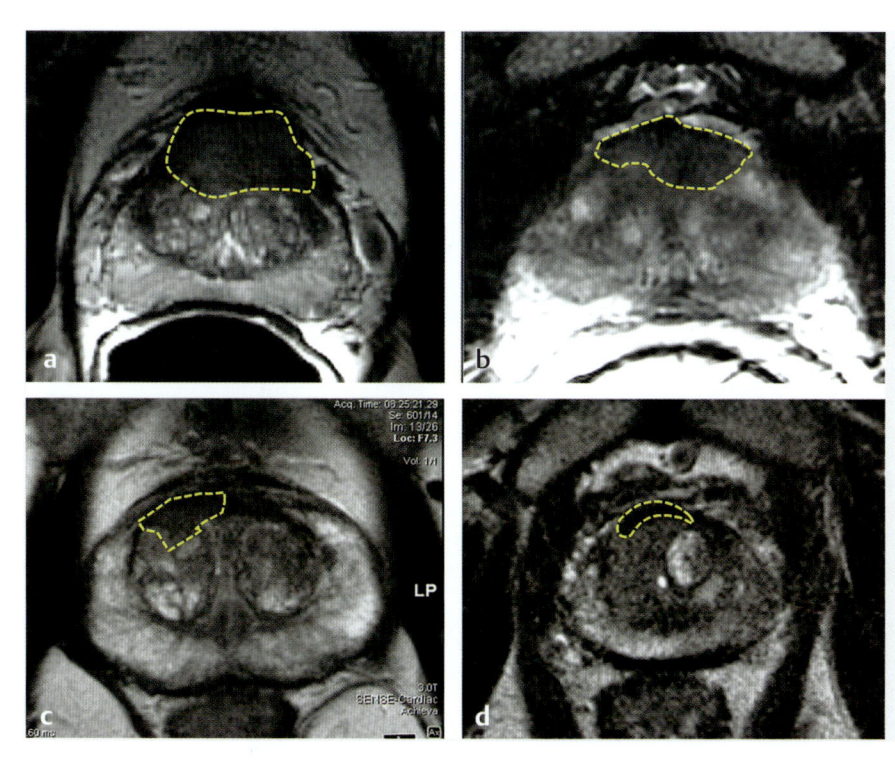

Introdução aos Protocolos de MRI da Próstata: *Hardware*, Imagem Ponderada em T2 e Espectroscopia de MR

Fig. 3.9 Carcinomas da zona de transição (TZ) e o estroma fibromuscular anterior (AFMS) nas imagens ponderadas em T2. As margens do tumor (que são frequentemente bem menos circunscritas do que os tumores da zona periférica) são delimitadas pelas linhas amarelas tracejadas. (**a**) Tumor extenso em forma irregular homogeneamente hipointenso envolvendo o AFMS e a TZ anterior em nível da porção medial da glândula, em paciente com antígeno prostático específico (PSA) > 10 ng/mL. (**b**) Lesão lenticular hipointensa mal circunscrita centrada no interior da AFMS na base, com margens borradas pouco definidas (sinal de "carvão apagado" ou "impressão digital borrada") particularmente ao longo da borda lateral direita. Este paciente, submetido à vigilância ativa, apresentou câncer com escore de Gleason [GS] 7 confirmado na biópsia dirigida. (**c**) Nódulo lenticular hipointenso no AFMS direito e TZ anterior direito em paciente sob vigilância ativa com PSA aumentando de 2,6 para 4,0 ng/dL em relação aos 2 anos anteriores (câncer GS 7 confirmado). (**d**) Nódulo em forma de lágrima homogeneamente hipointenso na TZ posterior em nível da porção medial da glândula em paciente com aumento de PSA para 11 ng/mL (câncer GS 7 confirmado na biópsia por agulha).

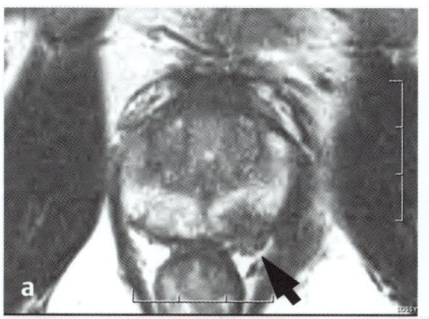

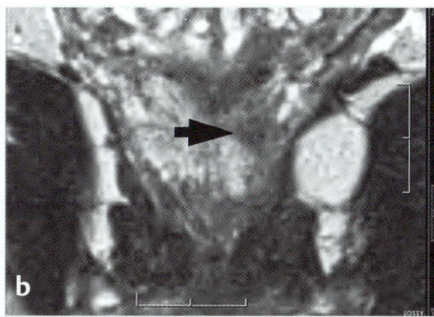

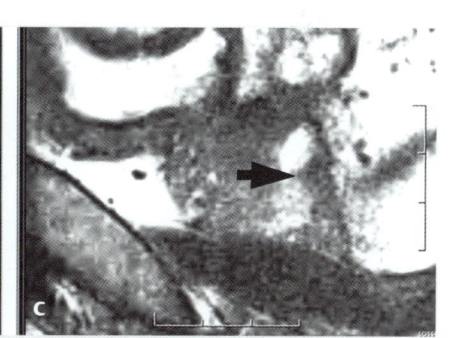

Fig. 3.10 Extensão extraprostática nas imagens ponderadas em T2. (**a**) As imagens axiais, (**b**) coronais e (**c**) sagitais em indivíduo com 51 anos de idade com antígeno prostático específico de 9,9 ng/dL mostram um tumor circunscrito hipointenso na zona periférica medial posterior esquerda (*setas*). Observa-se a ruptura capsular e obliteração do ângulo retroprostático esquerdo em comparação com o ângulo retroprostático normal à direita, consistente com a doença de estádio T3a (ver Capítulo 7 para detalhes completos em relação ao estadiamento do câncer de próstata). Como ilustrado neste caso, a extensão extraprostática pode ser detectada na imagem ponderada em T2 mesmo em 1,5 T, sem o uso de bobina endorretal, embora neste caso se observe uma grande quantidade de tumor extraprostático, que facilita o diagnóstico.

3.3.3 Espectroscopia por Ressonância Magnética

A imagem espectroscópica de ressonância magnética (MRSI) é uma técnica de imagem funcional que permite estimar a concentração de metabólitos em um determinado tecido biológico por meio da imagem de MR. Como em outras técnicas de MR, o sinal na MRSI é obtido com ^{1}H. Entretanto, um espectro (em vez de um valor de intensidade único) é amostrado em cada voxel e as concentrações de metabólitos são calculadas pelo tamanho relativo dos picos em frequências características dentro do espectro.

As concentrações de alguns metabólitos são alteradas no câncer de próstata e podem servir como um biomarcador para presença de malignidade. Os metabólitos mais relevantes para MRSI da próstata são o citrato (presente como um dupleto a 2,6 ppm), creatina (3,0 ppm) e colina (3,2 ppm). O tecido prostático normal apresenta níveis elevados de citrato, que é sintetizado e secretado em grandes quantidades pelas células epiteliais da próstata e baixos níveis de colina[41] (▶ Fig. 3.13 **b**). No carcinoma de próstata, o nível de citrato é reduzido devido às alterações na função celular[42,43] e perda da morfologia característica do ducto,[44,45] enquanto o nível de colina é aumentado em decorrência das alterações na síntese da membrana celular e degradação dentro das células tumorais,[46,47] resultando em uma relação elevada entre colina e citrato (▶ Fig. 3.13 **a**; ▶ Fig. 3.13 **c**).

Enquanto a creatina é pouco alterada entre o tecido saudável e maligno, é difícil distinguir do pico de colina. Portanto, a relação colina e creatina/citrato (CC/C) é frequentemente empregada. O tecido prostático também possui nível elevado de poliaminas, principalmente de espermina, que contém um pico entre o observado para colina e creatina, geralmente sobrepondo-se a ele. Sendo assim, a relação colina, espermina e creatina/citrato (CSC/C) também é utilizada, algumas vezes, em virtude da incapacidade para determinar espectralmente estes três picos.[48] Sobretudo, a característica espectral dos sistemas *spin*

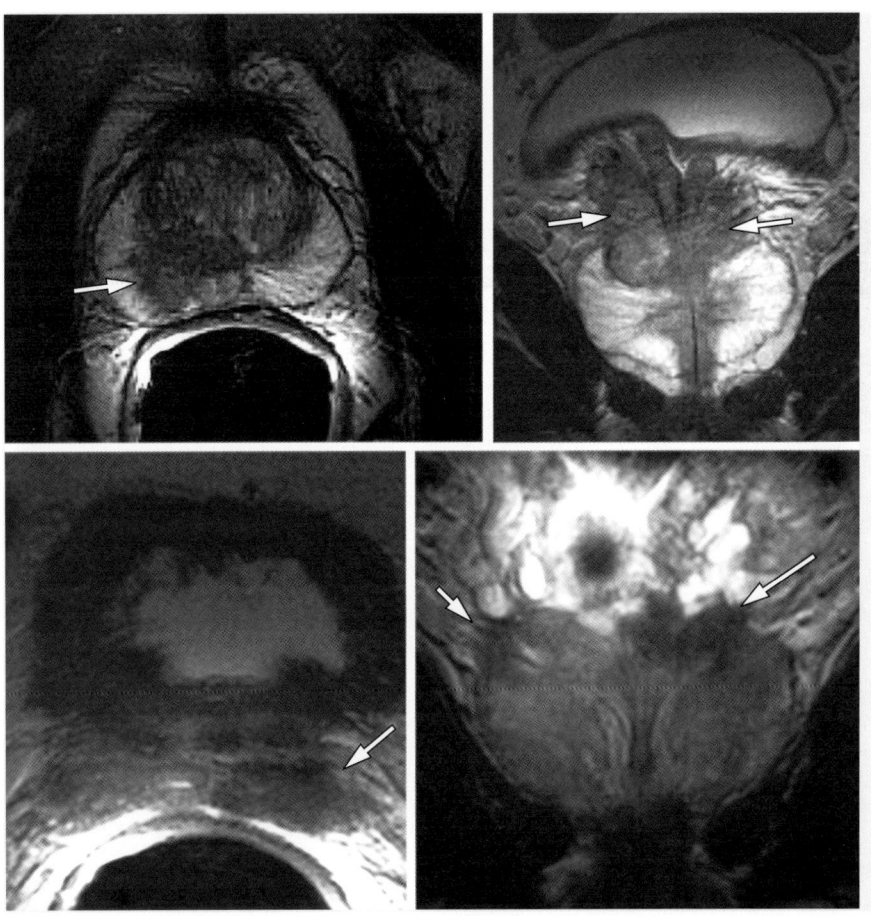

Fig. 3.11 Invasão da vesícula seminal (SVI) nas imagens axiais (*esquerda*) e coronais (*direita*) ponderadas em T2. **Caso 1** (*Linha superior*): A imagem axial revela um tumor irregular hipointenso envolvendo a zona periférica medial posterior direita e a zona de transição posterior direita (*seta*). A imagem coronal mostra tumor hipointenso envolvendo as vesículas seminais bilateralmente (*setas*) com obliteração do ângulo normal entre a base prostática e as vesículas seminais. **Caso 2** (*Linha inferior*): Nódulos hipointensos na zona periférica medial posterior esquerda e lateral posterior direita (*setas*) com SVI à esquerda (*seta longa*) e extensão extraprostática bilateral na base prostática.

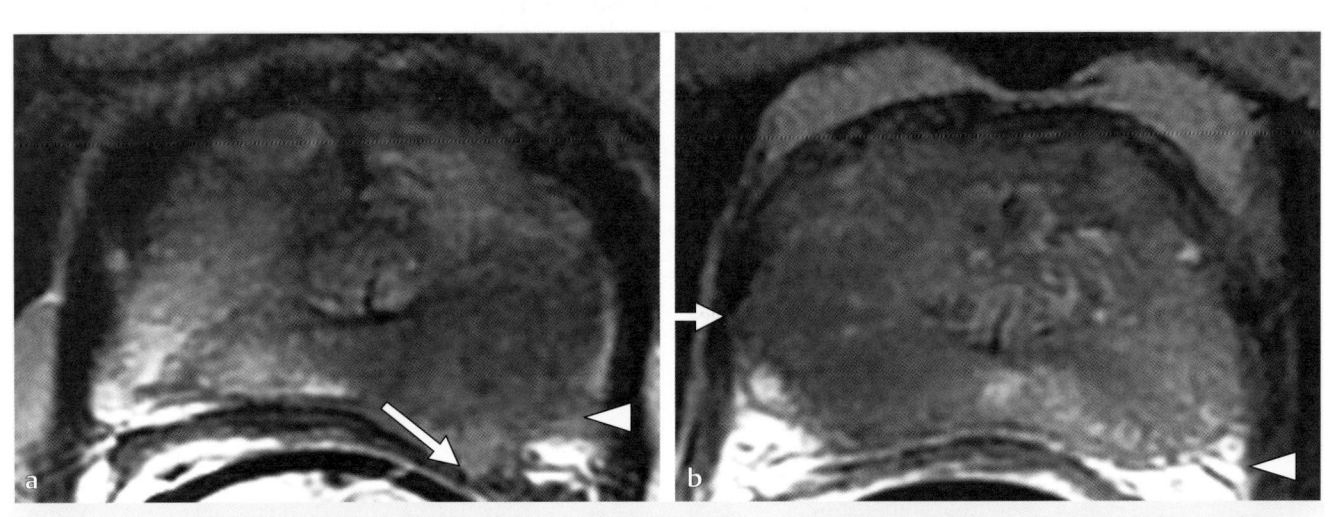

Fig. 3.12 Imagem ponderada em T2 para planejamento da cirurgia de preservação do nervo. (**a**) A imagem axial em paciente com antígeno prostático específico (PSA) de 4,5 ng/dL e um nódulo palpável no exame de toque retal mostra um tumor extenso de baixo sinal na zona periférica esquerda (câncer com escore de Gleason 9 confirmado) com obliteração do ângulo retoprostático e invasão do feixe neurovascular esquerdo (*ponta de seta*) e invasão da parede retal anterior esquerda (*seta*). O tumor foi, portanto, considerado muito extenso para o tratamento cirúrgico e o paciente foi submetido à radioterapia por feixe externo. (**b**) A imagem axial em paciente com PSA de 3,7 ng/dL e um exame de toque retal negativo revela uma área extensa pouco definida de hipointensidade dentro da zona periférica direita (câncer com escore de Gleason 8 confirmado). A margem posterolateral direita do tumor mostra espiculação e extensão extraprostática evidente (*seta*), desse modo o feixe neurovascular direito foi sacrificado na cirurgia. Notar o aspecto normal do feixe neurovascular esquerdo e o ângulo retoprostático esquerdo (*ponta de seta*), que permitiu aos cirurgiões prosseguir de forma confiável com a cirurgia de preservação do nervo apresentada à esquerda.

de citrato e espermina fortemente acoplados depende dos parâmetros de sequência de pulso e intensidade de campo da aquisição. Quando esta dependência é devidamente explicada, a relação CSC/C fornece um marcador quantitativo de metabolismo do câncer de próstata que pode ser comparado entre as diferentes intensidades de campo, fornecedores e instituições.[49]

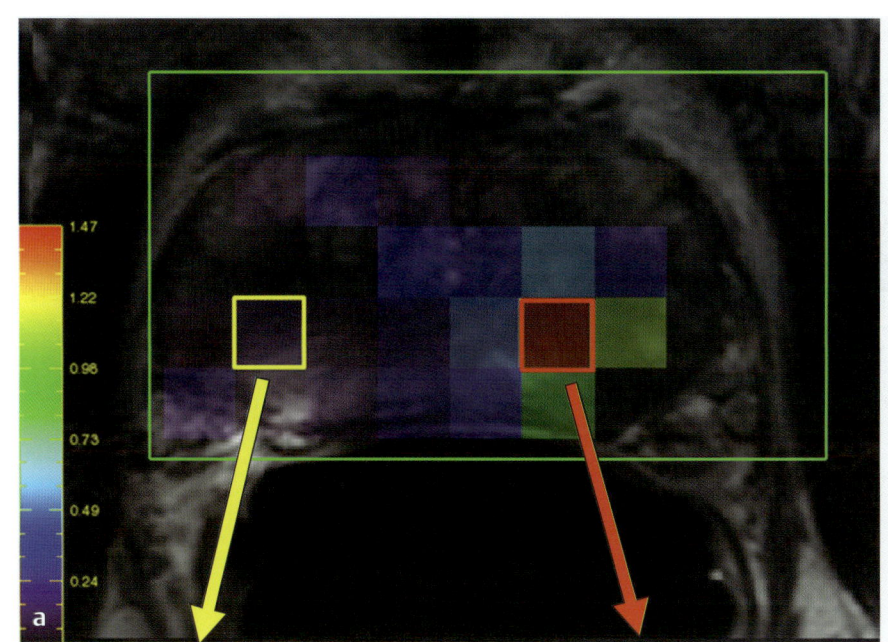

Fig. 3.13 Espectros de MR do tecido prostático normal e do câncer de próstata. (**a**) Aquisição da imagem espectroscópica de MR mostrando um mapa de cores da relação colina-citrato sobreposto em uma imagem axial em T2 da próstata. (**b**) Espectro de MR da amostra a partir de um *voxel* contendo tecido glandular normal na zona periférica, mostrando menor relação de colina-citrato (como discutido no texto, o pico de colina frequentemente está sobreposto com os picos adjacentes para creatina e poliaminas, particularmente espermina). (**c**) Espectro de MR da amostra obtido por *voxel* contendo o tumor, revelando um aumento na relação colina-citrato. Isto é um dos aspectos característicos do câncer de próstata. (Imagens com cortesia de Dr. Baris Turkbey, Center for Cancer Research, National Institutes of Health, Bethesda, MD.)

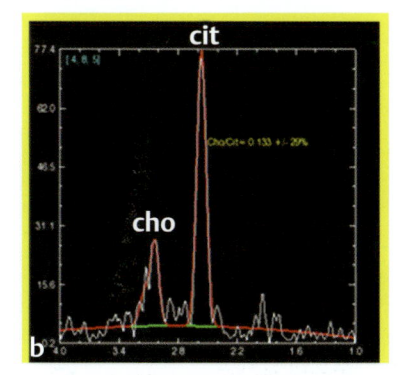

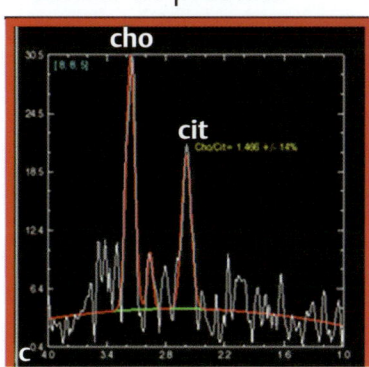

Em comparação com outros métodos de MRI, tais como DCE-MRI e DWI, a MRSI é tecnicamente mais desafiadora, necessitando de conhecimento especializado em aquisição, pós-processamento e interpretação para ser bem-sucedida. Embora uma descrição detalhada da metodologia de MRSI esteja além do objetivo deste texto, as principais considerações técnicas são resumidas aqui e o leitor pode consultar qualquer um dos vários artigos recentes de revisão para detalhes adicionais.[48,50,51]

Os metabólitos detectados por MRSI estão presentes em concentração muito menor do que os prótons em água e lipídio, tornando a técnica com SNR inerentemente baixa, havendo implicações para o modelo de *hardware* e sequência de pulso. Portanto, a ERC é recomendada para realizar a MRSI em 1,5 T em um período de tempo razoável, enquanto a ERC é opcional (ainda que desejável) em 3,0 T. Além do aumento da SNR, a realização de MRSI em 3,0 T também fornece melhor resolução espectral, visto que o espaçamento (ou dispersão) dos picos ao longo dos espectros aumenta linearmente com a intensidade de campo.[2] Visto que a MRSI é altamente sensível às alterações na suscetibilidade, é particularmente importante utilizar um fluido de suscetibilidade equivalente no balão da ERC e para evitar a análise de imagem na condição de hemorragia pós-biópsia.

Ao contrário do *voxel* único ou técnicas 2D, a MRSI da próstata é realizada utilizando a imagem 3D de deslocamento químico e localização de volume por espectroscopia com resolução pontual (PRESS). O volume de interesse (ou PRESS *box*) do qual os dados de MRSI são adquiridos deve ser cuidadosamente selecionado em referência às imagens anatômicas ponderadas em T2 e deve ser ajustado para maximizar a inclusão da glândula prostática e exclusão de tecidos extraprostáticos. Este "*box*" é definido pela aplicação sequencial de três pulsos de excitação seletiva em fatias ao longo de cada uma das direções x, y e z. Como o PRESS *box* retangular não está em conformidade com o contorno liso da próstata, bandas de saturação oblíqua são então aplicadas ao longo dos cantos do *box* para eliminar o sinal a partir do tecido extraprostático (particularmente de gordura extraprostática, vesículas seminais e a parede anterior do reto) e para fornecer uma melhor combinação à forma da glândula (▶ Fig. 3.14).

O *shimming* ideal é essencial para a aquisição de espectros de alta qualidade, pois as larguras de linha dos metabólitos são ampliadas pela falta de homogeneidade no campo principal. Isto é particularmente verdadeiro em 3,0 T, onde os efeitos da suscetibilidade aumentada tornam a homogeneidade do campo principal mais difícil de manter.[2] No momento, o *shimming* é realizado com o uso de uma combinação de *autoshim* padrão fornecido pelo fabricante, com ajustes manuais adicionais ao longo dos três eixos primários quando necessário. A homogeneidade do campo principal também é necessária para a supressão adequada em água e lipídio, que é obtida utilizando pulsos de excitação especializados,[52,53,54,55] permitindo a detecção de espectros dos metabólitos presentes em abundância muito menor do que a água e gordura.

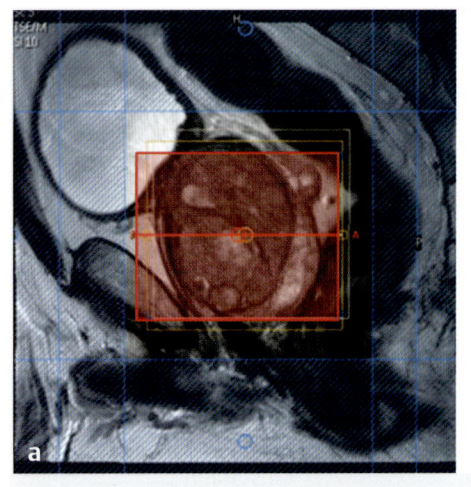

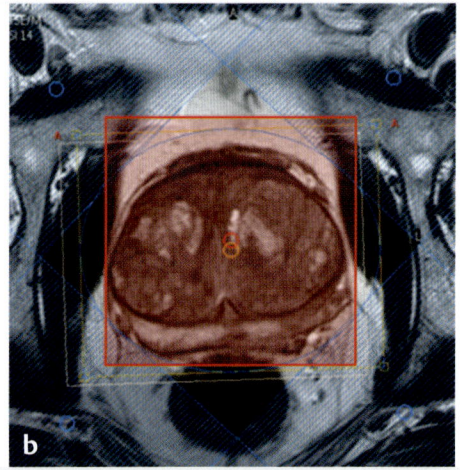

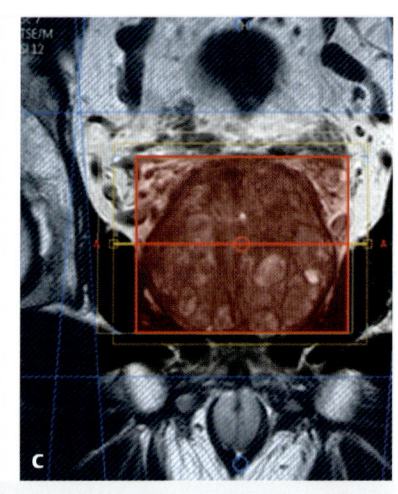

Fig. 3.14 Prescrição do quadro por volume de interesse com PRESS (espectroscopia com resolução pontual) (retângulo vermelho) e bandas de saturação oblíqua (retângulos azuis hachurados) sobrepostas nas imagens ponderadas em T2 nos planos sagital (**a**), axial (**b**) e coronal (**c**). (Imagens com cortesia de Dr. Baris Turkbey, Center for Cancer Research, National Institutes of Health, Bethesda, MD.)

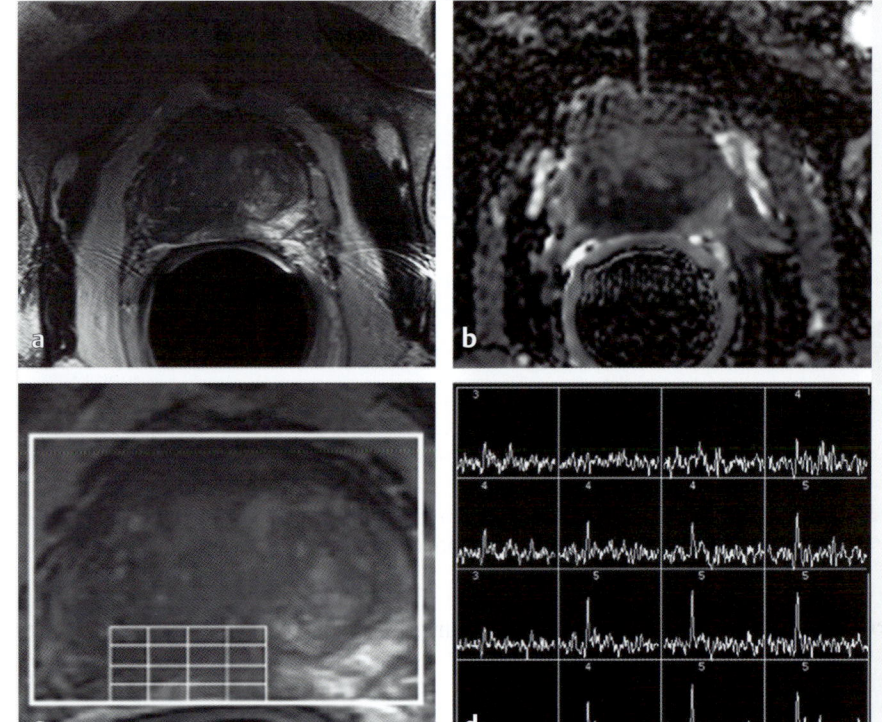

Fig. 3.15 Espectroscopia de ressonância magnética em homem de 64 anos de idade com antígeno prostático específico de 12 ng/dL e câncer com escore de Gleason 9 confirmado. (**a**) A imagem axial ponderada em T2 e (**b**) o mapa de coeficiente de difusão aparente mostram um tumor hipointenso com difusão restrita na zona periférica medial posterior e a zona de transição posterior. (**d**) Espectros de ressonância magnética correspondendo à (**c**) grade 4 × 4 de *voxels* sobrepondo o tumor mostram aumento do pico de colina e redução do pico de citrato relacionados ao câncer de próstata. Os espectros são automaticamente graduados em uma escala de 1 a 5, com escores elevados indicando probabilidade elevada de malignidade. (Imagens com cortesia de Dr. Antonio Westphalen, University of California San Francisco School of Medicine.)

Outro desafio técnico da MRSI é alcançar os tempos de aquisição clinicamente aceitáveis. Visto que os espectros devem ser adquiridos na ausência de um gradiente de leitura, a codificação espacial 3D requer uma série de três alças de codificação de fase aninhadas, levando a tempos de aquisição longos para tamanhos de matriz até mesmo relativamente pequenos. Por exemplo, com a dimensão do voxel efetivo de 0,7 cm³ em 1,5 T, um estudo precisou de 17 minutos para obter um conjunto de dados de MRSI,[56] embora isto possa ser reduzido com o uso de aquisição e filtragem no espaço k ponderado.[57] No uso de ERC em 3,0 T, a MRSI com voxels efetivos de 0,6 cm³ pode ser obtida de modo razoável em 9 minutos.[58] A maior dimensão do *voxel* (0,5 a 1 cm³) na MRSI é necessária para manter uma SNR adequada e tempo de aquisição razoável, com base nas considerações técnicas descritas anteriormente. Isto tem implicações clínicas, já que os tumores com menos de 0,5 cm³ podem não ser detectados na MRSI em decorrência do cálculo médio do volume parcial com o tecido adjacente normal.

Uma vez que a aquisição da MRSI é concluída, diversas etapas pós-processamento manuais e automatizadas são necessárias, sendo realizadas por pacotes de análise de *software* de MRSI específicos do fabricante, incluindo a combinação de dados de diferentes elementos da bobina, a transformação de Fourier para recuperar a localização espacial dos dados, frequência e correções de fase para representar a não homogeneidade do campo B_0 pela próstata, correção basal para sinais residuais em água e lipídio não suprimidos, ajuste do modelo de dados espectrais e integração da área em cada pico de metabólito para determinar as concentrações relativas de cada metabólito.[48]

A escolha de um modelo apropriado para ajuste espectral deve levar em consideração o *hardware* e a sequência de pulso utilizados na aquisição resultante da dependência já mencionada dos sistemas *spin* de citrato e espermina fortemente acoplados nos parâmetros de intensidade de campo e sequência de pulso.[48,59] Os dados de MRSI podem ser então exibidos como um arranjo contíguo de espectros e relações de metabólitos cobrindo grande parte da glândula prostática. Como são obtidos durante o mesmo exame, os dados espectrais da MRSI podem ser diretamente sobrepostos nas imagens ponderadas em T2 de alta resolução, permitindo a correlação entre as áreas de anormalidade anatômica (hipointensidade nas imagens ponderadas em T2) e áreas de anormalidade metabólica (relação CC/C elevada), como demonstrado na ▶ Fig. 3.15.

A interpretação de espectros requer conhecimento da anatomia zonal da próstata. Por exemplo, a CZ e TZ normais contêm níveis significativamente menores de citrato do que a PZ e, além disso, os tecidos adjacentes à uretra, vesículas seminais e ductos ejaculatórios contêm altos níveis de colina em decorrência da presença de glicerofosfocolina dentro destas estruturas.[51] Após exclusão dos voxels que não são interpretáveis (p. ex., devido à supressão em água ou lipídio ou contaminação com glicerofosfocolina), os sistemas de pontuação padronizados são aplicados e um ponto na escala de 5 pontos é definido para cada voxel de MRSI, com pontuações mais altas indicando maior probabilidade de malignidade.[60,61] Na PZ, onde a maior parte do trabalho com MRSI é centrada, os voxels com uma relação CC/C maior que 2 desvios-padrões acima da média são normalmente considerados "provavelmente malignos", embora não haja limiar absoluto e essas relações sejam influenciadas por considerações técnicas, como intensidade de campo e qualidade dos espectros.[51] Para diagnosticar o câncer de próstata, devem existir pelo menos dois voxels adjacentes com relações CC/C maiores que 2 e 3 desvios-padrões acima da média, respectivamente.[20]

Embora a MRSI seja capaz de diferenciar o câncer de próstata do tecido não canceroso,[62] um estudo multicêntrico prospectivo bem delineado não demonstrou qualquer benefício adicional da MRSI em relação à imagem ponderada em T2 convencional para a detecção e localização do câncer de próstata.[63] Deve ser observado que isto foi realizado em sistemas de MRI mais antigos em 1,5 T e com melhoras na qualidade da MRSI, desde então (p. ex., o cálculo adequado para os sistemas *spin* de espermina e citrato fortemente acoplados no ajuste de modelo, como discutido anteriormente).

As anormalidades metabólicas detectadas utilizando a MRSI podem ser úteis na classificação do tumor, visto que demonstraram correlacionar a agressividade do tumor (escore de Gleason [GS])[64] apesar da existência de correlações similares com os parâmetros de difusão[65] e a intensidade de sinal nas imagens ponderadas em T2.[66] Existem também limitações clínicas para o uso de MRSI, que é vulnerável aos efeitos do aumento de suscetibilidade na condição de hemorragia pós-biópsia (necessitando de um intervalo de pelo menos 8 semanas entre a biópsia e o exame de MR),[67] além de capacidade limitada para diferenciar o câncer de próstata das entidades benignas, tais como prostatite e BPH estromal.[51] Estas limitações conduziram à desvalorização da MRSI como técnica opcional na maioria dos centros e não tem sido incluída em grande parte das diretrizes recentes de mpMRI clínica da próstata (PI-RADS versão 2.0).

Em resumo, a MRSI é uma ferramenta potencialmente útil na caracterização do câncer de próstata em mãos experientes. No entanto, os desafios técnicos e o tempo necessário têm limitado sua ampla aplicação. Com a melhora da qualidade e SNR dos sistemas de MRI ao longo do tempo, há interesse renovado na aplicação da MRSI para caracterização do câncer de alto risco, potencialmente evitando a necessidade de injeção de contraste ao substituir a DCE-MRI por MRSI.

3.3.4 Imagem Ponderada em Difusão e MRI Dinâmica com Contraste

Apesar da alta sensibilidade da imagem em T2 do carcinoma de próstata,[68,69] a baixa especificidade das anormalidades do sinal em T2 tem motivado o aumento do uso de imagens ponderadas em T2 com outras técnicas de imagens funcionais. A imagem ponderada em difusão (DWI) e a imagem dinâmica com contraste (DEC-MRI) surgiram como ferramentas de imagem valiosas para aumentar a acurácia da mpMRI na detecção, localização e estadiamento do câncer de próstata. A DWI e DCE-MRI são discutidas em detalhes nos Capítulos 4 e 5.

3.4 Maximizando a Qualidade da Imagem/Artefatos/Armadilhas

3.4.1 Período de Realização da MRI na Condição de Biópsia Recente

A hemorragia é comumente observada na PZ e vesículas seminais após biópsia guiada por ultrassom transrretal e foi relatada em até 81% dos pacientes em 3 semanas da realização da biópsia e em 49% dos pacientes por mais de 3 semanas do tempo da biópsia.[70] Produtos derivados do sangue podem disseminar pelo sistema ductal, envolvendo uma porção maior da PZ do que seria esperado com base no número e trajetória dos fragmentos de biópsia e, em alguns casos, podem envolver a PZ inteira.[70] Embora tenha sido demonstrado que a hemorragia pós-biópsia pode afetar de forma adversa a interpretação das imagens ponderadas em T2,[70] o período ideal do exame de MRI pós-biópsia é controverso. Visto que as alterações pós-biópsia devem diminuir com o tempo, demoras que variam de 3 a 10 semanas são recomendadas entre o tempo de biópsia e o desempenho do estadiamento pela MRI.[20,67] No entanto, estas demoras não são sempre viáveis, podem ser inaceitáveis para os pacientes e médicos envolvidos e podem não seguir as diretrizes de tempo para o tratamento. De fato, diversos estudos sugerem atualmente que a demora pós-biópsia pode ser desnecessária com o uso de protocolos modernos de mpMRI.[71,72,73] Por exemplo, enquanto um estudo recente observou tendência para a baixa sensibilidade na presença de hemorragia na imagem ponderada em T2 apenas, não há diminuição significativa no desempenho da DWI ou DCE-MRI, sobretudo sem redução no desempenho para acurácia total do protocolo combinado de mpMRI.[72]

Por precaução, as diretrizes atuais recomendam um adiamento de 6 semanas entre o tempo de biópsia e a MRI para o estadiamento quando possível, com o reconhecimento de que istopode não ser sempre viável ou necessário.[20]

3.4.2 Artefatos e Armadilhas

A MRI da próstata está sujeita a diversos artefatos que o radiologista deve estar ciente, alguns dos quais são específicos ao uso de ERC. Primeiramente, o perfil de sensibilidade da bobina com frequência cria um artefato de "linha de sinal",[18] visto como uma banda de alto sinal na interface entre a ERC e o tecido mole da parede posterior do reto (▶ Fig. 3.16). Isto ocorre em decorrência da SNR elevada imediatamente adjacente à bobina e pode produzir um gradiente de sinal elevado na PZ, tornando mais difícil a avaliação desta área. Um artefato relacionado é a perda de sinal dentro da glândula anterior, particularmente na condição de BPH, que pode limitar a avaliação da TZ anterior. Uma variedade de estratégias pós-processamento pode ser empregada levando em consideração o perfil de sensibilidade da ERC e a produção de um sinal mais uniforme pela imagem.[74] No entanto, esta correção ocorre ao custo do ruído aumentado com distância da bobina, que também pode limitar a avaliação da glândula anterior (▶ Fig. 3.17).

Como em outros sistemas orgânicos, o movimento é uma fonte significativa de artefatos na MRI da próstata. O artefato de movimento surge em duas formas: fase-fantasma e borramento. O borramento é mais intuitivo e ocorre devido ao movimento entre o tempo de excitação da RF e a formação de eco (p. ex., dentro de uma etapa única de codificação de fase), resultando em perda de nitidez na aparência da estrutura do movimento. O artefato de fase-fantasma ocorre em decorrência do movimento entre as etapas de codificação de fase. A localização inconsistente dos *spins*, com a aquisição dos dados de codificação de fase, leva ao acúmulo do erro de fase. Se o movimento tem um componente periódico, replicações ou "fantasmas" do tecido em movimento são expressos na largura total da imagem, mas ape-

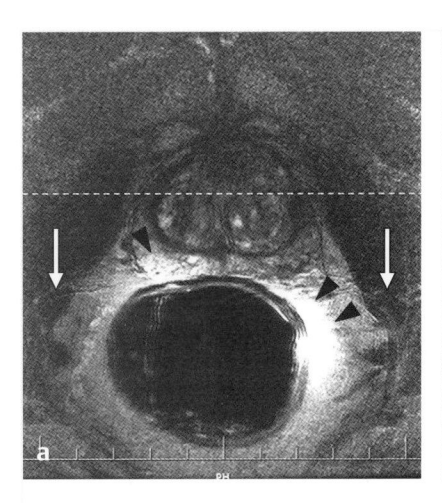

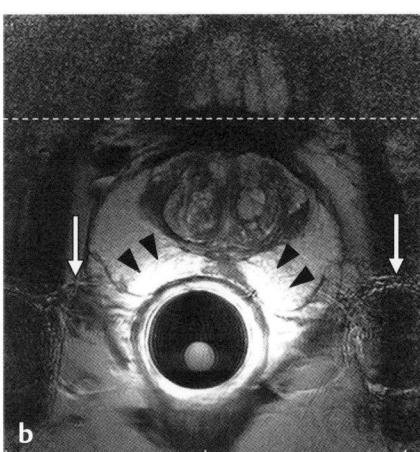

Fig. 3.16 Artefatos de MRI relacionados ao uso de bobina endorretal (ERC) detectados nas imagens axiais ponderadas em T2 obtidas em 1,5 T.
(**a**) Imagem obtida utilizando uma bobina receptora endorretal insuflável com balão de único canal (eCoil, Medrad Inc., Warrendale, PA).
(**b**) Imagem obtida com o uso de bobina receptora endorretal sólida em arranjo de fase reutilizável de duplo canal (Endo Coil Array, Hologic Inc., Bedford, MA). Ambas as imagens revelam o artefato característico de "linha de sinal", visto como uma faixa de sinal elevado na interface entre a ERC e os tecidos moles adjacentes da parede retal posterior e zona periférica posterior (*pontas de seta*). Também observar a queda do sinal anterior em ambas as imagens, visível como "faixa de ruído" (*linha tracejada*) que resulta da diminuição da relação sinal-ruído (SNR) com distância do reto. Estes artefatos são um resultado direto do perfil de sensibilidade da bobina e são únicos para o uso de ERC. O artefato de fase característico (*setas*) é observado como replicações ou "fantasmas" da interface de sinal elevado entre a ERC e tecidos moles adjacentes, que são expressos ao longo da direção em codificação de fase (esquerda-direita). Como observado aqui, estes artefatos podem limitar a avaliação da zona periférica posterior e dos feixes neurovasculares. Embora os artefatos fantasmas por codificação de fase possam ocorrer com e sem uma ERC, são mais comuns quando uma ERC é utilizada e mais graves com modelos de ERC rígidos em vez do tipo insuflável com balão. Ambas as imagens foram obtidas utilizando uma matriz de 512 × 320, campo de visão de 14 cm e espessura de corte de 3 mm.

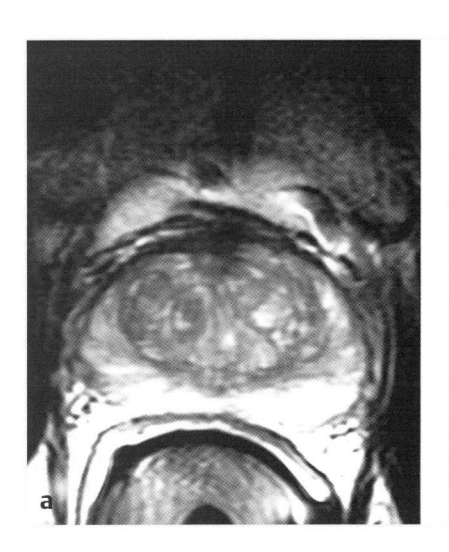

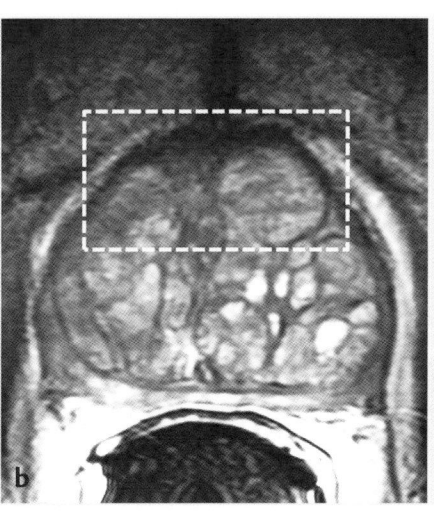

Fig. 3.17 Menor relação sinal-ruído anterior (SNR) na condição de hiperplasia prostática benigna (BPH). Imagens axiais ponderadas em T2 obtidas em 1,5 T utilizando uma bobina endorretal (ERC) em pacientes com um diâmetro anteroposterior da próstata medindo (**a**) 3,2 cm e (**b**) 5,1 cm. Notar a menor SNR ("granularidade") na glândula anterior do paciente com aumento prostático mais grave (*quadro tracejado na imagem*) (**b**). Este efeito pode ser parcialmente compensado pelo emprego de uma combinação de ERC e bobinas de superfície em arranjo de fase para aumentar a SNR na glândula anterior. No entanto, mesmo a abordagem combinada pode fornecer má qualidade de imagem na condição de excesso de massa corporal, que aumenta a distância entre a glândula anterior e o arranjo da bobina de superfície.

nas na direção da codificação de fase, independente da direção do movimento. Por este motivo, a direção da codificação de fase deve ser sempre designada como esquerda-direita, de forma que o efeito fantasma não esconda a avaliação da glândula prostática. Embora os artefatos de movimento sejam observados em estudos de MRI com bobina endorretal e não endorretal, eles são mais frequentes[18] e classificados como mais significativos[19] com o uso de ERC. Especificamente, os artefatos de fase-fantasma relacionados ao aspecto anterior da ERC e parede retal anterior podem obscurecer a avaliação dos feixes neurovasculares (▶ Fig. 3.16).[14,17,18] Em estudo recente, os artefatos de fase foram piores com o modelo de ERC rígido comparado com o balão insuflável.[17] Para a bobina rígida, o impacto negativo das imagens fantasmas por codificação de fase pode ser reduzido pelo ajuste do ângulo da bobina para desviar os artefatos da próstata e feixes neurovasculares e pelo posicionamento da ERC, de forma que se aplica menos pressão na próstata, visto que a pressão excessiva comprime a glândula na dimensão anteroposterior (AP) e aproxima mais as imagens fantasmas em fase. As estratégias de amostragem alternativa no espaço-k, como as linhas paralelas de sobreposição rotacionadas periodicamente com realce de reconstrução (PROPELLER; General Electric Medical Systems) ou BLADE (Siemens Healthcare), demonstraram reduzir os artefatos de movimento na MRI ponderada em T2, ainda que ao custo da redução no contraste de imagem.[75]

Outra categoria de artefatos importantes na MRI da próstata é aquela relacionada à suscetibilidade magnética. A suscetibilidade é uma propriedade de todos os materiais e representa o grau para o qual um material se torna magnetizado quando colocado em um campo magnético externo. Quando dois materiais adjacentes com suscetibilidade distinta são colocados lado a lado, tornam-se magnetizados em diferentes graus, criando um gradiente localizado ou não homogêneo no campo magnético principal. Isto leva a artefatos característicos nas interfaces entre os tecidos com diferentes suscetibilidades, por exemplo, entre ar, ossos, tecido mole e alguns hemoderivados (p. ex., hemossiderina).

Na imagem da próstata, os artefatos de suscetibilidade podem ser observados em associação ao gás retal, implantes metálicos, hemorragia pós-biópsia ou da própria ERC. Estes artefatos assumem a forma de distorção geométrica, queda do sinal e "empilhamento" de sinal e são mais evidentes nas aquisições de imagem ecoplanar (EPI) em único disparo (p. ex., DWI) em decorrência da largura de banda intrinsecamente baixa ao longo da direção de codificação de fase.[2,76] Os artefatos de suscetibilidade aumentam com a intensidade do campo magnético[77] e podem resultar em deslocamento aparente de tecidos até vários voxels. Apesar de frequentemente evidente, os artefatos de suscetibilidade podem ser sutis e podem mimetizar a malignidade da zona periférica (▶ Fig. 3.18), uma armadilha que pode ser evitada pela estreita correlação com as imagens multiplanares ponderadas em T2. Os efeitos de suscetibilidade também são prejudiciais para as aquisições de MRSI, resultando em ampliação das larguras de linha e perda de resolução espectral. Por estes motivos, o fluido de suscetibilidade equivalente na ERC, como o perfluorocarbono ou bário, deve ser utilizado ao realizar a MRI da próstata com uma ERC insuflável com balão. A maioria das ERCs insufláveis utiliza um modelo de balão duplo, devendo-se tomar cuidado para evitar enchimento incompleto do balão interno com o fluido de suscetibilidade equivalente. O enchimento incompleto deixa um espaço com ar rarefeito entre os balões interno e externo, resultando em artefatos de suscetibilidade e anulando qualquer benefício da suspensão de bário (▶ Fig. 3.19). Os artefatos de suscetibilidade também podem ser minimizados pela imagem em intensidade de campo menor (1,5 T), embora não seja sempre desejável ou possível. Durante a realização da DWI em 3,0 T, os artefatos de suscetibilidade podem ser reduzidos pela combinação de sequências EPI em único disparo com imagens paralelas e comprimentos curtos do trem de eco para reduzir o aumento dos erros de fase.[2]

Além dos artefatos descritos anteriormente, o posicionamento da própria ERC tem um impacto importante na qualidade da imagem. É essencial analisar a posição da ERC nas imagens

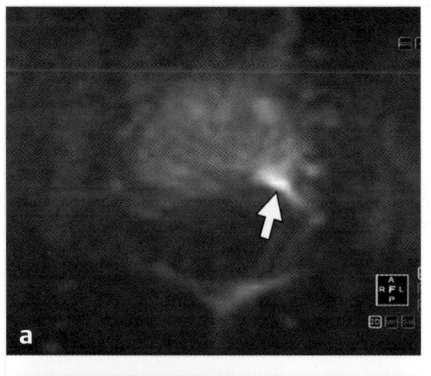

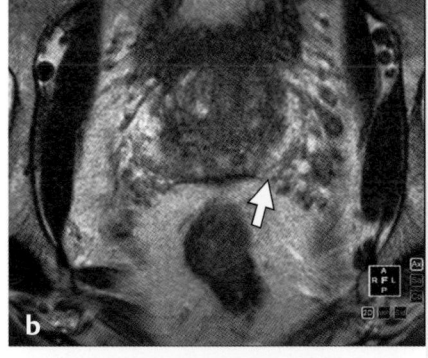

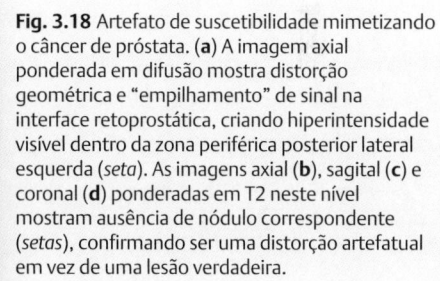

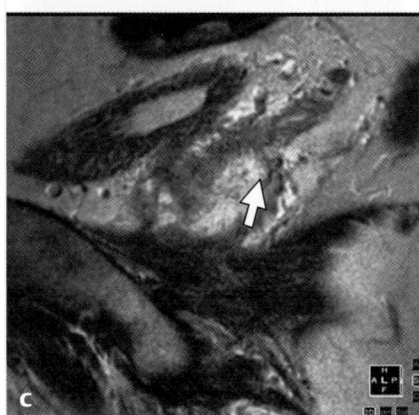

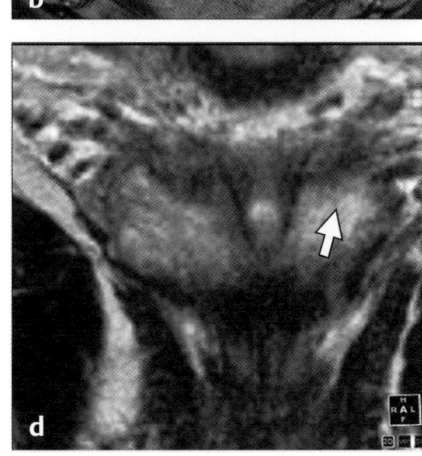

Fig. 3.18 Artefato de suscetibilidade mimetizando o câncer de próstata. (**a**) A imagem axial ponderada em difusão mostra distorção geométrica e "empilhamento" de sinal na interface retoprostática, criando hiperintensidade visível dentro da zona periférica posterior lateral esquerda (seta). As imagens axial (**b**), sagital (**c**) e coronal (**d**) ponderadas em T2 neste nível mostram ausência de nódulo correspondente (setas), confirmando ser uma distorção artefatual em vez de uma lesão verdadeira.

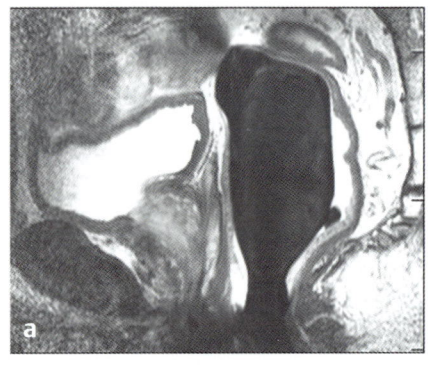

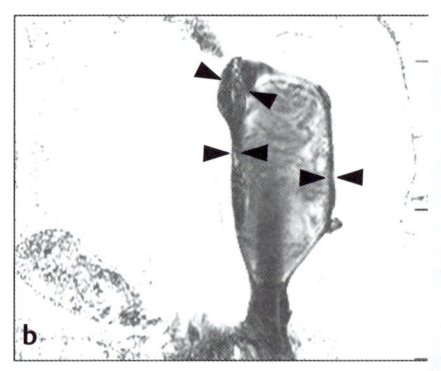

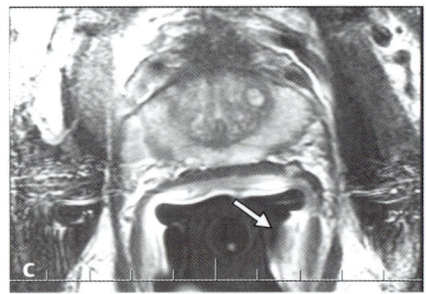

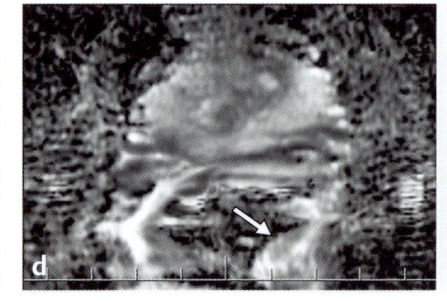

Fig. 3.19 Artefato de suscetibilidade relacionado ao espaço de ar com o uso de bobina endorretal (ERC) insuflável com balão e fluido de suscetibilidade equivalente (suspensão de bário). (**a**) Imagem sagital ponderada em T2 na próstata obtida com uma ERC insuflável com balão preenchida por fluido de suscetibilidade equivalente (suspensão de bário). (**b**) Mesma imagem como em (**a**), mas com a ferramenta de janela mais agressiva, ilustra um espaço de ar fino hipointenso (*pontas de seta*) entre o balão interno preenchido com bário e o balão externo que confina a parede do reto. Isto ocorre devido ao enchimento incompleto do balão interno com bário e é um problema potencial com o uso de um modelo de balão duplo e a fluido de suscetibilidade equivalente (suspensão de bário). A imagem axial ponderada em T2 (**c**) e o mapa de coeficiente de difusão aparente (ADC) (**d**) ilustram os artefatos de suscetibilidade decorrentes do espaço de ar, por exemplo, a distorção geométrica ao longo da parede do reto à esquerda (*seta*). Os artefatos são mais graves no mapa de ADC, em virtude da maior sensibilidade das imagens ponderadas em difusão à corrupção pelos artefatos de suscetibilidade.

exploratórias para confirmar que a próstata está centrada no volume sensível da bobina no plano sagital (▶ Fig. 3.1) e que não há rotação excessiva (> 20°) da bobina em relação à próstata no plano axial. A má rotação da ERC pode resultar no volume sensível da bobina sendo direcionada lateralmente ou mesmo posteriormente, em direção ao sacro. Portanto, a inserção da bobina e a avaliação do posicionamento correto devem ser realizadas por profissional adequadamente treinado (radiologista ou assistente treinado em radiologia).

3.5 Preparo do Paciente

Para minimizar os artefatos de movimento relacionados ao peristaltismo intestinal, o uso de um agente espasmolítico antes da MRI da próstata é recomendado[20] e muitas vezes realizado.[78] Os dois agentes mais comumente utilizados são a butilescopolamina (Buscopan®) e o glucagon. Embora estes agentes possam ser benéficos em alguns pacientes, estudos recentes demonstraram pouca melhora sistemática na qualidade da imagem com Buscopan® em comparação com a MRI realizada sem agente espasmolítico.[78,79] Além disso, o custo adicional e a possibilidade de reações adversas devem ser levados em consideração com o uso de rotina destes medicamentos.

Para minimizar os artefatos de suscetibilidade, medidas devem ser tomadas para eliminar a presença de gás e fezes do reto antes da MRI. As fezes podem ser eliminadas pela autoadministração do Fleet® enema realizada no dia do exame, pelo menos 2 horas antes da análise de imagem. No entanto, um enema pode estimular o peristaltismo em alguns pacientes e resultar em aumento do artefato de movimento.

Para eliminar o ar do reto, a descompressão pode ser realizada usando sucção com um pequeno cateter. Se o ar no reto for detectado durante o estudo realizado sem o uso de ERC, a imagem do paciente posicionado em pronação pode ser útil na movimentação do ar para uma posição antedependente distante da próstata.

Alguns investigadores recomendam que pacientes evitem a ejaculação por pelo menos 3 dias antes da MRI da próstata.[80] Esta recomendação é reforçada pelo achado de que as alterações quantitativas no coeficiente de difusão aparente (ADC) e o T2 na PZ são observadas imediatamente depois da ejaculação, com implicações potenciais para a detecção do câncer de próstata.[81] Observar, porém, que este achado foi observado em homens jovens saudáveis e requer validação em indivíduos mais velhos com e sem carcinoma de próstata. Todavia, evitar a ejaculação é geralmente recomendado como uma medida de precaução.

3.6 Resumo

Em resumo, existem inúmeros *hardwares* e opções de sequência de pulso disponíveis para a mpMRI da próstata. O uso de sistemas em 3,0 T com e sem uma bobina endorretal é aceitável para a maioria das situações clínicas, como é o uso de 1,5 T com bobina endorretal. O emprego de sistemas em 1,5 T sem uma bobina endorretal pode ser problemático para a localização do câncer, particularmente em sistemas mais antigos e não é preconizado para o estadiamento local. A análise de imagem de alta resolução ponderada em T2 forma a base de qualquer protocolo de mpMRI e é essencial para a localização do tumor e estadiamento local, incluindo a avaliação da extensão extraprostática. A DWI e DCE-MRI são técnicas de imagem funcional que possuem papel importante no aumento de sensibilidade e especificidade da imagem ponderada em T2 e são tratadas em detalhes nos Capítulos 4 e 5. Embora a MRSI não seja parte do exame de mpMRI atualmente recomendado, a espectroscopia pode ganhar maior adoção no futuro como um substituto da DCE-MRI em virtude de questões relativas ao custo e segurança dos agentes de contraste contendo gadolínio. Para a realização deste procedimento, avanços no vigor da aquisição de MRSI serão necessários.

Referências

[1] Mazaheri Y, Shukla-Dave A, Muellner A, Hricak H. MRI of the prostate: clinical relevance and emerging applications. J Magn Reson Imaging 2011; 33(2):258–274

[2] Lagemaat MW, Scheenen TW. Role of high-field MR in studies of localized prostate cancer. NMR Biomed 2014; 27(1):67–79

[3] Rouvière O, Hartman RP, Lyonnet D. Prostate MR imaging at high-field strength: evolution or revolution? Eur Radiol 2006; 16(2):276–284

[4] Kuhl CK, Träber F, Schild HH. Whole-body high-field-strength (3.0-T) MR Imaging in Clinical Practice. Part I. Technical considerations and clinical applications. Radiology 2008; 246(3):675–696

[5] Hennig J, Scheffler K. Hyperechoes. Magn Reson Med 2001; 46(1):6–12

[6] Hennig J, Weigel M, Scheffler K. Multiecho sequences with variable refocusing flip angles: optimization of signal behavior using smooth transitions between pseudo steady states (TRAPS). Magn Reson Med 2003; 49(3):527–535

[7] de Bazelaire CM, Duhamel GD, Rofsky NM, Alsop DC. MR imaging relaxation times of abdominal and pelvic tissues measured in vivo at 3.0 T: preliminary results. Radiology 2004; 230(3):652–659

[8] Gibbs P, Liney GP, Pickles MD, Zelhof B, Rodrigues G, Turnbull LW. Correlation of ADC and T2 measurements with cell density in prostate cancer at 3.0 Tesla. Invest Radiol 2009; 44(9):572–576

[9] Fütterer JJ, Scheenen TW, Huisman HJ, Klomp DW, van Dorsten FA, Hulsbergen-van de Kaa CA et al. Initial experience of 3 tesla endorectal coil magnetic resonance imaging and 1H-spectroscopic imaging of the prostate. Investigative Radiology 2004; 39(11):671–680

[10] Torricelli P, Barberini A, Cinquantini F, Sighinolfi M, Cesinaro AM. 3-T MRI with phased-array coil in local staging of prostatic cancer. Acad Radiol 2008; 15(9):1118–1125

[11] Fütterer JJ, Engelbrecht MR, Jager GJ, Hartman RP, King BF, Hulsbergen-Van de Kaa CA et al. Prostate cancer: comparison of local staging accuracy of pelvic phased-array coil alone versus integrated endorectal-pelvic phased-array coils. Local staging accuracy of prostate cancer using endorectal coil MR imaging. Eur Radiol 2007; 17(4):1055–1065

[12] Fütterer JJ, Heijmink SW, Scheenen TW, Jager GJ, Hulsbergen-Van de Kaa CA, Witjes JA et al. Prostate cancer: local staging at 3-T endorectal MR imaging—early experience. Radiology 2006; 238(1):184–191

[13] Bittencourt LK, Hausmann D, Sabaneeff N, Gasparetto EL, Barentsz JO. Multiparametric magnetic resonance imaging of the prostate: current concepts. Radiol Bras 2014; 47(5):292–300

[14] Noworolski SM, Crane JC, Vigneron DB, Kurhanewicz J.. A clinical comparison of rigid and inflatable endorectal-coil probes for MRI and 3D MR spectroscopic imaging (MRSI) of the prostate. J Magn Reson Imaging 2008; 27(5):1077–1082

[15] deSouza NM, Gilderdale DJ, Puni R, Coutts GA, Young IR. A solid reusable endorectal receiver coil for magnetic resonance imaging of the prostate: design, use, and comparison with an inflatable endorectal coil. J Magn Reson Imaging 1996; 6(5):801–804

[16] Noworolski SM, Reed GD, Kurhanewicz J, Vigneron DB. Post-processing correction of the endorectal coil reception effects in MR spectroscopic imaging of the prostate. J Magn Reson Imaging 2010; 32(3):654–662

[17] Haider MA, Krieger A, Elliott C, Da Rosa MR, Milot L. Prostate imaging: evaluation of a reusable two-channel endorectal receiver coil for MR imaging at 1.5 T. Radiology 2014; 270(2):556–565

[18] Shah ZK, Elias SN, Abaza R, Zynger DL, DeRenne LA, Knopp MV et al. Performance comparison of 1.5-T endorectal coil MRI with 3.0-T nonendorectal coil MRI in patients with prostate cancer. Acad Radiol 2015; 22(4):467–474

[19] Heijmink SW, Fütterer JJ, Hambrock T, Takahashi S, Scheenen TW, Huisman HJ et al. Prostate cancer: body-array versus endorectal coil MR imaging at 3 T—comparison of image quality, localization, and staging performance. Radiology 2007; 244(1):184–195

[20] Barentsz JO, Richenberg J, Clements R, Choyke P, Verma S, Villeirs G et al. European Society of Urogenital Radiology. ESUR prostate MR guidelines 2012. Eur Radiol 2012; 22(4):746–757

[21] Hricak H, Choyke PL, Eberhardt SC, Leibel SA, Scardino PT. Imaging prostate cancer: a multidisciplinary perspective. Radiology 2007; 243(1):28–53

[22] Schnall MD, Lenkinski RE, Pollack HM, Imai Y, Kressel HY. Prostate: MR imaging with an endorectal surface coil. Radiology 1989; 172(2):570–574

[23] Beyersdorff D, Taymoorian K, Knösel T, Schnorr D, Felix R, Hamm B et al. MRI of prostate cancer at 1.5 and 3.0 T: comparison of image quality in tumor detection and staging. AJR. Am J Roentgenol 2005; 185(5):1214–1220

[24] Park BK, Kim B, Kim CK, Lee HM, Kwon GY. Comparison of phased-array 3.0-T and endorectal 1.5-T magnetic resonance imaging in the evaluation of local staging accuracy for prostate cancer. J Comput Assist Tomog 2007; 31(4):534–538

[25] Sosna J, Pedrosa I, Dewolf WC, Mahallati H, Lenkinski RE, Rofsky NM. MR imaging of the prostate at 3 Tesla: comparison of an external phased-array coil to imaging with an endorectal coil at 1.5 Tesla. Acad Radiol 2004; 11(8):857–862

[26] Torricelli P, Cinquantini F, Ligabue G, Bianchi G, Sighinolfi P, Romagnoli R. Comparative evaluation between external phased array coil at 3 T and endorectal coil at 1.5 T: preliminary results. J Comput Assist Tomog 2006; 30(3):355–361

[27] Turkbey B, Merino MJ, Gallardo EC, Shah V, Aras O, Bernardo M et al. Comparison of endorectal coil and nonendorectal coil T2W and diffusion-weighted MRI at 3 Tesla for localizing prostate cancer: correlation with whole-mount histopathology. J Magn Reson Imaging 2014; 39(6):1443–1448

[28] Gibbs P, Tozer DJ, Liney GP, Turnbull LW. Comparison of quantitative T2 mapping and diffusion-weighted imaging in the normal and pathologic prostate. Magnetic Magn Reson Med 2001; 46(6):1054–1058

[29] Panebianco V, Sciarra A, Osimani M, Lisi D, Ciccariello M, Salciccia S et al. 2D and 3D T2-weighted MR sequences for the assessment of neurovascular bundle changes after nerve-sparing radical retropubic prostatectomy with erectile function correlation. Eur Radiol 2009; 19(1):220–229

[30] Rosenkrantz AB, Neil J, Kong X, Melamed J, Babb JS, Taneja SS et al. Prostate cancer: Comparison of 3D T2-weighted with conventional 2D T2-weighted imaging for image quality and tumor detection. AJR. Am J Roentgenol 2010; 194(2):446–452

[31] Lichy MP, Wietek BM, Mugler JP III Horger W, Menzel MI, Anastasiadis A et al. Magnetic resonance imaging of the body trunk using a single-slab, 3-dimensional, T2-weighted turbo-spin-echo sequence with high sampling efficiency (SPACE) for high spatial resolution imaging: initial clinical experiences. Investigative Radiology 2005; 40(12):754–760

[32] McNeal JE. The zonal anatomy of the prostate. The Prostate 1981; 2(1):35–49

[33] Claus FG, Hricak H, Hattery RR. Pretreatment evaluation of prostate cancer: role of MR imaging and 1H MR spectroscopy. Radiographics 2004; 24 Suppl 1:S167–S180

[34] Vargas HA, Akin O, Franiel T, Goldman DA, Udo K, Touijer KA et al. Normal central zone of the prostate and central zone involvement by prostate cancer: clinical and MR imaging implications. Radiology 2012; 262(3):894–902

[35] Murphy G, Haider M, Ghai S, Sreeharsha B. The expanding role of MRI in prostate cancer. AJR. Am J Roentgenol 2013; 201(6):1229–1238

[36] Puech P, Betrouni N, Makni N, Dewalle AS, Villers A, Lemaitre L. Computerassisted diagnosis of prostate cancer using DCE-MRI data: design, implementation and preliminary results. Int J Comput Assist Radiol surg 2009; 4(1):1–10

[37] Sung YS, Kwon HJ, Park BW, Cho G, Lee CK, Cho KS et al. Prostate câncer detection on dynamic contrast-enhanced MRI: computer-aided diagnosis versus single perfusion parameter maps. AJR. Am J Roentgenol 2011; 197(5):1122–1129

[38] Hricak H, Wang L, Wei DC, Coakley FV, Akin O, Reuter VE et al. The role of preoperative endorectal magnetic resonance imaging in the decision regarding whether to preserve or resect neurovascular bundles during radical retropubic prostatectomy. Cancer 2004; 100(12):2655–2663

[39] McClure TD, Margolis DJ, Reiter RE, Sayre JW, Thomas MA, Nagarajan R et al. Use of MR imaging to determine preservation of the neurovascular bundles at robotic-assisted laparoscopic prostatectomy. Radiology 2012; 262(3):874–883

[40] Barrett T, Vargas HA, Akin O, Goldman DA, Hricak H. Value of the hemorrhage exclusion sign on T1-weighted prostate MR images for the detection of prostate cancer. Radiology 2012; 263(3):751–757

[41] Kurhanewicz J, Swanson MG, Nelson SJ, Vigneron DB. Combined magnetic resonance imaging and spectroscopic imaging approach to molecular imaging of prostate cancer. J Magn Reson Imaging 2002; 16(4):451–463

[42] Costello LC, Franklin RB. Concepts of citrate production and secretion by prostate. 1. Metabolic relationships. Prostate 1991; 18(1):25–46

[43] Costello LC, Franklin RB. Concepts of citrate production and secretion by prostate: 2. Hormonal relationships in normal and neoplastic prostate. Prostate 1991; 19(3):181–205

[44] Kahn T, Bürrig K, Schmitz-Dräger B, Lewin JS, Fürst G, Mödder U. Prostatic carcinoma and benign prostatic hyperplasia: MR imaging with histopathologic correlation. Radiology 1989; 173(3):847–851

[45] Schiebler ML, Tomaszewski JE, Bezzi M, Pollack HM, Kressel HY, Cohen EK et al. Prostatic carcinoma and benign prostatic hyperplasia: correlation of highresolution MR and histopathologic findings. Radiology 1989; 172(1):131–137

[46] Aboagye EO, Bhujwalla ZM. Malignant transformation alters membrane choline phospholipid metabolism of human mammary epithelial cells. Cancer Res 1999; 59(1):80–84

[47] Daly PF, Lyon RC, Faustino PJ, Cohen JS. Phospholipid metabolism in cancer cells monitored by 31 P NMR spectroscopy. J Biol chem 1987; 262(31):14875–14878

[48] Kobus T, Wright AJ, Scheenen TW, Heerschap A. Mapping of prostate cancer by 1H MRSI. NMR Biomed 2014; 27(1):39–52

[49] Kobus T, Wright AJ, Weiland E, Heerschap A, Scheenen TW. Metabolite ratios in 1H MR spectroscopic imaging of the prostate. Magn Reson Med 2015; 73(1):1–12

[50] Posse S, Otazo R, Dager SR, Alger J. MR spectroscopic imaging: principles and recent advances. J Magn Reson Imaging 2013; 37(6):1301–1325

[51] Verma S, Rajesh A, Fütterer JJ, Turkbey B, Scheenen TW, Pang Y et al. Prostate MRI and 3D MR spectroscopy: how we do it. AJR. Am J Roentgenol 2010; 194(6):1414–1426

[52] Cunningham CH, Vigneron DB, Chen AP, Xu D, Hurd RE, Sailasuta N et al. Design of symmetric-sweep spectral-spatial RF pulses for spectral editing. Megn Reson Med 2004; 52(1):147–153

[53] Mescher M, Merkle H, Kirsch J, Garwood M, Gruetter R. Simultaneous in vivo spectral editing and water suppression. NMR Biomed 1998; 11(6):266–272

[54] Schricker AA, Pauly JM, Kurhanewicz J, Swanson MG, Vigneron DB. Dualband spectral-spatial RF pulses for prostate MR spectroscopic imaging. Magn Reson Med 2001; 46(6):1079–1087

[55] Star-Lack J, Nelson SJ, Kurhanewicz J, Huang LR, Vigneron DB. Improved water and lipid suppression for 3D PRESS CSI using RF band selective inversion with gradient dephasing (BASING). Magn Reson Med 1997; 38(2):311–321

[56] Weinreb JC, Blume JD, Coakley FV, Wheeler TM, Cormack JB, Sotto CK et al. Prostate cancer: sextant localization at MR imaging and MR spectroscopic imaging before prostatectomy—results of ACRIN prospective multi-institutional clinicopathologic study. Radiology 2009; 251(1):122–133

[57] Heerschap A, Jager GJ, van der Graaf M, Barentsz JO, Ruijs SH. Proton MR spectroscopy of the normal human prostate with an endorectal coil and a double spin-echo pulse sequence. Magn Reson Med 1997; 37(2):204–213

[58] Yakar D, Heijmink SW, Hulsbergen-van de Kaa CA, Huisman H, Barentsz JO, Fu_tterer JJ et al. Initial results of 3-dimensional 1H-magnetic resonance spectroscopic imaging in the localization of prostate cancer at 3 Tesla: should we use an endorectal coil? Invest Radiol 2011; 46(5):301–306

[59] Hegde JV, Mulkern RV, Panych LP, Fennessy FM, Fedorov A, Maier SE et al. Multiparametric MRI of prostate cancer: an update on state-of-the-art techniques and their performance in detecting and localizing prostate cancer. J Magn Reson Imaging 2013; 37(5):1035–1054

[60] Fütterer JJ, Scheenen TW, Heijmink SW, Huisman HJ, Hulsbergen-Van de Kaa CA, Witjes JA et al. Standardized threshold approach using three-dimensional proton magnetic resonance spectroscopic imaging in prostate cancer localization of the entire prostate. Invest Radiol 2007; 42(2):116–122

[61] Jung JA, Coakley FV, Vigneron DB, Swanson MG, Qayyum A, Weinberg V et al. Prostate depiction at endorectal MR spectroscopic imaging: investigation of a standardized evaluation system. Radiology 2004; 233(3):701–708

[62] Scheenen TW, Fütterer J, Weiland E, van Hecke P, Lemort M, Zechmann C et al. Discriminating cancer from noncancer tissue in the prostate by 3-dimensional proton magnetic resonance spectroscopic imaging: a prospective multicenter validation study. Investigative Radiology 2011; 46(1):25–33

[63] Beyersdorff D, Taupitz M, Winkelmann B, Fischer T, Lenk S, Loening SA et al. Patients with a history of elevated prostate-specific antigen levels and negative transrectal US-guided quadrant or sextant biopsy results: value of MR imaging. Radiology 2002; 224(3):701–706

[64] Haider MA, van der Kwast TH, Tanguay J, Evans AJ, Hashmi AT, Lockwood G et al. Combined T2-weighted and diffusion-weighted MRI for localization of prostate cancer. AJR. Am J Roentgenol 2007; 189(2):323–328

[65] Kim CK, Park BK, Lee HM, Kwon GY. Value of diffusion-weighted imaging for the prediction of prostate cancer location at 3 T using a phased-array coil: preliminary results. Invest Radiol 2007; 42(12):842–847

[66] Lim HK, Kim JK, Kim KA, Cho KS. Prostate cancer: apparent diffusion coefficient map with T2-weighted images for detection—a multireader study. Radiology 2009; 250(1):145–151

[67] Qayyum A, Coakley FV, Lu Y, Olpin JD, Wu L, Yeh BM et al. Organ-confined prostate cancer: effect of prior transrectal biopsy on endorectal MRI and MR spectroscopic imaging. AJR. Am J Roentgenol 2004; 183(4):1079–1083

[68] Kim JK, Hong SS, Choi YJ, Park SH, Ahn H, Kim CS et al. Wash-in rate on the basis of dynamic contrast-enhanced MRI: usefulness for prostate cancer detection and localization. J Magn Reson Imaging 2005; 22(5):639–646

[69] Ocak I, Bernardo M, Metzger G, Barrett T, Pinto P, Albert PS et al. Dynamic contrast-enhanced MRI of prostate cancer at 3 T: a study of pharmacokinetic parameters. AJR. Am J Roentgenol 2007; 189(4):849

[70] White S, Hricak H, Forstner R, Kurhanewicz J, Vigneron DB, Zaloudek CJ et al. Prostate cancer: effect of postbiopsy hemorrhage on interpretation of MR images. Radiology 1995; 195(2):385–390

[71] Park KK, Lee SH, Lim BJ, Kim JH, Chung BH. The effects of the period between biopsy and diffusion-weighted magnetic resonance imaging on cancer staging in localized prostate cancer. BJU Int 2010; 106(8):1148–1151

[72] Rosenkrantz AB, Mussi TC, Hindman N, Lim RP, Kong MX, Babb JS et al. Impact of delay after biopsy and post-biopsy haemorrhage on prostate cancer tumour detection using multi-parametric MRI: a multi-reader study. Clin Radiol 2012; 67(12):e83–e90

[73] Tamada T, Sone T, Jo Y, Yamamoto A, Yamashita T, Egashira N et al. Prostate cancer: relationships between postbiopsy hemorrhage and tumor detectability at MR diagnosis. Radiology 2008; 248(2):531–539

[74] Belaroussi B, Milles J, Carme S, Zhu YM, Benoit-Cattin H. Intensity non-uniformity correction in MRI: existing methods and their validation. Med Image Anal 2006; 10(2):234–246

[75] Rosenkrantz AB, Bennett GL, Doshi A, Deng FM, Babb JS, Taneja SS, ... T2-weighted imaging of the prostate: Impact of the BLADE technique on image quality and tumor assessment. Abdom Imaging 2015; 40(3):552–559

[76] Mazaheri Y, Vargas HA, Nyman G, Akin O, Hricak H. Image artifacts on prostate diffusion-weighted magnetic resonance imaging: trade-offs at 1.5 Tesla and 3.0 Tesla. Acad Radiol 2013; 20(8):1041–1047

[77] Kuhl CK, Gieseke J, von Falkenhausen M, Textor J, Gernert S, Sonntag C et al. Sensitivity encoding for diffusion-weighted MR imaging at 3.0 T: intraindividual comparative study. Radiology 2005; 234(2):517–526

[78] Wagner M, Rief M, Busch J, Scheurig C, Taupitz M, Hamm B et al. Effect of butylscopolamine on image quality in MRI of the prostate. Clin Radiol 2010; 65(6):460–464

[79] Roethke MC, Kuru TH, Radbruch A, Hadaschik B, Schlemmer HP. Prostate magnetic resonance imaging at 3 Tesla: Is administration of hyoscine-Nbutyl-bromide mandatory? World J Radiol 2013; 5(7):259–263

[80] Sankineni S, Osman M, Choyke PL. Functional MRI in prostate cancer detection. Biomed Res Int 2014; 2014:590638

[81] Medved M, Sammet S, Yousuf A, Oto A. MR imaging of the prostate and adjacent anatomic structures before, during, and after ejaculation: qualitative and quantitative evaluation. Radiology 2014; 271(2):452–460

4 Imagem Ponderada em Difusão da Próstata

François Cornud

4.1 Introdução

Historicamente, a MRI convencional ponderada em T2 era aplicada clinicamente em grande parte para o estadiamento local do câncer de próstata com o intuito de avaliar se o tumor era confinado ao órgão. No entanto, mais recentemente, outras sequências de imagem surgiram, incluindo a MRI dinâmica com contraste (DCE-MRI), imagem espectroscópica de ressonância magnética (MRSI) e MRI ponderada em difusão (DWI), levando ao conceito de MRI multiparamétrica que é agora aplicada rotineiramente no tratamento do câncer de próstata (PCa).[1] Entre esses métodos, a DWI é a sequência que atualmente ganhou ampla aceitação, por causa de sua alta acurácia na localização de focos tumorais na próstata. Especificamente, a perda de espaços luminais e ductais, assim como o aumento de densidade celular, que ocorrem no câncer de próstata, contribuem para a difusão "livre" das moléculas de água, como analisada pela imagem ponderada em difusão (DWI).[2] Além disso, a DWI tem papel potencial como um biomarcador não invasivo de agressividade do tumor.[3] Este capítulo revisa os aspectos técnicos, bem como o impacto clínico da DWI no tratamento do câncer de próstata.

4.2 Aspectos Técnicos

A MRI convencional é baseada no sinal de ^{1}H da água (^{1}H$_2$O). As moléculas de água do corpo apresentam movimento browniano aleatório constante, uma propriedade que é explorada pela DWI. A alta concentração de ^{1}H$_2$O fornece um forte sinal do qual uma imagem pode ser gerada. Entretanto, o mecanismo de contraste da DWI é distinto daquele observado na MRI convencional.[4] A DWI estuda o *deslocamento* das moléculas de água durante o intervalo entre a aplicação de dois gradientes de sensibilização à difusão. Em fluidos simples, a difusão da ^{1}H$_2$O é "livre". No entanto, em tecidos biológicos, a difusão é restrita dada a impedância ao deslocamento das moléculas de água, amplamente pelas membranas celulares. A extensão da restrição ao movimento das moléculas de água é proporcional à densidade celular (▶ Fig. 4.1).

Em tecidos com celularidade menos densa, a ^{1}H$_2$O pode mover-se relativamente de forma livre no espaço extracelular.[2] Todavia, a celularidade, e, portanto, a presença de membranas celulares, geralmente aumenta nos tecidos tumorais. As membranas celulares são hidrofóbicas e atuam como obstáculos ao movimento molecular da água dentro do espaço extracelular, resultando, assim, na restrição da difusão.

Para medir o movimento da água utilizando a DWI, a sequência mais comum empregada é a sequência de pulso *spin-eco* com imagem ecoplanar de disparo único (▶ Fig. 4.2), na qual os pulsos de gradiente retangulares de igual intensidade são aplicados antes e depois do pulso de refocalização em 180 graus.[4] O primeiro pulso de gradiente causa uma defasagem inicial das moléculas de água. As moléculas de água que são estáticas serão completamente alteradas em fase pelo segundo pulso de gradiente, sem qualquer mudança significativa na intensidade de sinal mensurada.[2] Comparativamente, as moléculas de água que estão em movimento não sofrerão completa mudança de fase pelo segundo pulso de gradiente devido ao deslocamento, levando, desse modo, à perda de sinal na aquisição da DWI (▶ Fig. 4.2). A intensidade desses pulsos de gradiente, em parte determinada pela amplitude de gradiente, é refletida pelo valor de b da sequência DWI. O uso de pulsos de gradiente mais elevados (indicados por um valor de b maior) aumenta a sensibilidade da sequência DWI ao movimento da água.

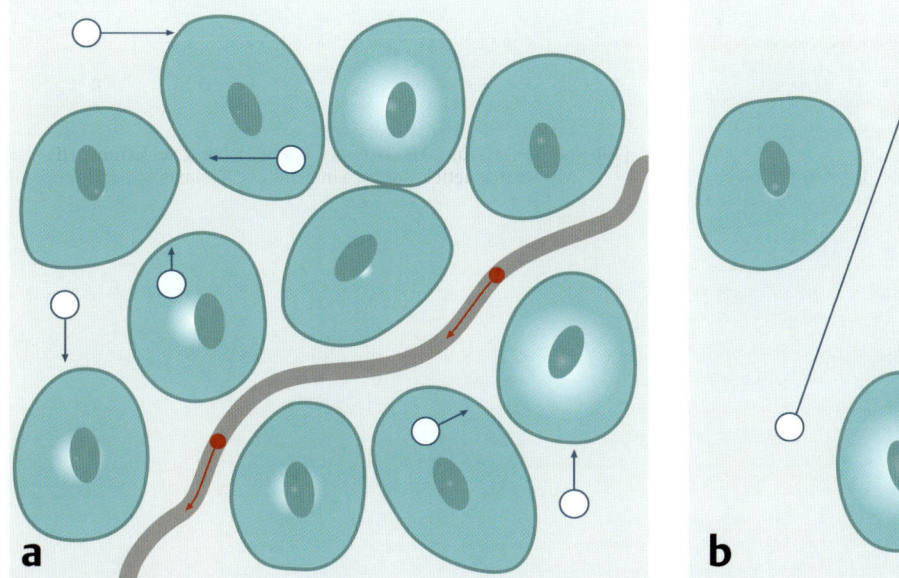

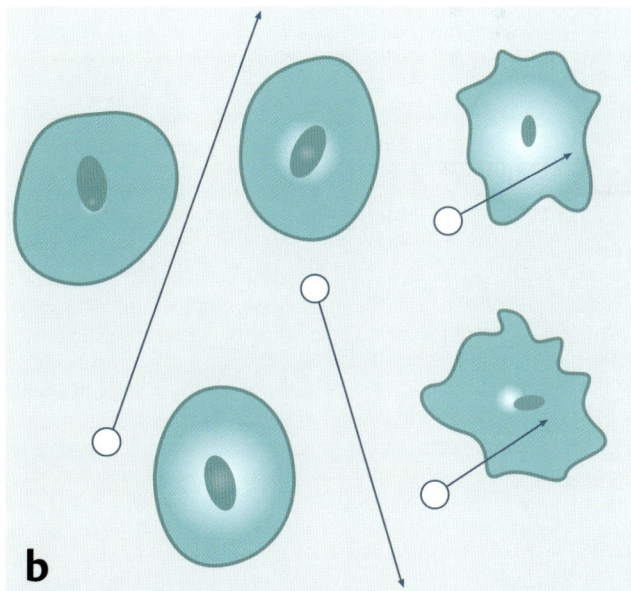

Fig. 4.1 Difusão de moléculas de água. (**a**) Tecido com alta densidade celular e membranas celulares intactas. As moléculas de água no espaço extracelular (*setas azuis*) têm difusão limitada por causa do pequeno espaço extracelular e as membranas celulares apresentam uma barreira para a "livre" difusão das moléculas de água. As moléculas de água da rede capilar (*setas vermelhas*), que também são avaliadas pela imagem ponderada em difusão (DWI), movem-se mais rápido, afetando, desse modo, o cálculo das métricas de difusão. (**b**) Tecido com baixa densidade celular (ou ausente) e/ou membranas celulares defeituosas. O espaço extracelular é aumentado e a difusão "livre" das moléculas de água, particularmente entre os espaços extracelular e intracelular, é maior.

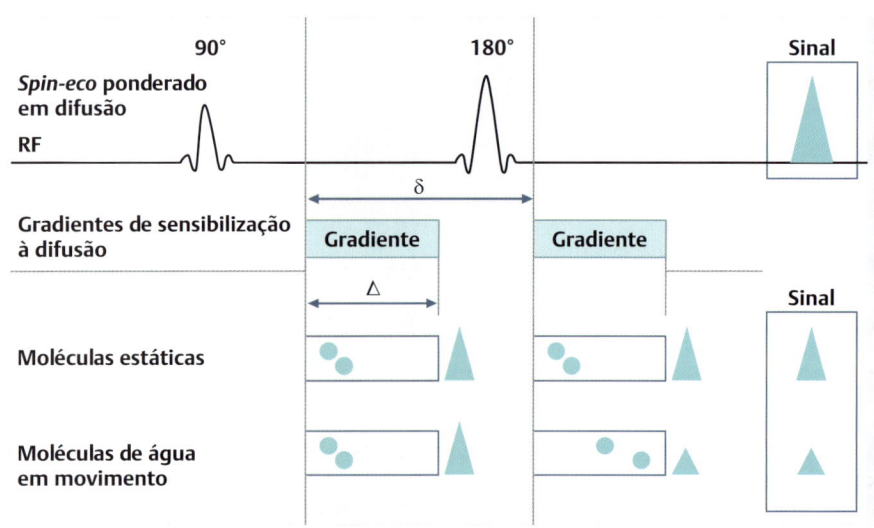

Fig. 4.2 Métrica de difusão da água. Dois pulsos de gradiente retangulares com igual intensidade são aplicados antes e depois do pulso de refocalização em 180 graus da sequência spin-eco rápida. δ (tempo de difusão) é o intervalo de tempo entre os dois lobos de gradiente e Δ (duração do gradiente) é o intervalo de tempo total durante o qual os gradientes são aplicados. As moléculas de água estáticas serão completamente colocadas em outra fase pelo segundo pulso de gradiente sem qualquer alteração significativa na intensidade de sinal mensurada (sinal). As moléculas de água em movimento não serão completamente dispostas em outra fase pelo segundo pulso de gradiente em decorrência do deslocamento, levando, assim, a uma perda de sinal na sequência de imagem ponderada em difusão.

Este parágrafo fornece os parâmetros de aquisição da amostra para a realização de DWI. A seleção desses parâmetros deve levar em consideração a presença de artefatos de suscetibilidade e de distorção que são comumente encontrados nas imagens DW.[4] Por exemplo, o tempo de eco (TE) deve ser ajustado ao valor mínimo possível para auxiliar na redução de tais artefatos. A imagem paralela com um fator de redução de 2 (ou ocasionalmente 3, se houver uma relação sinal-ruído [SNR] muito alta) também auxilia a reduzir os artefatos de distorção, em parte ao permitir um TE reduzido e, portanto, deve ser rotineiramente utilizada. O campo de visão (FOV), aproximadamente 220 × 220 mm) é reduzido para se adequar à próstata. Uma espessura de corte de 3,0 a 3,5 mm e um tamanho de matriz de aproximadamente 108 × 108 são utilizados para fornecer SNR e resolução espacial suficientes. A superamostragem é aplicada a fim de prevenir artefatos de retroprojeção ou dobradura que podem ocorrer devido à diminuição do FOV. A resolução resultante (aproximadamente 1,2 × 1,2 × 3,5 mm^3) permite o registro de DWI com imagens T2W, que pode auxiliar os leitores na identificação de focos suspeitos.[5] A largura de banda receptora é ajustada a 1.493 Hz na direção de leitura com o intuito de prevenir os artefatos de deslocamento químico. As múltiplas excitações dos cortes e as médias do sinal (p. ex., 10-20 médias do sinal) ao longo da duração estendida de aquisição melhoram as relações de sinal e contraste-ruído (CNR). Utilizando sistemas modernos, pode ser possível obter diferentes números de médias do sinal para cada valor de b adquirido, permitindo, portanto, a obtenção de um número particularmente alto de médias de sinal para os valores de b mais elevados de forma eficaz em termos de tempo. Um tempo de aquisição total de 5 a 8 minutos pode ser razoável para permitir médias de sinal suficientes para obter SNR adequado.

Se uma bobina retal é utilizada, então partições mais finas (2,5 mm) e um FOV ainda menor podem ser adquiridos, tanto em 3 T como em 1,5 T,[6] com o intuito de melhorar a resolução espacial e diminuir os artefatos, apesar de uma perda resultante de SNR e CNR. Ao avaliar esta compensação, Medved et al. demonstraram que a maior resolução espacial (tamanho de voxel de 3,1 vs. 6,7 mm^3) superou a diminuição na CNR e forneceu conspicuidade da lesão e qualidade geral da imagem significativamente melhores.[6] Este ajuste de sequência pode auxiliar na melhora da detecção de tumores de próstata pequenos ou esparsos.

A avaliação qualitativa da DWI da próstata consiste em análise visual da extensão de atenuação do sinal nos tecidos nas imagens DWI. Esta avaliação incorpora dois conjuntos de dados: o mapa de coeficiente de difusão aparente (ADC) e as imagens fontes com valor de b alto.

4.3 Imagens com Valor de b Alto

Imagens ponderadas em difusão com valor de b alto (b ≥ 800 s/mm^2) são rotineiramente adquiridas para aumentar a conspicuidade dos focos tumorais na próstata. Valores de b mais altos fornecem maior contraste entre os tecidos com base em diferenças na extensão da atenuação do sinal das moléculas de água. Em valores de b menores que 800 s/mm^2, a detecção visual de tumores utilizando imagens DW é limitada, considerando as intensas contribuições de ponderação em T2 para as imagens nesses valores de b. Como resultado, a intensidade de sinal exibida reflete a difusão em água e os tempos de relaxamento em T2. O tecido benigno da glândula prostática pode ter um tempo de relaxamento longo em T2 e, assim, mantém uma intensidade de sinal alta nas imagens DW que podem obscurecer a intensidade de sinal elevada nos tumores (▶ Fig. 4.3). Este obscurecimento dos tumores relacionado aos efeitos de brilho em T2 pode ser encontrado normalmente mesmo com o uso de um valor de b alto entre 800 e 1.000 s/mm^2. Um estudo relatou que, dentro dessa variação do valor de b, os tumores foram visíveis em menos da metade dos casos.[7]

Uma abordagem para aumentar a visibilidade do tumor é utilizar um TE curto (≤ 90 ms) para reduzir a ponderação T2 e, desse modo, reduzir o efeito de brilho em T2. Uma abordagem mais poderosa para aumentar a conspicuidade dos focos tumorais é selecionar um valor b ultraelevado (b ≥ 1.400 s/mm^2), que aumenta a ponderação em difusão ainda mais, fornecendo maior supressão da próstata benigna (▶ Fig. 4.4) e, portanto, melhorando a sensibilidade das imagens fontes DWI para a detecção de PCa comparada com os valores padrões de b elevados (▶ Fig. 4.5).

Em estudo de 41 pacientes com câncer de próstata confirmado por biópsia, com imagens realizadas em 3 T com cinco valores de b (0, 1.000, 1.500, 2.000 e 2.500 s/mm^2), Metens et al. relataram a visibilidade mais alta do tumor em b = 1.500 s/mm^2 e b = 2.000 s/mm^2, assim como a melhor CNR em b = 1.500 s/mm^2, confirmando, assim, o uso de valores de b ultraelevados.[8] Do mesmo modo, em um estudo realizado com 201 pacientes submetidos à prostatectomia radical como padrão de referência, Katahira et al. demonstraram sensibilidade (73,2%), especificidade (89,7%) e acurácia (84,2%) significativamente maiores em imagens com b = 2.000 s/mm^2 do que nas imagens com b – 1.000 s/mm^2 (sensibilidade: 61,2%, especificidade: 82,6%, acurácia: 75,5%), para resultados agrupados entre três leitores independentes.[9] Tais resultados foram confirmados no estudo realizado por Rosenkrantz et al. que observaram, em uma série de 29 paci-

Imagem Ponderada em Difusão da Próstata

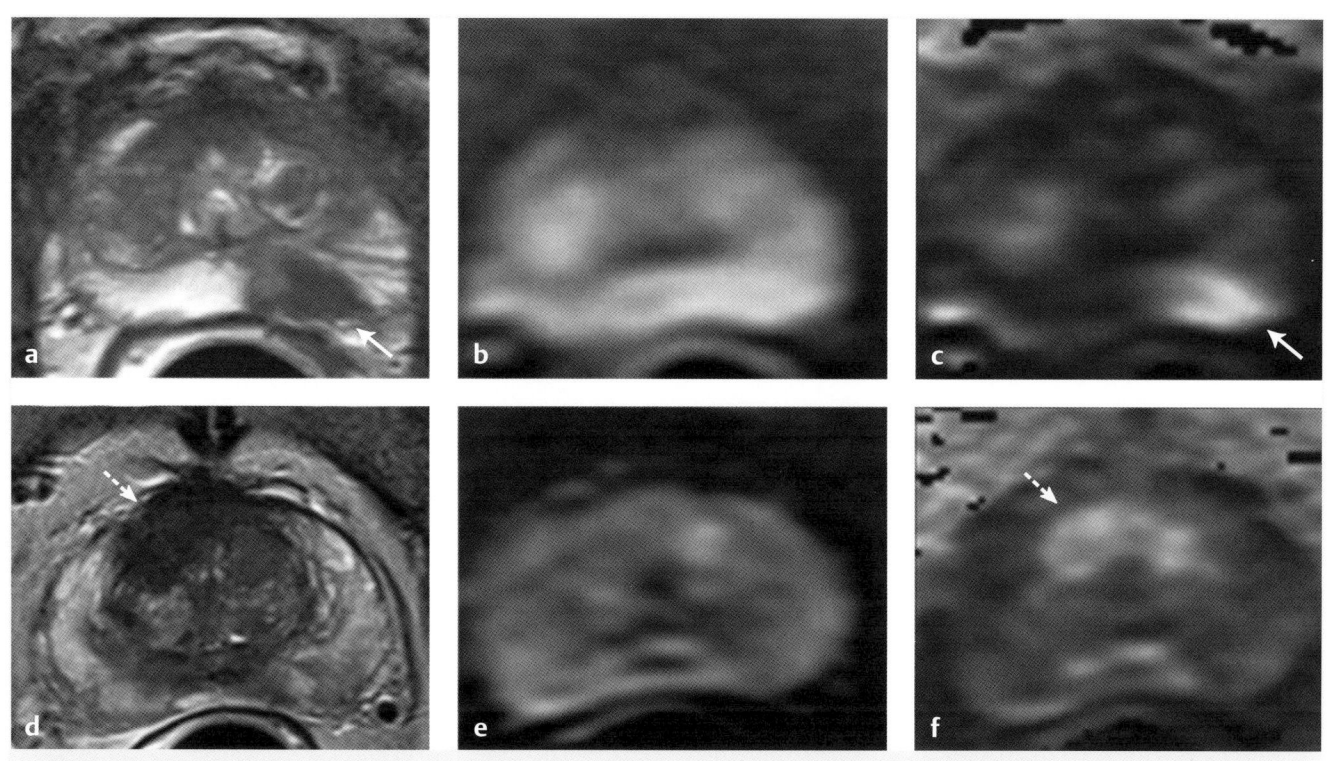

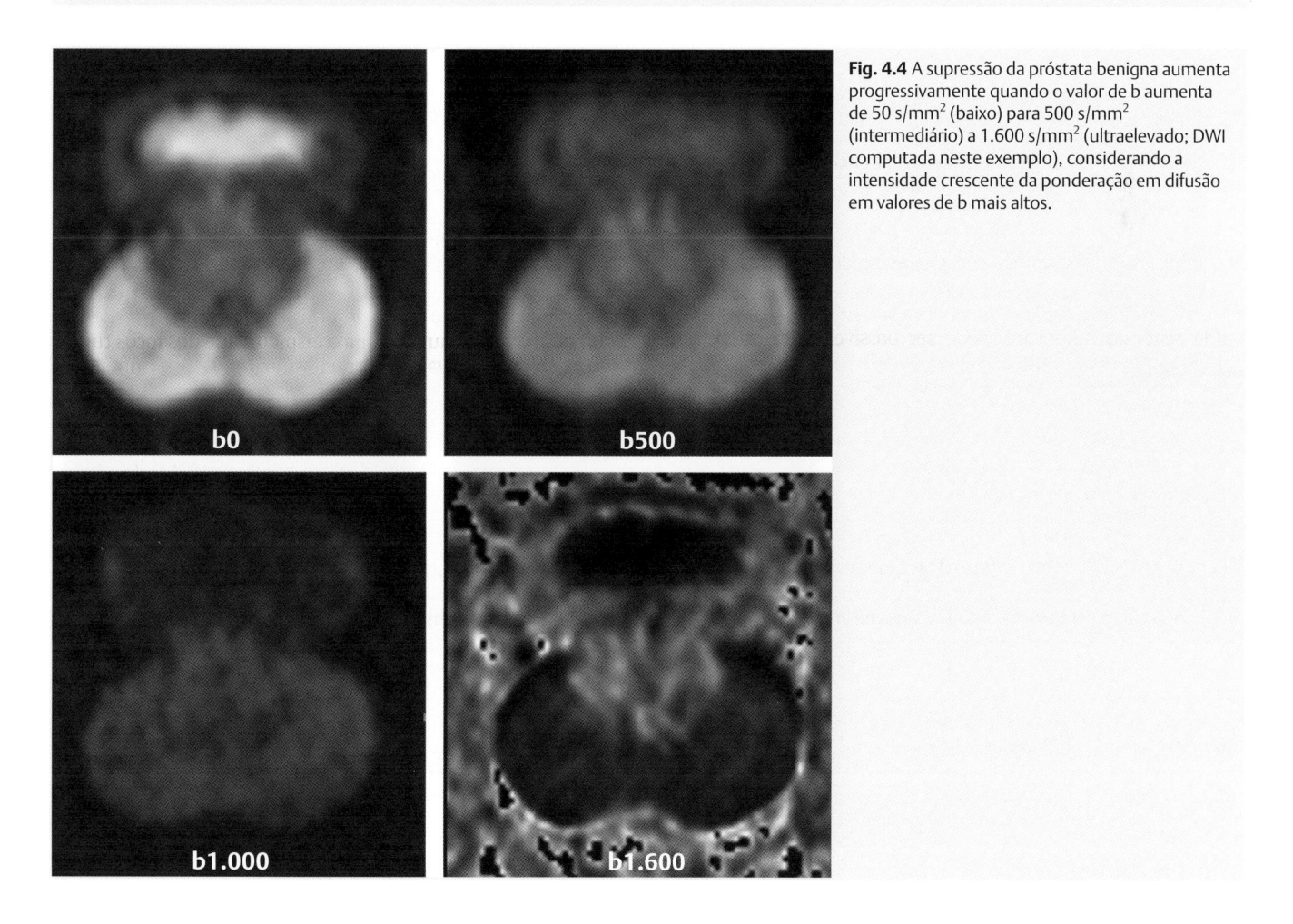

Fig. 4.3 Efeito de brilho em T2. O tumor na zona periférica posterior esquerda (*seta sólida*) e o tumor na zona de transição anterior direita (*seta tracejada*) são ilustrados na imagem ponderada em T2 (**a,d**), embora não sejam visualizados na sequência ponderada em difusão com b = 1.000 s/mm² (**b,e**), em parte devido ao efeito de brilho em T2 resultante do tempo de relaxamento longo em T2 do tecido glandular prostático benigno. No entanto, as lesões são bem visualizadas na imagem DW em b = 1.600 s/mm² (*seta*; **c,f**) dada a maior intensidade da ponderação em difusão e a diminuição do efeito de brilho em T2.

Fig. 4.4 A supressão da próstata benigna aumenta progressivamente quando o valor de b aumenta de 50 s/mm² (baixo) para 500 s/mm² (intermediário) a 1.600 s/mm² (ultraelevado; DWI computada neste exemplo), considerando a intensidade crescente da ponderação em difusão em valores de b mais altos.

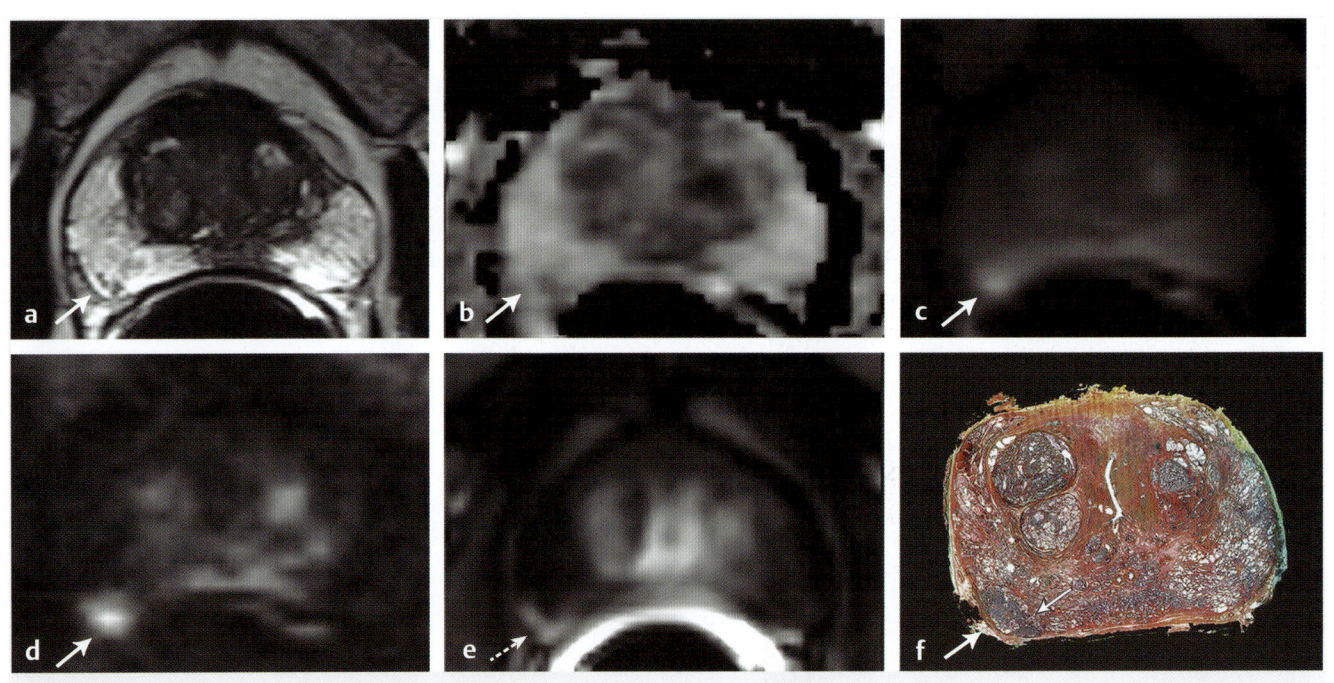

Fig. 4.5 Conspicuidade aumentada de um tumor na zona periférica posterior direita (*seta*) em imagem com b = 2.000 s/mm^2 (**d**) em comparação com a imagem em b = 1.000 s/mm^2 (**c**). Observar que o tumor é pouco visível na imagem ponderada em T2 (**a**) e no mapa de coeficiente de difusão aparente (**b**). A MRI dinâmica com contraste (**e**) mostra aumento do realce periprostático (*seta tracejada*) na região de um vaso, mas não indica claramente um aumento de realce no tumor. A histopatologia da prostatectomia radical (**f**) revelou um tumor com escore de Gleason 4 + 3 (*setas*) com extensão extraprostática mínima.

entes, também com prostatectomia radical servindo como o padrão de referência, a sensibilidade significativamente mais alta de imagens DW, interpretada por dois leitores independentes, adquiridas em b = 2.000 s/mm^2 em relação àquelas adquiridas em b = 1.000 s/mm^2 para detecção de focos tumorais.[10]

Apesar da importância dos valores de b ultraelevados para a detecção do tumor, a aquisição direta desses valores de b é desafiadora. Quando o valor de b ultrapassa 1.000 s/mm^2, a presença de artefatos aumenta em níveis potencialmente muito elevados e a SNR pode se tornar muito baixa, degradando, assim, a qualidade da imagem. Um TE mais longo pode ser necessário no intuito de adquirir imagens DW com valores de b ultraelevados em alguns sistemas, contribuindo, desse modo, para os artefatos de distorções mais intensos. Embora mais médias de sinal possam ser utilizadas para auxiliar na manutenção de SNR adequado, isto por sua vez prolonga o tempo de escaneamento total. A SNR adequada em valores de b ultraelevados é obtida de forma ideal com o uso de um sistema 3-T ou de bobina endorretal em 1,5 T. Para contornar esta limitação, uma solução alternativa é calcular as imagens com valor de b ultraelevado (≥ 1.400 s/mm^2) a partir de um conjunto de imagens com valores de b menores pela extrapolação do decaimento de sinal da curva em DW. Esta abordagem já é comercialmente disponível em algumas plataformas de MR (▶ Fig. 4.6). Essas imagens em DW com o cálculo dos valores de b ultraelevados fornecem o contraste de imagens com valores de b ultraelevados diretamente adquiridos, que auxilia na melhor detecção do tumor, mas sem qualquer tempo de aquisição adicional em comparação com aquele necessário para adquirir imagens com valores de b padrões. Além disso, essas imagens evitam os desafios técnicos inerentes à prevenção de maiores artefatos com distorção ao adquirir diretamente as imagens com valores de b ultraelevados, por exemplo, sem necessitar de qualquer ajuste em TE.

Vários estudos relatam a utilidade clínica dos valores de b ultraelevados computados, usando como padrão de referência tanto os achados de biópsia[11,12] como a histologia da prostatectomia radical.[13] Por exemplo, Maas *et al.* em uma série de 42 pacientes com PCa confirmado por biópsia, com imagens em 3 T utilizando uma bobina pélvica em arranjo de fase, relataram que a CNR da DWI adquirida e calculada em valor de b de 1.400 s/mm^2 foi similar.[11] Eles concluíram que a DWI calculada poderia ser utilizada no lugar da DWI adquirida em b = 1.400 s/mm^2 como um meio de aumentar a conspicuidade dos focos tumorais. Além disso, os autores também demonstraram que a conspicuidade da lesão pode ser melhorada ainda mais empregando imagens DW mensuradas pelo aumento do valor de b calculado em até 5.000 s/mm^2 (▶ Fig. 4.7).

Esses resultados foram confirmados no estudo de Rosenkrantz *et al.* realizado em 3,0 T com uma bobina pélvica em arranjo de fase e valores de b adquiridos de 50, 1.000 e 1.500 s/mm^2.[13] Os autores relataram que inúmeras medidas de qualidade e desempenho diagnóstico da sequência DW (supressão do tecido benigno, distorção reduzida, ausência de artefatos, sensibilidade e valores preditivos positivos para a detecção do tumor e contraste do tumor à zona periférica) foram iguais ou superiores utilizando as imagens DW computadas em b = 1.500 s/mm^2 em relação às imagens em b = 1.000 ou 15.000 s/mm^2 diretamente adquiridas para interpretação por dois leitores independentes.

Em um terceiro estudo realizado com 106 pacientes apresentando PCa confirmado por biópsia de fusão com imagem de MRI-TRUS, Grant *et al.* compararam as imagens com b = 2.000 s/mm^2 adquiridas e calculadas em 3 T.[12] Embora a qualidade de imagem fosse um pouco inferior nas imagens calculadas nesse estudo, a visibilidade do tumor foi similar entre os dois conjuntos de imagens.

Com essas considerações, atualmente se recomenda incorporar alguma implementação de DWI com valor de b ultraelevado (b ≥ 1.400 s/mm^2) dentro dos protocolos clínicos de rotina. Dependendo do desempenho do gradiente, modelo de bobina e plataforma do *software*, a DWI com valores de b adquiridos diretamente maiores do que 1.000 s/mm^2 pode ser inviável na

Imagem Ponderada em Difusão da Próstata

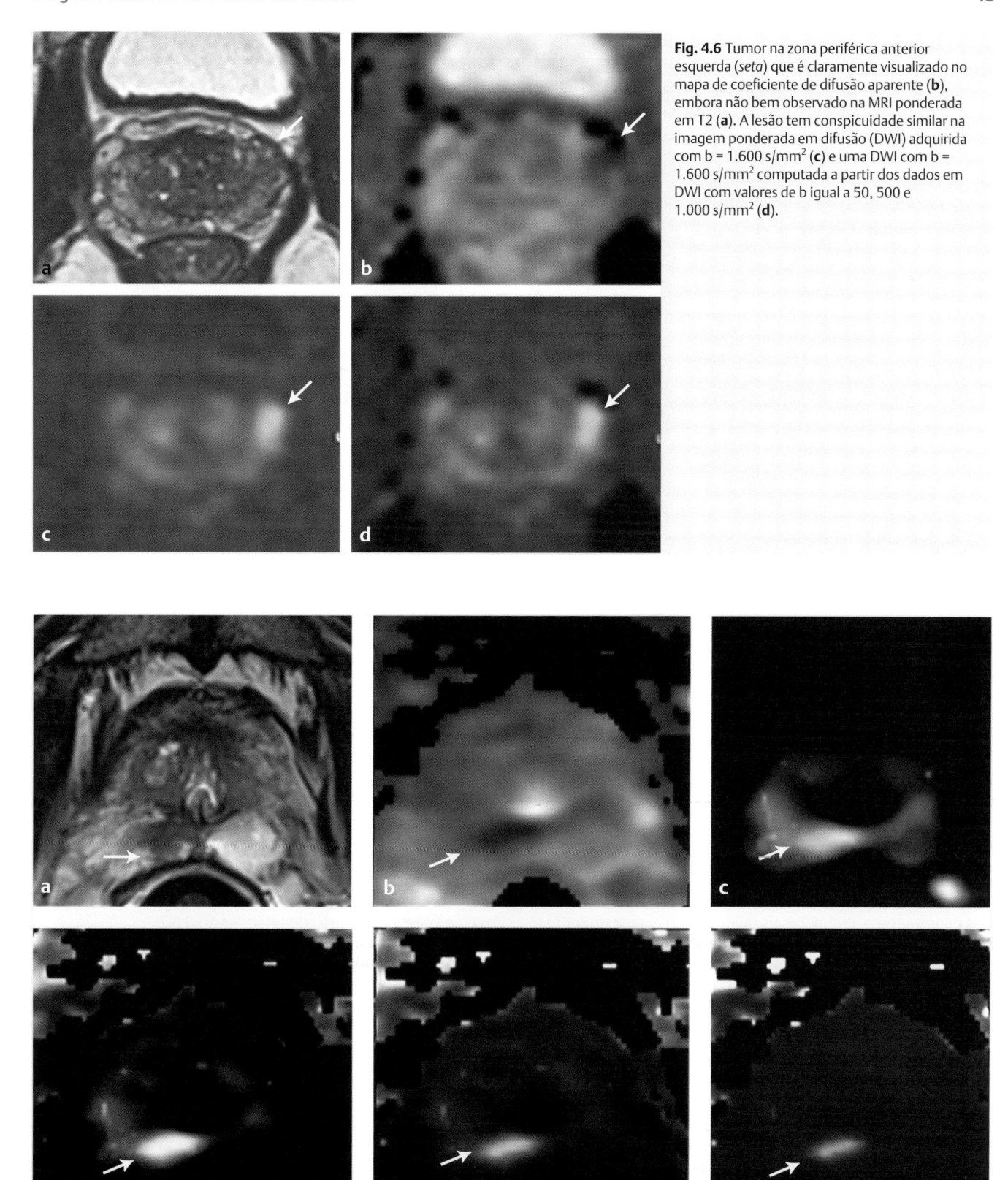

Fig. 4.6 Tumor na zona periférica anterior esquerda (*seta*) que é claramente visualizado no mapa de coeficiente de difusão aparente (**b**), embora não bem observado na MRI ponderada em T2 (**a**). A lesão tem conspicuidade similar na imagem ponderada em difusão (DWI) adquirida com b = 1.600 s/mm² (**c**) e uma DWI com b = 1.600 s/mm² computada a partir dos dados em DWI com valores de b igual a 50, 500 e 1.000 s/mm² (**d**).

Fig. 4.7 A lesão na zona periférica posterior direita (*seta*) é visualizada na MRI ponderada em T2 (**a**), mapa de coeficiente de difusão aparente (**b**) e imagem ponderada em difusão com b = 1.000 s/mm² (**c**). Em DWI com o valor de b calculado, o contraste entre a lesão e a zona periférica benigna aumenta quando o valor de b computado aumenta além de 2.000 s/mm² (**d**), 3.000 s/mm² (**e**) e 5.000 s/mm² (**f**) devido à supressão crescente da próstata benigna. (Imagens com valores de b computados utilizando Olea Medical Systems, La Ciotat, France.)

prática clínica. Portanto, a exequibilidade em incorporar a DWI com valor de b ultraelevado é facilitada pela DWI computada. No entanto, a DWI determinada não está disponível atualmente para todos os sistemas de MR. Portanto, algumas práticas ainda necessitarão adquirir diretamente essas imagens DWI com valor de b ultraelevado, tomando todas as medidas possíveis para reduzir os artefatos associados. Uma importante medida que auxilia na redução dos artefatos de distorção na DWI é assegurar que o reto esteja vazio de ar. Se uma bobina endorretal é empregada, então é recomendado insuflar a bobina com perfluorocarbono ou líquidos contendo manganês, como suco de abacaxi, que substancialmente reduzem o brilho do sinal nas sequências em T2W e DW. Na ausência do uso de uma bobina endorretal, os tecnologistas devem ser treinados a instruir o paciente para evacuar antes de iniciar o exame. Abordagens adicionais que algumas práticas empregam para auxiliar na redução do gás retal em exames com bobina não endorretal incluem a administração de um laxante retal 1 a 2 horas antes da MRI e a aspiração do gás retal utilizando um cateter vesical feminino logo antes do exame, uma vez que o paciente está na mesa de exame. Embora não seja padrão entre todos os centros, precauções simples podem ajudar a assegurar um reto colabado na maioria dos casos.

Prevê-se que aprimoramentos contínuos no *hardware* e *software* da MRI melhorem a qualidade da DWI adquirida e a disponibilidade clínica da DWI computada, que por sua vez aumentarão o desempenho diagnóstico da mpMRI. Por exemplo, a DWI em b ≥ 1.400 s/mm² pode auxiliar a diferenciar o câncer de próstata da prostatite focal na zona periférica (PZ) (▶ Fig. 4.8) e possivelmente de nódulos de hiperplasia prostática benigna (BPH) estromal na zona de transição (TZ) (▶ Fig. 4.9).

Considerando que a prostatite e a BPH do estroma frequentemente apresentam sinal elevado em DWI com b = 1.000 s/mm², este sinal (para prostatite mais do que para a BPH estromal) é mais provável de ser suprimido em valores de b ultraelevados. Em comparação, o câncer de próstata, considerando o seu grau de difusão limitado relacionado a essas entidades benignas, permanece hiperintenso em valores de b ultraelevados. Portanto, espera-se que a incorporação de DWI em b ≥ 1.400 s/mm² possa melhorar o desempenho diagnóstico do *Prostate Imaging-Reporting and Data System* (PI-RADS), particularmente na caracterização de lesões ambíguas (avaliação PI-RADS categoria 3).

4.4 O Mapa de Coeficiente de Difusão Aparente

Os dados obtidos em DWI realizados em diferentes valores de b permitem a análise quantitativa. Embora tal avaliação seja possível utilizando apenas dois valores de b, três valores de b são obtidos com mais frequência na prática clínica: um baixo (50 ou 100 s/mm²), um intermediário (400 ou 500 s/mm²) e um alto (800 ou 1.000 s/mm²). Um valor de b igual a 0 é geralmente prevenido para o valor de b baixo a fim de evitar a influência do componente capilar inicial no sinal de difusão mensurado (ver a seguir). Pela plotagem do logaritmo de intensidade de sinal mensurada no eixo *y* contra os valores de b adquiridos no eixo *x*, uma linha pode ser traçada através dos pontos para cada um dos valores de b adquiridos, cuja inclinação caracteriza o ADC de um determinado tecido (▶ Fig. 4.10).

O ADC é interpretado para representar o deslocamento efetivo das moléculas de água ao longo de uma escala de tempo refletindo os gradientes de sensibilização à difusão, aplicados durante a aquisição de DWI. O uso de vários valores de b auxilia no melhor traçado da curva e potencialmente minimiza os erros nos cálculos do ADC. Os sistemas de MR e as estações de trabalho atuais podem calcular automaticamente o valor de ADC para cada *pixel* e exibir os resultados como um mapa paramétrico. O mapa do ADC não é afetado pelos efeitos de brilho em T2 que tem impacto nas imagens fontes DW. Todavia, os valores de ADC mensurados são inversamente correlacionados ao valor de b mais elevado utilizado durante a sequência adquirida. As regiões de interesse são utilizadas para obter medidas de ADC em áreas focais suspeitas na próstata. Os baixos valores de ADC dentro de uma área indicam a presença de difusão restrita. Tais áreas exibem uma intensidade de sinal baixa no mapa de ADC em contraste com a alta intensidade de sinal nas imagens fontes DW, em ambos os exemplos, refletindo o mesmo fenômeno subjacente (▶ Fig. 4.8; ▶ Fig. 4.11).

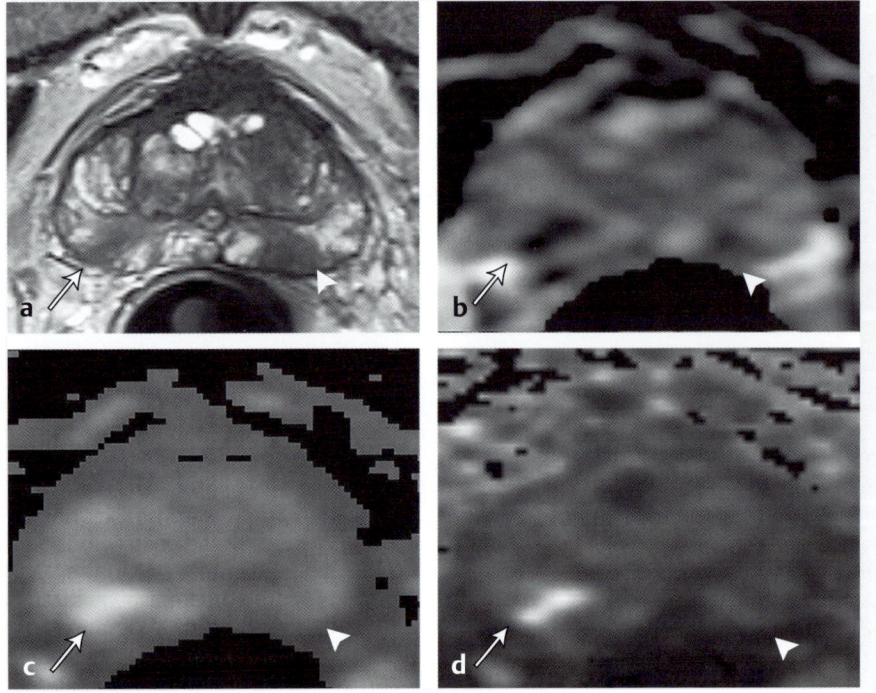

Fig. 4.8 Diferenciação entre câncer de próstata e prostatite focal na zona periférica. O sinal reduzido está presente nas zonas periféricas direita posterior (*seta*) e esquerda posterior (*ponta de seta*) na imagem ponderada em T2 (**a**), com uma forma em cunha/linear à direita e uma configuração em massa à esquerda. No entanto, o mapa de coeficiente de difusão aparente (**b**) e a imagem ponderada em difusão (DWI) com b = 1.000 s/mm² (**c**) mostram maior restrição em difusão à direita. A DWI computada com b = 1.600 s/mm² (**d**) mostra sinal aumentado apenas para a lesão à direita. A avaliação histológica revelou um tumor com escore de Gleason 3 + 4 à direita e a prostatite à esquerda.

Imagem Ponderada em Difusão da Próstata

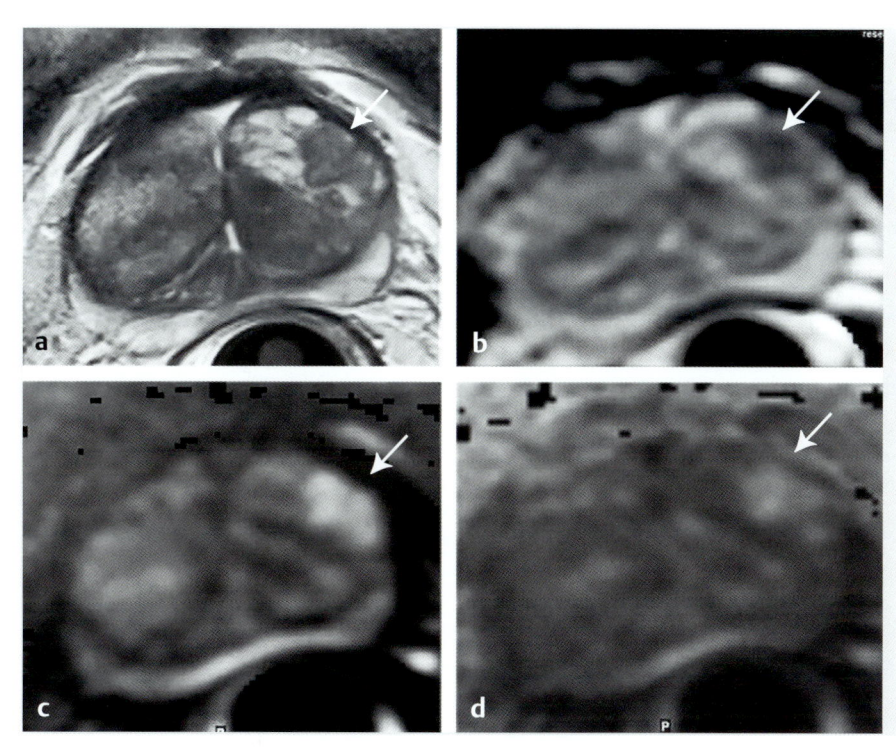

Fig. 4.9 Caracterização de um nódulo de hiperplasia prostática benigna (BPH) estromal na zona de transição. A lesão na zona de transição anterior esquerda (*seta*) é hipointensa na imagem ponderada em difusão (**a**), embora encapsulada apenas parcialmente. A lesão apresenta cor negra no mapa de coeficiente de difusão aparente (**b**) e é hiperintensa na imagem ponderada em difusão (DWI) com b = 1.000 s/mm² (**c**). O grau de hiperintensidade é menos pronunciado em DWI com b = 2.000 s/mm² (**d**) do que em DWI com b = 1.000 s/mm². As biópsias dirigidas utilizando a fusão da ultrassonografia transretal com a MRI revelaram um nódulo de BPH.

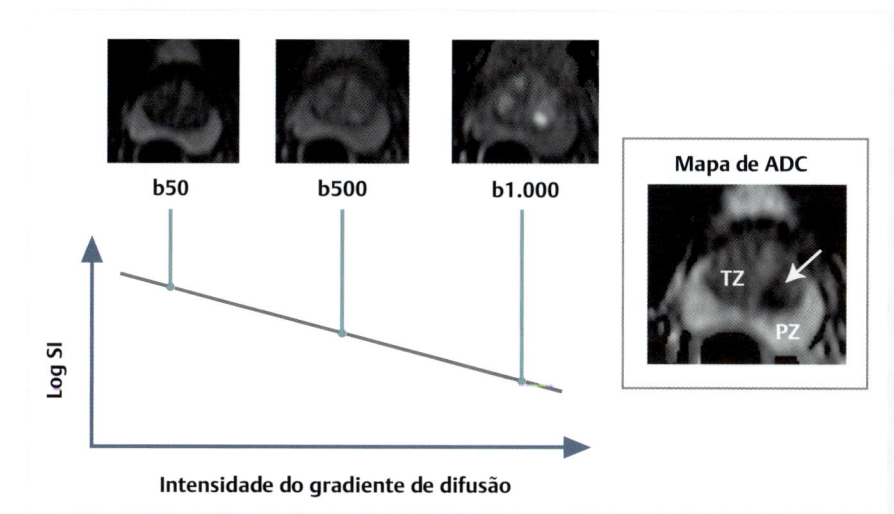

Fig. 4.10 Coeficiente de difusão aparente (ADC) calculado pela imagem ponderada em difusão monoexponencial. O logaritmo do sinal (Log SI) é traçado em função de cada valor de b em cada *voxel* de imagem adquirido na mesma posição anatômica. Este processo é repetido para todos os *voxels* e os resultados são ilustrados como um mapa paramétrico dos valores de ADC. No mapa de ADC, a zona periférica (PZ) normal exibe ADC alto, maior do que o observado na hiperplasia prostática benigna (BPH) dentro da zona de transição (TZ). A lesão na zona de transição posterior esquerda (*seta*), adjacente à cápsula cirúrgica, é um nódulo de BPH estromal, embora exibindo sinal aumentado na imagem ponderada em difusão com b = 1.000 s/mm² e ADC reduzido.

Diversos estudos avaliaram o valor de b que aperfeiçoa a visibilidade do tumor no mapa de ADC. Kim et al.[14] relataram, em uma série de 48 pacientes, que as lesões focais foram mais conspícuas no mapa de ADC quando construído a partir de um valor de b máximo de 1.000 s/mm² do que de um de 2.000 s/mm². Similarmente, Kitajima et al.[15] reportaram que, em 26 pacientes com PCa confirmado por biópsia, a conspicuidade da lesão no mapa de ADC calculado utilizando um valor máximo de b de 2.000 s/mm² não foi superior ao calculado utilizando um valor de b máximo de 1.000 s/mm². Além disso, Rosenkrantz et al.,[10] apesar de observarem um desempenho diagnóstico maior de imagens fontes com b = 2.000 s/mm² do que de imagens fontes com b = 1.000 s/mm², não relataram diferença na sensibilidade da análise visual entre mapas de ADC calculados utilizando esses dois valores de b ($p \geq 0{,}309$).

Esses achados sugerem que o cálculo do mapa de ADC não deve incorporar valores de b > 1.000 s/mm². Mesmo com o uso de valores de b até 1.000 s/mm², a seleção ideal de valores de b dentro dessa faixa permanece controversa. Thormer et al.[16] avaliaram 41 pacientes com PCa confirmado por biópsia em 3 T empregando uma bobina endorretal antes da prostatectomia. Quatro combinações de valores de b (0–800, 50–800, 400–800 e 0–50–400–800 s/mm²) foram utilizadas para calcular o mapa de ADC e a conspicuidade do tumor foi examinada visualmente em cada mapa por três radiologistas independentes. A melhor conspicuidade do tumor foi obtida com mapas de ADC calculados por valores de b de 50–800 s/mm², seguida por valores de b de 0–800 s/mm². Atualmente, as diretrizes de PI-RADS versão 2 recomendam a aquisição de três valores de b (baixo, intermediário e alto, como previamente observados), evitando um valor de b de 0. Embora a incorporação de um valor de b ultraelevado também seja aconselhada, não deve ser obtida como parte da aquisição de multivalores de b em DWI que é utilizada para a geração do mapa de ADC. Por outro lado, se as imagens com valores de b ultraelevados não podem ser computadas a partir de valores menores de b adquiridos, então é aconselhado que a aquisição direta das imagens com valores de b ultraelevados seja realizada em uma segunda e distinta aquisição de DW compreendendo

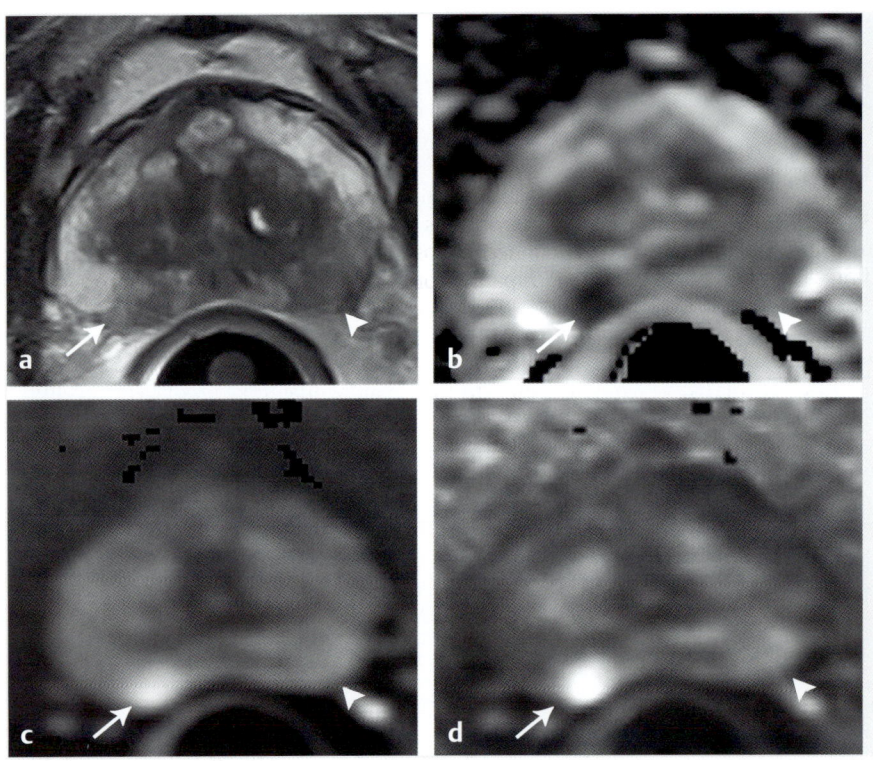

Fig. 4.11 Mapa do coeficiente de difusão aparente (ADC) na zona periférica. A imagem ponderada em difusão (DWI) (**a**) mostra sinal reduzido dentro da zona periférica posterior na imagem à direita (*seta*) e à esquerda (*ponta de seta*). O mapa de ADC (**b**) mostra hipointensidade evidente apenas para a lesão à direita, e a DWI com b = 1.000 s/mm² (**c**) mostra hiperintensidade evidente também apenas para a lesão à direita. A conspicuidade da lesão à direita aumenta mais em DWI com cálculo de b = 1.600 s/mm² (**d**). As biópsias dirigidas revelaram a presença de câncer de próstata com escore de Gleason 3 + 4 à direita e tecido benigno à esquerda.

unicamente os dados dos valores de b ultraelevados, excluindo, assim, estes dados do cálculo do mapa de ADC.

4.5 Avaliação Quantitativa da MRI Ponderada em Difusão da Próstata na Zona Periférica

Diversos estudos investigaram o potencial valor adicional das mensurações quantitativas de ADC não apenas para melhorar a acurácia diagnóstica da detecção e localização do tumor em relação à avaliação visual, mas também para determinar a agressividade do tumor.

4.5.1 Diagnóstico de Câncer da Próstata

Uma publicação inicial relatou que o valor médio de ADC foi significativamente menor no PCa do que no tecido benigno.[17] Subsequentemente, muitos artigos confirmaram a presença de uma diferença significativa.[17,18,19,20,21,22,23,24,25,26] No entanto, os valores relatados de ADC no câncer de próstata indicam grande variação, que vão de 0,98 ± 0,22 × 10⁻³ mm²/s a 1,39 ± 0,23 × 10⁻³ mm²/s.[24,25] Um fator que contribui para essa variação é a seleção do valor de b entre os estudos, considerando-se que os valores de ADC são inferiores quando computados utilizando valores de b máximos mais altos. Por exemplo, no estudo realizado por Vargas *et al.*,[27] os valores de ADC foram menores em b = 1.000 s/mm² do que em b = 700 s/mm² e, no estudo conduzido por Kitajima *et al.*,[28] os valores de ADC foram menores em b = 2.000 s/mm² do que em b = 1.000 s/mm². Portanto, pode ser previsto que dois[20,21] dos três estudos realizados com um valor de b máximo de até 600 s/mm²[19,20,21] demonstram valores de ADC mais altos (1,33 ± 0,32 e 1,43 ± 0,19 × 10⁻³ mm²/s) no câncer do que nos estudos realizados utilizando um valor de b máximo > 600 s/mm². Todavia, mesmo acima de 600 s/mm², os valores de ADC continuam a exibir grande variação entre os protocolos utilizando parâmetros de aquisição comparáveis. Os estudos realizados por Kumar *et al.*[24] e Desouza *et al.*,[22] que empregaram apenas protocolos ligeiramente diferentes (cinco e quatro valores de b, altos valores de b de 1.000 e 800 s/mm², respectivamente), fornecem um exemplo representativo, visto que os valores médios de ADC foram substancialmente menores no estudo conduzido por Kumar *et al.* do que naquele realizado por Desouza *et al.* (0,98 × 0,22 × 10⁻³ mm²/s *vs.* 1,30 × 0,30 × 10⁻³ mm²/s) e os valores de corte obtidos para diferenciar o câncer do tecido benigno foram significativamente distintos (1,17 × 10⁻³ mm²/s *vs.* 1,36 × 10⁻³ mm²/s, respectivamente). Outro achado compartilhado essencialmente por todos os estudos é que, apesar da diferença significativa dos valores de ADC entre câncer e o tecido benigno, uma sobreposição é observada nos valores de ADC entre o tecido benigno e maligno em pacientes individuais, com essa sobreposição sendo potencialmente substancial. Esta questão foi particularmente bem ilustrada em estudo conduzido por Nagel *et al.*[29] que avaliaram 88 pacientes consecutivos apresentando áreas focais suspeitas na mpMRI (3 T, bobina pélvica em arranjo de fase, valores de b de 0, 100, 500 e 800 s/mm²) e nos quais 116 fragmentos de biópsia foram obtidos por biópsias dirigidas por MR. O valor médio de ADC no tecido normal (1,22 ± 0,21 × 10⁻³ mm²/s) foi superior do que na prostatite benigna (1,08 ± 0,18 × 10⁻³ mm²/s, $p < 0,001$) e no PCa (0,88 ± 0,15 × 10⁻³ mm²/s, $p < 0,001$). Entretanto, sobreposição considerável foi observada entre o câncer de próstata e a prostatite. Nenhuma diferença no valor de ADC foi demonstrada entre o câncer de baixo grau (escore de Gleason < 7) e o câncer de alto grau (qualquer porcentagem do padrão de Gleason 4), que pode explicar, pelo menos em parte, o desempenho subótimo dos valores de ADC na identificação do câncer de próstata.

Considerando os estudos publicados, a diferenciação confiável entre câncer e focos benignos unicamente com base nas medidas do valor de ADC absoluto parece difícil, se não impossível, no momento. Portanto, a detecção do câncer de próstata continua a depender em grande parte da avaliação visual da intensidade de sinal nas imagens DW com valores de b ultraelevados combinada com uma avaliação visual do mapa de ADC, como é recomendado pelo PI-RADS versão 2.

4.5.2 Mapa de Coeficiente de Difusão Aparente e Agressividade do Tumor na Zona Periférica

Parcialmente relacionado ao aumento considerável no número de homens submetidos à biópsia prostática sextante ao longo das últimas décadas, muitos homens estão sendo atualmente diagnosticados com câncer de próstata indolente ou não significante, que não terão impacto na sobrevida ou irão causar dano.[30] Estes tumores não necessitam de tratamentos radicais, que estão associados aos potenciais efeitos adversos, incluindo incontinência e impotência que terão grande impacto na qualidade de vida dos pacientes. A imagem de ressonância magnética ponderada em difusão, além dos aspectos clínicos, bioquímicos e patológicos, pode auxiliar no estabelecimento da agressividade do câncer de próstata e ajudar a predizer aqueles tumores com maior probabilidade de progressão rápida. Embora o grau de tumor seja o determinante primário de agressividade do tumor (em particular, a presença de um componente com um escore de Gleason 4 ou 5), o volume tumoral e a extensão extraprostática também são considerações importantes.

4.5.3 Mapa de Coeficiente de Difusão Aparente e Escore de Gleason de Tumores na Zona Periférica

Muitos estudos investigaram a capacidade dos valores de ADC para predizer o escore de Gleason do tumor utilizando resultados da biópsia como padrão de referência.[20,21,23,31,32,33,34,35,36,37] No entanto, esses estudos são insuficientes considerando que as biópsias sextantes podem não determinar os graus de Gleason altos em aproximadamente 30% dos casos. As biópsias dirigidas por ressonância magnética (no interior do equipamento ou utilizando o registro de imagem com MRI-TRUS[34]) podem fornecer um padrão de referência mais apropriado, mas também são limitadas: pequenas quantidades do padrão 4 de Gleason (até 20%) podem ser indetectáveis[38] e, na experiência do autor,[39] os tumores com escore de Gleason 3 + 4 na biópsia por fusão com padrão 4 de Gleason ≥ 30% são comumente elevados para o escore de Gleason 4 + 3 no exame patológico de espécimes de prostatectomia.

Como resultado, o modo mais resoluto de avaliar a capacidade dos valores de ADC para estimar o escore de Gleason, assim como a porcentagem do padrão 4 de Gleason, é correlacionar as métricas de ADC com achados do exame patológico da amostra de prostatectomia radical. De fato, tal associação foi realizada em quase 20 estudos a partir deste trabalho.[27,40,41,42,43,44,45,46,47,48,49,50,51,52,53,54,55] Embora o valor máximo de b utilizado para a aquisição de DWI foi de 800 a 1.000 s/mm² em grande parte desses estudos, a variação importante na seleção de valores de b intermediários é evidente. Na verdade, muitos dos estudos empregaram apenas dois valores de b (geralmente 0 e 1.000 s/mm²). É provável que o uso de apenas dois valores de b seja, pelo menos parcialmente, dependente do fabricante, considerando a falta de funcionalidade da DWI com múltiplos valores de b em muitas plataformas de MR durante a publicação dos artigos.

Todos os estudos concordam que há uma relação inversa entre o valor de ADC e o escore de Gleason, com um coeficiente de correlação que varia de 0,32 (correlação fraca) a 0,50 (correlação razoável). Em estudos que comparam especialmente os valores de ADC dos tumores com escore de Gleason 6 aos valores observados em tumores com escore de Gleason > 7,[27,40,43,44,45,51,53,55] o valor de ADC dos tumores com escore de Gleason 6 é significativamente maior, com medidas acima de 1,0 × 10⁻³ mm²/s em todos os estudos, exceto um,[40] com valores que variam de 1,0 a 1,3 × 10⁻³ mm²/s, em comparação ao observado em tumores com escore de Gleason > 7 (valores de ADC que variam de 0,69 a 0,88 × 10⁻³ mm²/s).

Alguns desses estudos tiveram o objetivo de alcançar ainda mais precisão, explorando a capacidade dos valores de ADC para caracterizar os tumores de grau intermediário (escore de Gleason 7), que têm apresentado consistentemente um desafio maior para a DWI do que diferenciar os tumores de baixo e alto grau. Para esse propósito, as limitações das biópsias dirigidas por TRUS são bem conhecidas: os tumores com escore de Gleason 6 podem ser elevados para escore de Gleason 7 na patologia cirúrgica em pelo menos 25% dos casos e os tumores com escore de Gleason 3 + 4 podem ser elevados para tumores com escore de Gleason 4 + 3 em 20 a 66% dos casos.[56] Sendo capaz de detectar os focos mais agressivos em um tumor individual, o uso de DWI conceitualmente deve melhorar a acurácia na diferenciação entre tumores com escore de Gleason 3 + 4 e tumores com escore de Gleason 4 + 3, o que é clinicamente importante considerando o mau prognóstico bem estabelecido de tumores com escore de Gleason 4 + 3 em relação ao observado com o escore de Gleason 3 + 4.[57,58,59] Além disso, a porcentagem do padrão 4 de Gleason (%G4) também pode fornecer um marcador útil de agressividade do tumor como relatado por Stamey et al.,[60] que demonstraram que a progressão biológica após o tratamento radical aumentou a cada 10% de acréscimo de %G4. Cheng et al. similarmente observaram que a porcentagem de padrão 4 e 5 de Gleason poderia predizer a sobrevida após a prostatectomia radical.[61]

A acurácia de valores de ADC em discriminar os escores de Gleason de tumores com grau intermediário daqueles de tumores com menor ou maior grau varia entre os estudos. Yoshimitsu et al.[55] falharam em encontrar diferença significativa nos valores de ADC entre tumores com escores de Gleason 6 e 7 ou entre tumores com escores de Gleason 7 e 8. Embora vários estudos[27,43,45,48,50,53] tenham comparado os valores de ADC entre os tumores com escores de Gleason de 3 + 4 e 4 + 3, os resultados desses estudos foram discrepantes. Verma et al.[53] e Rosenkrantz et al.[50] falharam em demonstrar uma diferença significativa entre os dois grupos, enquanto quatro estudos[27,43,45,48] observaram diferença significativa. Essas discrepâncias provavelmente estão relacionadas, pelo menos em parte, não apenas às diferenças no protocolo de MRI entre os estudos,[27,43,45,48] mas também a quantidades variáveis de padrão 4 de Gleason entre pacientes incluídos no estudo com escore de Gleason de 3 + 4. Intuitivamente, pode-se esperar, na realidade, que os tumores com pequenas quantidades de padrão 4 de Gleason (até 20 a 25%) podem ter um valor médio de ADC semelhante ao encontrado em tumores com Gleason 6, dada a possibilidade de baixa distribuição do componente 4 de Gleason, tornando, desse modo, praticamente impossível detectar pela imagem uma área no tumor tendo difusão mais restrita como um marcador do componente de padrão 4 do escore de Gleason. Além disso, mesmo em estudos que relataram a capacidade para diferenciar tumores de grau intermediário de tumores de grau mais baixo ou mais alto utilizando valores de ADC, a sobreposição substancial entre as subclasses foi observada, como apoiada pelos elevados desvios-padrões dos valores de ADC dentro dos grupos.

Com o intuito de contornar estas limitações, Rosenkrantz et al. propuseram recentemente uma abordagem potencialmente aperfeiçoada para avaliar o mapa de ADC[50] em um estudo de 70 pacientes que foram analisados por imagem antes da prostatectomia em 3 T com uma bobina pélvica em arranjo de fase. Em vez de calcular o valor médio de ADC em um único corte, os autores mediram o ADC do tumor total utilizando um *software* desenvolvido *in-house* que permite o posicionamento de volumes de interesse (VOIs) tridimensionais incorporando os *voxels* do tumor entre vários cortes. A partir destas medidas, o número de *voxels* tendo um determinado valor de ADC pode ser normalizado para o número total de *voxels* dentro do VOI, permitindo a computação da denominada entropia de ADC, que reflete a heterogeneidade textural do tecido. Naquele estudo, a entropia de ADC foi significativamente maior nos tumores com escore de Gleason 4 + 3 do que em tumores com escore de Gleason 3 + 4, embora o ADC médio não fosse significativamente diferente entre os grupos.

4.5.4 Razão do Coeficiente de Difusão Aparente e Escore de Gleason

A razão ADC refere-se à razão entre o valor médio de ADC do tumor e o valor de ADC de um tecido de referência circundante. A computação da razão ADC pretende fornecer a normalização intrapaciente das medidas de ADC e potencialmente compensar as variações relacionadas ao equipamento e, dessa forma, melhorar o desempenho discriminatório comparado aos valores absolutos de ADC. Uma abordagem para obter a razão de ADC exige o posicionamento de uma região de interesse na PZ benigna contralateral, em posição de espelho em relação ao tumor.

Como nas medidas de ADC absoluto, existem dados conflitantes em relação ao valor das razões de ADC. Em uma série de 22 homens que foram analisados por imagem em 1,5 T, utilizando bobina endorretal e o protocolo de biópsia transperineal por saturação com 20 fragmentos servindo como o padrão de referência, Lebovic *et al.* demonstraram que a razão de ADC teve melhor desempenho que o valor de ADC na PZ para discriminar os tumores com escore de Gleason 8–9 dos tumores com escore de Gleason 6–7.[62] Nesse estudo, a razão do ADC médio para tumores de alto grau foi significativamente menor (0,40 ± 0,09) do que de tumores de grau baixo e intermediário (0,54 ± 0,09). Além disso, a área sob a curva (AUC) para diferenciar esses dois grupos de tumores foi 0,90 para a razão ADC, em comparação com 0,75 para o valor de ADC. Similarmente, em uma série que avaliou 45 pacientes com imagens em 3 T utilizando uma bobina endorretal (valores de b: 50–500–800 s/mm²) antes da prostatectomia, Thormer *et al.*[52] relataram que o valor de corte da razão de ADC igual a 0,46 permitiu uma caracterização correta de 79% dos tumores, com melhor desempenho do que as biópsias sextantes dirigidas por TRUS, que caracterizaram corretamente apenas 75% dos tumores. Além disso, a AUC da razão de ADC (0,90) foi superior ao do valor de ADC (0,79). Entretanto, esses resultados não foram confirmados por De Cobelli *et al.*,[63] que correlacionaram o valor de ADC e a razão de ADC (valores de b: 0–800–1.600 s/mm²) com o escore de Gleason cirúrgico em 1,5 T empregando uma bobina endorretal em 39 pacientes. A AUC foi 0,92 ($p = 0,12$) para o valor de ADC e 0,86 para a razão de ADC ($p = 0,42$), sem indicar qualquer valor adicional da razão de ADC em comparação com o observado no valor de ADC. Finalmente, em um estudo de Rosenkrantz *et al.* com 58 pacientes analisados por imagem antes da prostatectomia radical, na qual dois observadores independentes realizaram avaliações do valor de ADC e razão de ADC separadamente na zona periférica e zona de transição, os valores de ADC significativamente ultrapassaram as razões de ADC na PZ para ambos os leitores, enquanto as duas abordagens tiveram resultados mistos entre os dois leitores na TZ.[64]

Na determinação da relevância das medidas de ADC para diferenciar câncer de próstata do tecido benigno na PZ e para avaliar a agressividade do tumor, Scheenen *et al.*[65] enfatizaram que dois parâmetros distintos (▶ Fig. 4.2) têm impacto na intensidade dos gradientes de sensibilização à difusão aplicada durante a sequência DW: o tempo de difusão, que é o intervalo de tempo entre os dois lobos de gradiente de campo pulsado, e a duração do gradiente, que é o intervalo de tempo total durante o qual os gradientes são aplicados. O valor de ADC é derivado do decaimento do sinal de MR nesse intervalo e, assim, pode ser influenciado por esses dois parâmetros. Após uma avaliação visual qualitativa do mapa de ADC, a incorporação adicional das medidas quantitativas de ADC para a caracterização do tumor deve, portanto, ser feita com precaução. O valor de ADC não depende apenas linearmente do tempo de difusão, mas também do quadrado da duração do gradiente. Portanto, medidas quantitativas do ADC do câncer de próstata e do tecido benigno devem ser comparadas de modo ideal entre pacientes para os quais o tempo de difusão e também a duração do gradiente foram *os mesmos*. Todavia, na prática de rotina, é difícil determinar quando essa condição é realmente o caso, já que esses parâmetros são integrados conjuntamente pelo valor de b, refletindo um composto de dois parâmetros e, além disso, valores distintos são normalmente inacessíveis ao radiologista.

Apesar dessas limitações, nós sugerimos que o uso de dois valores de corte determinados em relação às medidas de ADC pode permanecer clinicamente útil ao empregar um protocolo de DWI padronizado, como recomendado na computação de PI-RADS versão 2 do mapa de ADC a partir de um valor de b baixo (b diferente de 0), intermediário e alto (b = 800–1.000 s/mm², mas não maior). Primeiramente, acima de uma medida de ADC de aproximadamente 1,1 a $1,2 \times 10^{-3}$ mm²/s, o tumor significativo é incomum (▶ Fig. 4.12).[66] Segundo, abaixo de uma medida de ADC de aproximadamente $0,850 \times 10^{-3}$ mm²/s, o câncer de

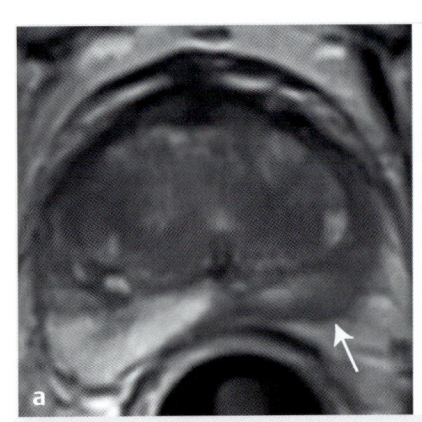

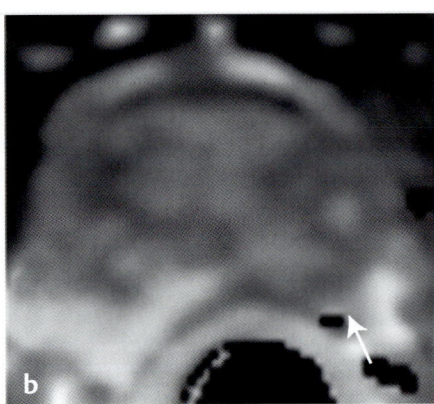

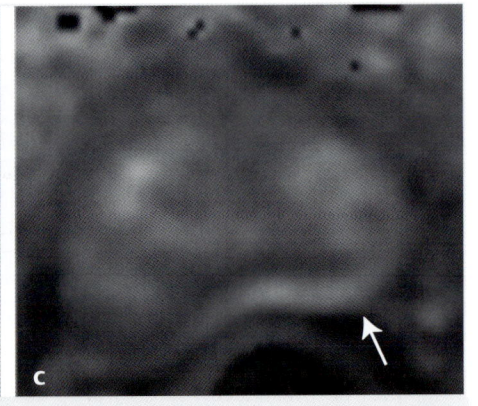

Fig. 4.12 Cálculo do coeficiente de difusão aparente (ADC) para diferenciação entre prostatite e câncer. A imagem ponderada em T2 (**a**) mostra uma lesão hipointensa na zona periférica posterior esquerda (*seta*). O mapa de ADC (**b**) mostra um valor de ADC ligeiramente reduzido (ADC = $1,25 \times 10^{-3}$ mm²/s). A imagem ponderada em difusão com cálculo de b = 1.600 s/mm² (**c**) mostra hiperintensidade leve que não é substancialmente mais brilhante do que outras áreas na próstata. A biópsia dirigida desta região revelou inflamação crônica.

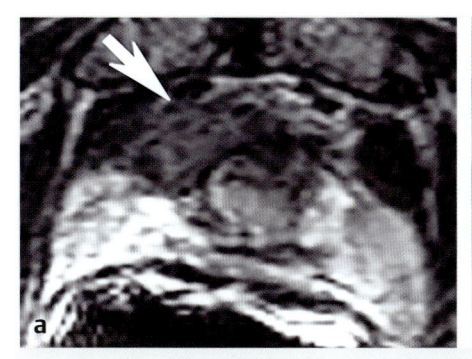

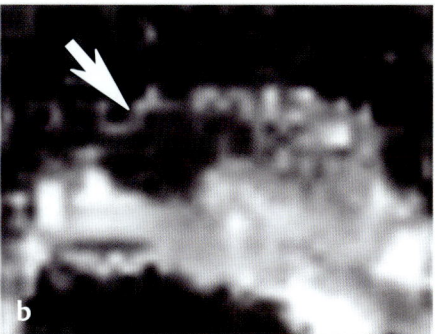

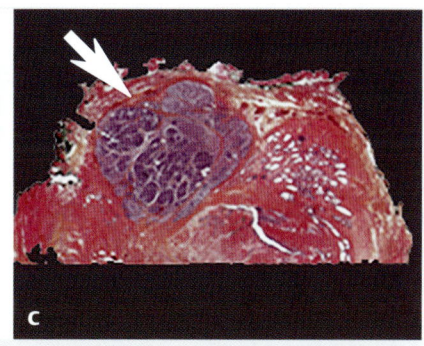

Fig. 4.13 Cálculo do coeficiente de difusão aparente (ADC) e agressividade do tumor. A imagem ponderada em T2 (**a**) mostra um tumor apical anterior com sinal reduzido (seta). O mapa de ADC (**b**) revela ADC marcantemente reduzido na lesão, com um valor de 0,65 × 10^{-3} mm^2/s, determinado por uma sequência com imagem ponderada em difusão com b = 50–500–1.000 s/mm^2. A histopatologia do espécime de prostatectomia radical (**c**) mostrou um tumor com escore de Gleason 4 + 3 correspondente (70% com padrão 4 de Gleason).

alto grau com mais de 20 a 25% de G4 pode ser suspeito (▶ Fig. 4.13).[46] Esses dois valores de corte podem orientar as decisões para a realização da biópsia das lesões de categoria PI-RADS 3, assim como podem indicar a presença de um componente de padrão alto de Gleason que pode ou não ser identificado nos achados de biópsia.

4.5.5 Mapa de Coeficiente de Difusão Aparente e Volume Tumoral

Vários estudos que utilizaram a amostra de prostatectomia radical como o padrão de referência investigaram se a DWI pode predizer o volume real do tumor patológico. Mazaheri et al.[67] e Isebaert et al.,[68] em uma série de 42 e 75 pacientes, respectivamente, que foram submetidos à MR com bobina endorretal em 1,5 T, relataram uma correlação significativa entre os achados de DWI e dos volumes tumorais patológicos (0,60 e 0,75, respectivamente, $p < 0,0001$). No estudo realizado por Mazaheri et al., a DWI superou a T2W-MRI, que exibiu um coeficiente de correlação com o volume tumoral patológico de 0,37. De modo semelhante, Turkbey et al.,[69] em uma série de 135 pacientes que realizaram a MRI com bobina endorretal em 3,0 T, relataram uma correlação positiva entre o volume tumoral patológico e o volume tumoral na mpMRI (coeficiente de correlação de Pearson 0,633, $p < 0,0001$). Embora o protocolo de mpMRI inclua uma sequência DW, os autores relataram que regiões finais de interesse foram traçadas na T2W-MRI durante a avaliação das correlações do volume tumoral.

A principal limitação desses estudos é uma ênfase geral para avaliar a correlação nos volumes tumorais entre a MRI e a patologia, visto que a excelente correlação não exclui a tendência sistemática (volume tumoral subestimado ou superestimado) na estimativa quando volumes pareados são comparados em uma base individual. Dois estudos demonstraram limitações da DWI para calcular o volume tumoral com o uso de testes estatísticos para explorar o potencial viés sistemático, tais como o Bland-Altman plots[70] ou análise residual.[71] Primeiramente, Le Nobin et al.,[70] em um estudo de 37 pacientes que foram analisados pela mpMRI com bobina pélvica em arranjo de fase em 3,0 T, compararam a MRI e os volume histopatológicos utilizando um software para corregistrar a MRI e as reconstruções digitais tridimensionais de espécimes de prostatectomia radical. O software não utilizou lâminas de montagem inteiras, mas lâminas patológicas reconstruídas a partir de uma análise clássica de cortes seriados. Os autores observaram que os mapas de ADC tenderam a subestimar sistematicamente os volumes tumorais, com uma diferença média entre o volume tumoral mensurado nos mapas de ADC e o volume patológico de -47% (-143 a +49%), maior do que o grau de subestimativa dos volumes tumorais utilizando T2WI (diferença média obtida com T2W-MRI de -32% [-128 a +65%]). Resultados comparáveis foram obtidos por Cornud et al. em uma série de 84 pacientes analisados por imagem em 1,5 T utilizando bobina retal.[71] A MRI e os volumes tumorais patológicos foram mensurados por planimetria. Embora o estudo demonstrasse que os volumes tumorais mensurados por T2W ou mapas de ADC correlacionaram-se significativamente com o volume patológico ($r^2 = 0,82$ e 0,83, respectivamente), os mapas de ADC subestimaram o volume patológico em 49% dos casos em uma média de 0,56 cm^3 (variação de 0,005 a 2,84 cm^3).

Esses dois estudos indicam que os limites dos tumores são difíceis de detectar por DWI. A extensão do tumor além dos limites da porção visível do tumor na MRI é normalmente pequena, com um padrão histológico infiltrativo que atualmente impede sua identificação confiável por qualquer modalidade de imagem.[72,73] Consequentemente, ao utilizar o mapa de ADC, T2W-MRI ou ambos, para guiar a ablação do tumor focal, um volume alvo que incorpora uma margem de segurança ao redor do tumor deve ser definido em vez de procurar unicamente a ablação do volume tumoral visível na MRI.[71]

4.6 Técnicas Avançadas de Imagem Ponderada em Difusão para Melhorar a Acurácia do Mapa de Coeficiente de Difusão Aparente ADC na Zona Periférica

4.6.1 Difusão Biexponencial (Fenômeno de Movimento Incoerente *Intravoxel*) ou Como Diferenciar a Perfusão e os Efeitos de Difusão na Imagem Ponderada em Difusão

Le Bihan et al. desenvolveram o modelo de movimento incoerente *intravoxel* (IVIM) para descrever um decaimento de sinal biexponencial, em vez de monoexponencial, quando os gradientes de difusão são aplicados.[74] Neste modelo (▶ Fig. 4.14),

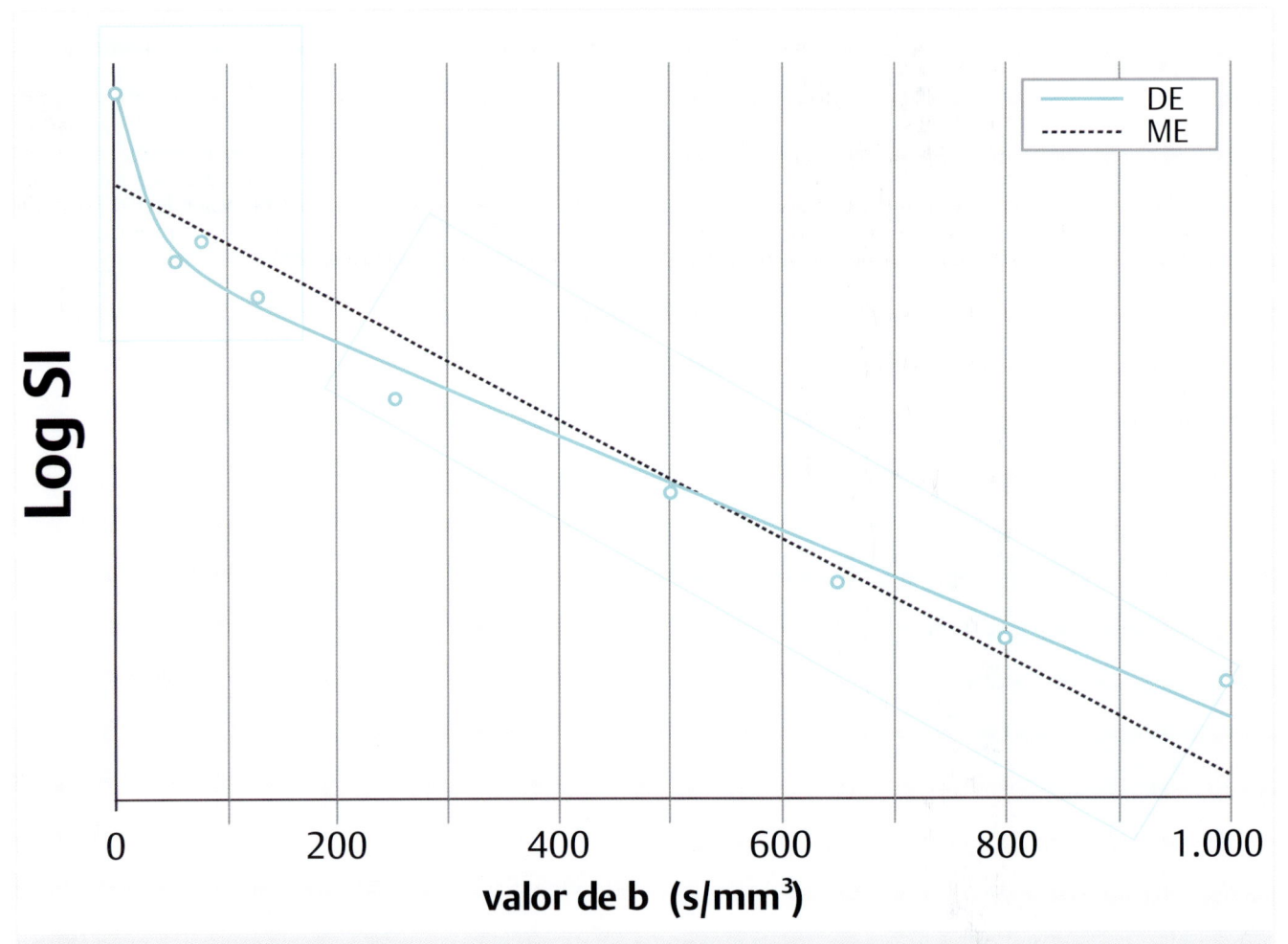

Fig. 4.14 Curva de decaimento da intensidade de sinal ponderada em difusão (DW) biexponencial (*linha verde sólida*). Em valores de b baixos, a curva é acentuada (dentro da caixa retangular verde-clara à esquerda). Entretanto, em valores de b mais altos, a inclinação é menos acentuada (na caixa retangular verde-clara ao centro e à direita). O formato em bastão da curva biexponencial (*linha verde sólida*) fornece um melhor ajuste aos dados adquiridos em DW (*pontos verdes abertos*) do que o modelo monoexponencial (*linha pontilhada*) utilizado para gerar o mapa de ADC.

dois compartimentos estão presentes, os capilares e os compartimentos teciduais. No compartimento capilar, o movimento das moléculas de água mimetiza um processo de difusão (pseudodifusão), avaliado por um coeficiente de pseudodifusão específica (D^* ou ADC_{fast}) derivado da ponderação obtida com valores de b baixos (0–100 s/mm^2). D^* é representado pela porção inicial da curva de decaimento da intensidade do sinal, que tem uma inclinação acentuada consistente com a natureza da atenuação de intensidade do sinal resultante do movimento capilar da água. A segunda parte da curva representa o movimento da água em valores de b maiores. A inclinação é menos acentuada e reflete a difusão tecidual (D ou ADC_{slow}). O termo f corresponde ao volume sanguíneo derivado de prótons de água fluindo pelos microcapilares orientados pseudorrandomicamente, sendo definido como a fração de perfusão por LeBihan et al.[74]

Em comparação com a métrica de difusão D por meio do modelo biexponencial, a métrica convencional de ADC, que é calculada utilizando um modelo monoexponencial, é influenciada pela perfusão microcapilar significativa em valores de b baixos. Em valores de b altos, esse componente torna-se insignificante considerando a atenuação inexpressiva do sinal capilar nesses valores de b. Por outro lado, embora D^* seja sensível à perfusão, também é afetado por efeitos de difusão tecidual verdadeira. Não há consenso em relação ao número de valores baixos de b que devem ser adquiridos ao aplicar-se um modelo de difusão biexponencial, embora a concordância entre o número de valores de b e o número de médias do sinal seja necessária para manter os tempos das medidas aceitáveis. Em nossa prática, o IVIM é realizado utilizando dez valores de b (0, 10, 20, 30, 40, 50, 100, 200, 500, 1.000 s/mm^2).

Vários estudos aplicaram o modelo biexponencial na DWI da próstata. O número de valores de b variou de 4 a 16.[33,75,76,77,78] Entre os três parâmetros de IVIM (D, D^* e f), D demonstrou ter a acurácia mais elevada para discriminar o câncer de próstata do tecido benigno. Kuru et al. avaliaram 50 pacientes (23 sem câncer e 27 com câncer confirmado por biópsia) em 3 T utilizando uma bobina pélvica em arranjo de fase e sete valores de b (0, 50, 100, 150, 200, 250, 800 s/mm^2). Os valores de D e ADC tiveram desempenho similar na diferenciação entre tumor e tecido benigno (AUC = 0,9), embora apenas D tenha sido capaz de diferenciar o câncer de próstata de baixo grau (escore de Gleason < 7) e de alto grau (escore de Gleason > 7).

Um único estudo conduzido por Riches et al.[79] utilizou valores de b < 50 s/mm^2 em uma comparação entre os modelos monoexponencial e biexponencial em 50 pacientes, utilizando bobina endorretal em 1,5 T e 11 valores de b (0, 1, 2, 4, 10, 20, 50, 100, 200, 400, 800 s/mm^2). Os autores observaram que D foi menor que o ADC no tecido normal da PZ (1,34 ± 0,28 × 10⁻³ mm²/s vs. 1,66 ± 0,34 × 10⁻³ mm²/s, respectivamente) e no câncer de próstata (0,82 ± 0,45 × 10⁻³ mm2/s vs. 1,33 ± 0,52 mm²/s, respectivamente). O estudo também demonstrou que o modelo biexponencial com o intervalo total de valores de b ofereceu o melhor ajuste para os dados adquiridos, desde que os valores de b < 20 s/mm² fossem incluídos. Quando o valor de b mínimo foi aumentado acima de 20 s/mm² em ambos os modelos, o modelo monoexponencial forneceu uma melhor descrição dos dados adquiridos. Os outros parâmetros do modelo biexponencial (D* e f) mostraram grande variação com elevados desvios-padrões associados e não foram discriminantes entre o câncer e o tecido benigno. No entanto, os autores sugeriram que a distinção desse componente de perfusão altamente variável utilizando o modelo de IVIM pode aumentar a utilidade clínica do coeficiente de difusão no diagnóstico do câncer de próstata.

Nossa experiência (dados não publicados) em 1,5 T empregando-se uma bobina endorretal reutilizável (Invivo Corporation; Gainesville, FL) e com o uso de uma sequência de dez valores de b (0–10–20–30–40–50–100–500–1.000 s/mm²) e a sequência (TR/TE = 4.000/70) mostrou valores de D e ADC com desempenho equivalente (AUC = 0,89 e 0,91, respectivamente) (▶ Fig. 4.15). O valor de corte ideal para diferenciar o câncer de focos benignos foi de 1,07 × 10⁻³ mm²/s para o valor de ADC (sensibilidade, 84%; especificidade, 83%) e 1,19 × 10⁻³ mm²/s para D (sensibilidade, 86%, especificidade, 83%).

Considerando os achados, embora o modelo biexponencial possa fornecer um melhor ajuste matemático dos dados de intensidade de sinal em DW quando múltiplos valores de b são adquiridos, outros estudos são necessários para estabelecer um valor diagnóstico adicional em relação ao modelo monoexponencial na detecção do câncer de próstata.

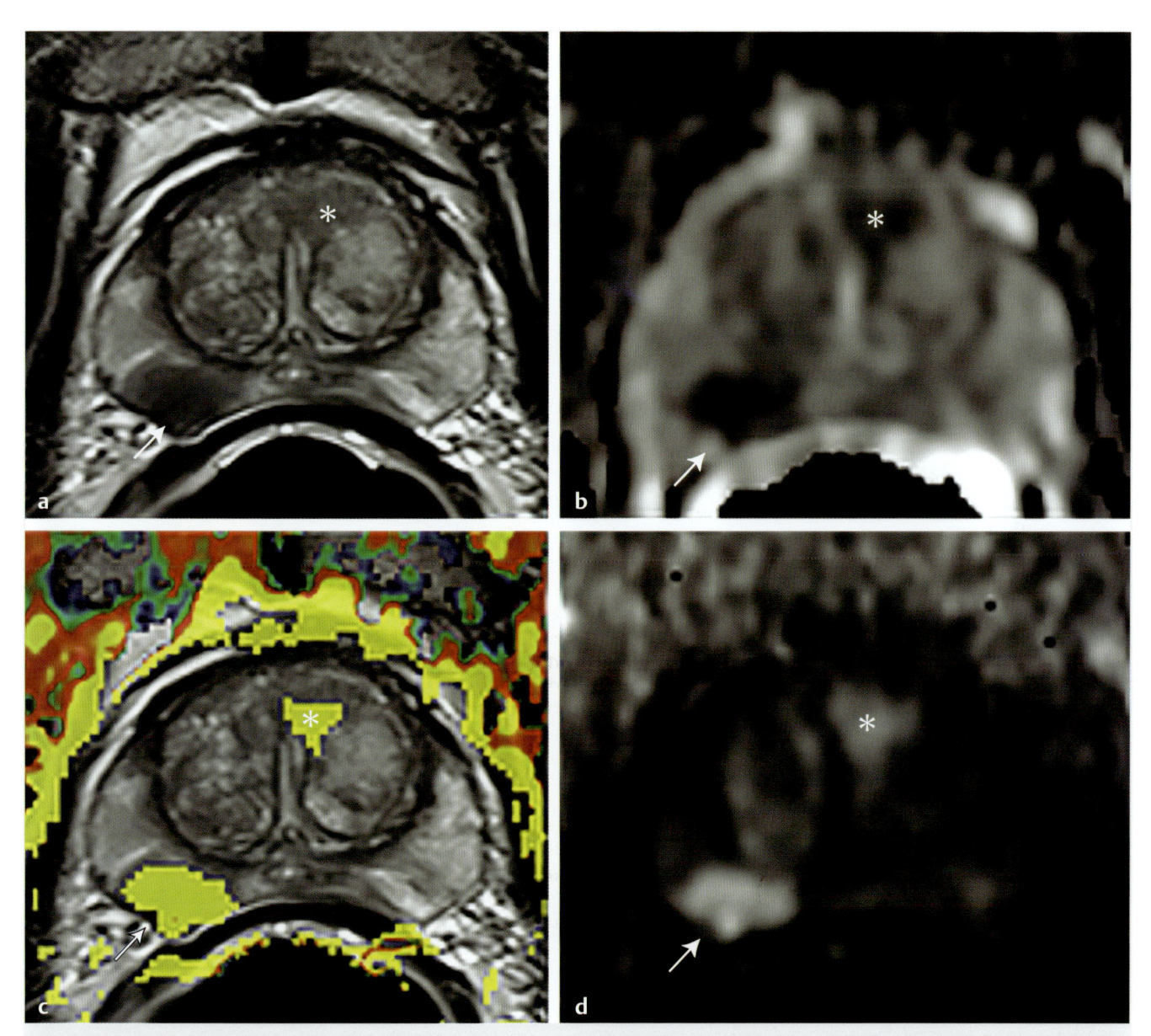

Fig. 4.15 Difusão biexponencial na prática clínica. Tumor característico na zona periférica (*seta*) visível na imagem ponderada em T2 (**a**), o mapa de coeficiente de difusão aparente (ADC) (ADC = 0,86 × 10-3 mm²/s) (**b**) e uma imagem ponderada em difusão (DWI) com cálculo de b = 1.600 s/mm² (**c**). O modelo biexponencial codificado por cor (**d**) mostra um valor baixo de D (limite de corte de 1,20 × 10⁻³ mm²/s), mas não oferece informação adicional ao valor de ADC ou à avaliação geral de DWI. A biópsia dirigida da lesão revelou um tumor com escore de Gleason 4 + 3. Notar também a região não encapsulada levemente hipointensa na zona de transição (*asterisco*) exibindo anormalidade em todos os parâmetros (mapa de ADC, mapa D e DWI com b = 1.600 s/mm²), sugerindo um tumor possivelmente secundário, embora as biópsias dirigidas não tenham sido realizadas.

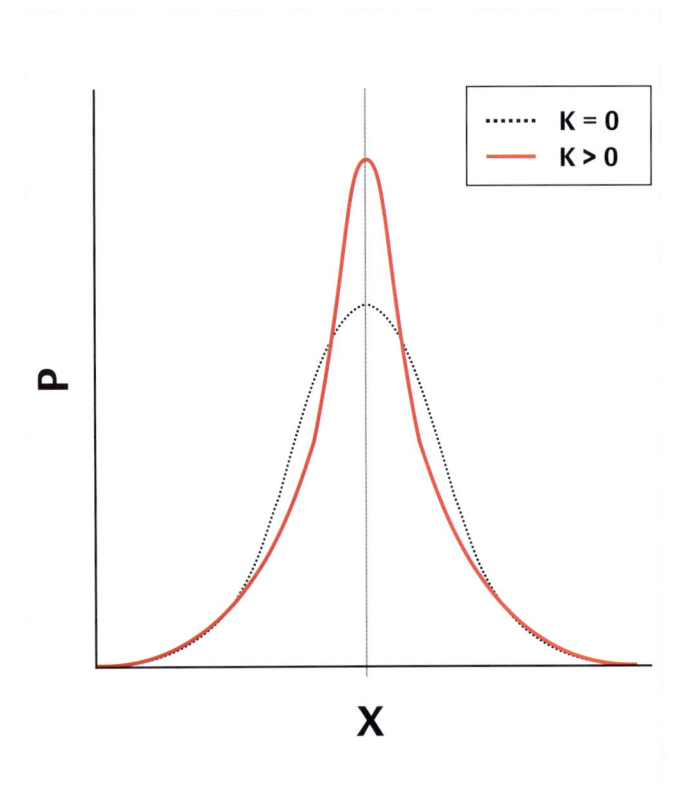

Fig. 4.16 Distribuições gaussiana e não gaussiana. A linha pontilhada representa uma distribuição gaussiana (curtose = 0), como ocorre na difusão "livre". A linha sólida representa uma distribuição não gaussiana com pico mais elevado (curtose > 0), como ocorre em ambientes teciduais mais complexos que não possuem difusão "livre".

4.6.2 Imagem por Curtose de Difusão

A sobreposição de valores quantitativos de ADC do câncer de próstata de grau mais alto e mais baixo, assim como do tecido benigno, também pode ser resultante de outra limitação da estimativa monoexponencial padrão de ADC, ou seja, que assume uma distribuição gaussiana dos deslocamentos das moléculas de água. Mais precisamente, como a celularidade aumenta e restringe a difusão da água, considera-se que o deslocamento das moléculas de água torne-se não gaussiano (▶ Fig. 4.16). O termo curtose descreve o desvio de uma distribuição não gaussiana comparada com uma distribuição gaussiana. Com o uso de MRI por curtose de difusão (DKI), é possível quantificar esse desvio. A curtose (K) é extraída de imagens DW adquiridas utilizando um valor de b máximo de aproximadamente 2.000 s/mm² e pode fornecer melhor diferenciação entre o câncer de próstata e o tecido benigno. Um valor de b bastante elevado é necessário para a distribuição não gaussiana do comportamento de difusão de água se manifestar.

Um número limitado de estudos explorou a DKI-MRI na próstata em um cenário clínico. O estudo inicial de Rosenkrantz et al.[80] avaliou 47 pacientes com câncer de próstata confirmado por biópsia, analisados por imagem em 3 T com o emprego de uma bobina pélvica em arranjo de fase e cinco valores de b variando de 0 a 2.000 s/mm². Os valores de K foram maiores (0,96 ± 0,24) no câncer do que no tecido benigno da PZ (0,57 ± 0,07) e também foram maiores em tumores com escore de Gleason > 6 (1,05 ± 0,26) do que em tumores com escore de Gleason 6 (0,89 ± 0,20, $p < .001$). Além disso, o valor de K superou o ADC em termos de sensibilidade para diferenciação entre câncer e tecido benigno na PZ (93,3% vs. 78,5%, $p < 0,001$) sem qualquer perda associada de especificidade (95,7%, $p > 0,99$) e também demonstrou uma AUC significativamente maior (70% vs. 62%, $p = 0,010$) para distinguir os tumores com escore de Gleason 6 dos tumores com escore de Gleason > 6.

No entanto, um estudo subsequente realizado por Roethke et al.[81] não confirmou esses resultados promissores. Os autores avaliaram 55 pacientes em 3 T utilizando uma bobina pélvica em arranjo de fase e nove valores de b (0, 50, 250, 500, 750, 1.000, 1.250, 1.500, 2.000 s/mm²) com o intuito de computar os cálculos de K e D (D representando o coeficiente de difusão da sequência DK que é corrigido para explicar o comportamento de difusão não gaussiano observado). Os valores padrões de ADC foram extraídos de um protocolo DW distinto que incluiu dois valores de b (0,800). A biópsia transperineal utilizando o registro de imagem MRI-TRUS foi o padrão de referência. Os valores de D e ADC foram significativamente menores no câncer do que no tecido benigno e K foi significativamente maior no câncer (1,01 +/- 0,21) do que no tecido benigno (0,76 +/- 0,14, $p < 0,05$). Entretanto, contrariamente ao estudo de Rosenkrantz et al.,[80] as análises da curva de característica operacional do receptor (ROC) não revelaram diferença significativa entre K e ADC padrão para a detecção do câncer de próstata. Em relação à agressividade do tumor, K e ADC padrão apresentaram diferença significativa comparável ($p < 0,05$) para a discriminação entre tumores com escore de Gleason 6 e escore de Gleason > 6. Como resultado, não houve diferença significante entre as métricas padrões derivadas da DWI e DKI.

Roethke et al.[81] sugeriram que a discrepância comparada aos resultados de Rosenkrantz et al.[82] foi relacionada à natureza na qual o cálculo padrão do ADC foi extraído. A saber, no estudo conduzido por Rosenkrantz et al., o ADC foi calculado a partir da sequência por curtose em DW, que requer um aumento do tempo de eco (81 ms) a fim de adquirir valores de b elevados necessários para essa sequência. Este tempo de eco mais longo pode diminuir a SNR, que pode ter impacto negativo na qualidade do mapa de ADC em comparação com aquele que pode ser obtido, caso se realize uma aquisição DWI convencional com valores de b padrões. Por exemplo, a aquisição de DWI, utilizada no estudo realizado por Roethke et al. para calcular o mapa de ADC com um ajuste monoexponencial, incorporou um tempo de eco substancialmente mais curto (58 ms) em vista da aquisição de valores de b relativamente mais baixos.[81] Esses autores concluíram que o valor de ADC convencional é subestimado quando o ADC é extraído de uma aquisição DK.

Em conclusão, dados preliminares sugerem que a DK-MRI tem potencial para aumentar o desempenho de DWI para o diagnóstico e avaliação de agressividade do câncer de próstata, embora outros estudos sejam necessários para conciliar as diferenças entre os resultados de estudos anteriores nesta área.

4.6.3 Imagem por Tensor de Difusão e Anisotropia

Em tecidos com uma organização estrutural orientada de modo direcional, o deslocamento devido à difusão das moléculas de água depende da direção ao longo do qual o deslocamento é mensurado. Os deslocamentos da água perpendiculares a uma estrutura alinhada são pequenos, considerando que a água deve cruzar ou circundar a estrutura com o intuito de mover-se nessa direção. Por outro lado, a água que se move paralelamente à estrutura, move-se mais facilmente ao longo da estrutura (▶ Fig. 4.17 **a**) e, desse modo, exibe maior deslocamento. A glândula

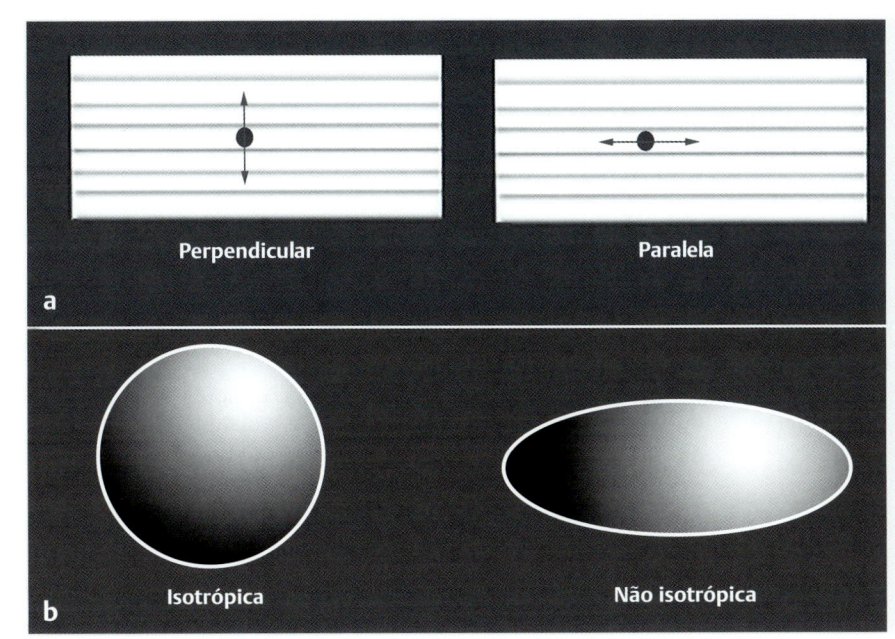

Fig. 4.17 Imagem por tensor de difusão (DTI). (**a**) A DTI avalia a direcionalidade do deslocamento das moléculas de água resultante da difusão (*representada por pontos pretos com setas*). Para tecidos com uma direcionalidade estrutural inerente, as restrições à difusão serão diferentes em posição perpendicular e paralela à direcionalidade estrutural do tecido. (**b**) Anisotropia. A difusão isotrópica (anisotropia fracional = 0) indica difusão de água equivalente em todas as direções, como representada pela esfera. A difusão anisotrópica (anisotropia fracional > 0) indica difusão variável em direções espaciais distintas, como representada pelo elipsoide. A DTI requer a realização de aquisições de difusão em pelo menos seis diferentes direções com o intuito de definir um tensor de difusão e analisar o grau de anisotropia de difusão da água em um tecido.

prostática apresenta esse efeito anisotrópico em pelo menos alguma extensão. Este efeito – a direcionalidade específica dos deslocamentos de água – pode ser avaliado utilizando-se a imagem por tensor de difusão (DTI), que adquire um tensor de difusão que captura orientações específicas de difusão. Para a DTI, as aquisições de difusão devem ser realizadas em pelo menos seis direções diferentes. Os seis conjuntos resultantes de dados de difusão derivados são utilizados para calcular um elipsoide representando a orientação espacial de difusão para cada *voxel*. A anisotropia fracional (FA) calculada representa o grau para o qual o elipsoide de difusão é desviado de uma esfera (▶ Fig. 4.17 **b**), com maior desvio indicando maior anisotropia de difusão em comparação com a difusão isotrópica representada por uma esfera.

O valor adicional de DTI em relação à DW padrão não foi estabelecido para a avaliação do câncer de próstata. A FA da próstata normal foi avaliada em vários estudos e observou-se ser maior no tecido estromal fibrovascular da TZ do que na PZ contendo epitélio.[82,83,84] Todavia, relata-se que a FA também é variavelmente maior,[20] menor[85] ou inalterada após radioterapia para o câncer de próstata,[86] assim como é semelhante no câncer de próstata quando comparada com a PZ normal.[84,87] Portanto, estudos adicionais são necessários para estabelecer um papel da DTI na caracterização do câncer de próstata.

4.7 DWI da Zona de Transição

Aproximadamente 30% dos cânceres de próstata originam-se na TZ. O diagnóstico de tumores na TZ permanece difícil com base apenas em T2W-MRI devido à presença de BPH estromal que é hipointensa e pode ter tanto uma morfologia pouco definida ou mais nodular. A forma, intensidade de sinal, margens e localização devem ser consideradas ao se avaliar a probabilidade de câncer nas lesões da TZ.[88] Um estudo realizado por Chesnais *et al.*[89] avaliou 117 nódulos benignos e 20 malignos na TZ, utilizando a amostra de prostatectomia radical como o padrão de referência, e relatou que 20 e 18 dos 20 cânceres na TZ envolveram os aspectos anterior e apical da TZ, respectivamente, indicando regiões importantes da TZ para inspeção de perto das lesões suspeitas.

4.7.1 DWI Qualitativa da TZ

Estudos exploraram o valor adicional do mapa de ADC comparado ao observado com a T2W-MRI, empregando amostra de RP como padrão de referência. Em alguns estudos,[90,91] as imagens T2W e os mapas de ADC foram lidos simultaneamente. Yoshizako *et al.*[90] avaliaram 26 tumores na TZ (tamanho do tumor > 10 mm) em 1,5 T utilizando uma bobina endorretal e uma sequência DW com b = 0 – 1.000 s/mm^2, relatando uma sensibilidade de 61% na detecção do câncer da TZ para T2W-MRI, que aumentou, embora de forma não significativa, para 81% com o auxílio do mapa de ADC. A acurácia e o valor preditivo positivo também aumentaram de 64 e 76% e 83 e 91%, respectivamente. No entanto, Delongchamp *et al.*,[91] em uma série de 57 pacientes avaliados em 1,5 T utilizando uma bobina endorretal, relataram que a AUC da combinação entre a T2W-MRI e a avaliação semiquantitativa dos mapas de ADC (0,88) não foi maior do que aquela observada na T2W-MRI realizada individualmente (0,84).

Em outros estudos, as imagens T2W foram lidas primeiramente, enquanto a combinação de imagens T2W + mapas de ADC foi lida em uma segunda sessão. Novamente, os resultados foram discrepantes entre esses trabalhos. Ao utilizarem uma bobina endorretal e uma sequência DW com b = 0–600 s/mm^2 em 1,5 T, Haider *et al.*[92] relataram que DWI não forneceu melhora no diagnóstico de câncer na TZ, em comparação com a T2W-MRI. O valor da AUC foi semelhante para ambas as sequências (0,79) e a sensibilidade foi baixa para T2W-MRI (36%) e T2W-MRI + DWI (42%). Achados similares foram observados por Hoeks *et al.* em uma série de 28 pacientes avaliados em 3 T utilizando uma bobina endorretal e uma sequência DW com b = 50 – 500 – 800 s/mm,^{2} na qual quatro radiologistas interpretaram primeiramente as imagens T2W e depois realizaram uma avaliação combinada com imagens DW.[93] A acurácia da detecção para tumores > 0,5 cm^3 não diferiu entre T2W-MRI e T2W-MRI + mapas de ADC para todos os cânceres na TZ (68% *vs.* 66%, *p* = 0,85), para tumores com padrão 4/5 de Gleason (79% *vs.* 72–75%, *p* = 0,13) ou para tumores de padrão 2/3 de Gleason (66% *vs.* 62–65%, *p* = 0,47). A sensibilidade foi de 53% para todos os tumores, 72% para tumores de alto grau e 42% para tumores de baixo grau.

Em comparação, um estudo conduzido por Jung *et al.*[94] relatou que a combinação de T2W-MRI e mapas de ADC teve

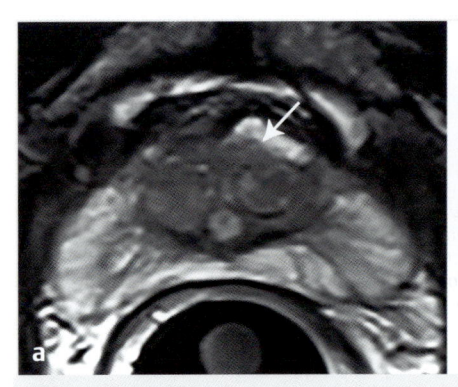

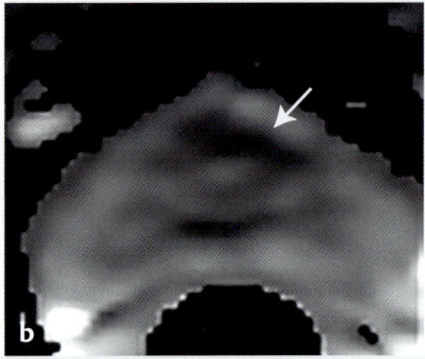

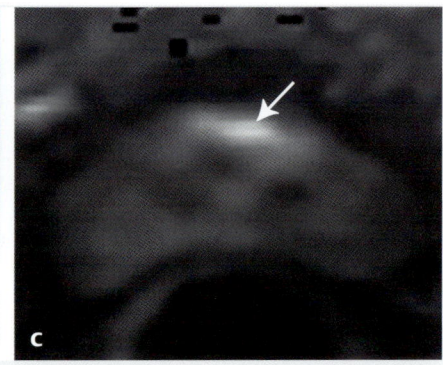

Fig. 4.18 Valor adicional da imagem ponderada em difusão (DWI) para a detecção do câncer da próstata na zona de transição. O mapa do coeficiente de difusão aparente (ADC) (**b**) exibe ADC focal reduzido na zona de transição anterior esquerda (*seta*). A DWI com b = 1.600 s/mm² computada (**c**) mostra hiperintensidade correspondente. A lesão não é claramente visível na imagem ponderada em T2 (**a**). A biópsia dirigida revelou um tumor com escore de Gleason 3 + 3 nesta região (comprimento máximo do fragmento do tumor de 6 mm).

melhor desempenho do que a T2W-MRI realizada individualmente. Os autores avaliaram 156 pacientes com tumores na TZ empregando uma bobina endorretal e uma sequência DW com b = 0 – 1.000 s/mm² em 1,5 T. Dois leitores às cegas avaliaram primeiramente apenas as imagens T2W e, em seguida, avaliaram os mapas de ADC em conjunto com as imagens T2W. A detecção de tumor foi significativamente melhorada pelos dois leitores por abordagem combinada, com AUC aumentando de 0,60 a 0,71 a 0,75 em nível de paciente. A sensibilidade de T2W-MRI foi de 64% para tumores > 0,5 cm³, porém de 70 a 74% para tumores < 0,5 cm³. Em comparação, a sensibilidade de T2W-MRI + mapas de ADC foi de 76 a 96% para tumores > 0,5 cm³ e de 64 a 91% para tumores < 0,5 cm³.

Dois estudos investigaram o valor potencial das imagens fontes de DW obtidas utilizando um valor de b ultraelevado (b = 2.000 s/mm²) para localizar o câncer na TZ. Primeiramente, Katahira *et al.* avaliaram 201 pacientes antes da prostatectomia radical em 3 T empregando uma bobina pélvica em arranjo de fase.[9] Três radiologistas interpretaram independentemente três conjuntos de imagens de modo aleatório: as imagens T2W e dois conjuntos de imagens fontes DW, uma adquirida utilizando uma sequência com b = 0 – 1.000 s/mm² e outra adquirida empregando-se uma sequência com b = 0 – 2.000 s/mm². A AUC aumentou de 0,68 para T2WI a 0,76 para T2WI + DWI em b = 1.000 s/mm² e para 0,85 com T2WI + DWI em b = 2.000 s/mm². De forma similar, Rosenkrantz *et al.* avaliaram 106 cânceres na TZ em 3 T utilizando uma bobina pélvica em arranjo de fase antes da prostatectomia radical.[95] Três radiologistas revisaram independentemente as primeiras imagens T2W e, em seguida, incorporaram imagens DW com b = 1.000 s/mm² em conjunto com o mapa ADC associado, seguido pela incorporação de imagens DWI com b = 2.000 s/mm². A sensibilidade aumentou de 19,4 para 33,9% em imagens T2W e de 50 para 54,8% na combinação de imagens T2W + imagens DW com b = 2.000 s/mm² ($p <$ 0,011), além de um aumento adicional de 62,9 para 74,2% ($p =$ 0,013) após incorporação de imagens DW com b = 2.000 s/mm², demonstrando o valor adicional de imagens DW com valor de b ultraelevado na detecção do câncer na TZ. Esses resultados sugerem que, mesmo se a T2W-MRI permanece como a sequência dominante na atribuição da categoria de avaliação global de PI-RADS, a hiperintensidade nos tumores em b = 2.000 s/mm² pode ser mais conspícua do que o sinal reduzido nos tumores com o mapa de ADC. Na prática clínica, focos visualmente brilhantes, como identificados no valor de b ultraelevado (▶ Fig. 4.18), chamam a atenção do radiologista para uma lesão em potencial e levam à análise mais detalhada da área com o uso dos demais conjuntos de dados de MR.[96] Neste sentido, a localização inicial da região suspeita utilizando imagens com b = 2.000 s/mm² pode ser útil em elevar a confiança em relação à presença de uma lesão, mesmo se a categoria final de PI-RADS for amplamente determinada por T2W-MRI.

4.7.2 DWI Quantitativa da TZ

Para o diagnóstico de câncer da próstata, os valores de ADC dos tumores na TZ foram considerados significativamente menores do que aqueles da BPH benigna em muitos estudos.[90,97,98,99] Entretanto, a maioria dos estudos comparou os valores de ADC do câncer na TZ com aquele observado em nódulos benignos em geral, incluindo tanto a BPH glandular (geralmente exibindo ADC alto) e a BPH estromal (normalmente exibindo ADC baixo), sem especificamente comparar os valores de ADC de tumores na TZ com aqueles encontrados em nódulos benignos estromais. Tal abordagem pode ser incapaz de fornecer o modelo de estudo clinicamente mais relevante, mesmo se valores menores de ADC sejam observados em tumores da TZ. Uma comparação mais útil pode ser feita com o valor de ADC de nódulos BPH estromais, dada a extensão para o qual o sinal em T2W homogeneamente diminuído e o ADC reduzido em tais nódulos podem mimetizar um tumor. Em estudo que utilizou uma bobina endorretal e um valor de b máximo de 1.000 s/mm² em 1,5 T, Oto *et al.* relataram valores de ADC significativamente menores em tumores TZ ($1,05 \times 10^{-3}$ mm²/s) do que na BPH estromal ($1,27 \times 10^{-3}$ mm²/s).[97] Entretanto, esse achado não foi confirmado em outro estudo,[100] além de a diferenciação de BPH estromal e tumores da TZ continuar sendo considerada um desafio diagnóstico baseado na avaliação quantitativa de ADC, aguardando investigações futuras.

Diversos estudos analisaram associações entre os valores de ADC e os escores de Gleason na TZ.[28,53,54,94,101] Os estudos de Jung *et al.*[94] e Kitajima *et al.*[28] realizados em 3 T com bobina pélvica em arranjo de fase e sequência DW com b = 0 – 1.000 s/mm² observaram que os ADCs médios diminuíram de 1,10 a $1,23 \times 10^{-3}$ mm²/s em tumores com escore de Gleason 3 + 3 para 0,98 a $1,12 \times 10^{-3}$ mm²/s em tumores com escore de Gleason 3 + 4, 0,87 a $1,01 \times 10^{-3}$ mm²/s em tumores com escore de Gleason 4 + 3 e de 0,75 a $0,87 \times 10^{-3}$ mm²/s em tumores com escore de Gleason > 4 + 3. Entretanto, tais tendências não foram confirmadas em vários outros estudos. Por exemplo, Kobus *et al.*[101] e Vos *et al.*,[54] em dois estudos que utilizaram uma combinação de DWI e espectroscopia por MR (MRS) para determinar a agressividade do tumor na TZ, relataram que as mensurações de ADC não tiveram valor adicional para esse parâmetro em tumores na TZ em relação à MRS. Além disso, Verma *et al.*[53] analisaram o uso de uma bobina endorretal e uma sequência DW com b = 0–600 s/mm² em 1,5 T e não observaram diferença significativa nos valores de ADC entre os tumores com escore de Gleason 3 + 3 ($1,00 \times 10^{-3}$ mm²/s) e com escore de Gleason 3 + 4 ($1,07 \times 10^{-3}$ mm²/s), embora o último grupo demonstrasse um ADC significativamente maior do que os tumores com escore de Gleason 4 + 3 ($0,87 \times 10^{-3}$ mm²/s). Entre esses estudos, mesmo quando diferenças significativas no ADC foram observadas entre os tumores com escores de Gleason distintos, os desvios-padrões foram maiores, com sobreposição substancial entre os grupos em termos dos valores de ADC.

Com base nesses estudos, os valores de ADC podem ter alguma importância para determinar a agressividade dos tumores na TZ, embora mais limitados em comparação com o papel dos valores de ADC em avaliar a agressividade dos tumores na PZ.

Referências

[1] Hoeks CM, Barentsz JO, Hambrock T et al. Prostate cancer: multiparametric MR imaging for detection, localization, and staging. Radiology 2011; 261(1):46–66
[2] Koh DM, Collins DJ. Diffusion-weighted MRI in the body: applications and challenges in oncology. AJR Am J Roentgenol 2007; 188(6):1622–1635
[3] Padhani AR, Liu G, Koh DM et al. Diffusion-weighted magnetic resonance imaging as a cancer biomarker: consensus and recommendations. Neoplasia 2009; 11(2):102–125
[4] Neil JJ. Diffusion imaging concepts for clinicians. J Magn Reson Imaging 2008; 27(1):1–7
[5] Rosenkrantz AB, Mannelli L, Kong X et al. Prostate cancer: utility of fusion of T2-weighted and high b-value diffusion-weighted images for peripheral zone tumor detection and localization. J Magn Reson Imaging 2011; 34(1):95–100
[6] Medved M, Soylu-Boy FN, Karademir I et al. High-resolution diffusionweighted imaging of the prostate. AJR Am J Roentgenol 2014; 203(1):85–90
[7] Rosenkrantz AB, Kong X, Niver BE et al. Prostate cancer: comparison of tumor visibility on trace diffusion-weighted images and the apparent diffusion coefficient map. AJR Am J Roentgenol 2011; 196(1):123–129
[8] Metens T, Miranda D, Absil J, Matos C. What is the optimal b value in diffusion-weighted MR imaging to depict prostate cancer at 3T? Eur Radiol 2012; 22(3):703–709
[9] Katahira K, Takahara T, Kwee TC et al. Ultra-high-b-value diffusion-weighted MR imaging for the detection of prostate cancer: evaluation in 201 cases with histopathological correlation. Eur Radiol 2011; 21(1):188–196
[10] Rosenkrantz AB, Hindman N, Lim RP et al. Diffusion-weighted imaging of the prostate: Comparison of b1000 and b2000 image sets for index lesion detection. J Magn Reson Imaging 2013; 38(3):694–700
[11] Maas MC, Fütterer JJ, Scheenen TW. Quantitative evaluation of computed high B value diffusion-weighted magnetic resonance imaging of the prostate. Invest Radiol 2013; 48(11):779–786
[12] Grant KB, Agarwal HK, Shih JH et al. Comparison of calculated and acquired high b value diffusion-weighted imaging in prostate cancer. Abdom Imaging 2015; 40(3):578–586
[13] Rosenkrantz AB, Chandarana H, Hindman N et al. Computed diffusionweighted imaging of the prostate at 3 T: impact on image quality and tumour detection. Eur Radiol 2013; 23(11):3170–3177
[14] Kim CK, Park BK, Lee HM, Kwon GY. Value of diffusion-weighted imaging for the prediction of prostate cancer location at 3 T using a phased-array coil: preliminary results. Invest Radiol 2007; 42(12):842–847
[15] Kitajima K, Kaji Y, Kuroda K, Sugimura K. High b-value diffusion-weighted imaging in normal and malignant peripheral zone tissue of the prostate: effect of signal-to-noise ratio. Magn Reson Med Sci 2008; 7(2):93–99
[16] Thormer G, Otto J, Reiss-Zimmermann M et al. Diagnostic value of ADC in patients with prostate cancer: influence of the choice of b values. Eur Radiol 2012; 22(8):1820–1828
[17] Issa B. In vivo measurement of the apparent diffusion coefficient in normal and malignant prostatic tissues using echo-planar imaging. J Magn Reson Imaging 2002; 16(2):196–200
[18] Hosseinzadeh K, Schwarz SD. Endorectal diffusion-weighted imaging in prostate cancer to differentiate malignant and benign peripheral zone tissue. J Magn Reson Imaging 2004; 20(4):654–661
[19] Sato C, Naganawa S, Nakamura T et al. Differentiation of noncancerous tissue and cancer lesions by apparent diffusion coefficient values in transition and peripheral zones of the prostate. J Magn Reson Imaging 2005; 21(3):258–262
[20] Gibbs P, Pickles MD, Turnbull LW. Diffusion imaging of the prostate at 3.0 tesla. Invest Radiol 2006; 41(2):185–188
[21] Pickles MD, Gibbs P, Sreenivas M, Turnbull LW. Diffusion-weighted imaging of normal and malignant prostate tissue at 3.0 T. J Magn Reson Imaging 2006; 23(2):130–134
[22] deSouza NM, Reinsberg SA, Scurr ED, Brewster JM, Payne GS. Magnetic resonance imaging in prostate cancer: the value of apparent diffusion coefficients for identifying malignant nodules. Br J Radiol 2007; 80(950):90–95
[23] Kim CK, Park BK, Han JJ, Kang TW, Lee HM. Diffusion-weighted imaging of the prostate at 3 T for differentiation of malignant and benign tissue in transition and peripheral zones: preliminary results. J Comput Assist Tomogr 2007; 31(3):449–454
[24] Kumar V, Jagannathan NR, Kumar R et al. Apparent diffusion coefficient of the prostate in men prior to biopsy: determination of a cut-off value to predict malignancy of the peripheral zone. NMR Biomed 2007; 20(5):505–511
[25] Mazaheri Y, Shukla-Dave A, Hricak H et al. Prostate cancer: identification with combined diffusion-weighted MR imaging and 3D 1H MR spectroscopic imaging—correlation with pathologic findings. Radiology 2008; 246(2):480–488
[26] Tamada T, Sone T, Jo Y et al. Apparent diffusion coefficient values in peripheral and transition zones of the prostate: comparison between normal and malignant prostatic tissues and correlation with histologic grade. J Magn Reson Imaging 2008; 28(3):720–726
[27] Vargas HA, Akin O, Franiel T et al. Diffusion-weighted endorectal MR imaging at 3 T for prostate cancer: tumor detection and assessment of aggressiveness. Radiology 2011; 259(3):775–784
[28] Kitajima K, Takahashi S, Ueno Y et al. Clinical utility of apparent diffusion coefficient values obtained using high b-value when diagnosing prostate cancer using 3 tesla MRI: comparison between ultra-high b-value (2000s/mm(2)) and standard high b-value (1000s/mm(2)). J Magn Reson Imaging 2012; 36(1):198–205
[29] Nagel KN, Schouten MG, Hambrock T et al. Differentiation of prostatitis and prostate cancer by using diffusion-weighted MR imaging and MR-guided biopsy at 3 T. Radiology 2013; 267(1):164–172
[30] Schroder FH, Hugosson J, Roobol MJ et al; ERSPC Investigators. Screening and prostate-cancer mortality in a randomized European study. N Engl J Med 2009; 360(13):1320–1328
[31] deSouza NM, Riches SF, Vanas NJ et al. Diffusion-weighted magnetic resonance imaging: a potential non-invasive marker of tumour aggressiveness in localized prostate cancer. Clin Radiol 2008; 63(7):774–782
[32] Giles SL, Morgan VA, Riches SF, Thomas K, Parker C, deSouza NM. Apparent diffusion coefficient as a predictive biomarker of prostate cancer progression: value of fast and slow diffusion components. AJR Am J Roentgenol 2011; 196(3):586–591
[33] Shinmoto H, Oshio K, Tanimoto A et al. Biexponential apparent diffusion coefficients in prostate cancer. Magn Reson Imaging 2009; 27(3):355–359
[34] Turkbey B, Shah VP, Pang Y et al. Is apparent diffusion coefficient associated with clinical risk scores for prostate cancers that are visible on 3-T MR images? Radiology 2011; 258(2):488–495
[35] Van As N, Charles-Edwards E, Jackson A et al. Correlation of diffusionweighted MRI with whole mount radical prostatectomy specimens. Br J Radiol 2008; 81(966):456–462
[36] Woodfield CA, Tung GA, Grand DJ, Pezzullo JA, Machan JT, Renzulli JF II. Diffusion-weighted MRI of peripheral zone prostate cancer: comparison of tumor apparent diffusion coefficient with Gleason score and percentage of tumor on core biopsy. AJR Am J Roentgenol 2010; 194(4):W316–W322
[37] Yağci AB, Ozari N, Aybek Z, Düzcan E. The value of diffusion-weighted MRI for prostate cancer detection and localization. Diagn Interv Radiol 2011; 17(2):130–134
[38] Delongchamps NB, Lefevre A, Bouazza N, Beuvon F, Legman P, Cornud F. Detection of significant prostate cancer with MR-targeted biopsies: Should TRUS-MRI fusion guided biopsies alone be a standard of care? J Urol 2015; 193(4):1198–1204
[39] Lanz C, Cornud F, Beuvon F et al. Gleason score determination with TRUSMRI fusion guided prostate biopsies: are we gaining in accuracy? J Urol 2016; 195(1):88–93
[40] Bittencourt LK, Barentsz JO, de Miranda LC, Gasparetto EL. Prostate MRI: diffusion-weighted imaging at 1.5 T correlates better with prostatectomy Gleason Grades than TRUS-guided biopsies in peripheral zone tumours. Eur Radiol 2012; 22(2):468–475

[41] Chamie K, Sonn GA, Finley DS et al. The role of magnetic resonance imaging in delineating clinically significant prostate cancer. Urology 2014; 83(2):369–375

[42] Donati OF, Afaq A, Vargas HA et al. Prostate MRI: evaluating tumor volume and apparent diffusion coefficient as surrogate biomarkers for predicting tumor Gleason score. Clin Cancer Res 2014; 20(14):3705–3711

[43] Hambrock T, Somford DM, Huisman HJ et al. Relationship between apparent diffusion coefficients at 3.0-T MR imaging and Gleason grade in peripheral zone prostate cancer. Radiology 2011; 259(2):453–461

[44] Itatani R, Namimoto T, Kajihara H et al. Triage of low-risk prostate câncer patients with PSA levels 10 ng/ml or less: comparison of apparent diffusion coefficient value and transrectal ultrasound-guided target biopsy. AJR Am J Roentgenol 2014; 202(5):1051–1057

[45] Itou Y, Nakanishi K, Narumi Y, Nishizawa Y, Tsukuma H. Clinical utility of apparent diffusion coefficient (ADC) values in patients with prostate cancer: can ADC values contribute to assess the aggressiveness of prostate cancer? J Magn Reson Imaging 2011; 33(1):167–172

[46] Kim TH, Jeong JY, Lee SW et al. Diffusion-weighted magnetic resonance imaging for prediction of insignificant prostate cancer in potential candidates for active surveillance. Eur Radiol 2015; 25(6):1786–1792

[47] Kitajima K, Takahashi S, Ueno Y et al. Do apparent diffusion coefficient (ADC) values obtained using high b-values with a 3-T MRI correlate better than a transrectal ultrasound (TRUS)-guided biopsy with true Gleason scores obtained from radical prostatectomy specimens for patients with prostate cancer? Eur J Radiol 2013; 82(8):1219–1226

[48] Nagarajan R, Margolis D, Raman S et al. Correlation of Gleason scores with diffusion-weighted imaging findings of prostate cancer. Adv Urol 2012; 2012:374805

[49] Oto A, Yang C, Kayhan A et al. Diffusion-weighted and dynamic contrastenhanced MRI of prostate cancer: correlation of quantitative MR parameters with Gleason score and tumor angiogenesis. AJR Am J Roentgenol 2011; 197(6):1382–1390

[50] Rosenkrantz AB, Triolo MJ, Melamed J, Rusinek H, Taneja SS, Deng FM. Whole-lesion apparent diffusion coefficient metrics as a marker of percentage Gleason 4 component within Gleason 7 prostate cancer at radical prostatectomy. J Magn Reson Imaging 2015; 41(3):708–714

[51] Somford DM, Hambrock T, Hulsbergen-van de Kaa CA et al. Initial experience with identifying high-grade prostate cancer using diffusion-weighted MR imaging (DWI) in patients with a Gleason score ≤ 3 + 3 = 6 upon schematic TRUS-guided biopsy: a radical prostatectomy correlated series. Invest Radiol 2012; 47(3):153–158

[52] [52] Thormer G, Otto J, Horn LC et al. Non-invasive estimation of prostate câncer aggressiveness using diffusion-weighted MRI and 3D proton MR spectroscopy at 3.0 T. Acta Radiol 2015; 56(1):121–128

[53] Verma S, Rajesh A, Morales H et al. Assessment of aggressiveness of prostate cancer: correlation of apparent diffusion coefficient with histologic grade after radical prostatectomy. AJR Am J Roentgenol 2011; 196(2):374–381

[54] Vos EK, Kobus T, Litjens GJ et al. Multiparametric Magnetic Resonance Imaging for Discriminating Low-Grade From High-Grade Prostate Cancer. Invest Radiol 2015; 50(8):490–497

[55] Yoshimitsu K, Kiyoshima K, Irie H et al. Usefulness of apparent diffusion coefficient map in diagnosing prostate carcinoma: correlation with stepwise histopathology. J Magn Reson Imaging 2008; 27(1):132–139

[56] Corcoran NM, Hong MK, Casey RG et al. Upgrade in Gleason score between prostate biopsies and pathology following radical prostatectomy significantly impacts upon the risk of biochemical recurrence. BJU Int 2011; 108(8 Pt 2):E202–E210

[57] Chan TY, Partin AW, Walsh PC, Epstein JI. Prognostic significance of Gleason score 3 + 4 versus Gleason score 4 + 3 tumor at radical prostatectomy. Urology 2000; 56(5):823–827

[58] Chandra RA, Chen MH, Zhang D, Loffredo M, D'Amico AV. Age, Comorbidity, and the Risk of Prostate Cancer-Specific Mortality in Men With Biopsy Gleason Score 4 + 3: Implications on Patient Selection for Multiparametric MRI. Clin Genitourin Cancer 2015; 13(4):400–405

[59] Merrick GS, Butler WM, Galbreath RW, Lief JH, Adamovich E. Biochemical outcome for hormone-naive patients with Gleason score 3 + 4 versus 4 + 3 prostate cancer undergoing permanent prostate brachytherapy. Urology 2002; 60(1):98–103

[60] Stamey TA, McNeal JE, Yemoto CM, Sigal BM, Johnstone IM. Biological determinants of cancer progression in men with prostate cancer. JAMA 1999; 281(15):1395–1400

[61] Cheng L, Koch MO, Juliar BE et al. The combined percentage of Gleason patterns 4 and 5 is the best predictor of cancer progression after radical prostatectomy. J Clin Oncol 2005; 23(13):2911–2917

[62] Lebovici A, Sfrangeu SA, Feier D et al. Evaluation of the normal-to-diseased apparent diffusion coefficient ratio as an indicator of prostate cancer aggressiveness. BMC Med Imaging 2014; 14:15

[63] De Cobelli F, Ravelli S, Esposito A et al. Apparent diffusion coefficient value and ratio as noninvasive potential biomarkers to predict prostate câncer grading: comparison with prostate biopsy and radical prostatectomy specimen. AJR Am J Roentgenol 2015; 204(3):550–557

[64] Rosenkrantz AB, Khalef V, Xu W, Babb JS, Taneja SS, Doshi AM. Does normalisation improve the diagnostic performance of apparent diffusion coefficient values for prostate cancer assessment? A blinded independent-observer evaluation. Clin Radiol 2015; 70(9):1032–1037

[65] Scheenen TW, Rosenkrantz AB, Haider MA, Fütterer JJ. Multiparametric Magnetic Resonance Imaging in Prostate Cancer Management: Current Status and Future Perspectives. Invest Radiol 2015; 50(9):594–600

[66] Sonn GA, Chang E, Natarajan S et al. Value of targeted prostate biopsy using magnetic resonance-ultrasound fusion in men with prior negative biopsy and elevated prostate-specific antigen. Eur Urol 2014; 65(4):809–815

[67] Mazaheri Y, Hricak H, Fine SW et al. Prostate tumor volume measurement with combined T2-weighted imaging and diffusion-weighted MR: correlation with pathologic tumor volume. Radiology 2009; 252(2):449–457

[68] Isebaert S, De Keyzer F, Haustermans K et al. Evaluation of semi-quantitative dynamic contrast-enhanced MRI parameters for prostate cancer in correlation to whole-mount histopathology. Eur J Radiol 2012; 81(3):e217–e222

[69] Turkbey B, Mani H, Aras O et al. Correlation of magnetic resonance imaging tumor volume with histopathology. J Urol 2012; 188(4):1157–1163

[70] Le Nobin J, Orczyk C, Deng FM et al. Prostate tumour volumes: evaluation of the agreement between magnetic resonance imaging and histology using novel co-registration software. BJU Int 2014; 114 6b:E105–E112

[71] Cornud F, Khoury G, Bouazza N et al. Tumor target volume for focal therapy of prostate cancer-does multiparametric magnetic resonance imaging allow for a reliable estimation? J Urol 2014; 191(5):1272–1279

[72] Langer DL, van der Kwast TH, Evans AJ et al. Intermixed normal tissue within prostate cancer: effect on MR imaging measurements of apparent diffusion coefficient and T2—sparse versus dense cancers. Radiology 2008; 249(3):900–908

[73] Rosenkrantz AB, Mendrinos S, Babb JS, Taneja SS. Prostate cancer foci detected on multiparametric magnetic resonance imaging are histologically distinct from those not detected. J Urol 2012; 187(6):2032–2038

[74] Le Bihan D, Breton E, Lallemand D, Aubin ML, Vignaud J, Laval-Jeantet M. Separation of diffusion and perfusion in intravoxel incoherent motion MR imaging. Radiology 1988; 168(2):497–505

[75] Dopfert J, Lemke A, Weidner A, Schad LR. Investigation of prostate cancer using diffusion-weighted intravoxel incoherent motion imaging. Magn Reson Imaging 2011; 29(8):1053–1058

[76] Kuru TH, Roethke MC, Stieltjes B et al. Intravoxel incoherent motion (IVIM) diffusion imaging in prostate cancer - what does it add? J Comput Assist Tomogr 2014; 38(4):558–564

[77] Pang Y, Turkbey B, Bernardo M et al. Intravoxel incoherent motion MR imaging for prostate cancer: an evaluation of perfusion fraction and diffusion coefficient derived from different b-value combinations. Magn Reson Med 2013; 69(2):553–562

[78] Quentin M, Blondin D, Klasen J et al. Comparison of different mathematical models of diffusion-weighted prostate MR imaging. Magn Reson Imaging 2012; 30(10):1468–1474

[79] Riches SF, Hawtin K, Charles-Edwards EM, de Souza NM. Diffusion-weighted imaging of the prostate and rectal wall: comparison of biexponential and monoexponential modelled diffusion and associated perfusion coefficients. NMR Biomed 2009; 22(3):318–325

[80] Rosenkrantz AB, Sigmund EE, Johnson G et al. Prostate cancer: feasibility and preliminary experience of a diffusional kurtosis model for detection and assessment of aggressiveness of peripheral zone cancer. Radiology 2012; 264(1):126–135

[81] Roethke MC, Kuder TA, Kuru TH et al. Evaluation of Diffusion Kurtosis Imaging Versus Standard Diffusion Imaging for Detection and Grading of Peripheral Zone Prostate Cancer. Invest Radiol 2015; 50(8):483–489

[82] Gürses B, Kabakci N, Kovanlikaya A et al. Diffusion tensor imaging of the normal prostate at 3 Tesla. Eur Radiol 2008; 18(4):716–721

[83] Bourne RM, Kurniawan N, Cowin G, Sved P, Watson G. Microscopic diffusion anisotropy in formalin fixed prostate tissue: preliminary findings. Magn Reson Med 2012; 68(6):1943–1948

[84] Xu J, Humphrey PA, Kibel AS et al. Magnetic resonance diffusion characteristics of histologically defined prostate cancer in humans. Magn Reson Med 2009; 61(4):842–850

[85] Manenti G, Carlani M, Mancino S et al. Diffusion tensor magnetic resonance imaging of prostate cancer. Invest Radiol 2007; 42(6):412–419

[86] Takayama Y, Kishimoto R, Hanaoka S et al. ADC value and diffusion tensor imaging of prostate cancer: changes in carbon-ion radiotherapy. J Magn Reson Imaging 2008; 27(6):1331–1335

[87] Kozlowski P, Chang SD, Meng R et al. Combined prostate diffusion tensor imaging and dynamic contrast enhanced MRI at 3T—quantitative correlation with biopsy. Magn Reson Imaging 2010; 28(5):621–628

[88] Akin O, Sala E, Moskowitz CS et al. Transition zone prostate cancers: features, detection, localization, and staging at endorectal MR imaging. Radiology 2006; 239(3):784–792

[89] Chesnais AL, Niaf E, Bratan F et al. Differentiation of transitional zone prostate cancer from benign hyperplasia nodules: evaluation of discriminant criteria at multiparametric MRI. Clin Radiol 2013; 68(6):e323–e330

[90] Yoshizako T, Wada A, Hayashi T et al. Usefulness of diffusion-weighted imaging and dynamic contrast-enhanced magnetic resonance imaging in the diagnosis of prostate transition-zone cancer. Acta Radiol 2008; 49(10):1207–1213

[91] Delongchamps NB, Rouanne M, Flam T et al. Multiparametric magnetic resonance imaging for the detection and localization of prostate cancer: combination of T2-weighted, dynamic contrast-enhanced and diffusion-weighted imaging. BJU Int 2011; 107(9):1411–1418

[92] Haider MA, van der Kwast TH, Tanguay J et al. Combined T2-weighted and diffusion-weighted MRI for localization of prostate cancer. AJR Am J Roentgenol 2007; 189(2):323–328

[93] Hoeks CMA, Hambrock T, Yakar D et al. Transition zone prostate cancer: detection and localization with 3-T multiparametric MR imaging. Radiology 2013; 266(1):207–217

[94] Jung SI, Donati OF, Vargas HA, Goldman D, Hricak H, Akin O. Transition zone prostate cancer: incremental value of diffusion-weighted endorectal MR imaging in tumor detection and assessment of aggressiveness. Radiology 2013; 269(2):493–503

[95] Rosenkrantz AB, Kim S, Campbell N, Gaing B, Deng FM, Taneja SS. Transition zone prostate cancer: revisiting the role of multiparametric MRI at 3 T. AJR Am J Roentgenol 2015; 204(3):W266–W272

[96] Barral M, Cornud F, Neuzillet Y, et al. Characteristics of undetected prostate cancer on diffusion-weighted MR Imaging at 3-Tesla with a b-value of 2000s/mm: Imaging-pathologic correlation. Diagn Interv Imaging. 2015;92:923–929.

[97] Oto A, Kayhan A, Jiang Y et al. Prostate cancer: differentiation of central gland cancer from benign prostatic hyperplasia by using diffusion-weighted and dynamic contrast-enhanced MR imaging. Radiology 2010; 257(3):715–723

[98] Kim CK, Park BK, Kim B. High-b-value diffusion-weighted imaging at 3 T to detect prostate cancer: comparisons between b values of 1,000 and 2,000 s/mm2. AJR Am J Roentgenol 2010; 194(1):W33–W37

[99] Kim JH, Kim JK, Park BW, Kim N, Cho KS. Apparent diffusion coefficient: prostate cancer versus noncancerous tissue according to anatomical region. J Magn Reson Imaging 2008; 28(5):1173–1179

[100] Hoeks CM, Vos EK, Bomers JG, Barentsz JO, Hulsbergen-van de Kaa CA, Scheenen TW. Diffusion-weighted magnetic resonance imaging in the prostate transition zone: histopathological validation using magnetic resonanceguided biopsy specimens. Invest Radiol 2013; 48(10):693–701

[101] Kobus T, Vos PC, Hambrock T et al. Prostate cancer aggressiveness: in vivo assessment of MR spectroscopy and diffusion-weighted imaging at 3 T. Radiology 2012; 265(2):457–467

5 MRI Dinâmica com Contraste da Próstata

Baris Turkbey ▪ Sandeep Sankineni ▪ Peter L. Choyke

5.1 Introdução

A MRI dinâmica com contraste (DCE-MRI) é uma das três sequências de pulso que compreendem uma MRI multiparamétrica para avaliação não invasiva da glândula prostática em pacientes com suspeita clínica ou diagnóstico de câncer de próstata. A DCE-MRI tem sido amplamente usada em imagenologia oncológica, uma vez que oferece avaliação da vascularidade, assim como das características de permeabilidade capilar dentro dos tumores. Este capítulo discute o papel atual da DCE-MRI no câncer de próstata, com particular atenção para as diretrizes da versão 2 do sistema de classificação de alterações prostática *Prostate Imaging-Reporting and Data System version 2* (PI-RADS v2).

5.2 O Que É MRI Dinâmica com Contraste?

A angiogênese é uma etapa-chave do crescimento do câncer e é caracterizada pela proliferação de vasos sanguíneos; esta proliferação é induzida em resposta às grandes necessidades de oxigênio e nutrientes. O padrão dos vasos na angiogênese tumoral não segue a clássica hierarquia arteríola-capilar-vênula. Em vez disso, os vasos são mais desorganizados, anárquicos, permeáveis e tortuosos do que na vasculatura normal.[1] A DCE-MRI avalia de maneira não invasiva esse processo neoangiogênico. A DCE-MRI consiste em imagens ponderadas em T1 (T1W) gradiente eco rápidas da próstata antes, durante e depois da injeção intravenosa de quelato de gadolínio de baixo peso molecular. Durante a DCE-MRI, a próstata é escaneada com o uso de aquisições volumétricas seriais obtidas de maneira contínua. Existe muita variabilidade entre os centros em termos dos numerosos aspectos da aquisição por DCE-MRI, incluindo tanto a resolução temporal quanto a duração total da aquisição. A variabilidade na resolução temporal relaciona-se à compensação inerente na MRI entre a resolução temporal e a resolução espacial. Embora uma resolução temporal de ≤ 15 segundos seja recomendada pelo PI-RADS v2, muitos centros preferem usar uma resolução temporal mais rápida inferior a 7 segundos. Embora não sejam usadas amplamente na prática clínica, resoluções temporais até mais rápidas de aproximadamente 3 segundos também têm sido implementadas com sucesso. Além disso, no passado, aquisições estendidas por 5 minutos ou mais são comuns.[2,3] No entanto, devido ao papel diminuído da caracterização da cinética estendida do contraste no PI-RADS v2 (descrito em mais detalhes adiante), o PI-RADS v2 agora defende uma aquisição de DCE-MRI mais abreviada, recomendando uma duração mínima de apenas 2 minutos.[4] Embora mantendo alta resolução temporal, a resolução espacial da DCE-MRI também deve ser ajustada para prevenir um volume médio parcial (*averaging*) e para permitir uma boa representação das lesões suspeitadas. Novos esquemas de aquisição, por exemplo, combinando a DCE-MRI com a aquisição radial, técnica de *compressed sensing* (compressão de sinal) e com métodos de reconstrução de imagens paralelas avançadas, serão capazes ainda de otimizar a combinação de alta resolução espacial e alta resolução temporal no futuro.[5] Embora a aquisição de DCE-MRI possa variar, dependendo do *scanner* de MRI e elementos de bobina disponíveis, o documento PI-RADS v2 resume as variações aceitáveis das especificações técnicas (▶ Tabela 5.1).

5.3 Como Avaliar e Interpretar a MRI Dinâmica com Contraste?

A DCE-MRI pode ser avaliada qualitativamente, quantitativamente ou semiquantitativamente. A abordagem qualitativa é o método usado com mais frequência para interpretação da DCE-MRI. Qualitativamente, os tumores exibem intensificação precoce dos meios de contraste relativa ao parênquima que circunda a próstata devido ao extravasamento dos vasos tumorais.[3] A análise qualitativa envolve rolagem da tela através de pontos dinâmicos seriais no tempo, a fim de avaliar visualmente uma região de intensificação precoce dentro das lesões. Isto pode ser realizado com o uso de uma estação de trabalho regular do sistema de comunicação e arquivamento, Sistema de Comunicação e Armazenamento de Imagens (PACS), com um *mouse* com roda de rolagem (*trackwheel*) sem *software* adicional. A abordagem qualitativa é o método mais simples e é recomendado pelas diretrizes PI-RADS v2, que resumem uma avaliação qualitativa na forma de avaliação binária ("negativa" ou "positiva") (▶ Tabela 5.2). A intensificação negativa refere-se à ausência de intensificação precoce assim como de intensificação difusa que não corresponde a um achado focal identificado ou uma imagem por ressonância magnética ponderada em T2 (T2W-MRI) e/ou ponderada na sequência de difusão (DW-MRI). A DCE-MRI também é considerada negativa quando há intensificação focal em uma lesão que é prognosticada como a representação de um nódulo de hiperplasia prostática benigna com base em suas características na T2W-MRI (p. ex., um nódulo bem circunscrito localizado na zona de transição). A intensificação positiva refere-se ao que é "focal, e mais precoce que, ou concomitante, a intensificação dos tecidos prostáticos normais adjacentes, e que corresponde a um achado suspeito na T2W MRI e/ou DW-MRI". Assim, na análise qualitativa, a DCE-MRI é considerada positiva se houver intensificação focal precoce em uma lesão correspondente a

Tabela 5.1 Parâmetros da sequência de pulso da DCE-MRI sugeridos pelas diretrizes do PI-RADS v2

Parâmetros da sequência DCE-MRI	Imagens 2D ou 3D T1W gradiente eco (3D preferida)
TR/TE	< 100 ms/< 5 ms
Espessura da fatia	3 mm, sem lacunas
Campo de visão	Glândula prostática inteira e vesículas seminais
Em dimensão plana	≤ 2 mm × ≤ 2 mm
Resolução temporal	≤ 10 s (< 7 s preferida)
Tempo de observação	≥ 2 min
Dose de contraste	0,1 mmol/kg de GBCA padrão ou equivalente a GBCA de alta relaxividade
Velocidade da injeção de contraste	2–3 cm³/s com aquisição contínua de imagem

Abreviações: DCE-MRI, MRI dinâmica com contraste; 2D, bidimensional; 3D, tridimensional; GBCA, agentes de contraste à base de gadolínio; T1W, ponderada em T1; TR, tempo de relaxação; TE, tempo eco.
Fonte: Adaptada de American College of Radiology (ACR) Prostate Imaging-Reporting and Data System (PI-RADS), version 2, 2015. Disponível em www.acr.org.

Tabela 5.2 Critérios de pontuação da DCE-MRI nas diretrizes do PI-RADS v2

Escore da DCE-MRI	Critérios
Positivo (deve atender aos 3 critérios)	1. Focal 2. Intensifica-se antes ou simultaneamente com a intensificação do tecido adjacente normal 3. Corresponde a achado suspeito em T2WI e/ou DWI
Negativo (se qualquer critério for confirmado)	Sem intensificação precoce ou Intensificação difusa, não correspondente a um achado focal em T2WI e/ou DWI ou Intensificação focal correspondente a uma lesão demonstrando características de BPH em T2WI

Abreviações: BPH, hiperplasia prostática benigna; DWI, imagem ponderada de difusão; DCE-MRI, MRI dinâmica com contraste; T2WI, imagem ponderada em T2.
Fonte: Adaptada do American College of Radiology (ACR) Prostate Imaging-Reporting and Data Systems (PI-RADS), versão 2, 2015. Disponível em www.acr.org.

uma anormalidade identificada em T2W-MR ou DW-MRI.[6] Ao realizar a avaliação visual qualitativa da DCE-MRI, a geração de imagens subtraídas pós-contraste pode ser útil para aumentar a clara visualização de focos intensificados, assim como para eliminar o aumento do sinal em áreas de hemorragia pós-biópsia que é encontrada na T1WI basal.

A análise semiquantitativa consiste em analisar a cinética da intensificação dentro de uma determinada região de interesse na próstata, considerando tanto o *washin* (realce intenso precoce) como o *washout* (lavagem) da curva de intensificação. A avaliação semiquantitativa pode ser realizada de duas maneiras diferentes. Uma abordagem é usar *software* para gerar curvas de tempo-intensidade de sinal representando a cinética do contraste dentro de uma região suspeita identificada nas imagens-fonte ou em outras sequências. Com mais frequência, essas curvas são avaliadas, utilizando-se um esquema baseado em três tipos de curva. Nesse esquema, o tipo 1 refere-se a uma intensificação que cresce de modo persistente, que é tipicamente observada no tecido benigno da próstata; o tipo 2 refere-se a uma rápida elevação inicial seguida de um platô de intensificação, que é observada em tumores ou processos inflamatórios benignos; e o tipo 3 refere-se a uma rápida elevação e subsequente declínio (*washout*) na intensificação, representando o tipo de curva que é a mais suspeita para câncer de próstata. Alternativamente, um mapa paramétrico *voxel* por *voxel* pode ser construído a partir de séries de imagens dinâmicas em que os valores do *voxel* caracterizam os vários aspectos da curva cinética, como a inclinação do *washin*, a inclinação do *washout*, o tempo até o pico, ou a intensificação de pico. O mapa é tipicamente exibido em cores sobrepostas nas imagens ponderadas em T1 ou T2 e, em seguida, avaliado visualmente para detecção de uma área de cor anormal, indicando uma anormalidade de uma determinada métrica da perfusão semiquantitativa. Embora os métodos semiquantitativos também sejam relativamente simples desde que esteja disponível o *software* apropriado, existem desafios para a sua aplicação. De forma mais notável, os três padrões cinéticos (tipos de curva 1, 2 e 3) podem estar presentes tanto em lesões benignas como malignas da próstata devido à maior vascularidade dos processos benignos, como nos nódulos de hiperplasia benigna da próstata (BPH) e

inflamação. Hansford *et al.* avaliaram a realização do diagnóstico e a concordância interobservadores da análise do tipo de curva em 120 pacientes entre 3 leitores. Apesar de terem sido relatadas curvas similares das características operacionais do receptor para todos os leitores, a área média sob as curvas (AUCs) era insignificante (0,58 ± 0,04 [desvio-padrão] a 0,63 ± 0,04). A concordância dos observadores na diferenciação entre as curvas de tipo 3 e as de tipo 1, ou nas curvas de tipo 2, foi substancial (0,66 < k < 0,79), e melhor no câncer de próstata (PCa) do que no tecido saudável. Porém, a concordância interleitores na diferenciação entre as curvas de tipo 1 e tipo 2 foi apenas de moderada a substancial (0,49 < k < 0,78). Com base nos achados, os autores concluíram que essa abordagem semiquantitativa teve um desempenho geral precário para a diferenciação entre câncer de próstata e tecido.[7] Embora a abordagem semiquantitativa seja endossada pelo PI-RADS vl, preocupações referentes à sua maior complexidade, em comparação com o método qualitativo visual (incluindo a necessidade de um *software* exclusivo), apesar de sua reprodutibilidade e acurácia questionável, impediram seu uso clínico disseminado, e o método foi removido do PI-RADS v2.

A análise quantitativa é a avaliação mais sofisticada de DCE-MRI. Esta abordagem consiste em calcular uma série de parâmetros cinéticos, adaptando a curva de intensificação de um modelo dentre numerosos modelos farmacocinéticos, mais comumente o modelo de Tofts. Parâmetros derivados do modelo de Toft incluem K^{trans} (transporte transendotelial do meio de contraste do compartimento vascular para interstício do tumor), K_{ep} (parâmetro de transporte reverso do meio de contraste de volta ao espaço vascular), V_p (fração de volume plasmático comparado ao volume de tecido total) e V_e (fração de volume extravascular, extracelular do tumor), que se destinam coletivamente à caracterização das propriedades de permeabilidades tumoral e tecidual.[8] Esses parâmetros são tipicamente computados à base de *voxel* por *voxel* e exibidos como um mapa paramétrico, cobrindo uma série de imagens anatômicas, sendo também possível o uso de uma abordagem semiquantitativa. K^{trans} e k_{ep} tendem a ser maiores nos focos de câncer em comparação ao tecido normal. Entretanto, assim como na abordagem semiquantitativa, esses parâmetros não são específicos e também podem ser anormais nos processos benignos como nos nódulos de BPH e inflamação.[9] Além disso, a disponibilidade do *software* necessário para uma abordagem quantitativa é menos ampla na prática clínica, e a implementação desse método é mais exigente em termos técnicos, por exemplo, requer a medição de uma função de entrada arterial, a fim de melhorar a precisão das estimativas de K^{trans}. A variabilidade dos parâmetros de aquisição da DCE-MRI, assim como dos algoritmos usados pelos pacotes de *software* para a realização do modelo de Tofts, leva à variação inter e intrapacientes na métrica computadorizada da perfusão. Esse método não apareceu nos PI-RADS vl nem v2 devido aos dados publicados insuficientes revisados pelos pares ou pelo consenso de especialistas para apoiar a adoção de rotina da análise quantitativa para uso clínico (documento PI-RADS v2).

5.4 MRI Dinâmica com contraste na Detecção do Câncer de Próstata Localizado

Por mais de uma década, a DCE-MRI é considerada um importante componente dos protocolos multiparamétricos de MRI para detecção do câncer de próstata (▶ Fig. 5.1; ▶ Fig. 5.2; ▶ Fig. 5.3; ▶ Fig. 5.4). De fato, estudos iniciais sobre essa técnica mostraram um benefício incremental comparado com a T2W-MRI

Fig. 5.1 Paciente de 55 anos com antígeno específico da próstata = 8,98 ng/mL. MRI axial ponderada em T2 mostra uma lesão hipointensa na zona periférica média direita (*seta*) (**a**). O mapa de coeficiente de difusão aparente (ADC) da MRI ponderada em sequência de difusão (DW-MRI) identifica uma lesão hipointensa na mesma localização (**b**), que é também confirmada por um padrão de sinal hiperintenso na DW-MRI de alto valor b (**c**). A lesão mostra hiperintensificação focal na MRI dinâmica com contraste (**d**). O paciente submeteu-se à biópsia direcionada com fusão de MRI-ultrassom transretal que resultou em um diagnóstico de câncer de próstata com escore de Gleason 4 + 4. O paciente submeteu-se, em seguida, à prostatectomia radical assistida por robô, para a qual a histopatologia revelou câncer de próstata com escore Gleason 3 + 4 sem a lesão.

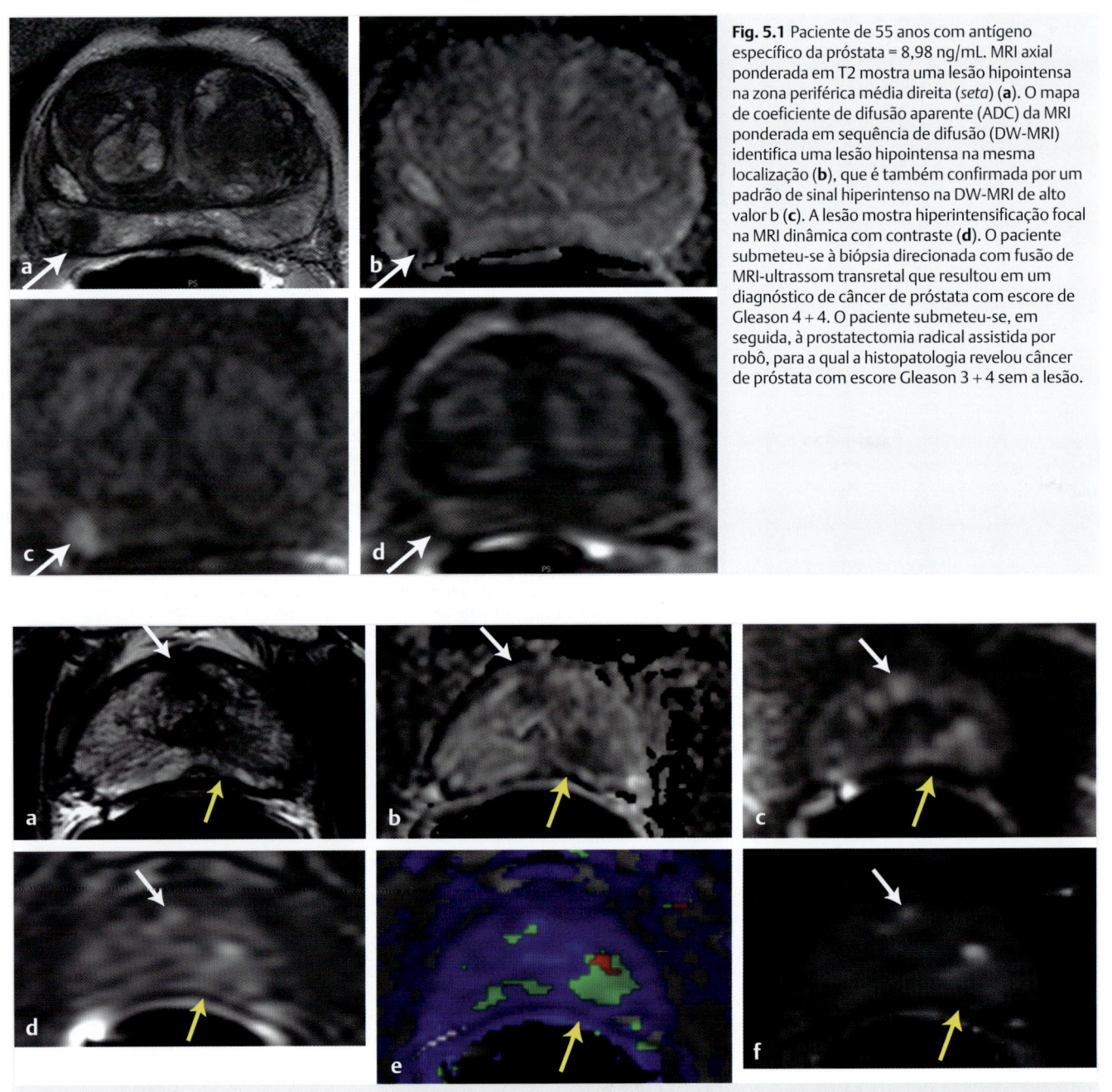

Fig. 5.2 Homem de 65 anos com antígeno específico da próstata = 7,3 ng/mL. A MRI axial T2 mostra uma lesão hipointensa na linha média da zona de transição anterior (*seta branca*) e uma lesão heterogênea ligeiramente hipointensa na zona periférica apical esquerda (*seta amarela*) (**a**). O mapa do coeficiente de difusão aparente da MRI ponderada em sequência de difusão (**b**) e o b = 2.000 s/mm² de DW-MRI (**c**) mostram um padrão de sinal hipointenso e hiperintenso dentro da lesão da zona de transição anterior na linha média (*setas brancas*) e da lesão na zona periférica apical esquerda (*setas amarelas*), respectivamente. A MRI dinâmica com contraste demonstra intensificação focal dentro de ambas as lesões; porém, a intensificação é mais focal na lesão na zona de transição anterior na linha média (*seta branca*) comparada à lesão na zona periférica apical esquerda (*seta amarela*) (**d**). O mapa K^{trans} (**e**) localiza somente a lesão na zona periférica apical esquerda (*seta amarela*), enquanto o mapa k$_{ep}$ (**f**) localiza ambas as lesões (*setas branca e amarela*). O paciente submeteu-se à biópsia direcionada via abordagem de fusão de MRI-ultrassom transretal e a histopatologia revelou câncer com escore de Gleason 3 + 4 em ambas as lesões.

somente. Por exemplo, em uma coorte de 70 pacientes submetidos à prostatectomia radical, o uso combinado de DCE-MRI e T2W-MRI descobriu que há uma probabilidade de detecção de tumor de 0,58 em comparação com o uso de T2W-MRI somente, que foi de aproximadamente 0,4.[3] No entanto, mais recentemente, seu papel foi questionado devido à visão de alguns especialistas de que os achados de DCE-MRI podem aumentar a detecção de tumor comparados aos achados da combinação de T2W-MRI e DW-MRI somente, porém em menos de 20% dos casos. O papel cumulativo exato da DCE-MRI em relação a T2W-MRI e DW-MRI não foi investigado extensamente. Entretanto, uma metanálise teve por objetivo a revisão sistemática da DCE-MRI para a detecção de câncer de próstata em comparação com a T2W-MRI e DW-MRI. Essa metanálise incluiu 22 estudos de alta qualidade. Tanto a DCE-MRI (0,82–0,86) como a DW-MRI (0,84–0,88) produziram AUCs significativamente melhores do

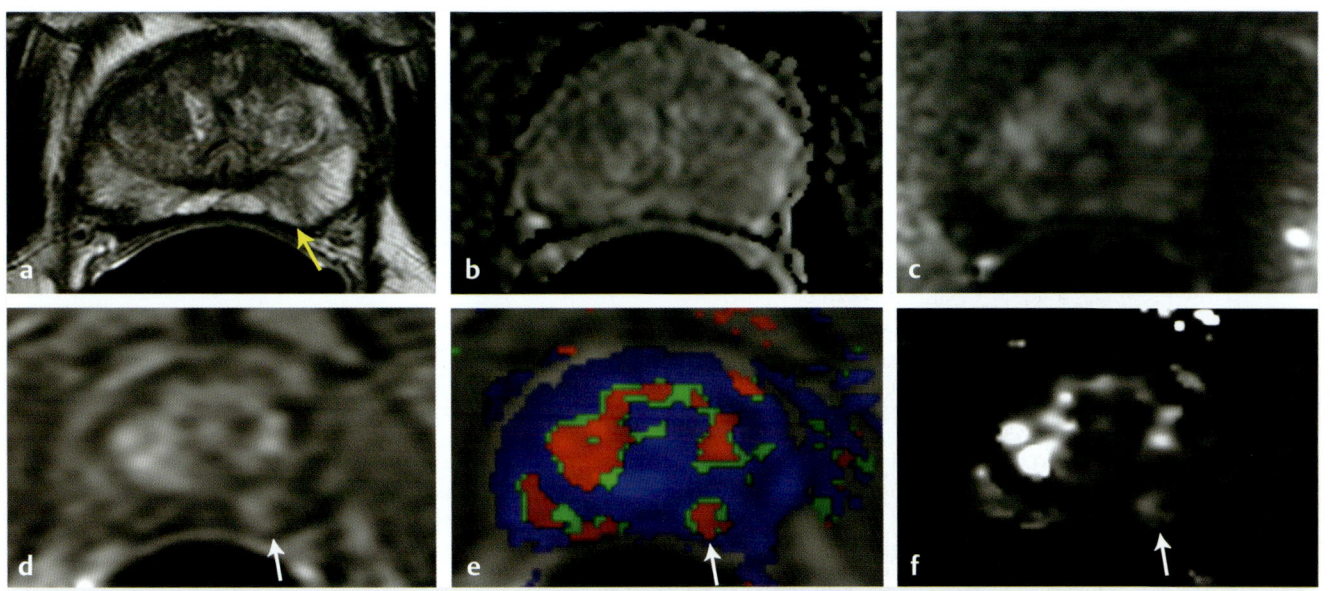

Fig. 5.3 Homem de 69 anos com antígeno específico da próstata = 9,6 ng/mL. A MRI axial ponderada em T2 (T2W-MRI) mostra um padrão de sinal irregular na zona periférica (mais proeminente à esquerda) (**a**). O mapa do coeficiente de difusão aparente (ADC) da MRI ponderada na sequência de difusão (DW-MRI) (**b**) e o b = 2.000 s/mm² de DW-MRI (**c**) não mostram lesão na zona periférica. A MRI dinâmica com contraste (DCE-MRI) demonstra intensificação focal dentro da lesão na zona média-periférica apical esquerda (*seta*) (**d**). Os mapas K^{trans} (**e**) e k$_{ep}$ (**f**) derivados da DCE-MRI também localizam a lesão na zona periférica média apical esquerda (*setas*). Descobriu-se que a lesão com intensificação focal na zona periférica média apical esquerda corresponde a uma lesão heterogênea focal na zona periférica média apical esquerda na T2W-MRI (*seta amarela*) (**a**). O paciente submeteu-se a uma biópsia direcionada via abordagem de fusão de MRI-ultrassom transretal, e a histopatologia revelou um câncer com escore de Gleason 3 + 4 na lesão zona média-periférica apical esquerda. Note que toda a zona periférica direita está codificada como falso-positiva nos mapas K^{trans} (**e**) e k$_{ep}$ (**f**).

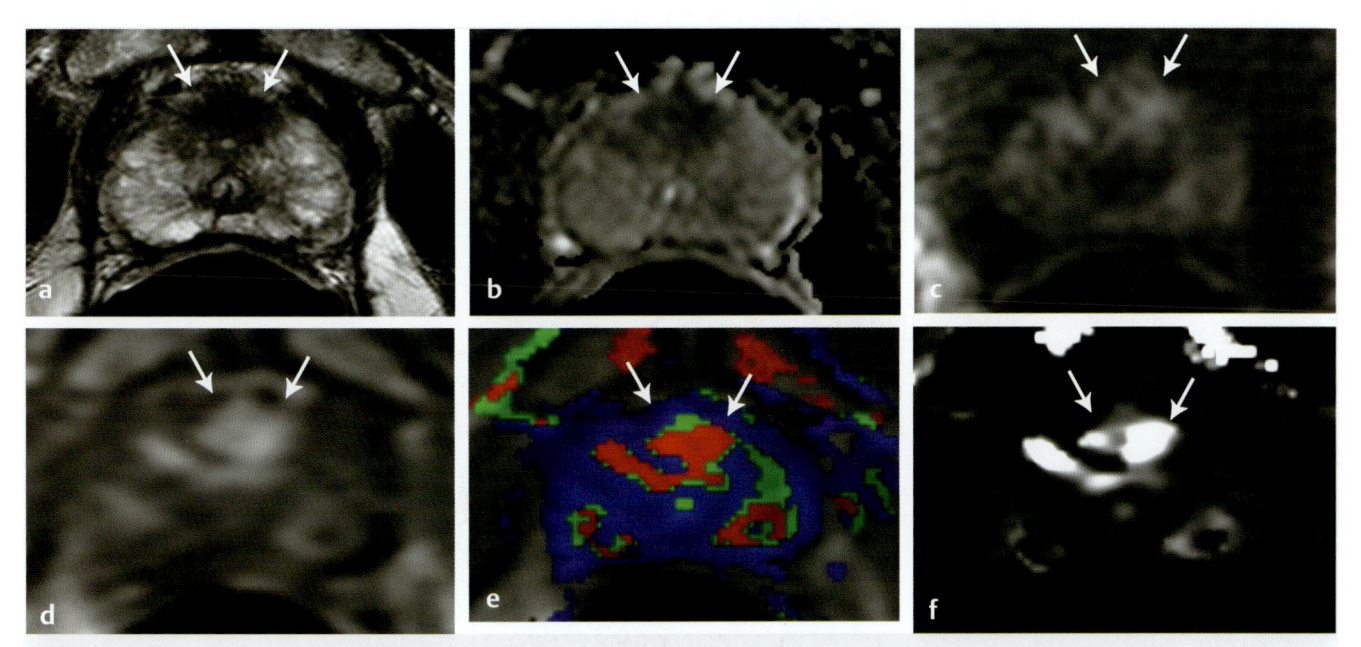

Fig. 5.4 Homem de 69 anos com antígeno específico da próstata = 9,6 ng/mL. A MRI axial ponderada em T2 mostra uma lesão hipointensa linear na zona de transição média-anterior da linha média (*seta*) (**a**). O mapa do coeficiente de difusão aparente da MRI ponderada na sequência de difusão (DW-MRI) (**b**) e o b = 2.000 s/mm² de DW-MRI (**c**) mostra um padrão de sinal hipointenso difuso e hiperintenso difuso dentro da lesão da zona de transição média-anterior da linha média, respectivamente (*setas*). A MRI dinâmica com contraste (DCE-MRI) demonstra intensificação focal dentro da lesão na zona de transição anterior média da linha média (*setas*) (**d**). Os mapas K^{trans} (**e**) e k$_{ep}$ (**f**) derivados de DCE-MRI também localizam a lesão na zona de transição anterior média da linha média (*setas*). O paciente submeteu-se a uma biópsia direcionada via abordagem de fusão MRI-ultrassom transretal, e a histopatologia revelou câncer com escore de Gleason 4 + 4 na lesão na zona de transição anterior média da linha média.

que a T2W-MRI somente (0,68–0,77).[10] Embora a DCE-MRI melhore a detecção de um tumor em comparação com a T2W-MRI somente, na DCE-MRI não foi evidente o aumento do desempenho em comparação com a combinação de T2WI e DWI.[10] Assim, um protocolo mais simples de MRI, incluindo somente T2W-MRI e DW-MRI sem DCE-MRI, pode ser suficiente para a detecção de tumor.[10] Outra metanálise comparou a realização do diagnóstico da DW-MRI e DCE-MRI para a detecção de câncer de próstata nas mesmas populações de pacientes. Essa análise incluiu somente 5 estudos elegíveis (265 pacientes). A sensibilidade acumulada foi de 58,4% (intervalo de confiança [CI] 95%, 53,5–63,1%) para DW-MRI e 55,3% (CI 95%, 50,4–60,1%) para DCE-MRI, enquanto a especificidade acumulada foi de 89,0% (CI 95%, 87,2–0,7%) para DW-MRI e 87,9% (CI 95%, 86,0–89,6%) para DCE-MRI. Na análise do resumo da curva das características operacionais do receptor, a AUC foi 0,810 (p = 0,059) para a DW-MRI e 0,786 (p = 0,079) para DCE-MRI. O desempenho da DW-MRI e DCE-MRI, portanto, foi muito semelhante, oferecendo, ambas as sequências, uma especificidade maior do que a sensibilidade.[11] Os achados sugerem que a DCE-MRI não possa oferecer uma vantagem sobre a DW-MRI.

Atualmente, as diretrizes do PI-RADS v2 preparadas pelo American College of Radiology e European Society of Urogenital Radiology recomendam que a DCE-MRI impacte apenas a avaliação de lesões indeterminadas (categoria 3 de avaliação do PI-RADS) na zona periférica, elevando a categoria de avaliação geral de tais lesões para a categoria 4 do PI-RADS quando a DCE-MRI é positiva. Embora o PI-RADS v2 apoie o relato do escore da DCE-MRI para lesões em zona de transição (TZ), o escore da DCE-MRI atualmente não influencia, em qualquer circunstância, a categoria de avaliação geral na TZ. Essa decisão foi tomada essencialmente devido à hipervascularidade comum dentro dos nódulos de BPH, incluindo tanto o *washin* como o *washout* rápidos, limitando, assim, o valor diagnóstico dos achados da DCE-MRI nessa zona. A falta de valor diagnóstico da DCE-MRI na TZ é amparada por estudos (▶ Fig. 5.5; ▶ Fig. 5.6).[12]

Entretanto, o PI-RADS v2 também sugere ser importante avaliar cuidadosamente a DCE-MRI em caso de suspeição de anormalidades ao se interpretar T2W-MRI e DW-MRI.[4] Ou seja, a natureza de alto contraste da DCE-MRI, assim como a melhor resolução espacial do que a DWI, podem ajudar a identificar inicialmente as anormalidades potenciais e chamar a atenção do leitor para as áreas, para depois avaliar com mais cuidado a T2WI e DWI. Embora um achado isolado identificado somente na DCE-MRI sem um correlato nas outras sequências seja considerado benigno e não receba uma categoria de avaliação do PI-RADS, usando-se o PI-RADS v2, os achados na DCE-MRI podem ajudar na avaliação de uma lesão equívoca ou desafiadora identificada em outras sequências e aumentou a confiança do leitor ao levantar a suspeita de uma lesão sutil (▶ Fig. 5.3; ▶ Fig. 5.7). Em particular, achados da DCE-MRI podem ser úteis para possíveis lesões em regiões da próstata nas quais a avaliação é anatomicamente desafiadora, como a zona central, ápice distal e estroma fibromuscular anterior, assim como lesões subcapsulares em crescente (▶ Fig. 5.7; ▶ Fig. 5.8). Por exemplo, um estudo observou as curvas cinéticas de tipo 1 ou tipo 2 na zona central normal, sugerindo que a presença de uma curva de tipo 3 nessa região possa ser útil para diferenciar entre tecido da zona central normal e tumor da zona central.[13] Além disso, ocasionalmente, um tumor de alto grau ou infiltrativo, que não é apreciado prontamente com o uso de DWI e coeficiente de difusão aparente (ADC), pode mostrar uma anormalidade utilizando-se a DCE-MRI. Assim, embora sejam necessárias mais pesquisas para estabelecer o exato valor cumulativo da DCE-MRI dentro do contexto de um protocolo multiparamétrico, os radiologistas ainda podem considerar a DCE-MRI uma sequência útil para esses fins práticos. Finalmente, a DCE-MRI pode ser útil como um parâmetro alternativo quando as sequências primárias são degradadas por razões técnicas (*i.e.*, artefato de movimento na T2W-MRI; distorções, artefato de suscetibilidade ou relação sinal-ruído em DWI/ADC).

A DCE-MRI também tem sido explorada para avaliar a agressividade do câncer de próstata. No entanto, os resultados têm sido mistos, havendo alguns estudos que mostram fortes associações entre a métrica da DCE-MRI e a agressividade, e outros estudos mostrando que não há qualquer relação. Por exemplo, em uma coorte de 45 pacientes com câncer de próstata submetidos à DCE-MRI, os tumores foram classificado como de baixo grau (apenas graus 2 ou 3 de Gleason), grau intermediário (grau 4 de Gleason secundário ou terciário sem componente de grau 5), ou de alto grau (grau de Gleason primário com componente de grau 4 e/ou qualquer componente de grau 5).[14]

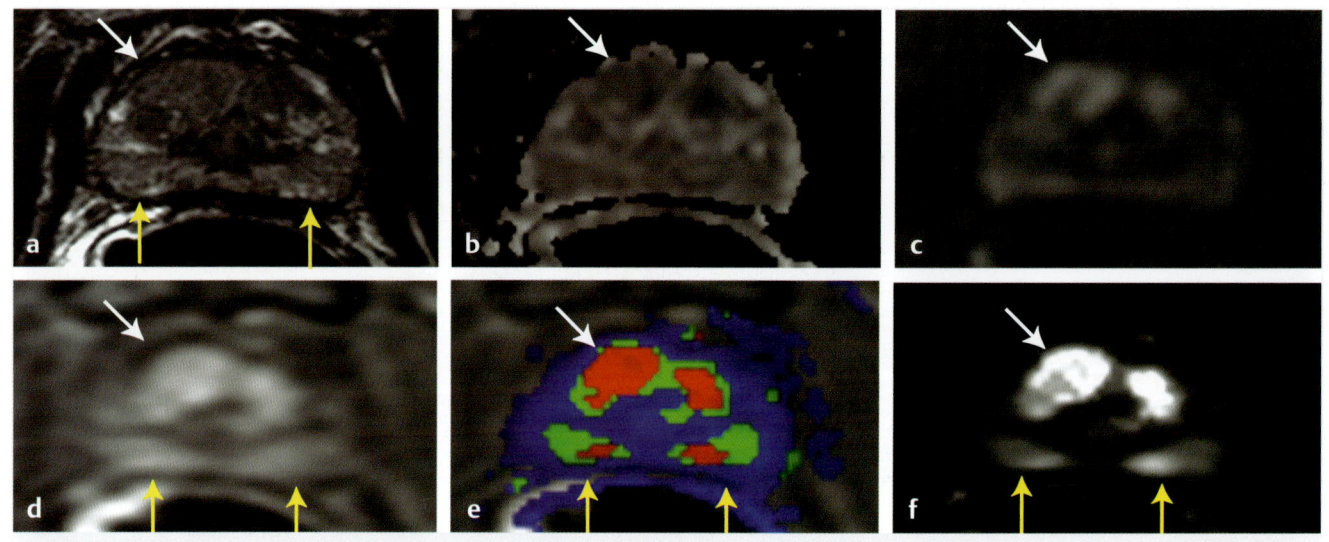

Fig. 5.5 Homem de 63 anos com antígeno específico da próstata = 11 ng/mL. A MRI axial ponderada em T2 (T2W-MRI) (**a**), o mapa do coeficiente de difusão aparente da MRI ponderada de difusão (**b**) e o b = 2.000 s/mm² de DW-MRI (**c**) mostram uma lesão na zona de transição anterior média apical direita (que também afeta a zona de transição anterior esquerda) (*setas brancas*). A MRI dinâmica com contraste (DCE-MRI) demonstra intensificação focal dentro da lesão (*seta branca*) (**d**); adicionalmente, os mapas K^{trans} (**e**) e k_{ep} (**f**) derivados da DCE-MRI localizam a lesão na zona de transição anterior (*setas brancas*). O paciente submeteu-se à biópsia direcionada via abordagem de fusão de MRI-ultrassom transretal, e a histopatologia revelou um câncer com escore de Gleason 4 + 4 dentro da lesão na zona de transição anterior. Note que a zona periférica tem um padrão de sinal heterogêneo irregular de T2W-MRI (compatível com alterações inflamatórias) (*setas amarelas*) (**a**), que demonstra hiperintensificação falso-positiva na DCE-MRI (**d**) e nos mapas K^{trans} e k_{ep} (**e**, **f**; *setas amarelas*).

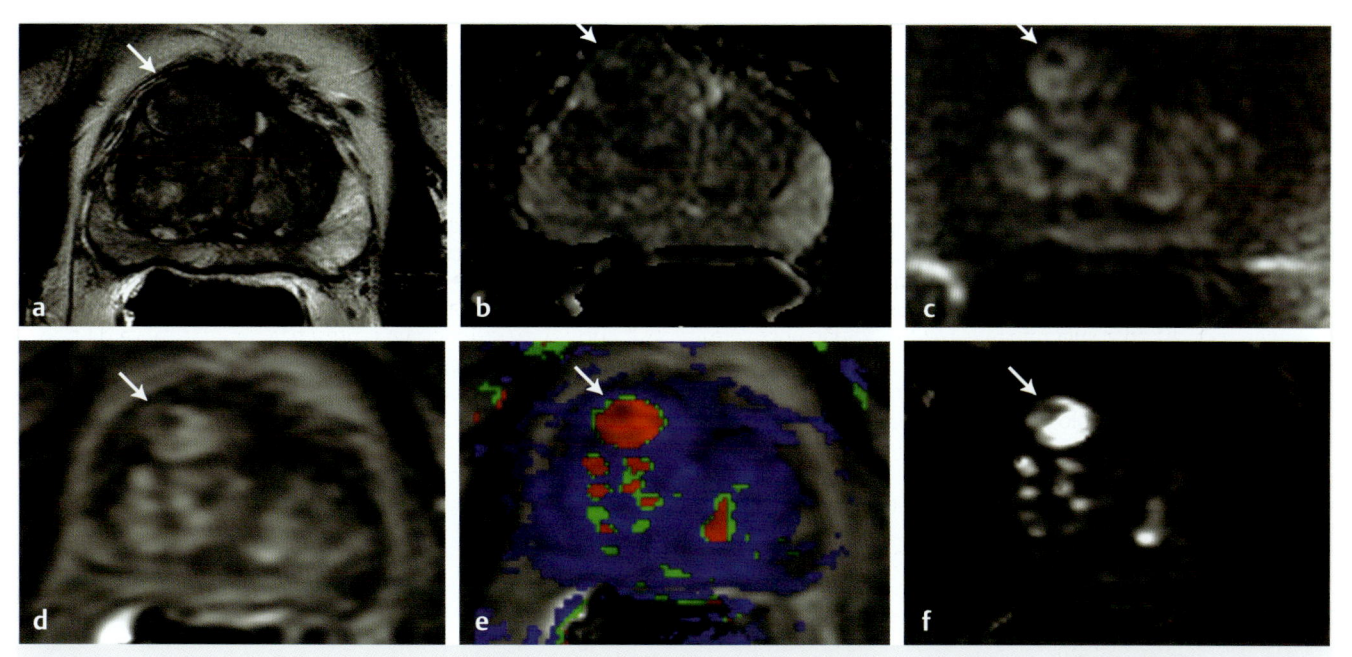

Fig. 5.6 Um homem de 65 anos com antígeno específico da próstata = 16 ng/mL. A MRI axial ponderada em T2 mostra um nódulo hipointenso bem definido na zona de transição anterior média direita (*seta*) (**a**). O mapa do coeficiente de difusão aparente (ADC) da MRI na sequência ponderada de difusão (DW-MRI) (**b**) e o b = 2.000 s/mm² de DW-MRI (**c**) mostram um padrão de sinal hipointenso difuso e hiperintenso difuso dentro do nódulo na zona de transição anterior média direita, respectivamente (*setas*). A MRI dinâmica com contraste demonstra intensificação focal dentro do nódulo na zona de transição anterior média direita (*seta*) (**d**). Os mapas K^{trans} (**e**) e k_{ep} (**f**) derivados da DCE-MRI também localizam o nódulo na zona anterior média direita (*setas*). Este nódulo corresponde a um nódulo de hiperplasia prostática benigna e parece falso-positivo para câncer nos dados brutos de DCE-MRI e mapas quantitativos de DCE-MRI.

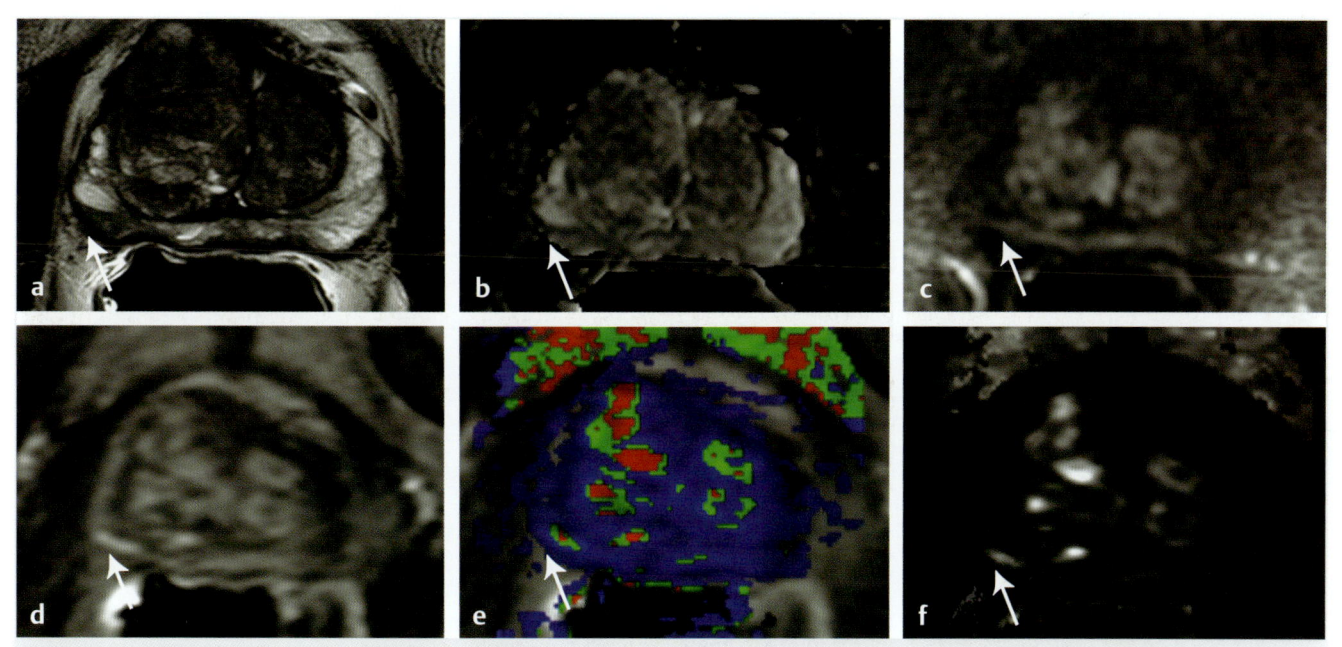

Fig. 5.7 Um homem de 65 anos com antígeno específico da próstata = 16 ng/mL. A MRI axial ponderada em T2 mostra uma lesão hipointensa linear na zona periférica média direita (*seta*) (**a**). O mapa do coeficiente de difusão aparente da MRI ponderada na sequência de difusão (DW-MRI) (**b**) e o b = 2.000 s/mm² de DW-MRI (**c**) mostram um padrão de sinal hipointenso difuso e hiperintenso difuso dentro da zona periférica média direita, respectivamente (*setas*). A MRI dinâmica com contraste (DCE-MRI) demonstra intensificação focal dentro da lesão na zona periférica média direita (*seta*) (**d**). Os mapas K^{trans} (**e**) e k_{ep} (**f**) derivados da DCE-MRI também localizam a lesão na zona periférica média direita (*setas*). O paciente submeteu-se à biópsia direcionada via abordagem de fusão de MRI-ultrassom transretal, e a histopatologia revelou um câncer com escore de Gleason 4 + 4 na lesão da zona periférica média direita.

A DCE-MRI foi vista como uma cobertura paramétrica na T2W-MRI, e os valores médios e de quartil dos parâmetros do modelo semiquantitativo e farmacocinético foram extraídos das regiões tumorais. Significativas diferenças estavam presentes para os valores médios e do percentil 75 (a seguir mostrado como p75) de *washin*, o valor médio de *washout*, e o p75 da

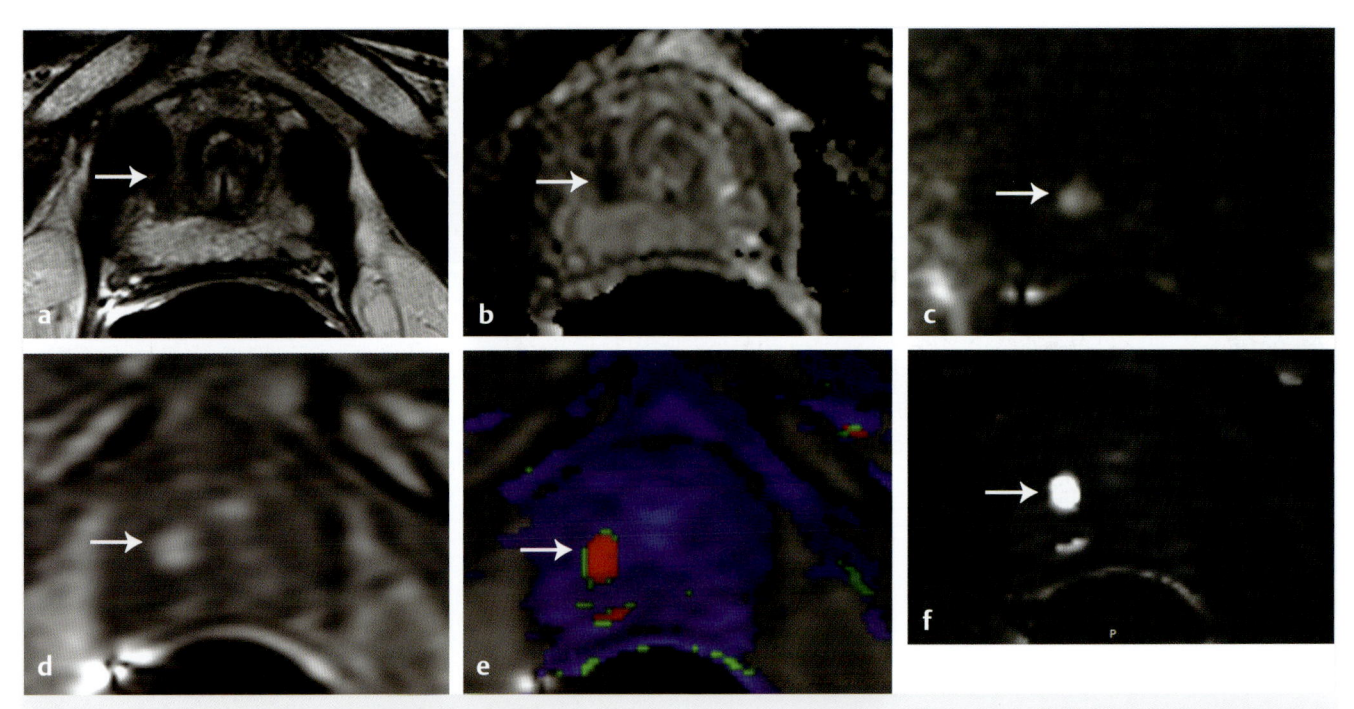

Fig. 5.8 Homem de 70 anos com antígeno específico da próstata = 4,6 ng/mL. A MRI axial ponderada em T2 mostra uma lesão hipointensa na zona periférica anterior apical distal (*seta*) (**a**). O mapa do coeficiente de difusão aparente da MRI ponderada na sequência de difusão (DW-MRI) (**b**) e o b = 2.000 s/mm² de DW-MRI (**c**) mostram um padrão de sinal hipointenso difuso e hiperintenso difuso dentro da lesão da zona periférica anterior apical distal, respectivamente (*setas*). A MRI dinâmica com contraste (DCE-MRI) demonstra intensificação focal dentro da lesão na zona periférica anterior apical distal direita (*seta*) (**d**). Os mapas K^{trans} (**e**) e k$_{ep}$ (**f**) derivados da DCE-MRI também localizam a lesão na zona periférica anterior apical distal direita (*setas*). O paciente submeteu-se à biópsia direcionada via abordagem de fusão de MRI-ultrassom transretal, e a histopatologia revelou um câncer com escore de Gleason 4 + 3 na lesão na zona periférica anterior apical distal direita.

constante de transferência (K^{trans}), assim como entre o câncer de próstata de alto e baixo graus na zona periférica. A análise da curva das características operacionais do receptor (ROC) identificou que o melhor desempenho para a discriminação entre câncer de próstata de graus baixo e intermediário mais câncer de próstata de grau alto na zona periférica foi o p75 de *washin*, K^{trans} e a constante de velocidade (k$_{ep}$) (AUC = 0,72). Seus resultados só foram válidos para a zona periférica, uma vez que esse estudo incluiu apenas um número limitado de tumores na zona de transição. O estudo concluiu que os parâmetros quantitativos (K^{trans} e k$_{ep}$) e parâmetros semiquantitativos (*washin* e *washout*) derivados da DCE-MRI em 3 T (3 Tesla) têm o potencial para avaliar a agressividade do PCa na zona periférica.[14] O mesmo grupo também tinha por objetivo correlacionar os parâmetros farmacocinéticos da DCE-MRI com os parâmetros de histologia microvascular e linfática em 18 pacientes com câncer de próstata localizado.[15] Eles correlacionaram K^{trans}, V$_e$ e k$_{ep}$ com densidade (MVD), área (MVA) e perímetro (MVP) de microvasos e densidade (LVD), área (LVA) e perímetro (LVP) do vaso linfático imuno-histoquimicamente representado. Não identificaram correlação entre valores absolutos de parâmetros microvasculares e parâmetros da DCE-MRI. Em contraste, há significativa correlação entre a razão da k$_{ep}$ no tumor e no tecido normal (corrigindo para as variações individuais na microvascularidade) e tanto na MVD (coeficiente de correlação = 0,61, p = 0,007) como na MVP (coeficiente de correlação = 0,54, p = 0,022). Entre os parâmetros linfovasculares, somente a LVA mostrou uma correlação negativa com k$_{ep}$ (coeficiente de correlação = -0,66, p = 0,003).[15] Em parte, a dificuldade em aplicar a DCE-MRI quantitativa para determinar a agressividade do tumor relaciona-se à variabilidade das metodologias usadas para processar e interpretar a DCE-MRI, assim como ao desafio em incorporar esses métodos em um ambiente clínico. Por outro lado, Oto *et al.* estudaram 73 pacientes de prostatectomia para avaliar a correlação entre a DW-MRI e a DCE-MRI com a agressividade do câncer de próstata. Eles relataram uma correlação negativa moderada entre os valores do ADC e o escore de Gleason (r = -0,376, p = 0,001), embora K^{trans}, V$_e$, k$_{ep}$ e V$_p$ da DCE-MRI não mostrassem qualquer correlação entre o escore Gleason ou a expressão do fator de crescimento endotelial vascular (VEGF).[16] Mais pesquisas são necessárias para compreender o potencial da DCE-MRI para a avaliação da agressividade do câncer de próstata.

5.5 MRI Dinâmica com Contraste na Detecção de Recorrência Local em Pacientes com Câncer de Próstata com Recorrência Bioquímica

Abordagens de terapia definitiva, como a prostatectomia radical ou a radioterapia, resultam em cura na maioria dos pacientes com câncer de próstata. No entanto, 15 a 30% dos homens tratados sofrem recorrência bioquímica (BCR) durante o acompanhamento.[17] A BCR pode resultar em doença metastática e consequentemente em morte, se não for detectada e tratada no momento adequado. As características multiparamétricas da MRI da glândula prostática tratada com cirurgia ou radiação são caracteristicamente diferentes da próstata não tratada (▶ Fig. 5.9; ▶ Fig. 5.10). As características anatômicas normais podem se perder completamente, enquanto os clipes cirúrgicos, sementes de braquiterapia ou marcadores fiduciais usados em fei-

Fig. 5.9 Homem de 74 anos com antígeno especifico da próstata = 0,98 ng/mL (estado: pós-prostatectomia radical > 20 anos). MRI axial ponderada em T2 mostra intensidade intermediária de sinal do tecido mole no leito da prostatectomia (seta) (**a**). Esta lesão é invisível no mapa do coeficiente de difusão aparente da MRI ponderada na sequência de difusão (DW-MRI) (**b**); no entanto, aparece como um foco hiperintenso no b = 2.000 s/mm² de DW-MRI (seta) (**c**). MRI dinâmica com contraste mostra hiperintensificação precoce focal na lesão (seta) (**d**). O paciente submeteu-se à biópsia direcionada via abordagem de fusão de MRI-ultrassom transretal para o qual a histopatologia revelou câncer de próstata recorrente dentro da lesão.

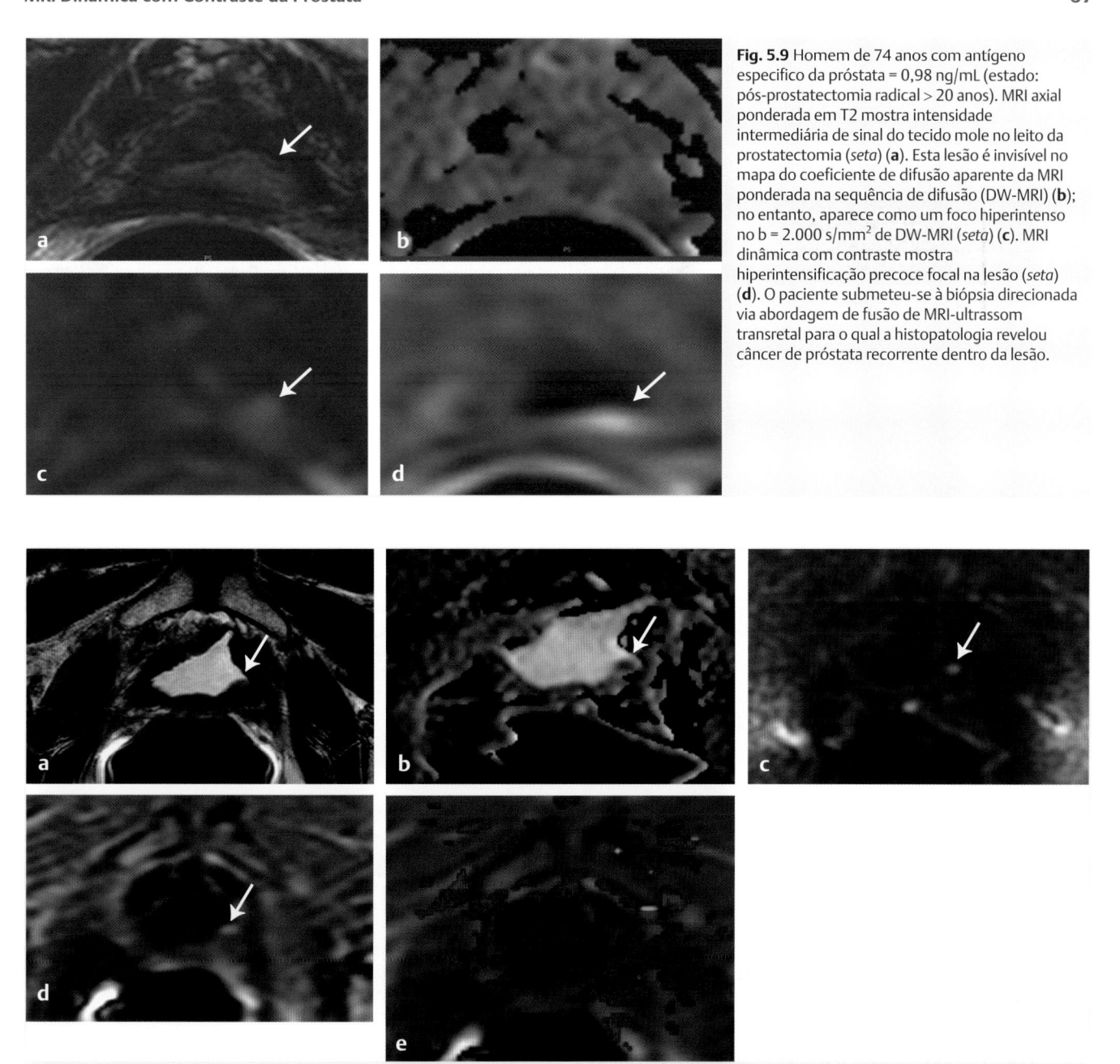

Fig. 5.10 Homem de 71 anos com antígeno específico da próstata = 0,14 ng/mL após prostatectomia radical por tumor com escore de Gleason 4 + 4 dois anos antes. MRI axial ponderada em T2 mostra uma lesão de intensidade intermediária de sinal na parede superior da bexiga no nível da anastomose (seta) (**a**). O mapa do coeficiente de difusão aparente da DW-MRI (**b**) e o b = 2.000 s/mm² da DW-MRI (**c**) mostram um padrão de sinal hipointenso difuso e hiperintenso difuso dentro da lesão, respectivamente (setas). A MRI dinâmica com contraste (DCE-MRI) demonstra intensificação focal dentro da lesão (seta) (**d**). Os mapas K^{trans} (**e**) e k$_{ep}$ (não mostrado) derivados das DCE-MRI não mostram qualquer lesão. O paciente submeteu-se à biópsia direcionada via abordagem de fusão de MRI-ultrassom transretal, e histopatologia revelou câncer de próstata recorrente dentro da lesão.

xe externo de radiação podem resultar em distorção substancial da DW-MRI. Portanto, a DCE-MRI assume maior importância nesta situação. O sinal mais importante de recorrência de um câncer é a presença de intensificação precoce dentro do leito cirúrgico (principalmente próximo à anastomose uretral) ou dentro da glândula prostática irradiada. Essa intensificação geralmente é perceptível por avaliação qualitativa, embora os outros métodos de avaliação também possam ser úteis. Panebianco et al. validaram o papel da MRI multiparamétrica na detecção da recorrência local após prostatectomia em 242 pacientes.[18] Sua validação foi a redução do antígeno específico da próstata (PSA) após radiação do feixe externo em 126 pacientes (PSA médio = 1,3 ng/mL, o tamanho da lesão varia de 4 a 8 mm) e biópsia guiada por ultrassom em 116 pacientes (PSA médio = 2 ng/mL, o tamanho da lesão varia de 9 a 15 mm). No primeiro grupo de pacientes, eles relataram sensibilidade e especificidade de 98 e 94%, respectivamente, para a combinação de T2W-MRI e DCE-MRI, enquanto, no segundo grupo, a sensibilidade e a especificidade da mesma combinação foi de 100 e 97%, respectivamente. Eles concluíram que a DCE-MRI foi a sequência de pulso mais confiável para a identificação de focos de recorrência após prostatectomia.[18]

Uma metanálise teve por objetivo avaliar a eficácia da MRI durante o acompanhamento de pacientes com câncer de próstata após serem submetidos à radioterapia de feixe externo (EBRT) ou prostatectomia radical.[19] A análise identificou 14 estudos qualificados entre 768 estudos existentes na literatura. Sete estudos examinando pacientes após prostatectomia radical tiveram sensibilidade e especificidade cumulativas em nível do paciente de 82% (CI 95%, 78–86%) e 87% (CI 95%, 81–92%), respectivamente para a MRI multiparamétrica (MP-MRI). Na análise de subgrupo, comparada à T2W MRI, a DCE-MRI mostrou sensibilidade (85%; CI 95%, 78–90%) e especificidade cumulativas mais altas (95%; CI 95%, 88–99%). Nove estudos examinando homens após EBRT tiveram sensibilidade e especificidade cumulativas no nível do paciente de 82% (CI 95%, 75–88%) e 74% (CI 95%, 64–82%), respectivamente. Comparada com a T2W-MRI, a DCE-MRI mostrou sensibilidade (90%; CI 95%, 77–97%) e especificidade cumulativas mais altas (81%; CI 95%, 64–93%). Embora essa metanálise incluísse apenas um número limitado de estudos, seus resultados revelaram que a DCE-MRI atualmente permanece como a sequência de pulso mais crítica para detectar a recorrência local em pacientes com câncer de próstata que experimentam BCR após terapia definitiva de glândula inteira.[19]

5.6 Desafios da MRI Dinâmica com Contraste

A DCE-MRI tem numerosos desafios. Entre as sequências de pulso padrão de MP-MRI, ela é relativamente mais invasiva devido à necessidade de uma injeção em *bolus* de meio de contraste à base de gadolínio, que acarreta baixo risco de reações alérgicas ou de induzir fibrose sistêmica nefrogênica em pacientes com grave insuficiência renal, especialmente naqueles que se encontram em diálise. Além disso, um estudo recente relatou que a exposição ao gadolínio intravenoso pode estar associada à deposição no tecido neuronal mesmo em pacientes com função renal normal.[20] A DCE-MRI também acrescenta custo ao exame, não apenas em termos de custo do agente de contraste e do equipamento de injeção associado, mas também em termos do tempo prolongado do exame. Outra limitação, como notado anteriormente, é a substancial sobreposição entre os padrões de intensificação de contraste dos tumores e os das patologias pré-malignas ou benignas, como hiperplasia prostática benigna e prostatite (▶ Fig. 5.5; ▶ Fig. 5.11; ▶ Fig. 5.12). Finalmente, continua a haver uma substancial variabilidade, entre os centros, nos métodos usados para aquisição, processamento e interpretação da DCE-MRI. O PI-RADS v2 teve por objetivo abordar essa variabilidade e padronizar a implementação da DCE-MRI por meio de sua avaliação visual mais simples e sua classificação binária de achados.

5.7 Conclusão

Em conclusão, atualmente a DCE-MRI é considerada um componente padrão dos protocolos multiparamétricos de MRI da próstata, de acordo com o PI-RADS v2. Embora o papel atual da DCE-MRI na detecção de lesão para pacientes não tratados esteja em questão e o seu exato valor seja um tópico de investigação ativa, os achados da DCE-MRI realmente impactam a categoria de avaliação geral do PI-RADS para lesões indeterminadas na zona periférica e pode facilitar a localização da lesão inicial em outras sequências. Além disso, a DCE-MRI tem um papel central na detecção e localização de câncer recorrente em pacientes que experimentam BCR após tratamento definitivo para o câncer de próstata.

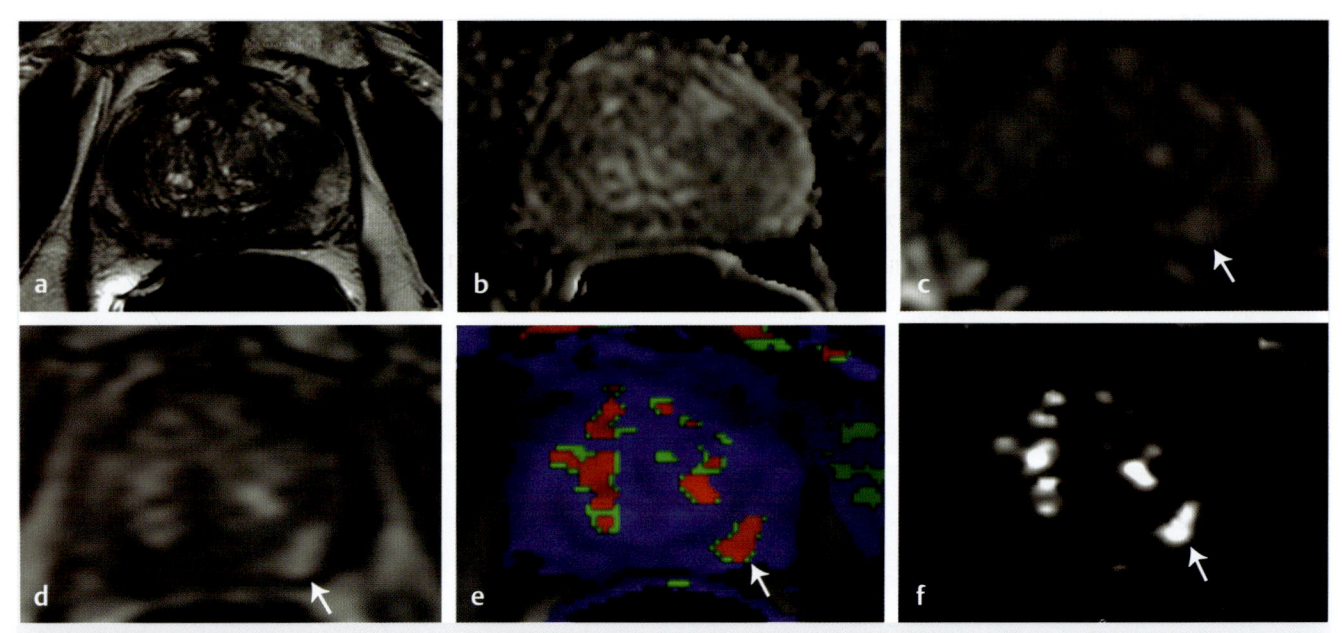

Fig. 5.11 Homem de 70 anos com antígeno específico da próstata = 4,6 ng/mL. MRI axial ponderada em T2 (**a**) e o mapa do coeficiente de difusão aparente da MRI ponderada na sequência de difusão (DW-MRI) (**b**) mostram uma zona periférica heterogênea bilateralmente sem evidência de uma lesão focal, b = 2.000 s/mm² da DW-MRI (**c**) mostra uma lesão hiperintensa ligeiramente focal na zona periférica média esquerda (*seta*). MRI dinâmica com contraste (DCE-MRI) demonstra intensificação focal dentro da lesão na zona periférica média (*seta*) (**d**). Os mapas K^{trans} (**e**) e k_{ep} (**f**) derivados da DCE-MRI também localizam a lesão na zona periférica média esquerda (*setas*). O paciente submeteu-se à biópsia direcionada via abordagem de fusão de MRI-TRUS (ultrassom transretal) e a histopatologia revelou glândulas acentuadamente atípicas com elevada suspeita de carcinoma de próstata na lesão na zona periférica média esquerda.

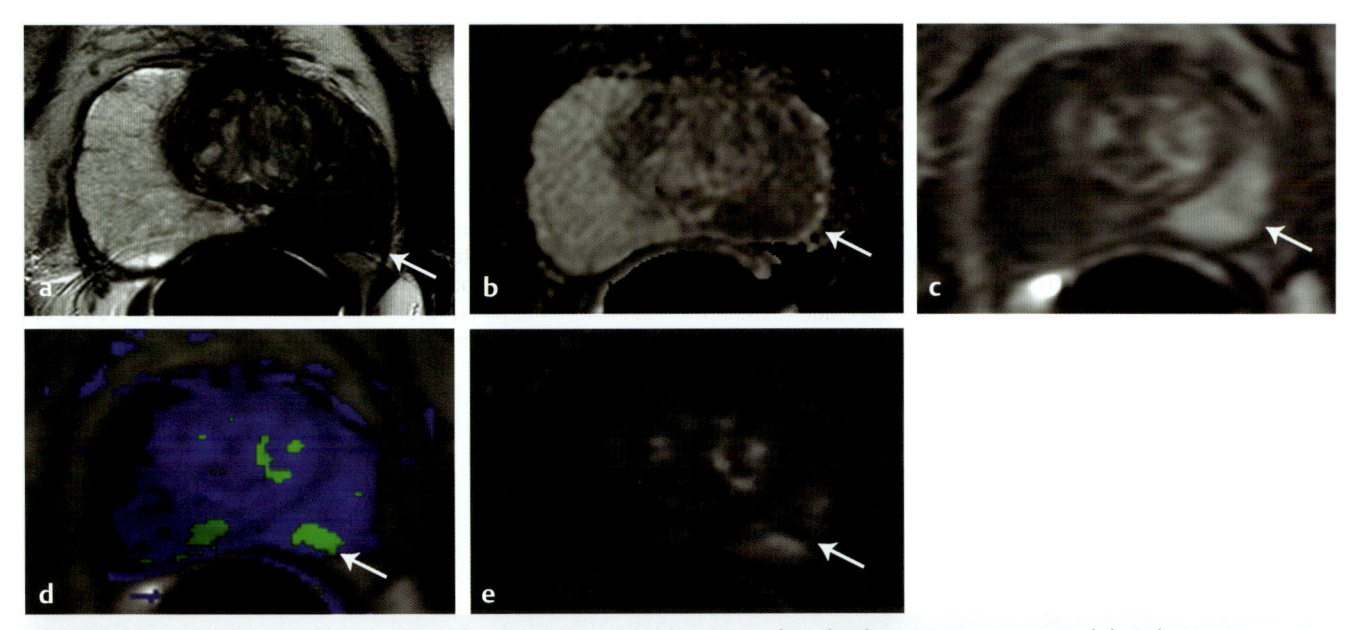

Fig. 5.12 Homem de 61 anos com antígeno específico da próstata = 4,3 ng/mL. MRI axial ponderada em T2 mostra uma grande lesão hipointensa na zona periférica hemiprostática esquerda (*seta*) (**a**), mapa do coeficiente de difusão aparente da MRI ponderada na sequência de difusão demonstra um padrão de sinal hipointenso dentro da lesão (*seta*) (**b**); MRI dinâmica com contraste (DCE-MRI) revela intensificação difusa dentro da lesão (*seta*) (**c**), enquanto os mapas K^{trans} (**d**) e k_{ep} (**e**) derivados da DCE-MRI mostram um padrão positivo heterogêneo dentro da lesão da zona periférica esquerda (*setas*). O paciente submeteu-se à biópsia direcionada via abordagem de fusão MRI-TRUS (ultrassom transretal) e a histopatologia revelou prostatite granulomatosa crônica.

Referências

[1] Folkman J. Tumor angiogenesis: therapeutic implications. N Engl J Med 1971; 285(21):1182–1186
[2] Ocak I, Bernardo M, Metzger G et al. Dynamic contrast-enhanced MRI of prostate cancer at 3 T: a study of pharmacokinetic parameters. AJR Am J Roentgenol 2007; 189(4):849
[3] Turkbey B, Pinto PA, Mani H et al. Prostate cancer: value of multiparametric MR imaging at 3 T for detection—histopathologic correlation. Radiology 2010; 255(1):89–99
[4] American College of Radiologists (ACR) Prostate Imaging–Recording and Data Systems, version 2. http://www.acr.org/~/media/ACR/Documents/PDF/QualitySafety/Resources/PIRADS/PIRADS%20V2.pdf. Accessed June 30, 2015.
[5] Rosenkrantz AB, Geppert C, Grimm R et al. Dynamic contrast-enhanced MRI of the prostate with high spatiotemporal resolution using compressed sensing, parallel imaging, and continuous golden-angle radial sampling: preliminary experience. J Magn Reson Imaging 2015; 41(5):1365–1373
[6] Türkbey B, Thomasson D, Pang Y, Bernardo M, Choyke PL. The role of dynamic contrast-enhanced MRI in cancer diagnosis and treatment. Diagn Interv Radiol 2010; 16(3):186–192
[7] Hansford BG, Peng Y, Jiang Y et al. Dynamic Contrast-enhanced MR Imaging Curve-type Analysis: Is It Helpful in the Differentiation of Prostate Cancer from Healthy Peripheral Zone? Radiology 2015; 275(2):448–457
[8] Choyke PL, Dwyer AJ, Knopp MV. Functional tumor imaging with dynamic contrast-enhanced magnetic resonance imaging. J Magn Reson Imaging 2003; 17(5):509–520
[9] Noworolski SM, Vigneron DB, Chen AP, Kurhanewicz J. Dynamic contrastenhanced MRI and MR diffusion imaging to distinguish between glandular and stromal prostatic tissues. Magn Reson Imaging 2008; 26(8):1071–1080
[10] Tan CH, Hobbs BP, Wei W, Kundra V. Dynamic contrast-enhanced MRI for the detection of prostate cancer: meta-analysis. AJR Am J Roentgenol 2015; 204(4):W439–W448
[11] Haghighi M, Shah S, Taneja SS, Rosenkrantz AB. Prostate cancer: diffusionweighted imaging versus dynamic-contrast enhanced imaging for tumor localization-a meta-analysis. J Comput Assist Tomogr 2013; 37(6):980–988
[12] Hoeks CM, Hambrock T, Yakar D et al. Transition zone prostate cancer: detection and localization with 3-T multiparametric MR imaging. Radiology 2013; 266(1):207–217
[13] Hansford BG, Karademir I, Peng Y et al. Dynamic contrast-enhanced MR imaging features of the normal central zone of the prostate. Acad Radiol 2014; 21(5):569–577
[14] Vos EK, Litjens GJ, Kobus T et al. Assessment of prostate cancer aggressiveness using dynamic contrast-enhanced magnetic resonance imaging at 3 T. Eur Urol 2013; 64(3):448–455
[15] van Niekerk CG, van der Laak JA, Hambrock T et al. Correlation between dynamic contrast-enhanced MRI and quantitative histopathologic microvascular parameters in organ-confined prostate cancer. Eur Radiol 2014; 24(10):2597–2605
[16] Oto A, Yang C, Kayhan A et al. Diffusion-weighted and dynamic contrastenhanced MRI of prostate cancer: correlation of quantitative MR parameters with Gleason score and tumor angiogenesis. AJR Am J Roentgenol 2011; 197(6):1382–1390
[17] Cha D, Kim CK, Park SY, Park JJ, Park BK. Evaluation of suspected soft tissue lesion in the prostate bed after radical prostatectomy using 3 T multiparametric magnetic resonance imaging. Magn Reson Imaging 2015; 33(4):407–412
[18] Panebianco V, Barchetti F, Sciarra A et al. Prostate cancer recurrence after radical prostatectomy: the role of 3-T diffusion imaging in multi-parametric magnetic resonance imaging. Eur Radiol 2013; 23(6):1745–1752
[19] Wu LM, Xu JR, Gu HY et al. Role of magnetic resonance imaging in the detection of local prostate cancer recurrence after external beam radiotherapy and radical prostatectomy. Clin Oncol (R Coll Radiol) 2013; 25(4):252–264
[20] McDonald RJ, McDonald JS, Kallmes DF et al. Intracranial Gadolinium Deposition after Contrast-enhanced MR Imaging. Radiology 2015; 275(3):772–782

6 Sistema PI-RADS (*Prostate Imaging-Reporting and Data System*)

Michael Spektor ▪ Jeffrey C. Weinreb

6.1 Introdução

A imagem por ressonância magnética multiparamétrica (mpMRI) é considerada a técnica de imagens mais sensível e específica para localizar câncer de próstata clinicamente significativo. Porém, a variação no desempenho, interpretação e relatório dos exames de próstata por mpMRI tem sido um obstáculo significativo à sua aceitação e uso disseminado. A fim de abordar esta variação, a European Society of Urogenital Radiology (ESUR) publicou uma série de diretrizes de consenso chamadas *Prostate Imaging-Reporting and Data System* (PI-RADS).[1]

Desde a sua publicação em 2012, o sistema PI-RADS tem sido validado em vários cenários clínicos e pesquisa.[2,3,4] No entanto, a experiência também revelou várias limitações, em parte devido ao rápido progresso na área. Na tentativa de atualizar e melhorar a versão original do PI-RADS, o American College of Radiology (ACR), ESUR e a AdMeTech Foundation colaboraram para desenvolver a versão 2 do PI-RADS (PI-RADS v2), que foi publicada em 2015.[5] O PI-RADS v2 inclui informações sobre considerações clínicas e especificações técnicas para mpMRI, bem como um dicionário da terminologia. Neste capítulo serão focados os critérios empregados pelo PI-RADS v2 na avaliação da glândula prostática para detecção e diagnóstico de câncer nos exames por mpMRI.

6.2 Avaliação PI-RADS

Com base nos usos e capacidades atuais dos procedimentos direcionados a MRI e mpMRI, o PI-RADS v2 define o câncer clinicamente significativo, em patologia, como aqueles tumores que têm um escore de Gleason ≥ 7 (incluindo 3 + 4 com um componente proeminente, mas não predominante, do padrão de Gleason 4) e volume > 0,5 cm³ ou extensão extraprostática (EPE).

No PI-RADS v2 há as cinco seguintes categorias de avaliação:

- PI-RADS 1– Muito baixa (é altamente improvável que um câncer clinicamente significativo esteja presente)
- PI-RADS 2 – Baixa (é improvável que um câncer clinicamente significativo esteja presente)
- PI-RADS 3 – Intermediária (a presença de um câncer clinicamente significativo é equivoca)
- PI-RADS 4 – Alta (é provável que um câncer clinicamente significativo esteja presente)
- PI-RADS 5 – Muito alta (é altamente provável que um câncer clinicamente significativo esteja presente)

A escala de cinco pontos para pontuação dos achados das imagens baseia-se na probabilidade de que uma combinação das características da mpMRI em imagens ponderadas em T2 (T2WI), imagens ponderadas de difusão (DWI) e imagens dinâmicas com contraste (DCE) representa a presença de um câncer clinicamente significativo em uma lesão identificada na glândula prostática. Para se chegar a uma dessas cinco categorias de avaliação do PI-RADS v2 em cada achado suspeito na próstata, T2WI e DWI são ambas avaliadas com o uso de uma escala de 5 pontos, e a DCE-MRI é classificada como positiva ou negativa. Então, usando a tabela apropriada de PI-RADS v2 para cada zona periférica (PZ) ou a zona de transição (TZ), esses três parâmetros (para T2WI, DWI e algumas vezes DCE-MRI) são integrados, e é atribuída a cada lesão uma categoria de avaliação do PI-RADS v2 (PI-RADS 1-5) que indica a probabilidade de que um câncer seja clinicamente significativo.

É importante notar que há uma variedade de histologias malignas e benignas na glândula prostática, e, no momento, pode haver alguma sobreposição em suas características na mpMRI. A categoria PI-RADS 1 de avaliação do PI-RADS não exclui a possibilidade de um câncer clinicamente significativo. Em vez disto, ela indica simplesmente que ele é altamente improvável. Similarmente, a categoria de avaliação PI-RADS 5 não fornece prova de que uma lesão seja um câncer clinicamente significativo, mas, em vez disto, indica que é altamente provável. Atualmente, faixas de probabilidades percentuais não foram atribuídas a cada categoria de avaliação do PI-RADS v2. À medida que o PI-RADS v2 é testado e aperfeiçoado, isto poderá se tornar possível no futuro.

A atribuição a uma categoria de avaliação específica do PI-RADS v2 é baseada unicamente nos achados da mpMRI. Ela não considera outros fatores, como o antígeno específico da próstata (PSA) sérico, exame retal digital, histórico do paciente ou a escolha do tratamento. Porém, esses fatores, juntamente com preferências locais, experiência e histórico clínico, podem determinar as recomendações referentes ao manejo do paciente, incluindo biópsia.

6.3 Escores das Imagens Ponderadas de Difusão

Os escores de 1 a 5 são atribuídos à DWI pela comparação entre a intensidade de sinal em uma lesão e o sinal médio do tecido da próstata normal na zona histológica em que ele está localizado. Entretanto, os achados na DWI devem sempre ser correlacionados aos achados em T2WI, T1WI e DCE-MRI. A ▶ Tabela 6.1 apresenta os critérios para a atribuição de um escore de 1 a 5 com base nos achados da DWI. Note que esses critérios levam em consideração: (1) formato e margens da lesão; (2) intensidade de sinal: (3) tamanho e (4) observações de imagens com alto

Tabela 6.1 Esquema para obter todas as categorias de avaliação por PI-RADS na zona periférica

DWI	T2WI	DCE	Categoria do PI-RADS
1	Qualquer[a]	Qualquer	1
2	Qualquer	Qualquer	2
3	Qualquer	−	3
		+	4
4	Qualquer	Qualquer	4
5	Qualquer	Qualquer	5

[a]"Qualquer" significa que qualquer escore de 1 a 5 na escala de 5 pontos pode ser atribuído; "+" ou "-" significa positivo ou negativo para a intensificação do contraste.
Abreviações: DCE, MRI dinâmica com contraste; DWI, imagens ponderadas de difusão; T2WI, imagens ponderadas em T2; PI-RADS, Prostate Imaging-Reporting and Data System v2.
Fonte: Adaptada do Prostate Imaging-Reporting and Data System, version 2, do American College of Radiology (ACR). Disponível em www.acr.org.

Sistema PI-RADS (*Prostate Imaging-Reporting and Data System*)

Avaliação do PI-RADS para a Zona Periférica na DWI

Escore	Achados	DWI	ADC
1	Nenhuma anormalidade (*i.e.*, normal) no ADC e alto valor de b na DWI.	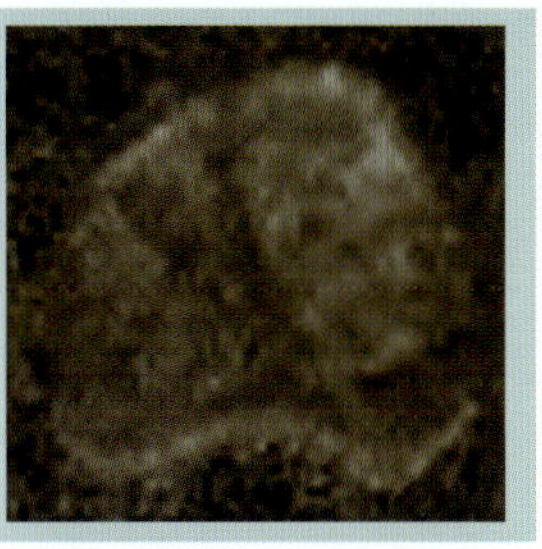	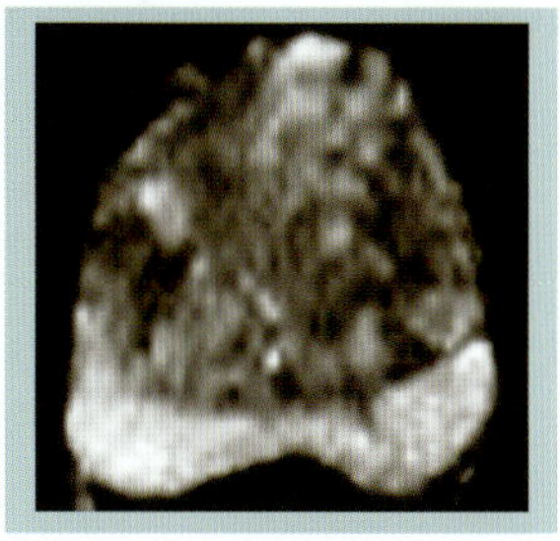
2	Hipointensa indistinta no ADC (*seta*).	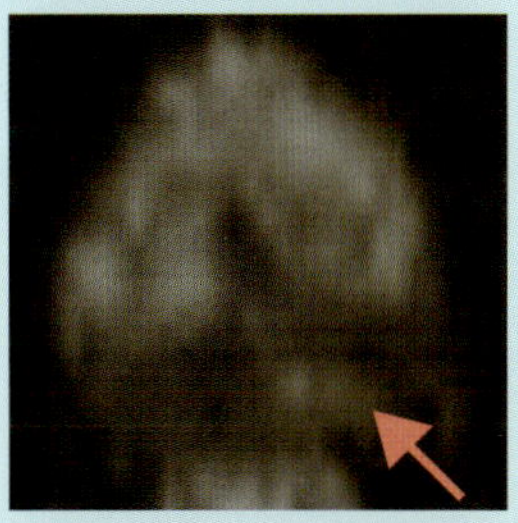	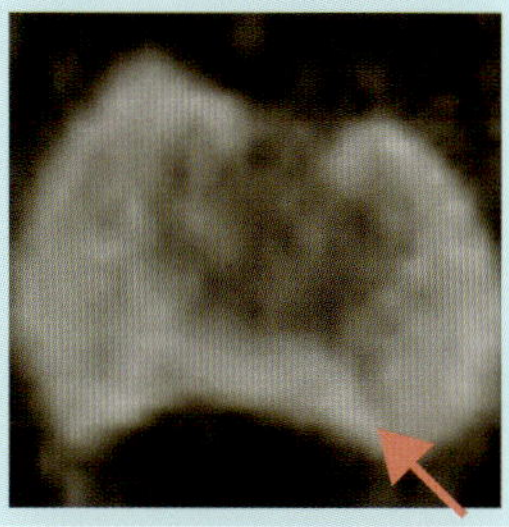
3	Levemente focal/moderadamente hipointensa no ADC (*seta*) e isointensa/ligeiramente hiperintensa na DWI com alto valor de b.	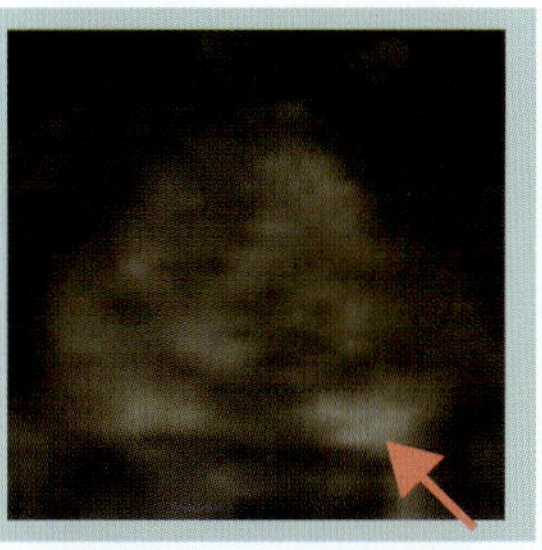	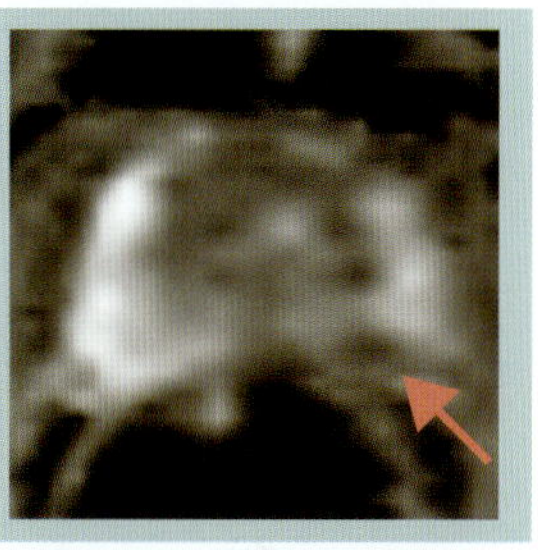
4	Acentuadamente hipointensa focal no ADC (*seta*) e acentuadamente hiperintensa na DWI com alto valor de b; < 1,5 cm em imagens axiais.	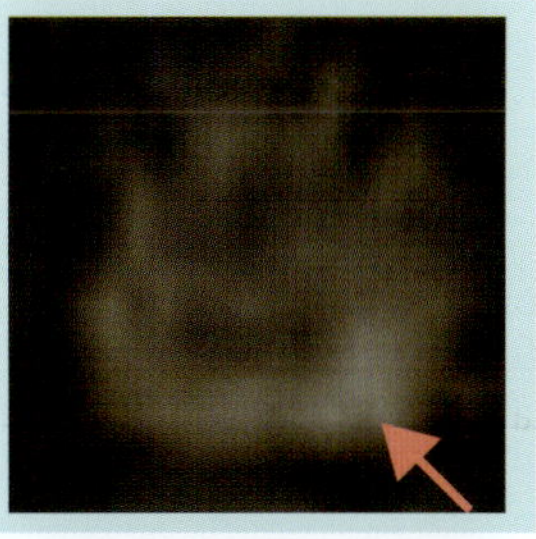	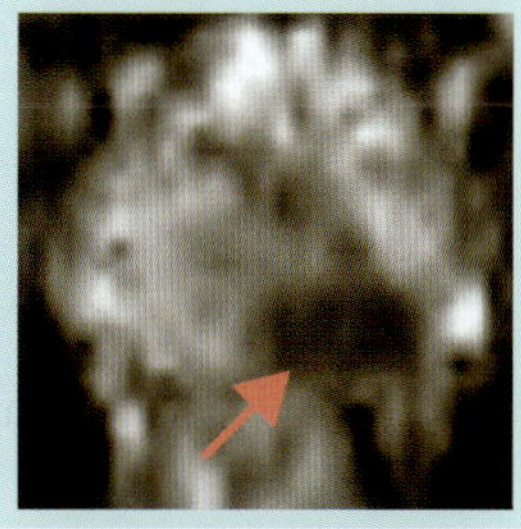
5	Idem ao 4, porém ≥ 1,5 cm na maior dimensão (*seta*) ou extensão extraprostática definida/comportamento invasivo.	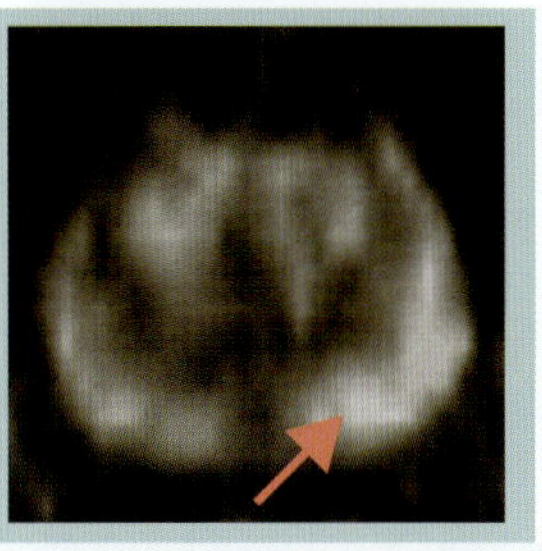	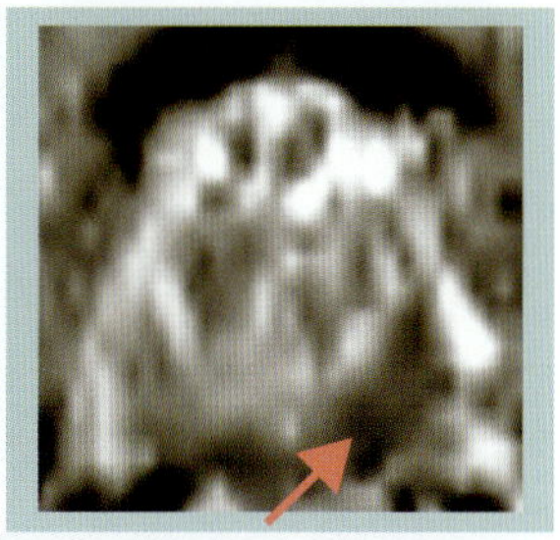

Fig. 6.1 Avaliação do PI-RADS para a zona periférica em imagens ponderadas de difusão (DWI). ADC, coeficiente de difusão aparente; PI-RADS, *Prostate Imaging-Reporting and Data System v2*. (Adaptada do American College of Radiology [ACR] Prostate Imaging-Reporting and Data System, version 2. Disponível em www.acr.org.)

Avaliação do PI-RADS para a Zona de Transição na DWI

Escore	Achados	DWI	ADC
1	Nenhuma anormalidade (*i.e.*, normal) no ADC e alto valor de b na DWI.	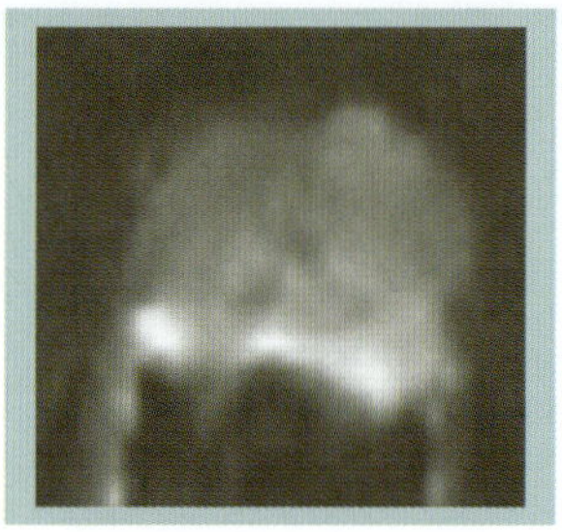	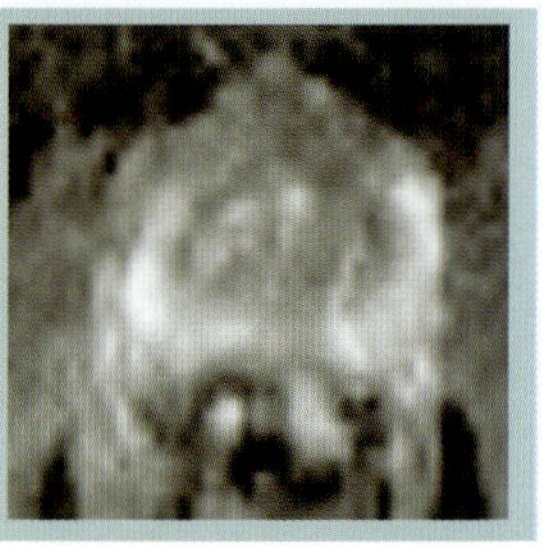
2	Hipointensa indistinta no ADC.	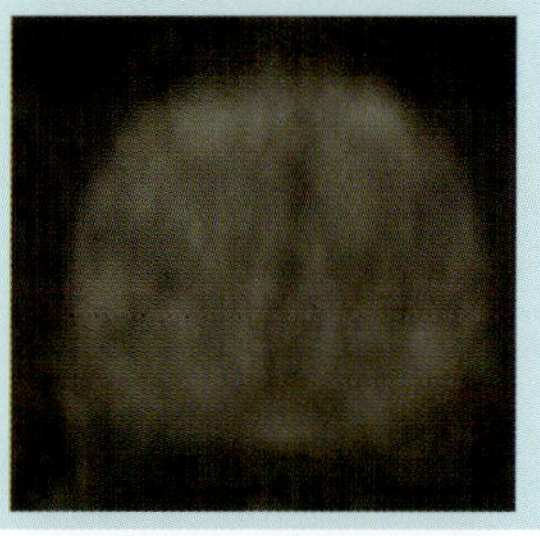	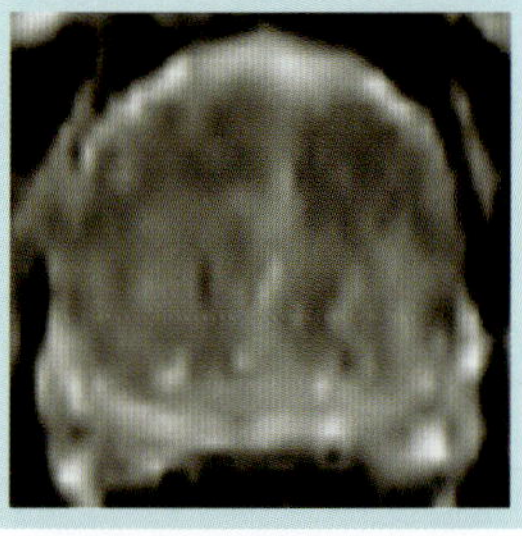
3	Levemente focal/moderadamente hipointensa no ADC (*seta*) e isointensa/ligeiramente hiperintensa na DWI com alto valor de b.	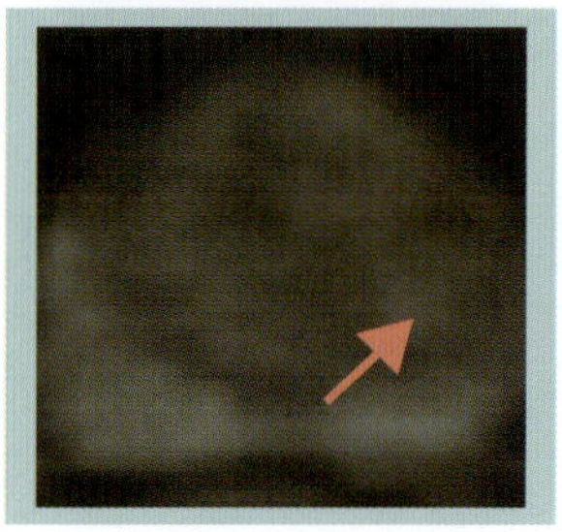	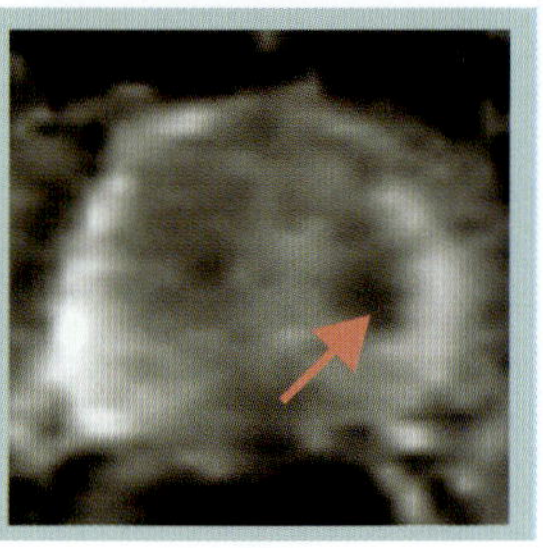
4	Acentuadamente hipointensa focal no ADC (*seta*) e acentuadamente hiperintensa na DWI com alto valor de b; < 1,5 cm em imagens axiais.	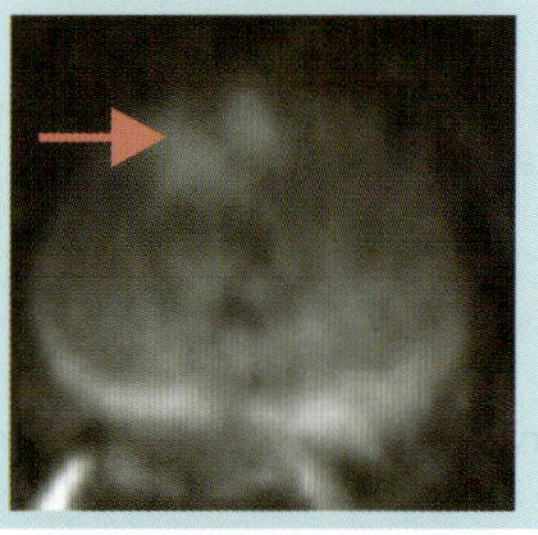	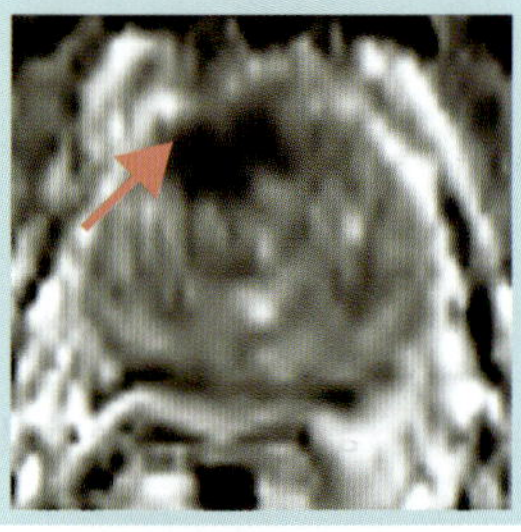
5	Idem ao 4, porém ≥ 1,5 cm na maior dimensão (*seta*) ou extensão extraprostática definida/comportamento invasivo.	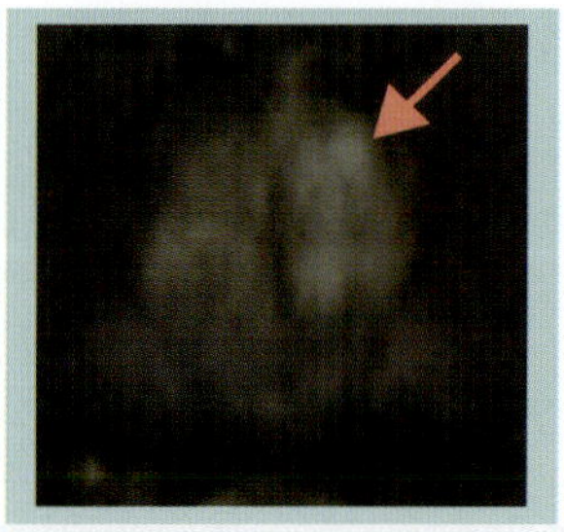	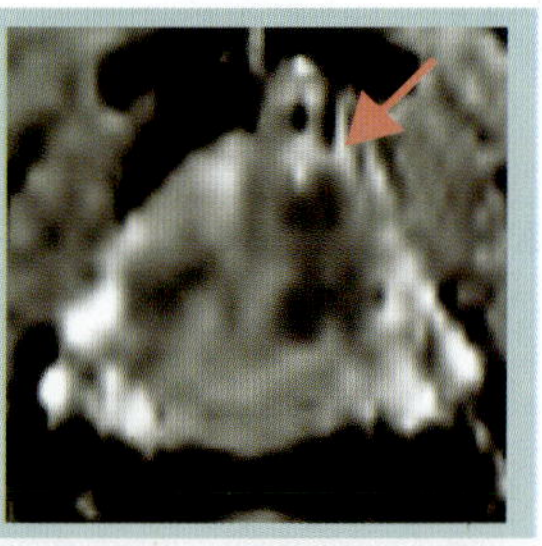

Fig. 6.2 Avaliação do PI-RADS para a zona de transição em imagens ponderadas de difusão (DWI). ADC, coeficiente de difusão aparente; PI-RADS, *Prostate Imaging-Reporting and Data System v2*. (Adaptada do American College of Radiology [ACR] Prostate Imaging-Reporting and Data System, version 2. Disponível em www.acr.org.)

Lesão na Zona Periférica

Escore DWI		PI-RADS Final
1	Nenhuma anormalidade vista em DWI e ADC.	1
2	Hipointensidade indistinta no ADC.	2
3	Hipointensidade focal leve/moderada no ADC e hiperintensidade isointensa/leve na DWI com alto valor de b.	Dinâmica com Contraste → Não: 3; Sim: 4
4	Acentuadamente hipointensa focal no ADC e acentuadamente hiperintensa na DWI com alto valor de b; < 1,5 cm.	4
5	Achados similares aos anteriores, porém ≥ 1,5 cm na dimensão máxima ou extensão extraprostática/achados invasivos.	5

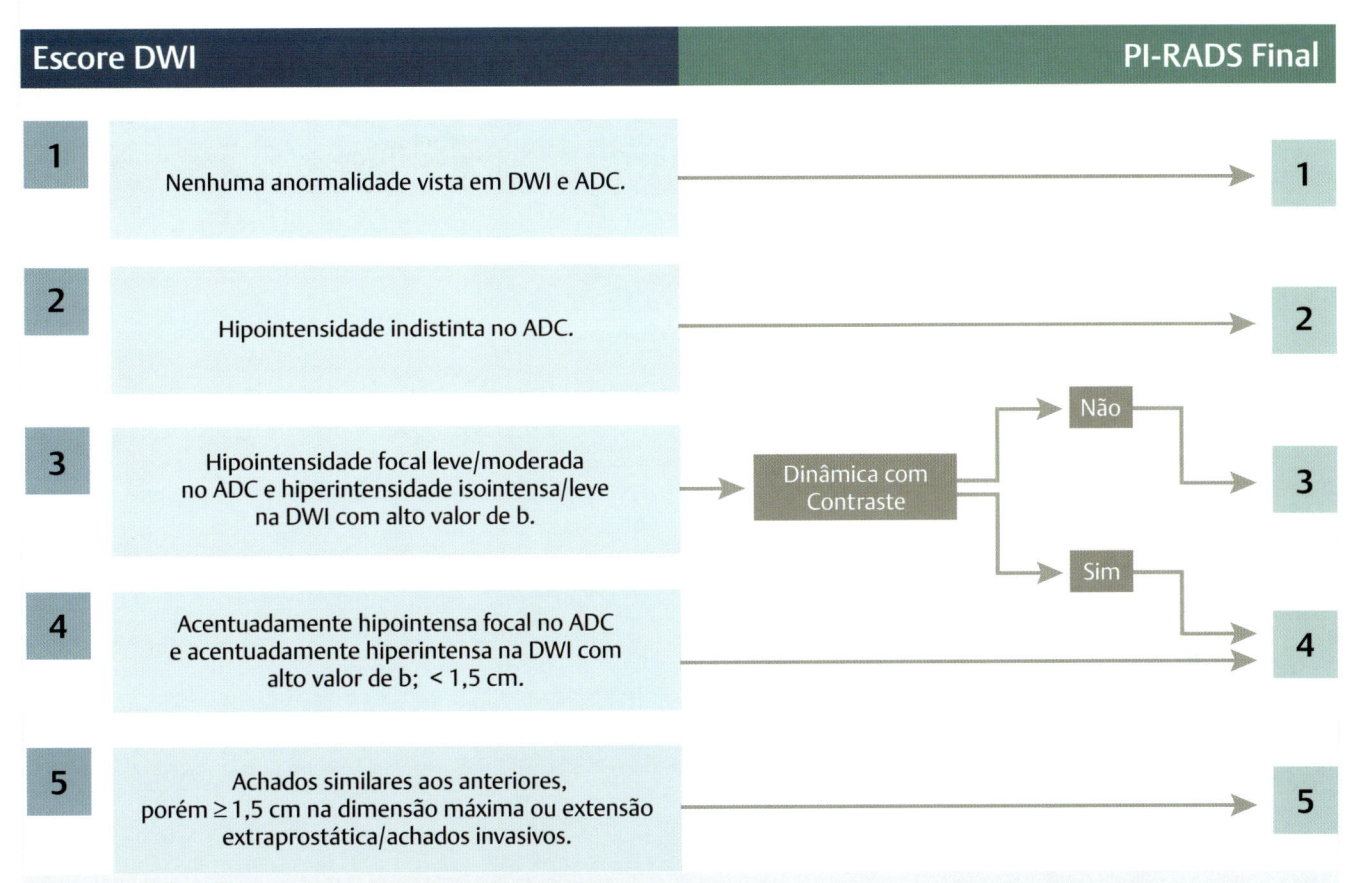

Fig. 6.3 Fluxograma para obter a categoria de avaliação final do PI-RADS para lesão na zona periférica. ADC, coeficiente de difusão aparente; DWI, imagens ponderadas de difusão; PI-RADS, *Prostate Imaging-Reporting and Data System v2*. (Adaptada do American College of Radiology [ACR] Prostate Imaging-Reporting and Data System, version 2, 2015. Disponível em www.acr.org.)

valor de b e o mapa do coeficiente de difusão (ADC) aparente. Veja ▶ Fig. 6.1 e ▶ Fig. 6.2 para exemplos.

Na zona periférica (PZ), a atribuição de uma categoria de avaliação do PI-RADS v2 para uma lesão é baseada predominantemente no escore da DWI (▶ Tabela 6.1; ▶ Fig. 6.3).

Por exemplo, se o escore da DWI for 4 e o escore da T2WI for 2, então a categoria de avaliação do PI-RADS deverá ser 4. A única exceção a essa relação direta do escore de DWI com a categoria de avaliação PI-RADS na PZ é um escore positivo (+) de DCE, que eleva o escore de 3 da DWI para a categoria de avaliação final de 4 do PI-RADS – alto (é provável que câncer clinicamente significativo esteja presente). Veja o tópico 6.5 sobre escores da DCE-MRI para definições de escores positivos e negativos para DCE-MRI.

Certas condições benignas exibem um sinal focal hipointenso de ADC. A familiaridade com essas condições e sua aparência típica na ressonância magnética (MR) é essencial para fazer uma adequada avaliação de PI-RADS. Por exemplo, embora fibrose, cálculos e hemorragia sejam hipointensos em T2WI e ADC devido a sinal insuficiente, eles também são acentuadamente hipointensos em todas as imagens de DWI, essencialmente excluindo doença clinicamente significativa. A hipertrofia prostática benigna apresenta um desafio maior. Nódulos redondos, encapsulados, circunscritos e na TZ (zona de transição) ou PZ geralmente representam hiperplasia prostática benigna (BPH) ou BPH deslocada, respectivamente, independentemente de seu sinal ADC/DWI. Contudo, não raro, os nódulos de BPH podem não ter algumas ou todas as características morfológicas benignas e demonstram hipointensidade acentuada do ADC, tornando difícil a avaliação. Esta permanece como uma limitação reconhecida do diagnóstico por mpMRI e geralmente requer grande especialização e experiência da parte do leitor.

6.4 Escores das Imagens Ponderadas em T2

Os escores de T2WI também utilizam uma escala de cinco pontos, mas as definições de cada escore diferem ligeiramente entre PZ e TZ, conforme mostrado em ▶ Fig. 6.4 e ▶ Fig. 6.5.

Na T2WI, cânceres clinicamente significativos na PZ geralmente aparecem como lesões focais hipointensas redondas ou mal definidas. É importante notar que muitas condições benignas podem mimetizar essa aparência, incluindo prostatite, hemorragia, atrofia glandular, hiperplasia benigna, cicatrizes relacionadas à biópsia e terapia pós-hormonal ou alterações pós-ablação. A inspeção cuidadosa das sequências adicionais pode dar pistas para corrigir o diagnóstico.

Os cânceres na TZ são até mais problemáticos. Quando a hiperplasia prostática benigna (BPH) está presente, a TZ é composta de quantidades variáveis de tecidos glandulares (hiperintenso em T2) e estromais (hipointenso em T2) resultando em intensidade de sinal heterogênea. A identificação de um câncer

Fig. 6.4 Avaliação do PI-RADS para a zona periférica em imagens ponderadas em T2 (T2WI). PI-RADS, *Prostate Imaging-Reporting and Data System v2*. (Adaptada do American College of Radiology [ACR] Prostate Imaging-Reporting and Data System, version 2, 2015. Disponível em www.acr.org.)

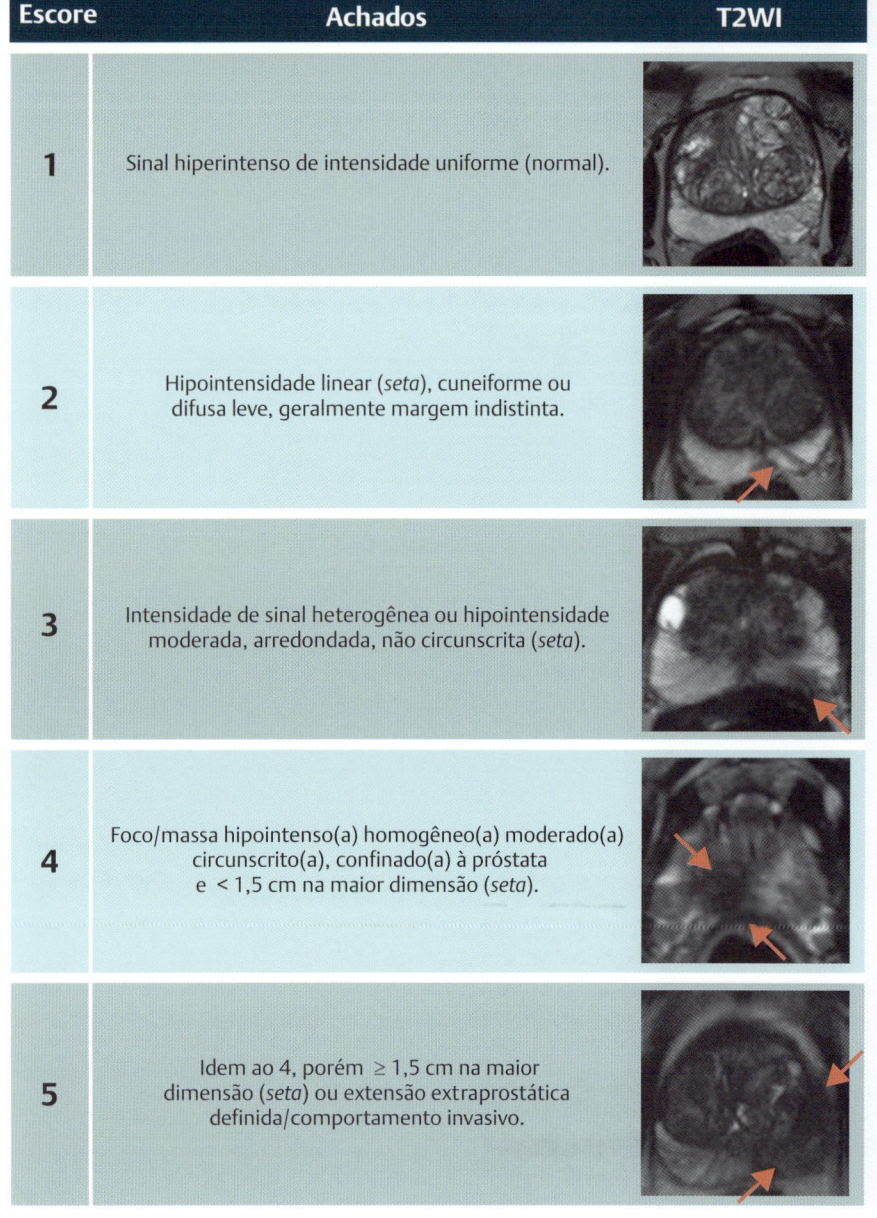

Avaliação do PI-RADS para Zona Periférica na T2WI

Escore	Achados	T2WI
1	Sinal hiperintenso de intensidade uniforme (normal).	
2	Hipointensidade linear (*seta*), cuneiforme ou difusa leve, geralmente margem indistinta.	
3	Intensidade de sinal heterogênea ou hipointensidade moderada, arredondada, não circunscrita (*seta*).	
4	Foco/massa hipointenso(a) homogêneo(a) moderado(a) circunscrito(a), confinado(a) à próstata e < 1,5 cm na maior dimensão (*seta*).	
5	Idem ao 4, porém ≥ 1,5 cm na maior dimensão (*seta*) ou extensão extraprostática definida/comportamento invasivo.	

hipointenso em T2 entre as regiões da hiperplasia estromal benigna é um desafio. As características típicas em T2W dos tumores TZ que podem se comprovar úteis incluem hipointensidade moderada mal definida (aparência de "carvão apagado" ou "impressão digital fraca"), margens espiculadas, formato lenticular, ausência de uma cápsula hipointensa completa, além de invasão do esfíncter uretral e estroma fibromuscular anterior. Quanto mais características estiverem presentes, maior a probabilidade de um câncer clinicamente significativo em TZ.

Assim como a DWI é a sequência dominante para atribuir uma categoria de avaliação a uma lesão na PZ, a T2WI é a sequência primária para determinar uma lesão na TZ (▶ Tabela 6.2; ▶ Fig. 6.6): Por exemplo, se o escore da T2WI para uma lesão na TZ for 4 e o escore da DWI for 2, então a categoria de avaliação do PI-RADS deverá ser 4. Comparável à da PZ, a única exceção a essa relação direta entre o escore da T2WI e a categoria de avaliação final do PI-RADS ocorre com o escore de 3 da T2WI; neste caso, o escore da DWI serve de determinante (ou seja, um escore de 5 na DWI induz a uma elevação de uma lesão na TZ, que tem um escore de 3 na T2WI, para a categoria de avaliação de 4 do PI-RADS).

Desnecessário dizer que a determinação da localização correta da zona de uma lesão é crítica, uma vez que os fatores dominantes para a avaliação do PI-RADS são a T2WI para a lesão na TZ e a DWI para a lesão na PZ. As áreas em que um claro delineamento da origem zonal de um achado pode ser especialmente problemático incluem a interface da zona central (CZ) e a PZ, na base da glândula, assim como a interface do corno anterior da PZ com a TZ e o estroma fibromuscular anterior associado. Além disso, os cânceres na PZ e na TZ podem se estender através dos limites anatô-

Sistema PI-RADS (Prostate Imaging-Reporting and Data System)

Fig. 6.5 Avaliação do PI-RADS para a zona de transição em imagens ponderadas em T2 (T2WI). BPH, hyperplasia prostatic benign; PI-RADS, Prostate Imaging-Reporting and Data System v2. (Adaptada do American College of Radiology [ACR] Prostate Imaging-Reporting and Data System, version 2, 2015. Disponível em www.acr.org.)

Escore	Achados	T2WI
1	Sinal hiperintenso de intensidade uniforme (normal).	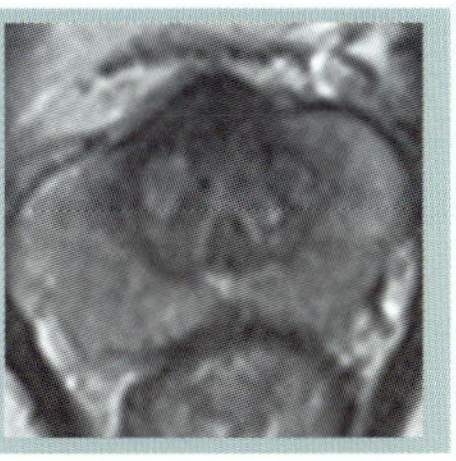
2	Intensidade de sinal hipointensa circunscrita (seta) ou nódulo(s) encapsulado(s) heterogêneo(s) (BPH).	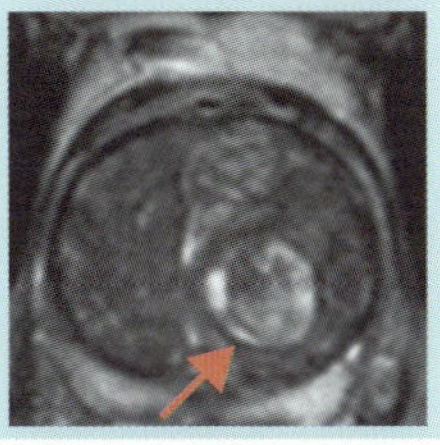
3	Intensidade de sinal heterogênea com margens obscuras (seta). Inclui outros que não se qualificam como 2, 4 ou 5.	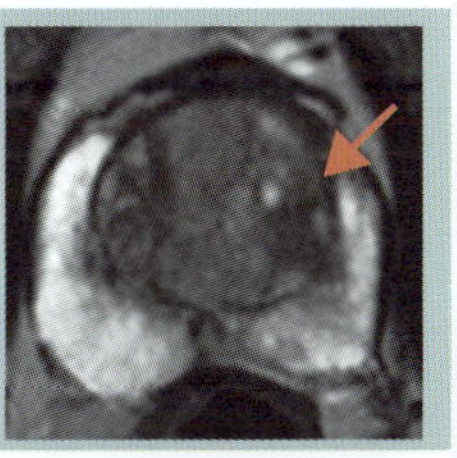
4	Intensidade de sinal lenticular (setas) ou homogênea e moderadamente intensa não circunscrita e < 1,5 cm na maior dimensão.	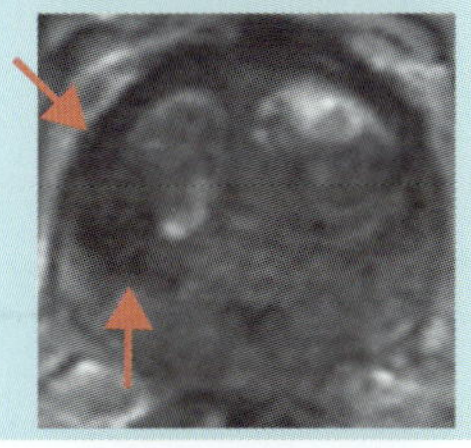
5	Idem ao 4, porém ≥ 1,5 cm na maior dimensão (seta) ou extensão extraprostática definida/comportamento invasivo.	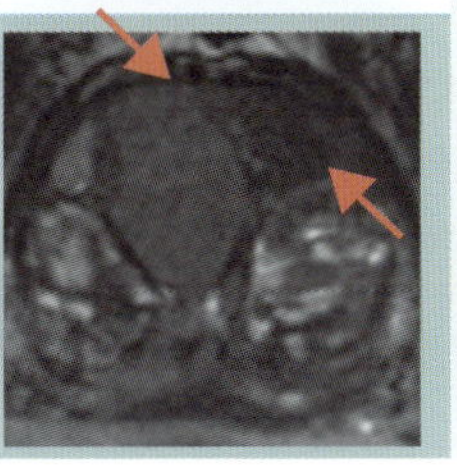

micos (*i.e.*, mostram um comportamento invasivo), o que complica ainda mais a avaliação. Outros exemplos de comportamentos invasivos são a extensão através das partes regionais dentro de uma zona, a extensão para o interior das vesículas seminais ou a extensão para fora da glândula (extensão extraprostática).

6.5 Escores da MRI Dinâmica com Contraste

A MRI dinâmica com contraste é considerada "positiva" quando ocorre intensificação focal antes ou concomitante à intensificação do tecido prostático normal adjacente e que corresponde a uma anormalidade de sinal na DWI e/ou na T2WI (▶ Fig. 6.7). Tipicamente, esta intensificação ocorre em 10 segundos de contraste que aparece dentro das artérias femorais, embora ela possa variar em função da velocidade da injeção de contraste, débito cardíaco, resolução temporal usada para adquirir as imagens e de outros fatores. Note que esta determinação considera apenas a presença de intensificação focal precoce, já que a avaliação para a presença de *washout*, tipos de curva cinética (*i.e.*, curva tipos 1, 2 e 3) ou outras métricas avançadas de perfusão derivadas dos modelos farmacocinéticos (*i.e.*, K^{trans} de um modelo de Tofts) não influenciam o escore da DCE-MRI.

Lesão na Zona de Transição

Escore da T2WI | **PI-RADS Final**

Escore T2WI	Descrição		PI-RADS Final
1	Intensidade de sinal intermediária homogênea (normal).		1
2	Intensidade de sinal hipointensa circunscrita ou nódulo(s) encapsulado(s) heterogêneo(s) (BPH).		2
3	Intensidade de sinal heterogênea com margens obscuras. Incluem aquelas que não são 2, 4, ou 5.	Escore DWI → < 4 / 5	3 ou 4
4	Intensidade de sinal lenticular ou moderadamente intensa, homogênea, não circunscrita e < 1,5 cm.		4
5	Achados similares aos anteriores, porém ≥ 1,5 cm na dimensão máxima ou extensão extraprostática/achados invasivos.		5

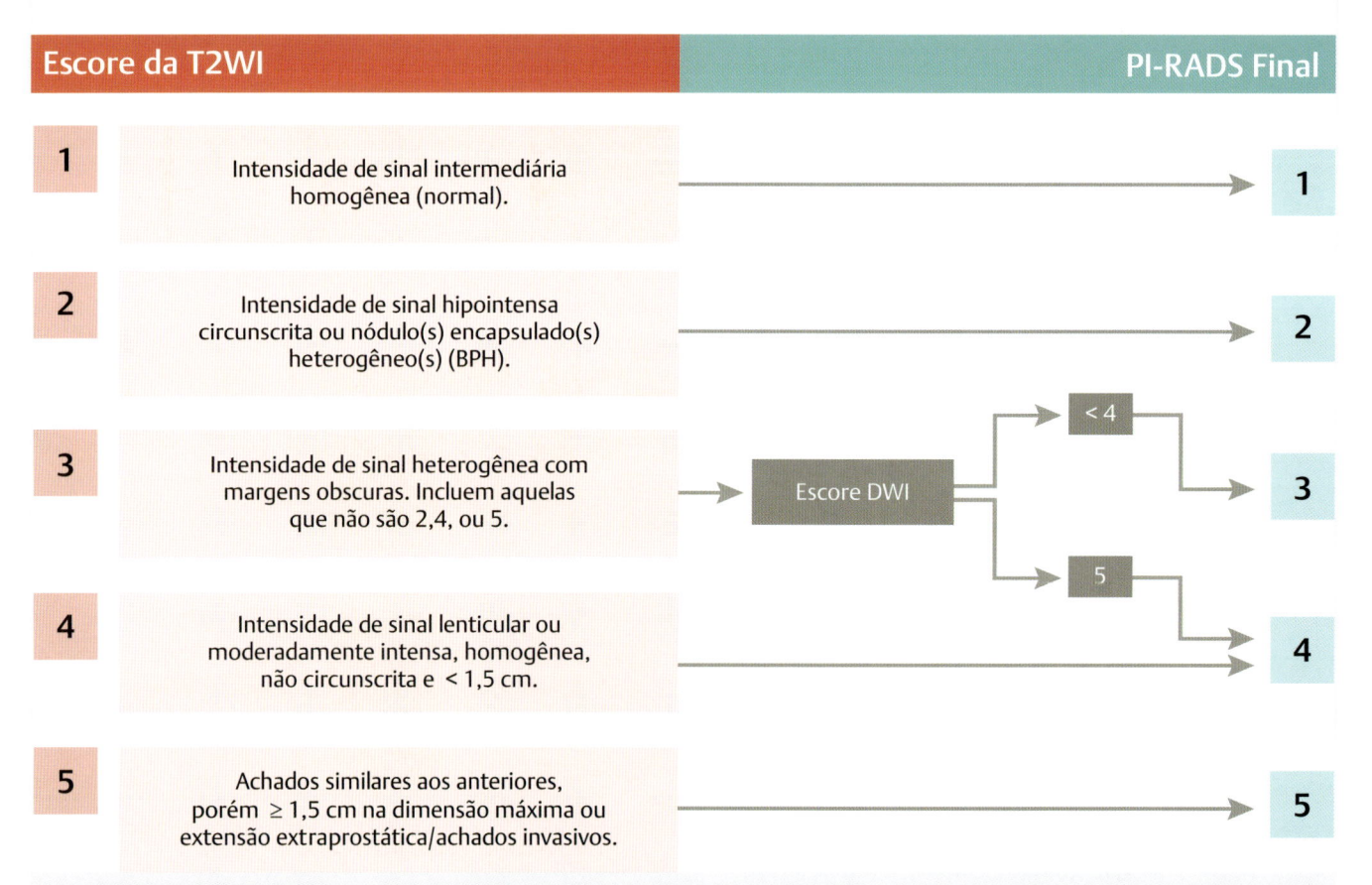

Fig. 6.6 Fluxograma para obter a categoria de avaliação final do PI-RADS para a zona de transição lesão. BPH, hiperplasia prostática benigna; DWI, imagens ponderadas de difusão; PI-RADS, *Prostate Imaging-Reporting and Data System*; T2WI, imagens ponderadas em T2. (Adaptada do American College of Radiology [ACR] Prostate Imaging-Reporting and Data System, version 2, 2015. Disponível em www.acr.org.)

Tabela 6.2 Esquema para obter todas as categorias de avaliação do PI-RADS na zona de transição

T2WI	DWI	DCE	Categoria de avaliação do PI-RADS
1	Qualquer[a]	+ ou –	1
2	Qualquer	+ ou –	2
3	≤ 4	+ ou –	3
	5	+ ou –	4
4	Qualquer	+ ou –	4
5	Qualquer	+ ou –	5

[a]"Qualquer" significa que qualquer escore de 1 a 5 na escala de 5 pontos pode ser atribuído; "+" ou "-" significa positivo ou negativo para a intensificação do contraste.
Abreviações: DCE, MRI dinâmica com contraste; DWI, imagens ponderadas de difusão; T2WI, imagens ponderadas em T2; PI-RADS, *Prostate Imaging-Reporting and Data System v2*.
Fonte: Adaptada do Prostate Imaging-Reporting and Data System, version 2, do American College of Radiology (ACR). Disponível em www.acr.org.

Alguns processos benignos são positivos na DCE-MRI. Os nódulos de BPH servem como o exemplo mais comum de um processo benigno que exibe intensificação ocasional precoce, embora sua morfologia benigna na T2WI (formato redondo, circunscritos e margens encapsuladas) geralmente sugira o diagnóstico correto. A intensificação não focal difusa precoce, não localizada, em uma anormalidade específica em T2WI ou DWI, geralmente é vista no quadro de prostatite, sendo também considerada um achado benigno na DCE-MRI.

Quando a T2WI e a DWI são de qualidade diagnóstica, a DCE-MRI tem um papel menor na determinação da categoria de avaliação do PI-RADS v2. Assim, a DCE-MRI não contribui para a determinação da categoria de avaliação quando o achado na PZ tenha uma probabilidade baixa (PI-RADS 1 ou 2) ou alta (PI-RADS 4 ou 5) de ser um câncer clinicamente significativo. No entanto, na PZ, um escore positivo da DCE-MRI eleva um escore de 3 da DWI para a categoria de avaliação final de 4 do PI-RADS v2. O escore da DCE não influencia a categoria de avaliação final do PI-RADS v2 para lesões na TZ.

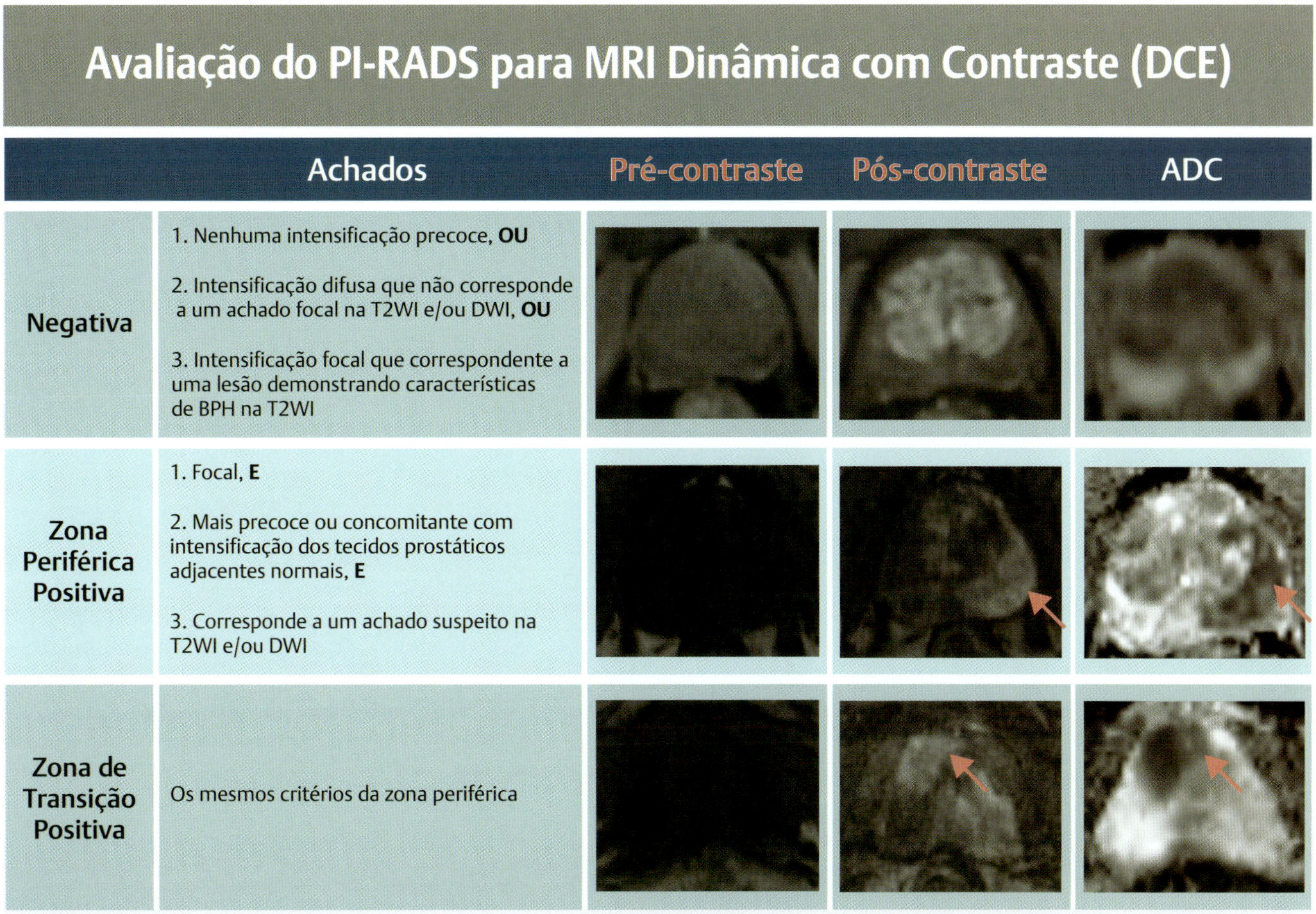

Avaliação do PI-RADS para MRI Dinâmica com Contraste (DCE)

	Achados	Pré-contraste	Pós-contraste	ADC
Negativa	1. Nenhuma intensificação precoce, **OU** 2. Intensificação difusa que não corresponde a um achado focal na T2WI e/ou DWI, **OU** 3. Intensificação focal que correspondente a uma lesão demonstrando características de BPH na T2WI			
Zona Periférica Positiva	1. Focal, **E** 2. Mais precoce ou concomitante com intensificação dos tecidos prostáticos adjacentes normais, **E** 3. Corresponde a um achado suspeito na T2WI e/ou DWI			
Zona de Transição Positiva	Os mesmos critérios da zona periférica			

Fig. 6.7 Avaliação do PI-RADS para MRI dinâmica com contraste (DCE). ADC, coeficiente de difusão aparente; DWI, imagens ponderadas de difusão; PI-RADS, *Prostate Imaging-Reporting and Data System*; T2WI, imagens ponderadas em T2. (Adaptada do American College of Radiology [ACR] Prostate Imaging-Reporting and Data System, version 2, 2015. Disponível em www.acr.org.)

Tabela 6.3 Esquema para obter todas as categorias de avaliação do PI-RADS na zona periférica ou zona de transição sem DWI adequada

T2WI	DWI	DCE	Categoria de avaliação do PI-RADS
1	X[a]	+ ou –	1
2	X	+ ou –	2
3	X	–	3
		+	4
4	X	+ ou –	4
5	X	+ ou –	5

[a]"X" significa que a imagem é inadequada para avaliação; "+" ou "-" significa positivo ou negativo para intensificação do contraste.
Abreviações: DCE, MRI dinâmica com contraste; DWI, imagens ponderadas de difusão; T2WI, imagens ponderadas em T2; PI-RADS, *Prostate Imaging-Reporting and Data System v2*.
Fonte: Adaptada do Prostate Imaging-Reporting and Data System, version 2, do American College of Radiology (ACR). Disponível em www.acr.org.

6.6 Categoria de avaliação X do PI-RADS

Vários fatores técnicos e/ou do paciente podem dificultar significativamente um exame de mpMRI. Um, ou mais, dos três componentes da mpMRI (T2WI, DWI, DCE-MRI) pode estar abaixo do ideal ou ausente, necessitando de um esquema diferente de pontuação. A T2WI é, de longe, o mais forte dos três componentes e raramente é o culpado. A falta de uma T2WI adequada é rara e pode impedir totalmente a avaliação. O cenário mais comum é a DWI e/ou DCE-MRI inadequadas. Se ambas forem inadequadas ou faltantes, então a avaliação estará em grande parte limitada ao estadiamento para a determinação da EPE. Se uma dessas duas sequências for inadequada ou ausente, então deverá ser atribuído a esse componente a categoria de avaliação X do PI-RADS, e a lesão deverá ser pontuada de acordo com os seguintes esquemas alternados, dependendo do componente da imagem com categoria de avaliação X e da localização da lesão: ▶ Tabela 6.3, Tabela 6.4, e ▶ Tabela 6.5.

6.7 Achados Benignos na MRI

Muitas anormalidades de sinal dentro da próstata são benignos.

Tabela 6.4 Esquema para obter todas as categorias de avaliação do PI-RADS na zona periférica sem DCE-MRI adequada (determinada pela categoria de avaliação da DWI)

DWI	T2WI	DCE	Categoria de avaliação do PI-RADS
1	Qualquer[a]	X	1
2	Qualquer	X	2
3	Qualquer	X	3
4	Qualquer	X	4
5	Qualquer	X	5

[a]"Qualquer" significa que qualquer escore de 1 a 5 na escala de 5 pontos pode ser atribuído; "X" significa que a imagem é inadequada para avaliação.
Abreviações: DCE, MRI dinâmica com contraste; DWI, imagens ponderadas de difusão; T2W2, imagens ponderadas em T2; PI-RADS, *Prostate Imaging-Reporting and Data System v2*.
Fonte: Adaptada do Prostate Imaging-Reporting and Data System, version 2, do American College of Radiology (ACR). Disponível em www.acr.org.

Tabela 6.5 Esquema para obter todas as categorias de avaliação do PI-RADS na zona de transição sem DCE adequada

T2WI	DWI	DCE	Categoria de avaliação do PI-RADS
1	Qualquer[a]	X	1
2	Qualquer	X	2
3	≤4	X	3
	5	X	4
4	Qualquer	X	4
5	Qualquer	X	5

[a]"Qualquer" significa que qualquer escore de 1 a 5 na escala de 5 pontos pode ser atribuído; "X" significa que a imagem é inadequada para avaliação.
Abreviações: DCE, MRI dinâmica com contraste; DWI, imagens ponderadas de difusão; T2W2, imagens ponderadas em T2; PI-RADS, *Prostate Imaging-Reporting and Data System v2*.
Fonte: Adaptada do Prostate Imaging-Reporting and Data System, version 2, do American College of Radiology (ACR). Disponível www.acr.org.

6.7.1 Hiperplasia Prostática Benigna

A BPH surge na TZ, embora nódulos exofíticos e deslocados de BPH possam ser encontrados na PZ. A hiperplasia prostática benigna pode surgir como áreas em faixa e/ou nódulos redondos encapsulados com margens circunscritas. Predominantemente, os nódulos glandulares da BPH e a atrofia cística exibem hiperintensidade de moderada a acentuada em T2 e distinguem-se dos tumores malignos por seu sinal e cápsula. Predominantemente, os nódulos estromais exibem hipointensidade em T2. Muitos nódulos de BPH mostram mistura de intensidades de sinal. Os nódulos de BPH podem ser altamente vascularizados na DCE-MRI e demonstrar uma variedade de intensidades de sinal na DWI.

6.7.2 Hemorragia

A hemorragia aparece como um sinal hiperintenso focal ou difuso na T1WI e um sinal iso-hipointenso em T2WI. Contudo, os produtos sanguíneos crônicos podem aparecer hipointensos em todas as sequências de MR. A hemorragia na PZ e/ou vesículas seminais são comuns, especialmente após biópsia.

6.7.3 Cistos

Os cistos podem conter fluido "simples" e aparecer acentuadamente hiperintensos na T2WI e escuros na T1WI. No entanto, podem também conter produtos sanguíneos ou fluido proteináceo, que podem demonstrar uma variedade de características de sinal, incluindo sinal hiperintenso na T1WI.

6.7.4 Calcificações

Calcificações, se visíveis, aparecem como focos acentuadamente hipointensos em todas as sequências.

6.7.5 Prostatite

A prostatite pode resultar em diminuição de sinal na PZ, tanto na T2WI como no mapa de ADC. A prostatite também pode aumentar a perfusão, levando a um resultado falso-positivo de DCE-MRI. Porém, a morfologia geralmente é em faixa, cuneiforme, indistinta ou difusa, em vez de focal, redonda, oval, ou irregular, e a diminuição do sinal no mapa do ADC geralmente não é tão grande nem focal como no câncer.

6.7.6 Atrofia

A atrofia tipicamente aparece como áreas de baixo sinal na T2WI e como sinal levemente diminuído no mapa do ADC devido à perda de tecido glandular na PZ. O ADC geralmente não é tão baixo como no câncer, e geralmente há retração do contorno da próstata envolvida.

6.7.7 Fibrose

A fibrose pode estar associada a áreas cuneiformes ou em faixa de baixo sinal na T2WI.

Além disso, estruturas anatômicas normais são propensas à interpretação errônea como suspeitas para tumor, particularmente por leitores inexperientes da MRI da próstata. Uma dessas estruturas digna de nota é a CZ, que os leitores devem reconhecer como uma região distinta na TZ, e um achado normalmente encontrado na MRI da próstata. A CZ é uma faixa de tecido que circunda os ductos ejaculatórios na base posteromedial da próstata que exibe diminuição do sinal em T2 e diminuição do ADC, portanto potencialmente mimetiza uma grande lesão nessa região.[6,7] Pode ser reconhecida por sua localização na base posteromedial, aparência simétrica, formato cônico, relação com os ductos ejaculatórios e falta de uma cinética rápida de intensificação.[8] Outras estruturas anatômicas que podem representar uma cilada ao diagnóstico incluem nervos e vasos periprostáticos que correm na proximidade da cápsula, assim como o estroma fibromuscular anterior, a pseudocápsula fibrosa entre a zona periférica e de transição, e a fáscia entre os dois lobos da próstata na linha média posterior, todos eles podendo exibir espessamento benigno e assim mimetizar uma lesão suspeita para alguns leitores.[6,7] A experiência dedicada do leitor de MRI de próstata, que incorpora o acompanhamento dos resultados patológicos dos exames que foram interpretados, demonstrou melhorar o desempenho do leitor, e pode ajudar a evitar tais ciladas ao diagnóstico.[9,10,11]

6.8 Relatório

Os principais objetivos do PI-RADS v2 são: melhorar a detecção câncer próstata, localização, caracterização e estratificação de risco em pacientes com tumor suspeito. A fim de alcançar estes objetivos, é imperativo comunicar os resultados de um exame de mpMRI de maneira clara, concisa e estruturada. A falta de uma terminologia padronizada e de relatórios foi considerada um impedimento à valorização e ao uso disseminado da MRI. O sistema Prostate Imaging-Reporting e Data System v2 contém uma série de recomendações para ajudar a reduzir a variabilidade na interpretação de imagens, simplificar a terminologia e padronizar o conteúdo.

O volume da próstata deve sempre ser relatado, uma vez que pode ser útil para calcular a densidade do PSA (PSA/volume da próstata) e influencia várias decisões de tratamento. Pode ser determinado com o uso de segmentação manual ou automatizada ou calculado usando a fórmula de uma elipse prolata: (diâmetro anteroposterior (AP) máximo) × (diâmetro transverso máximo) × (diâmetro longitudinal máximo) × 0,52.

O método adequado para medir lesões tem sido objeto de investigação e debate, e nossos métodos existentes subestimam tanto o volume quanto a extensão tumorais comparados à histologia.[12,13] No entanto, a padronização das medições da lesão devem facilitar a correlação e pesquisa patológica da MR. Para o PI-RADS v2, a lesão na PZ deve ser medida na DWI (a sequência "dominante" na PZ) e a lesão na TZ deve ser medida na T2WI (a sequência "dominante" na TZ). Se a medição da lesão for difícil ou estiver comprometida na DWI (para a PZ), ou na T2WI (para TZ), então a medição deverá ser feita na sequência que mostra o melhor achado suspeito. Independentemente, o relatório da MRI deve explicar com clareza o número da imagem e a sequência usada para obter a medição.

O requisito mínimo é relatar a maior dimensão de uma lesão em uma imagem axial. Se a maior dimensão de um achado suspeito estiver em uma imagem sagital ou coronal, então essa medição e o plano de imagens também deverão ser relatados. Se uma lesão não for claramente delineada na imagem axial, então a medição no plano que melhor represente o achado deverá ser relatada. Alternativamente, o volume da lesão pode ser documentado.

Como geralmente o câncer de próstata é multifocal, até quatro lesões com categorias de avaliação de 3, 4 ou 5 do PI-RADS podem ser especificadas no mapa do setor. Se houver mais de quatro lesões suspeitas, então apenas as quatro com maior probabilidade de câncer clinicamente significativo (*i.e.*, categoria de avaliação mais alta do PI-RADS) deverão ser relatadas.

De uma perspectiva clínica, em um paciente com tumores multifocais, a lesão-índice é o foco tumoral que conduzirá a qualquer resultado oncológico adverso no paciente.[14,15,16] Na MRI, a lesão designada como a lesão-índice é prevista como a que produz o escore de Gleason mais alto, contribui para a extensão extraprostática ou produz margens positivas na cirurgia. A lesão com a categoria de avaliação mais alta do PI-RADS v2 deverá ser designada como lesão-índice. Se a categoria de avaliação mais alta do PI-RADS v2 for atribuída a duas ou mais lesões, então a lesão-índice deverá ser aquela que mostre extensão extraprostática. Assim, uma lesão menor com EPE deverá ser definida como a lesão-índice apesar da presença de uma lesão maior com categoria de avaliação idêntica do PI-RADS. Se nenhuma das lesões demonstrar extensão extraprostática, então os tumores maiores com categoria de avaliação mais altas do PI-RADS v2 deverão ser considerados como a lesão-índice.

O relatório dos achados adicionais com categoria de avaliação 2 do PI-RADS ou de achados definitivamente benignos (p. ex., cisto) é opcional, embora esses achados possam ser úteis

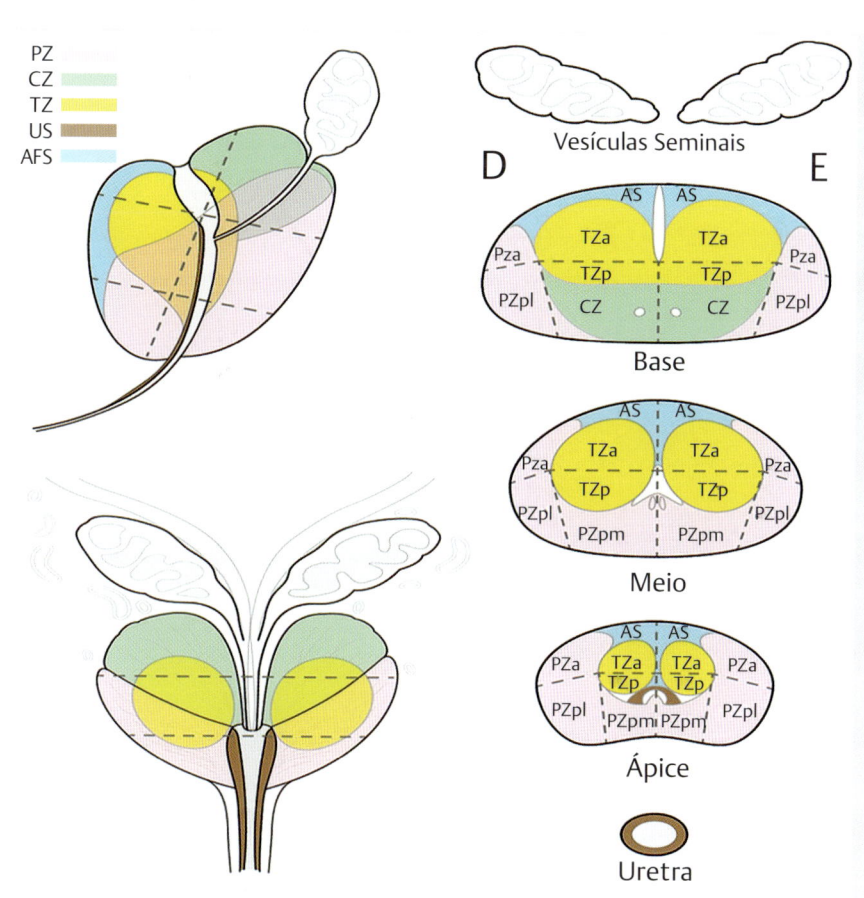

Fig. 6.8 Mapa do setor da próstata para indicação de localização de lesões. AFS, estroma fibromuscular anterior; CZ, zona central; PZ, zona periférica; TZ, zona de transição; US, esfíncter uretral. (O mapa do setor da próstata, modificado, cortesia de David A. Rini, Department of Art as Applied to Medicine, Johns Hopkins University, é baseado nos números anteriormente publicados por Villers *et al.* [Curr Opin Urol. 2009;19:274-282] e Dickinson *et al.* [Eur Urol. 2011;59:477-494] com correlação anatômica com a histologia normal da próstata de McNeal [Am J Surg Pathol. 1988;12:619-633].)

como pontos de referência para guiar a biópsia subsequente ou rastrear lesões nos exames subsequentes da mpMRI.

Cada lesão relatada deverá ser designada a um setor(es) da próstata no mapa do setor que consiste em 39 setores: 36 para a próstata, 2 para as vesículas seminais e 1 para o esfíncter uretral externo (▶ Fig. 6.8):

- A próstata é dividida em metades esquerda e direita nas seções axiais por uma linha vertical, desenhada através do centro (indicada pela uretra prostática), e em metades anterior e posterior por uma linha horizontal através do meio da glândula.
- A PZ direita e a esquerda na base da próstata, a glândula média e o ápice são, cada qual, subdivididos em três seções: anterior (a), medial posterior (mp) e lateral posterior (lp).
- A TZ direita e a esquerda na base da próstata, a glândula média e o ápice são cada um subdivididos em duas seções: anterior (a) e posterior (p).
- O estroma fibromuscular anterior (AS) é dividido em metades direita e esquerda na base da próstata, glândula média e ápice.
- As vesículas seminais (SV) são divididas em metades direita e esquerda.

A divisão da próstata e estruturas associadas em setores padroniza o relatório e facilita a localização precisa para biópsia direcionada por MRI e terapia, para correlação e pesquisa patológicas. Esse mapa do setor deverá ser anexado ao relatório de radiologia (em formato eletrônico ou cópia impressa) com a clara marcação dos achados suspeitos identificados. Se um achado suspeito se estender além dos limites de um setor, então todos os setores envolvidos deverão ser indicados no mapa (como lesão única). Além disso, o termo "glândula central" não deverá ser usado para se referir à localização de uma lesão suspeita. Embora este termo historicamente seja usado para se referir coletivamente a TZ e CZ na MRI, ele não representa zona ou área anatômica distinta da próstata que é referenciada por patologistas. Além disso, atualmente é bem reconhecido que a TZ e a CZ podem ser distinguidas imediatamente com o uso da moderna tecnologia de MRI, de modo que a zona específica deve ser mencionada.

6.9 Conclusões

O sistema *Prostate Imaging-Reporting and Data System v2* foi planejado para promover a padronização global dos exames da próstata por mpMRI. Não é um a documento abrangente de diagnóstico de câncer de próstata e deve ser usado em conjunto com outros recursos atuais. Por exemplo, ele não aborda o uso de MRI para detecção de recorrência suspeitada do câncer de próstata após terapia e da progressão durante a vigilância ativa, ou o uso de MRI para a avaliação de outras partes do corpo (p. ex., o sistema esquelético) que podem estar envolvidas no câncer de próstata.

Além disso, existem múltiplas técnicas novas e emergentes de aquisição de imagens ou de avaliação do câncer de próstata e estadiamento local que, sem dúvida, vão afetar o esquema proposto de interpretação no futuro. Algumas dessas novas tecnologias incluem: imagens espectroscópicas de MR (MRSI) *in vivo*; imagens de tensor de difusão (DTI); imagem por curtose de difusão (DKI); múltiplas avaliações do valor de b do ADC fracional; movimento incoerente *intravoxel* (IVIM); imagens com contraste dependente do nível de oxigenação do sangue (BOLD); agentes com óxido de ferro superparamagnético ultrapequeno intravenosos (USPIO) e ressonância magnética-tomografia por emissão de pósitron (MR-PET) híbrida. Quando dados relevantes e experiência se tornarem disponíveis, estas técnicas adicionais poderão ser incorporadas às versões futuras do PI-RADS.

Referências

[1] Barentsz JO, Richenberg J, Clements R et al. European Society of Urogenital Radiology. ESUR prostate MR guidelines 2012. Eur Radiol 2012; 22(4):746–757
[2] Rosenkrantz AB, Kim S, Lim RP et al. Prostate cancer localization using multiparametric MR imaging: comparison of Prostate Imaging Reporting and Data System (PI-RADS) and Likert scales. Radiology 2013; 269(2):482–492
[3] de Rooij M, Hamoen EHJ, Fütterer JJ, Barentsz JO, Rovers MM. Accuracy of multiparametric MRI for prostate cancer detection: a meta-analysis. AJR Am J Roentgenol 2014; 202(2):343–351
[4] Arumainayagam N, Ahmed HU, Moore CM et al. Multiparametric MR imaging for detection of clinically significant prostate cancer: a validation cohort study with transperineal template prostate mapping as the reference standard. Radiology 2013; 268(3):761–769
[5] American College of Radiology. MR Prostate Imaging Reporting and Data System version 2.0. Accessed June 2015, from http://www.acr.org/Quality-Safety/Resources/PI-RADS.
[6] Rosenkrantz AB, Verma S, Turkbey B. Prostate cancer: top places where tumors hide on multiparametric MRI. AJR Am J Roentgenol 2015; 204(4):W449–56
[7] Vargas HA, Akin O, Franiel T et al. Normal central zone of the prostate and central zone involvement by prostate cancer: clinical and MR imaging implications. Radiology 2012; 262(3):894–902
[8] Hansford BG, Karademir I, Peng Y et al. Dynamic contrast-enhanced MR imaging features of the normal central zone of the prostate. Acad Radiol 2014; 21(5):569–577
[9] Garcia-Reyes K, Passoni NM, Palmeri ML et al. Detection of prostate cancer with multiparametric MRI (mpMRI): effect of dedicated reader education on accuracy and confidence of index and anterior cancer diagnosis. Abdom Imaging 2015; 40(1):134–142
[10] Akin O, Riedl CC, Ishill NM, Moskowitz CS, Zhang J, Hricak H. Interactive dedicated training curriculum improves accuracy in the interpretation of MR imaging of prostate cancer. Eur Radiol 2010; 20(4):995–1002
[11] Seltzer SE, Getty DJ, Tempany CM et al. Staging prostate cancer with MR imaging: a combined radiologist-computer system. Radiology 1997; 202(1):219–226
[12] Bratan F, Melodelima C, Souchon R et al. How accurate is multiparametric MR imaging in evaluation of prostate cancer volume? Radiology 2015; 275(1):144–154
[13] Le Nobin J, Orczyk C, Deng FM et al. Prostate tumour volumes: evaluation of the agreement between magnetic resonance imaging and histology using novel co-registration software. BJU Int 2014; 114 6b:E105–E112
[14] Ahmed HU. The index lesion and the origin of prostate cancer. N Engl J Med 2009; 361(17):1704–1706
[15] Karavitakis M, Winkler M, Abel P, Livni N, Beckley I, Ahmed HU. Histological characteristics of the index lesion in whole-mount radical prostatectomy specimens: implications for focal therapy. Prostate Cancer Prostatic Dis 2011; 14(1):46–52
[16] Weinreb JC, Barentsz JO, Choyke PL et al. PI-RADS Prostate Imaging – Reporting and Data System: 2015, Version 2. Eur Urol 2016; 69(1):16–40 Prostate Imaging–Reporting and Data System (PI-RADS)

7 Estadiamento do Câncer de Próstata e Planejamento Cirúrgico

Jurgen J. Fütterer

7.1 Introdução

O objetivo de qualquer sistema de estadiamento é combinar os dados disponíveis sobre doença maligna para avaliar os prognósticos e as características de sobrevida, assim como estratificar as modalidades de tratamento apropriadas. Os sistemas de estadiamento do câncer codificam a extensão do câncer para fornecer aos clínicos e aos pacientes os meios de quantificar o prognóstico de cada paciente e comparar grupos de pacientes por meio das práticas clínicas no mundo todo, seja para os indivíduos que recebem cuidados de rotina ou para os que participam de estudos clínicos.[1] Embora existam vários sistemas de estadiamento diferentes para o câncer de próstata, dentre estes, o sistema de estadiamento tumor, nodos e metástases (TNM) é o de uso mais disseminado. O sistema de estadiamento TNM foi desenvolvido e é mantido pelo American Joint Committee on Cancer (AJCC) e pela Union for International Cancer Control (UICC). O sistema de estadiamento TNM para o câncer de próstata foi introduzido, pela primeira vez, em 1992.[2] A versão atual do sistema de estadiamento TNM do AJCC para o câncer de próstata (2010) é apresentada na ▶ Tabela 7.1.[3]

As metástases para os linfonodos pélvicos têm um impacto significativo no prognóstico dos pacientes com malignidades. Por exemplo, até as micrometástases em um único nodo geralmente são consideradas para descartar a cura cirúrgica por meio dos protocolos de tratamentos disponíveis para os pacientes com câncer de próstata.[4] O estado dos linfonodos determina, em grande parte, o manejo do tumor primário. Em pacientes com câncer de próstata de baixo risco, a taxa de envolvimento do linfonodo é baixa, variando entre 0,5 e 0,7%.[5,6] Em pacientes com doença em estágio T2, a dissecção do linfonodo revela metástase linfonodal em 10 a 25% dos casos. Dados recentes sugerem que os pacientes com câncer de próstata, com um envolvimento linfonodal mínimo, podem ser curados por extensa dissecção linfonodal pélvica, quando a prostatectomia radical é realizada como terapia inicial.[7]

As imagens tornaram-se uma ferramenta indispensável na pesquisa do câncer, nos estudos clínicos e na prática médica. As imagens por ressonância magnética (MR) são a técnica de aquisição de imagens transversais de uso mais amplo para o câncer de próstata. O ultrassom, mesmo produzindo dados em tempo real, também é altamente dependente do operador, sendo necessário experiência para a sua boa realização. As imagens por ressonância magnética (MR) permitem um exame mais padronizado da próstata e, com a adição de técnicas de imagens funcionais, como as imagens de MR ponderadas de difusão, imagens de espectroscopia de prótons por MR e imagens de MR dinâmica com contraste, pode ser obtida uma compreensão única no âmbito das características do câncer.

Este capítulo tem seu foco no papel das imagens de MR na avaliação de extensão extraprostática, invasão de vesícula seminal e metástases linfonodais, assim como no planejamento cirúrgico para os procedimentos que poupam os nervos.

7.2 Estadiamento do Câncer de Próstata

O estadiamento clínico do câncer de próstata atualmente requer o uso de exame retal digital, medição do antígeno específico da próstata (PSA), assim como ultrassom transretal. O estágio clínico é identificado com o uso destas variáveis e emprego expresso da classificação do estadiamento TNM (▶ Tabela 7.1).

Os tumores em estágios T1a e T1b não podem ser identificados por exame retal digital da próstata. Podem ser encontrados casualmente no tecido prostático removido durante a ressecção transuretral ou durante prostatectomia realizada para hipertrofia benigna da próstata. Os tumores desses estágios

Tabela 7.1 Classificação de estadiamento clínico TNM de câncer de próstata da American Joint Committee on Cancer (AJCC)

Definição do estágio
Tumor (T) primário clínico
Tx Tumor primário não pode ser avaliado
T0 Nenhuma evidência de tumor primário
T1 Tumor clinicamente inaparente não palpável e nem visível por imagens
T1a Achado histológico incidental de tumor em 5% ou menos do tecido ressecado
T1b Achado histológico incidental de tumor em mais de 5% do tecido ressecado
T1c Tumor identificado por biópsia com agulha (p. ex., por causa de PSA elevado)
T2 Tumor confinado ao interior da próstata[a]
T2a Tumor envolve metade de um lobo ou menos
T2b Tumor envolve mais da metade de um lobo, mas não ambos os lobos
T2c Tumor envolve ambos os lobos
T3 Tumor estende-se através da cápsula da próstata[b]
T3a Extensão extraprostática (unilateral ou bilateral)
T3b Tumor invade a(s) vesícula(s) seminal(is)
T4 Tumor é fixo ou invade as estruturas adjacentes além das vesículas seminais, como o esfíncter externo, reto, bexiga, músculos elevadores e/ou parede pélvica
Linfonodos regionais (N) clínicos
NX Linfonodos regionais não foram avaliados
N0 Nenhuma metástase em linfonodo regional
N1 Metástase em linfonodo(s) regional(is)
Metástase distante (M)[c] clínica
M0 Nenhuma metástase distante
M1 Metástase distante
M1a Linfonodo(s) não regional(is)
M1b Osso(s)
M1c Outro(s) local(is) com ou sem doença óssea

[a]Tumor encontrado em um ou ambos os lobos por biópsia com agulha, mas não palpável ou confiavelmente visível por imagens, é classificado como T1c.
[b]Invasão no ápice prostático ou dentro (mas não além) da cápsula prostática é classificada não como T3, mas como T2.
[c]Quando mais de um lugar de metástase está presente, é usada a categoria mais avançada. pM1 é mais avançada, em que "p" significa "próstata".
Abreviação: PSA, antígeno específico da próstata.
Fonte: Adaptada de AJCC Cancer Staging Manual, 7th edition, 2010.[3]

geralmente são referidos como "carcinomas incidentais". Esses tumores são encontrados em 8 a 12% dos pacientes submetidos à cirurgia para doença benigna.[8,9] Os pacientes raramente morrem por doença em estágio T1a ou T1b, mas de outras causas relacionadas à idade. O câncer de próstata diagnosticado por biópsia com agulha após um PSA elevado é denominado doença em estágio T1c, se o exame retal digital estiver normal e não houver lesões visíveis no ultrassom transretal.

Na doença em estágios T2a a T2c, há um nódulo palpável confinado a um órgão no exame retal digital ou evidência de um ou múltiplos tumores nas imagens. Essa categoria de câncer de próstata é potencialmente curável. Em pacientes com doença em estágio T2, a dissecção do linfonodo revela metástase linfonodal em 10 a 25% dos casos.[10] A história natural do câncer de próstata em estágio T2 mostrou estar associada a uma taxa de 10 anos de progressão local em 66% dos pacientes diagnosticados e progressão para doença metastática em 33% dos pacientes diagnosticados.[11]

O câncer de próstata em estágio T3 tem extensão extraprostática e um prognóstico muito mais precário em comparação com a doença confinada ao órgão. No entanto, como a prostatectomia radical oferece resultados oncológicos promissores em pacientes com patologia T3, a imagem por ressonância magnética (MRI) no pré-operatório poderá ser útil para previsão da presença de extensão extraprostática e na provisão de informações sobre a localização da extensão extraprostática para o planejamento cirúrgico. Dependendo da profundidade do envolvimento extraprostático, ocorrem metástases linfonodais em até 50% desses casos.

Como o exame retal digital e o PSA demonstraram ter um limitado valor clínico na predição dos tumores em estágio T3, numerosas modalidades de imagens têm sido aplicadas para melhorar a acurácia do estadiamento local. A tomografia computadorizada (CT), tomografia por emissão de pósitrons (PET), assim como as imagens de MR, são usadas para melhorar a predição de doença em estágio T3.

No caso de envolvimento linfonodal, o prognóstico é determinado pelo estado N e não pela categoria T. Foi demonstrado que há expectativa de que as taxas de cura com cirurgia somente ultrapassem os 30%.[12] Durante a linfadenectomia pélvica, os linfonodos metastáticos são identificados em vários graus. O tempo médio para a progressão neste grupo é da ordem de 11 a 24 meses. Em termos de sobrevida, parece ter pouca importância se o tratamento hormonal é retardado ou iniciado imediatamente. O tempo médio referido para a progressão pode se prolongar até 5 anos com um tratamento hormonal precoce, embora isto seja alcançado à custa de efeitos colaterais.

7.3 Estadiamento Local

O estadiamento local é realizado com o exame da cápsula da próstata e vesículas seminais. As imagens de MR multiparamétricas da próstata são atualmente a modalidade mais acurada de imagens para o estágio pré-operatório do câncer de próstata.[13] As imagens de ressonância magnética têm a maior acurácia na avaliação da doença intraprostática (estágio T2; ▶ Fig. 7.1), extensão extraprostática (▶ Fig. 7.2) e invasão da vesícula seminal (estágio T3; ▶ Fig. 7.3), assim como a invasão das estruturas periprostáticas (estágio T4; ▶ Fig. 7.4), comparadas a outras técnicas de imagens. Em pacientes, nos quais o diagnóstico de câncer foi estabelecido, a determinação confiável de seu estágio local, juntamente com a localização do tumor dentro da glândula, é um importante elemento das imagens de MR da próstata.[14]
Na década precedente a este texto, o foco das imagens de MR no câncer de próstata mudou do estadiamento para a localização da doença. Informações referentes à localização do tumor, envolvimento da cápsula, volume do tumor e integridade do feixe neurovascular estão se tornando mais importantes do que as "simples" informações de estágio. Com a melhora das técnicas cirúrgicas, agora é possível combinar todas essas informações no planejamento cirúrgico.

Para justificar o uso de uma modalidade de imagens dispendiosas como a de MR, o resultado do paciente deve ser melhorado pelo estadiamento pré-operatório.[13] Para alcançar esse objetivo, a acurácia do estadiamento deve ser alta, os resultados devem afetar o diagnóstico e, especialmente, o raciocínio terapêutico e a terapia alternativa devem aumentar a expectativa e a qualidade de vida.

No estadiamento local, as imagens de MR ponderadas em T2 (▶ Fig. 7.5) são a sequência mais importante. As imagens de MR ponderadas em T2 têm a mais alta resolução espacial *in-plane* em comparação com outras sequências de imagens, incluindo as imagens de MR da próstata (*i.e.*, imagens ponderadas de difusão – DWI, imagens espectroscópicas de MR – MRSI e imagem por ressonância magnética dinâmica com contraste – DCE-MRI), e, portanto, são cruciais na avaliação do envolvimento capsular e do feixe neurovascular. Contudo, não é possível afirmar uma acurácia geral exclusiva das imagens de MR para o estadiamento do câncer de próstata devido à divergência muito grande entre os estudos publicados.[15] Em uma metanálise, o relatório resumido da curva característica do receptor operacional para as imagens de MR no estadiamento do câncer de próstata local (T2 *versus* T3) teve sensibilidade e especificidade máxima conjunta de 71 a 74%.[15,16] Porém, essa estimativa resumida é limitada devido à heterogeneidade na realização do estadiamento entre os centros, de tal forma que a realização do estadiamento das imagens de MR em uma determinada prática médica local provavelmente será diferente de outra. Além disso, devido ao relato incompleto no âmbito de cada um dos estudos, não é possível explicar totalmente à base dessa heterogeneidade na literatura referente à realização do estadiamento. Entretanto, foi sugerido que o uso de imagens turbo *spin* eco com uma bobina endorretal e múltiplos planos de imagens melhorou a realização do estadiamento.[15]

Nas sequências das imagens por ressonância magnética (MR), realizadas em baixas potências de campo com a bobina de corpo convencional ou com bobinas de varredura de fase de superfície, faltam suficiente resolução e relação sinal-ruído para identificar detalhes anatômicos finos da glândula prostática e dos tecidos periprostáticos necessários para um estadiamento

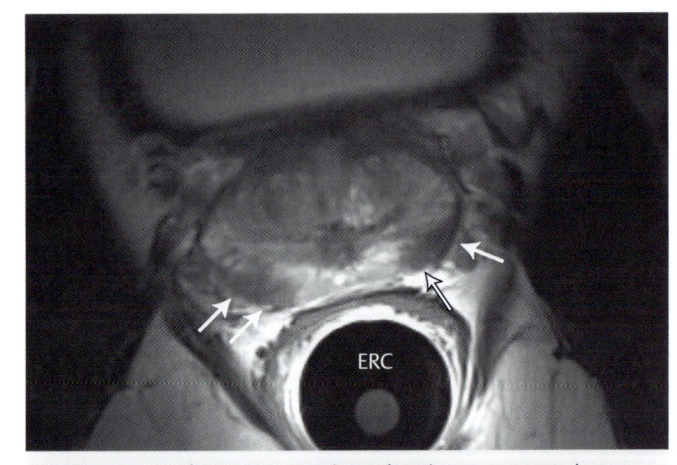

Fig. 7.1 Homem de 63 anos com câncer de próstata comprovado por biópsia bilateral (escore de Gleason 3 + 4 = 7) na zona periférica da porção média da próstata e um nível de antígeno específico da próstata de 6,8 ng/mL. A MRI com bobina endorretal ponderada em T2 axial demonstra áreas de baixa intensidade de sinal bilateral bem circunscritas (*setas brancas*) confinadas à próstata (câncer de próstata em estágio T2).

Estadiamento do Câncer de Próstata e Planejamento Cirúrgico

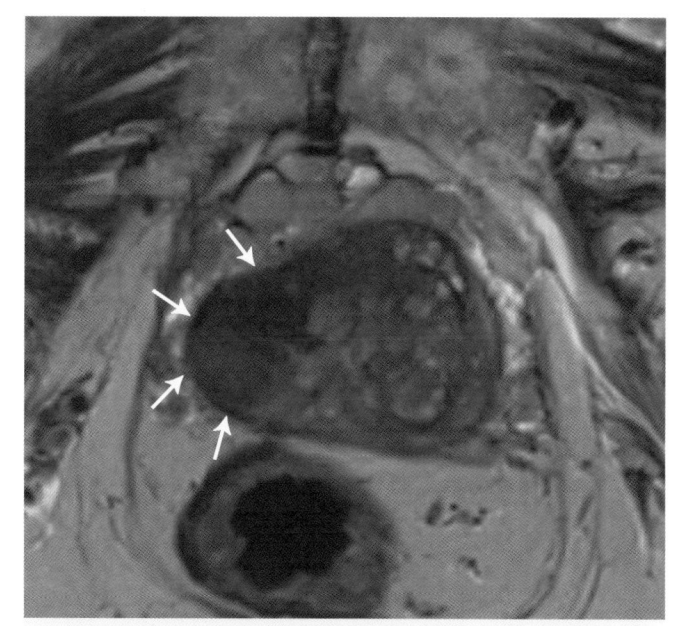

Fig. 7.2 Homem de 74 anos com câncer de próstata comprovado por biópsia (tumor com escore de Gleason 3 + 4 em 6 de 6 biópsias com agulha grossa [*core*] do lobo direito; benigno em 6 de 6 biópsias por agulha grossa [*core*] do lobo esquerdo) e um nível de antígeno específico da próstata de 28 ng/mL. O exame retal digital demonstrou câncer de próstata em estágio T2. O paciente foi submetido a estadiamento por MRI ponderada em T2 sem uma bobina endorretal, que revelou uma grande massa na metade direita da próstata com clara evidência de extensão extraprostática (*setas brancas*) (câncer de próstata em estágio T3a).

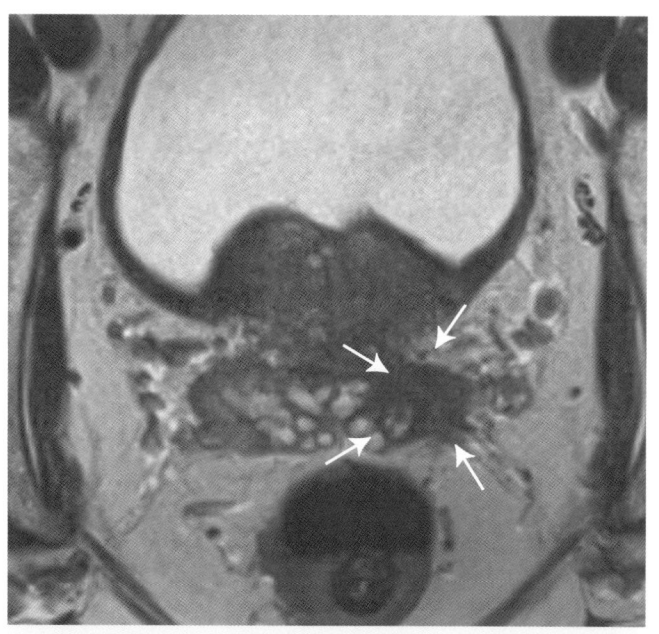

Fig. 7.3 MRI ponderada em T2 3-T da próstata de um homem de 66 anos com um nível de antígeno específico da próstata de 9,5 ng/mL e câncer de próstata comprovado por biópsia, com um escore de Gleason de 4 + 3 na próstata esquerda. Uma lesão com baixa intensidade de sinal (*setas brancas*) é visualizada na vesícula seminal esquerda, compatível com invasão da vesícula seminal (câncer de próstata em estágio T3b).

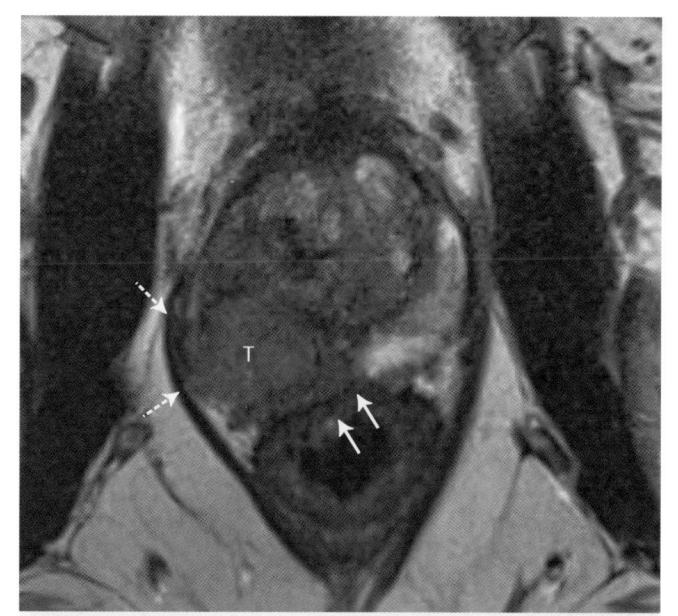

Fig. 7.4 Homem de 71 anos, com um nível de antígeno específico da próstata de 9,3 ng/mL e câncer de próstata com escore de Gleason 4 + 4 = 8 submeteu-se a estadiamento por MRI. A imagem axial ponderada em T2 mostra um tumor bastante volumoso (T) na glândula prostática direita com evidência de invasão do *sling* puborretal direito (*setas tracejadas*) e possível invasão da parede retal (*setas brancas*) (câncer de próstata em estágio 4; invasão das estruturas periprostáticas).

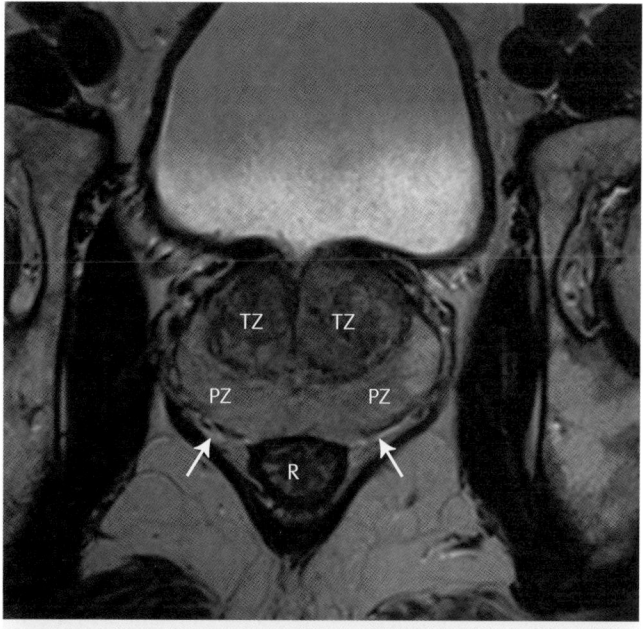

Fig. 7.5 MRI axial ponderada em T2 da próstata de um homem saudável. A zona periférica (PZ) tem intensidade de sinal mais alta do que a zona de transição (TZ). O reto (R) está localizado posterior à próstata. Uma cápsula é indicada com *setas brancas*.

acurado.[17] No entanto, melhorias nas tecnologias de bobinas, uma potência de campo mais alta e o desenvolvimento de sequência levaram a uma acurácia mais alta no estadiamento. Atualmente, a MRI 3-T endorretal local pode ser considerada a mais confiável técnica não invasiva para o estadiamento local do câncer de próstata.[13,18,19,20,21]

O grupo mais custo-efetivo a ser submetido a uma técnica local de estadiamento com imagens de MR são aqueles pacientes considerados em risco intermediário de T3, com base no nível do PSA entre 4 e 20 ng/mL e um escore de Gleason entre 5 e 7.[22] Nesse grupo de pacientes, as imagens de MR endorretais são úteis porque a decisão sobre a seleção do tratamento (prostatectomia ou uma forma de radioterapia e/ou privação hormonal) mais provavelmente dependerá dos resultados da aquisição de imagens. A inclusão de imagens de MR resulta em nomogramas clínicos que ajudam a melhorar a predição da extensão do câncer, melhorando assim a seleção do paciente para a terapia local.[23] Idealmente, as imagens de MR da próstata devem ter baixa porcentagem de falso-positivos para extensão extraprostática para assegurar que alguns pacientes, se houver algum nesta situação, sejam privados das opções de tratamento potencialmente curativas. Historicamente, tem sido sugerido que todos os pacientes considerados candidatos a um tratamento radical devem ser submetidos à aquisição de imagens de MR com alta especificidade de interpretação, a fim de guiar a seleção final de tratamento.[19] No entanto, esse raciocínio convencional está mudando devido a uma combinação de fatores. Primeiramente, a prostatectomia radical que poupa o nervo é agora comumente aplicada à abordagem cirúrgica de rotina ao câncer de próstata localizado. Além disso, atualmente os urologistas com mais frequência irão considerar a realização da prostatectomia radical em pacientes com suspeita de extensão extraprostática (EPE) do carcinoma de próstata, embora com uma margem cirúrgica mais ampla do que os outros pacientes. Assim, a maior sensibilidade para EPE na MRI, em tais contextos, pode ser apropriada, visto que uma EPE excessiva não impediria a cirurgia nesses centros, e, também, para reduzir o risco de margens positivas nos pacientes com EPE que não serão submetidos à cirurgia.

7.3.1 Protocolo de Aquisição

As imagens de MR da próstata devem ser obtidas pelo menos de 4 a 6 semanas após biópsia guiada por imagens, visto que a hemorragia pós-biópsia (▶ Fig. 7.6) diminui não apenas a acurácia na localização, mas também a do estadiamento.[24,25,26] Entretanto, quando está presente uma extensa alteração pós-biópsia, a distribuição da hemorragia pode ser usada para auxiliar na detecção do tumor. Ou seja, é provável que as áreas que são excluídas de uma extensa hemorragia, quando também mostrarem uma área correspondente de baixa intensidade homogênea de sinal em imagens de MR ponderadas em T2, representem um câncer.[27]

Em geral, usa-se a combinação de uma bobina de varredura de fase pélvica e uma bobina endorretal em uma potência de campo de 1,5 T, embora uma bobina de varredura de fase pélvica, ou uma bobina endorretal, ou uma combinação em 3T sejam utilizadas. Tanto em 1,5 T como em 3T, as bobinas endorretais (▶ Fig. 7.7; ▶ Fig. 7.8) mostraram melhorar a qualidade das imagens de MR da próstata e a realização do estadiamento em comparação com a das bobinas de varredura de fase pélvica, ainda que a necessidade de uma bobina endorretal em 3 T seja discutível.[28] Os pacientes toleram bem a bobina endorretal, embora a inserção continue a ser desconfortável.[29] Para a bobina endorretal, o efeito adverso primário potencial em imagens é a maior incidência de artefatos de movimento intestinal, que deterioram a qualidade da imagem.[21] Nas diretrizes de MRI da próstata da European Society of Urogenital Radiology, é reconhecido que a combinação da bobina endorretal e bobina de varredura de fase pélvica proporciona excelente relação sinal-ruído e é considerada a excelência em imagens.[30]

O protocolo de imagens consiste em sequências ponderadas em T2 *in-plane* de alta resolução em pelo menos dois planos, assim como em imagens DWI e DCE-MR no plano axial, de preferência com a mesma espessura de fatia e *slice gap* da sequência de imagens anatômicas ponderadas em T2.

7.3.2 Imagens de MR Ponderadas em T2

As imagens ponderadas em T2 fornecem a melhor representação da anatomia zonal e cápsula[31] da próstata (▶ Fig. 7.5; ▶ Fig. 7.9). As imagens anatômicas de MR ponderadas em T2 são obtidas com um pequeno campo de visão que cobre toda a próstata e as vesículas seminais. Não há evidência de apoio à utilidade da

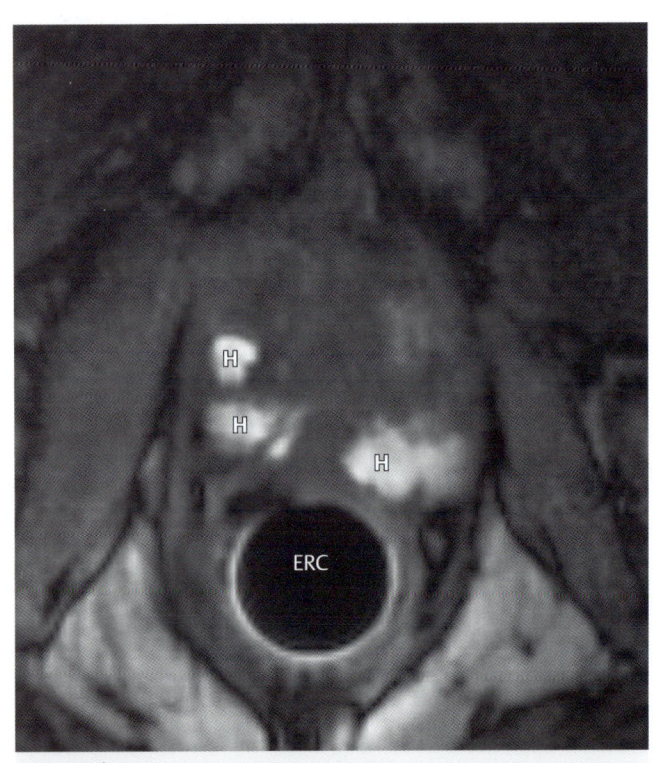

Fig. 7.6 Áreas de alta intensidade de sinal (*"Hs" brancos*) representando hematoma de biópsia em MRI ponderada em T1 na zona periférica direita e esquerda.

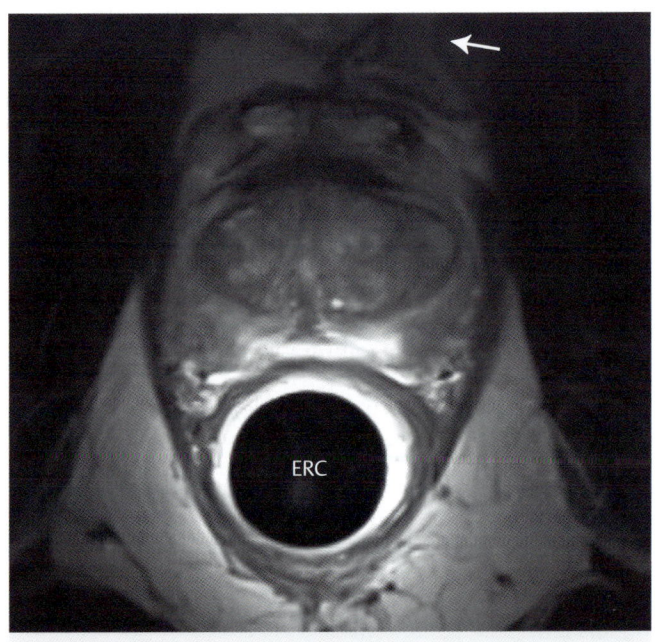

Fig. 7.7 MRI axial ponderada em T2 com bobina endorretal. Note a queda de sinal na parte anterior da próstata e osso pubiano (*seta*).

Estadiamento do Câncer de Próstata e Planejamento Cirúrgico

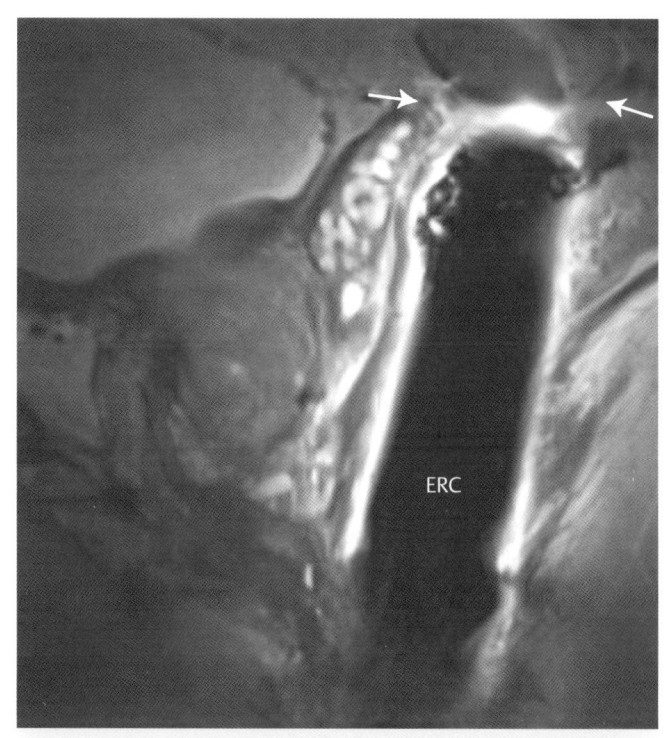

Fig. 7.8 MRI sagital ponderada em T2 com bobina endorretal (ERC). Os artefatos estão presentes relacionados à bobina e movimento intestinal (*setas*). No entanto, esses artefatos não diminuem a qualidade da imagem da próstata devido à leitura da cabeça aos pés na aquisição por MRI.

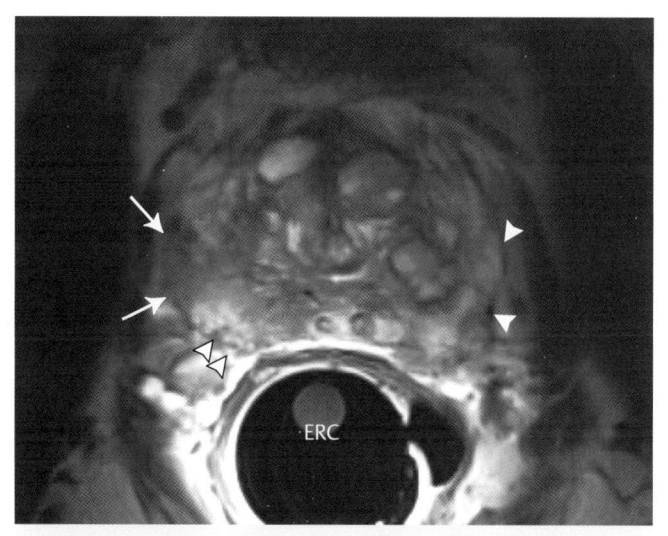

Fig. 7.9 MRI axial ponderada em T2 de um homem de 75 anos com câncer de próstata comprovado histopatologicamente (escore de Gleason 4 + 3 = 7) na zona periférica direita (*setas*). A cápsula da próstata é uma camada fina em imagens ponderadas em T2 (*pontas de seta*).

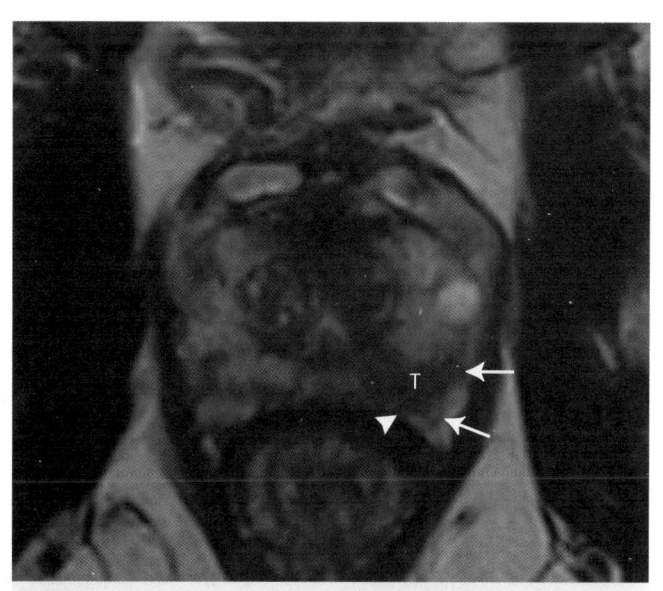

Fig. 7.10 Um homem de 64 anos com câncer de próstata em estágio T3a na zona periférica (PZ) esquerda ainda que com mínima extensão extraprostática. A MRI ponderada em T2 mostra que o tumor (T) tem intensidade de sinal mais baixa do que a PZ. Ela também mostra a assimetria do ângulo reto prostático esquerdo (*ponta de seta*) e algum abaulamento capsular (*setas*).

supressão de gordura para as sequências ponderadas em T2. De fato, o uso de supressão da gordura com frequência seletiva não melhora de maneira significativa o diagnóstico de doença extraprostática e diminui a relação sinal-ruído, o que pode limitar a visualização de detalhes anatômicos e reduzir a definição da cápsula prostática. Além disso, a supressão da intensidade de sinal da gordura leva à definição reduzida de planos anatômicos periprostáticos e degrada a visualização das estruturas dentro da gordura prostática, como os feixes neurovasculares. O contraste entre o tumor extraprostático e a gordura periprostática também pode ser reduzido.[32]

Entre os tumores localmente invasivos, a distinção entre tumores que penetram na cápsula da próstata, mas poupam as vesículas seminais (estágio T3a), e aqueles que invadem as vesículas seminais (estágio T3b) é importante para o prognóstico do paciente e o planejamento terapêutico.[33] Além disso, de acordo com o sistema de estadiamento TNM, os tumores que invadem a cápsula, mas não penetram nela, são classificados como doença T2 e não T3.[34]

Nas imagens ponderadas em T2, a extensão extraprostática pode ser detectada por visualização da extensão direta do tumor dentro da gordura periprostática. Os critérios indiretos de imagens para a detecção de EPE incluem assimetria de feixe neurovascular (▶ Fig. 7.10; ▶ Fig. 7.11), obliteração do ângulo reto prostático, a protuberância tumoral dentro da gordura periprostática (▶ Fig. 7.12), o amplo contato do tumor com a superfície da cápsula (> 1,5 cm) (▶ Fig. 7.13) e a retração capsular[35,36,37,38] (▶ Tabela 7.2). Apesar do desenvolvimento desses critérios indiretos, a sensibilidade e especificidade para estadiamento local com MRI variam consideravelmente com a técnica e a população: 14,4 a 100% e 67 a 100%, respectivamente.[36] Esta heterogeneidade também pode refletir o fato de que a acurácia para o estadiamento local pode ser influenciada pela extensão da EPE presente, com imagens de MR que têm alta acurácia para a EPE estabelecida, mas uma acurácia mais limitada para EPE focal ou localizada. Interpretações falso-negativas para EPE podem ocorrer na presença de EPE microscópica, e interpretações falso-positivas para EPE podem ocorrer devido a variação normal e heterogeneidade na aparência e grau de visualização da cápsula entre pacientes (▶ Fig. 7.14; ▶ Fig. 7.15). Em vista dessas considerações, o diagnóstico definitivo de EPE na MRI só deve ser feito quando EPE direta e/ou macroscópica é visualizada. Em comparação, o diagnóstico de EPE deve ser sugerido somente quando estão presentes apenas os achados secundários e/ou indiretos previamente notados.

Em pacientes com um diagnóstico de câncer de próstata, a presença de invasão da vesícula seminal está associada a altas taxas de recorrência do tumor e falha da terapia. As taxas de progressão relatadas nesses pacientes variam de 40 a 95%.[39] As características de invasão da vesícula seminal (SVI) que têm alta sensibilidade e especificidade nas imagens de MR incluem baixa intensidade de sinal dentro da vesícula seminal (▶ Fig. 7.3) e/ou falta de preservação da arquitetura normal da vesícula seminal (▶ Fig. 7.16)[40,41] (▶ Tabela 7.3). A presença de tumor na base da próstata (▶ Fig. 7.17) também está associada à maior incidência de SVI.[42] Além disso, a expansão dos ductos ejaculatórios e a obliteração do ângulo entre a glândula prostática e a vesícula seminal, embora não sensíveis, são altamente específicas de SVI, sugerindo altamente esse diagnóstico quando as características são confiantemente detectadas em imagens de MR.[41] Adicionalmente, foi sugerido que a combinação de tumor na base da glândula prostática, extensão extraprostática associada e características da invasão da vesícula seminal é mais útil do que as características de quaisquer imagens isoladamente na predição da invasão da vesícula seminal. As combinações das características que são mais preditivas de invasão da vesícula seminal, contudo, irão variar para diferentes leitores. Em geral, a sensibilidade e especificidade para a detecção de SVI são de 23 a 80% e de 81 a 99%, respectivamente. Achados falso-negativos podem ocorrer devido à extensão tumoral microscópica ao longo dos ductos, deposição de amiloidose, ou fibrose ou cicatrização nas vesículas seminais.

A acurácia dos achados das imagens de MR endorretais e da interpretação da imagem de MR está relacionada à experiência dos radiologistas e treinamento da subespecialidade.[34] Vários estudos sugeriram que os radiologistas que completaram um programa de treinamento dedicado na interpretação da MRI da próstata tendem a apresentar melhor acurácia na localização do tumor do que os radiologistas do corpo em geral.[13,43,44] Assim,

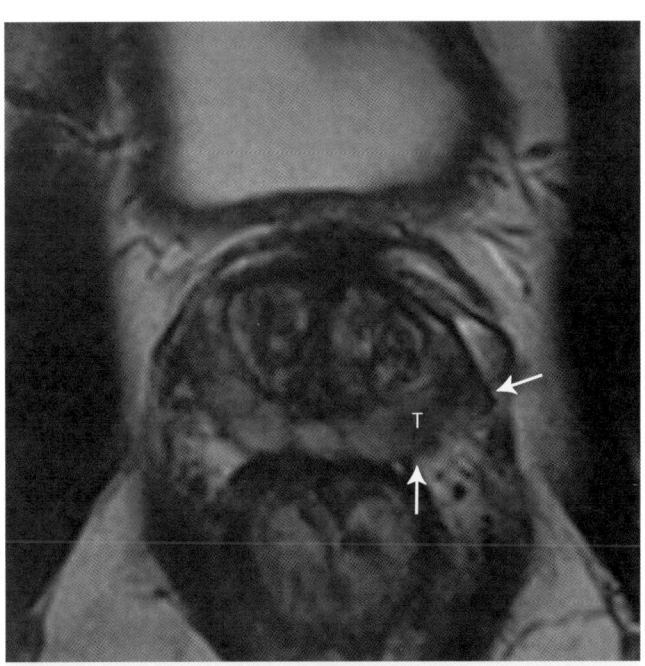

Fig. 7.11 Homem de 71 anos com doença em estágio T3a na zona periférica (PZ) esquerda (escore de Gleason 5 + 3 = 8). A MRI ponderada em T2 mostra que o tumor (T) tem intensidade de sinal mais baixa do que a PZ e que há abaulamento da cápsula (setas).

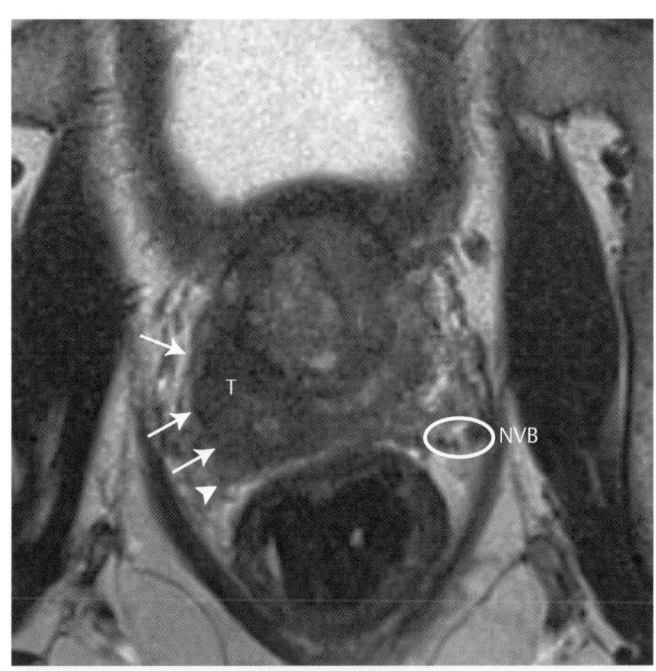

Fig. 7.12 Homem de 56 anos com doença em estágio T3a na zona periférica (PZ) direita (escore de Gleason 7; antígeno específico da próstata – PSA = 5,7 ng/mL). A MRI ponderada em T2 mostra o tumor (T) volumoso na PZ direita com obliteração do ângulo retoprostático (ponta de seta) e o feixe neurovascular (NVB, círculo branco) normal no lado esquerdo. A lesão mostra clara extensão extraprostática (setas).

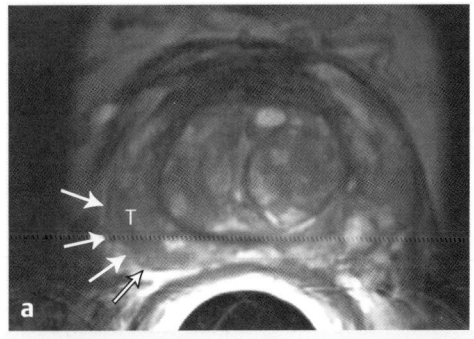

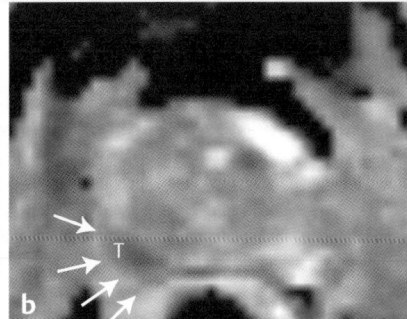

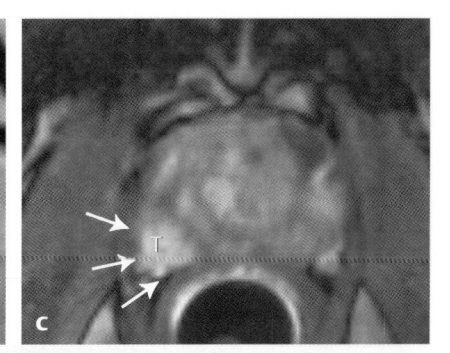

Fig. 7.13 (a) MRI axial ponderada em T2 de um homem de 71 anos com câncer de próstata histopatologicamente comprovado (escore de Gleason 3 + 4 = 7) na zona periférica direita (setas). O tumor (T) mostra amplo contato tumoral. Histopatologia com montagens completas das seções revelou penetração capsular microscópica nesse local. **(b)** O mapa do coeficiente aparente de difusão (ADC) axial mostra (setas) restrita difusão na mesma localização como a lesão de baixa intensidade de sinal em imagens ponderadas em T2. **(c)** MRI axial ponderada em T1 pós-contraste também mostra precoce intensificação na mesma localização (seta).

Estadiamento do Câncer de Próstata e Planejamento Cirúrgico

Tabela 7.2 Critérios para predição da extensão extraprostática

- Assimetria ou envolvimento do feixe neurovascular
- Obliteração do ângulo retoprostático
- Abaulamento capsular
- Tumor extraprostático evidente
- Ruptura da cápsula prostática
- Amplo contato do tumor com a cápsula (> 15 mm)

Tabela 7.3 Critérios para predição de invasão da vesícula seminal

- Ausência de arquitetura normal da vesícula seminal
- Áreas focais ou difusas de baixa intensidade de sinal dentro da vesícula seminal
- Baixa intensidade de sinal dentro da vesícula seminal causando efeito de massa
- Ductos ejaculatórios aumentados com baixa intensidade de sinal
- Obliteração do ângulo entre a próstata e a vesícula seminal em imagens sagitais
- Extensão da baixa intensidade de sinal do tumor da base da próstata à vesícula seminal

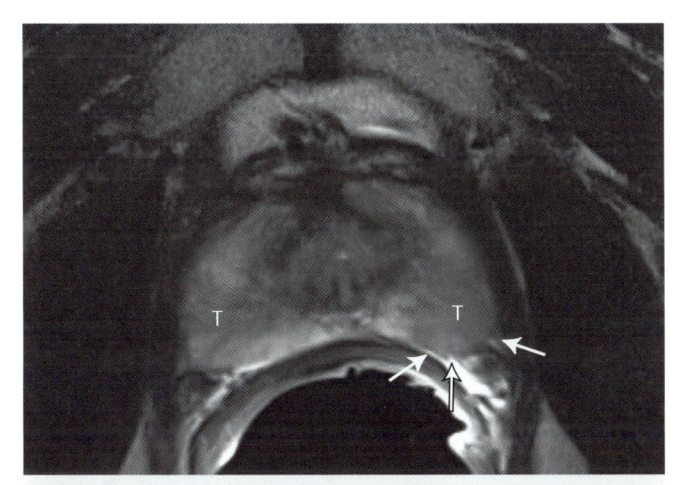

Fig. 7.14. Homem de 54 anos com câncer de próstata comprovado por biópsia bilateral (escores de Gleason 3 + 4 [esquerda] e 3 + 3 [direita]). A MRI ponderada em T2 demonstra contato tumoral amplo, assim como abaulamento da cápsula à esquerda (*setas*); T3a mínimo foi sugerido no relatório. A histopatologia revela tumores em estágio pT2c. Os tumores foram corretamente localizados nas imagens de ressonância magnética (MR). Porém, o tumor na zona periférica esquerda não estava invadindo a cápsula da próstata, apesar da presença de sinais indiretos de extensão extraprostática na MRI.

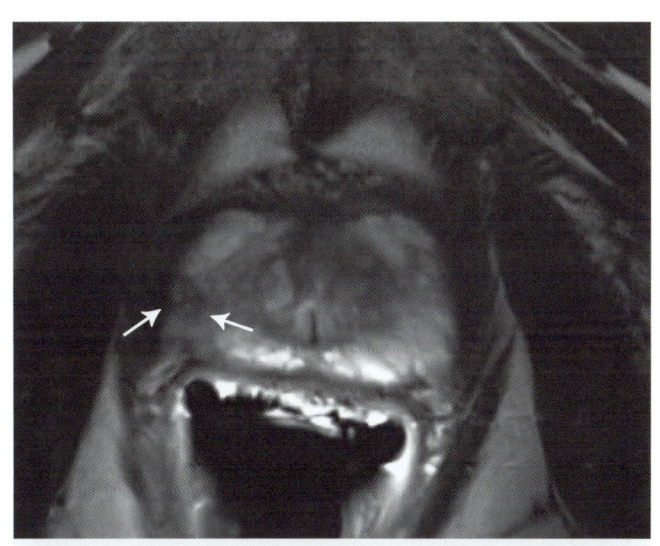

Fig. 7.15 Homem de 63 anos com câncer de próstata comprovado por biópsia (escore de Gleason 4 + 3) submeteu-se à aquisição de imagens de MR antes da prostatectomia radical. A MRI ponderada em T2 demonstra uma lesão no ápice direito (*setas*) com mínimo contato capsular e sem sinais de extensão extraprostática (EPE). Porém, a histopatologia revelou um tumor em estágio pT3a no ápice direito. A presença de apenas EPE microscópica (0,5 mm) pode ser responsável pela interpretação falso-negativa em imagens de MR.

embora a MRI tenha adicionado valor no processo de tomada de decisão nos pacientes com câncer de próstata, é igualmente importante que as imagens sejam revisadas por radiologistas experientes, treinados na subespecialidade, com especialização na interpretação da MR da próstata, que atuem como parte de uma equipe de imagens da próstata.[45] Um estudo mostrou que a acurácia do radiologista na interpretação de imagens de MR da próstata pode ser melhorada com o uso de currículo de treinamento dedicado interativo.[43] Nesse estudo, o desempenho dos colegas de radiologia no estadiamento local melhorou significativamente após um programa de treinamento que incorpora *feedback* individualizado e aulas didáticas. Além disso, desde os primeiros relatos de variabilidade interobservadores na interpretação de MR da próstata, tanto a tecnologia das imagens de MR como as habilidades dos radiologistas melhoraram substancialmente.[17] Yu *et al.* relataram que o uso combinado de imagens de MR endorretais e imagens de MR espectroscópicas diminuiu a variabilidade de interobservadores e, no caso de radiologistas menos experientes, melhorou significativamente a detecção de EPE em pacientes com câncer de próstata.[46] Finalmente, a *reinterpretação* dos exames de MRI da próstata por radiologistas oncológicos geniturinários subespecializados, quando disponíveis, também melhora a detecção de EPE do câncer de próstata.[47]

7.3.3 Imagens de MR Funcionais

Embora a literatura ainda seja esparsa no valor adicionado de DCE-MRI para aperfeiçoar a realização do estadiamento, parece melhorar a realização do estadiamento local quando usada em combinação com as imagens ponderadas em pacientes com penetração capsular equívoca, invasão da vesícula seminal e envolvimento do feixe neurovascular (▶ Fig. 7.18). Além disso, DCE-MRI pode melhorar o estadiamento local do câncer de próstata no caso de radiologistas experientes.[48] A MRI dinâmica com contraste de subtração endorretal melhora a acurácia do estadiamento tanto para EPE como para SVI (84 e 97%, respectivamente), com uma acurácia de 97% obtido para a avaliação do envolvimento do feixe neurovascular.[49]

As imagens de MR ponderadas de difusão em adição às imagens ponderadas em T2 podem ajudar a melhorar a especificidade e valor preditivo positivo para o diagnóstico de SVI[40] (▶ Fig. 7.19). O adicionamento das imagens ponderadas de difusão (DWI) e o mapa do coeficiente de difusão aparente (ADC) à MRI ponderada em T2 melhora a acurácia da detecção pré-operatória do EPE. Além disso, os valores do ADC do tumor em pacientes com e sem EPE são significativamente diferentes.[50] Os valores médios de ADC e percentis 10 e 25 estão significativamente associados à presença de EPE e podem ser úteis na avaliação pré-tratamento dos pacientes com câncer de próstata.[51] Em um estudo, a DW1 mostrou acurácia comparável à das imagens de MR ponderadas em T2 para avaliação específica do lado da EPE e teve maior sensibilidade para EPE < 2 mm no caso de um radiologista menos experiente.[52] A combinação de aquisição de imagens DWI e de MR ponderadas em T2 também melhora a detecção de SVI.[53]

Acrescentar a aquisição de imagens espectroscópicas de MR tridimensionais à de MR ponderada em T2 melhora a acurácia na predição de EPE tanto para leitores experientes como para os menos experientes (aumento de A_z de 0,78 a 0,86 e de 0,62 a 0,75, respectivamente, em imagens ponderadas sozinhas *versus* imagens combinadas).[46]

Fig. 7.16 MRI ponderada em T2 3-T da próstata em um homem de 66 anos com um nível de antígeno específico da próstata de 9,5 ng/mL e câncer de próstata comprovado por biópsia com escore de Gleason 4 + 3 na próstata esquerda. Na MRI sagital ponderada em T2, uma lesão de baixa intensidade de sinal (*setas brancas*) é vista na vesícula seminal esquerda, compatível com invasão tumoral (câncer de próstata em estágio T3b).

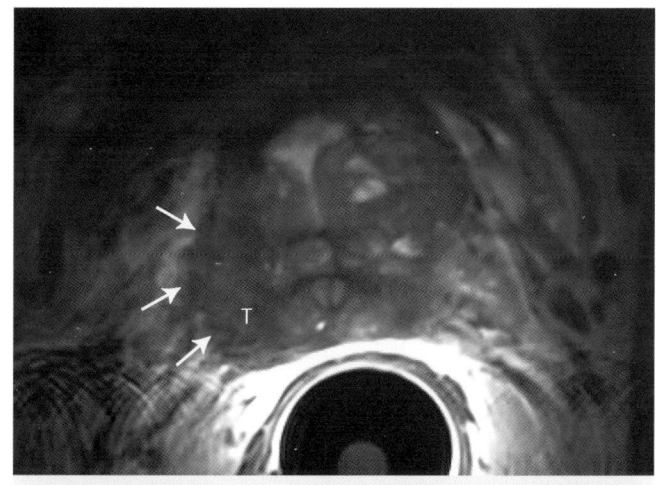

Fig. 7.17 Homem de 53 anos com doença em estágio T3b na vesícula seminal direita (escore de Gleason 8; antígeno específico da próstata = 15,7 ng/mL). A MRI ponderada em T2 mostra a presença de um grande tumor (T; *setas*) na base da metade direita da próstata. Esta característica é altamente preditiva de invasão da vesícula seminal.

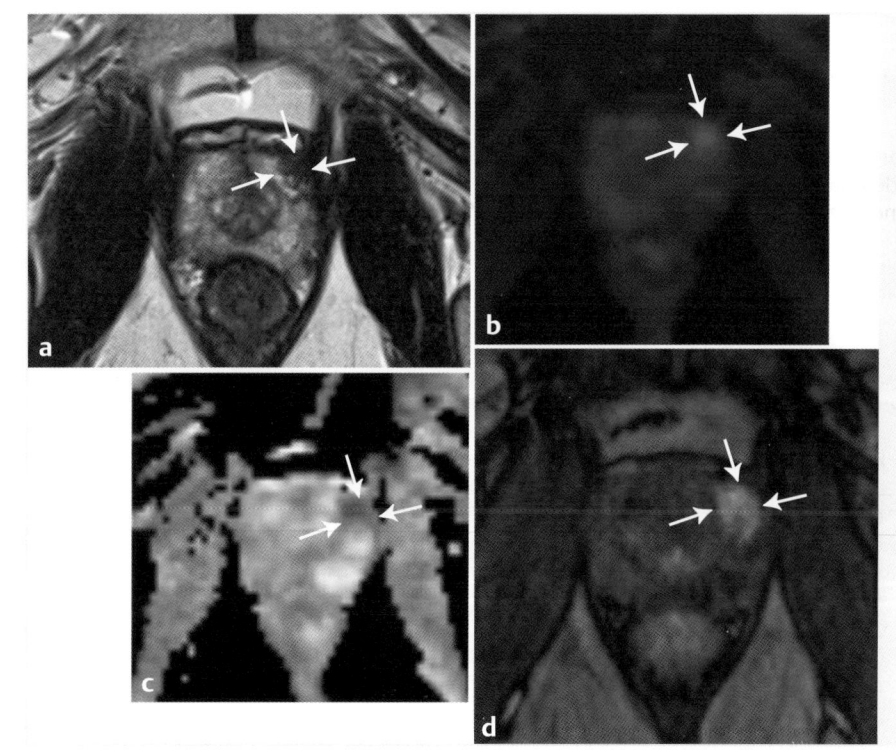

Fig. 7.18 Homem de 62 anos com câncer de próstata comprovado por biópsia submeteu-se a MRI para estadiamento da próstata. (**a**) Uma minúscula lesão no corno anterior esquerdo pode ser apreciada (*setas*) na MRI ponderada em T2. (**b**) O alto valor de b axial (b = 1.400 s/mm²) na imagem ponderada de difusão no mesmo nível mostra alta intensidade de sinal na área (*seta*), e (**c**) o mapa do coeficiente aparente de difusão axial mostra restrita difusão. (**d**) Na imagem de MR axial ponderada em T1 pós-contraste, o tumor (*setas*) demonstra intensificação precoce na mesma localização como a lesão de baixa intensidade de sinal em imagens ponderadas em T2. As técnicas funcionais podem ajudar a chamar a atenção do radiologista para inspecionar essa área nas imagens ponderadas em T2. Assim, ao ajudar a localizar o tumor, as técnicas funcionais também podem induzir o radiologista a inspecionar mais cuidadosamente a cápsula nesta localização específica, que, neste caso, não mostra qualquer evidência de extensão extraprostática.

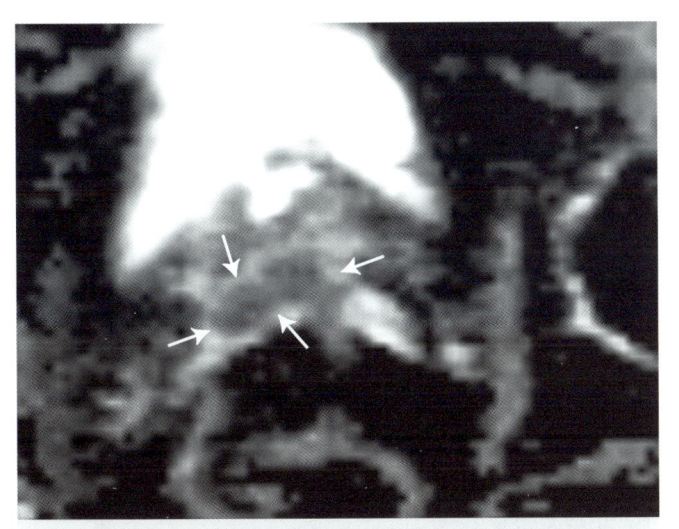

Fig. 7.19 Homem de 75 anos com doença em estágio T3b na vesícula seminal direita. O mapa do coeficiente aparente de difusão demonstra restrita difusão na vesícula seminal direita (*seta*). Isto pode ajudar a melhorar a especificidade e o valor preditivo positivo para o diagnóstico de invasão da vesícula seminal.

Embora essas sequências funcionais possam não mostrar diretamente a EPE e/ou o envolvimento do feixe neurovascular, todas essas sequências tendem a melhorar a realização do estadiamento para ajudar a localizar o tumor dominante, que representa o provável local de qualquer EPE que esteja presente. Além disso, as informações funcionais adquiridas podem ser usadas para guiar e chamar a atenção do radiologista menos experiente para uma área em particular para um exame mais minucioso e cuidadoso. Devido a estas considerações, é provável que o estadiamento do câncer de próstata na prática rotineira tenha melhorado, a partir da adoção disseminada de DCE-MRI e DWI nos protocolos padrões.

7.3.4 Potências de Campo

Em 3 T, o aumento da relação sinal-ruído (SNR) comparado a 1,5 T oferece opções de imagens clínicas de MR, tais como imagens mais rápidas, com maior resolução espacial, ou com uma combinação destas. Subsequentemente, a introdução de *scanners* de MRI 3-T promoveu a implementação de imagens de MR da próstata na prática clínica. Além disso, o uso de uma bobina de varredura de fase em 3 T produz uma qualidade de imagem que pode ser equivalente ao da imagem da bobina endorretal em 1,5 T.[54] De fato, o aumento da SNR que se alcançou por meio de bobinas endorretal e de varredura de fase pélvica combinadas em 1,5 T facilitou o papel das imagens de MR na detecção e estadiamento do câncer de próstata.[15]

É uma conclusão natural que o uso combinado de bobina endorretal com bobina de varredura de fase externa em 3 T possa melhorar mais a resolução espacial e provavelmente irá melhorar a qualidade superior da imagem em comparação com apenas uma bobina de varredura de fase externa em 3 T ou bobinas de varredura de fase e endorretal combinadas em 1,5 T. O valor das imagens de MR ponderadas em T2 da próstata depende da visualização do tumor e da cápsula prostática, bem como da capacidade de avaliar suas relações espaciais. Isto, por sua vez, é muito influenciado pela resolução espacial alcançável e pelo contraste tecidual, levando alguns investigadores a acreditar que uma resolução espacial maior facilita uma melhor realização clínica das imagens de MR da próstata.[55]

O aumento da SNR resultante de uma bobina endorretal em 3 T demonstrou maior potencial para melhorar a resolução espacial das imagens ponderadas em T2 e espectroscópicas, assim como a resolução espacial ou temporal das sequências dinâmicas ponderadas em T1 das imagens com contraste.[56] Para os radiologistas experientes, acurácias de 94% na localização do câncer de próstata foram alcançadas, as quais são mais altas do que as relatadas em 1,5 T. Igualmente, a alta resolução espacial das imagens de MR ponderadas em T2 também fornecem informações bastante detalhadas referentes à cápsula e possível penetração capsular. De fato, a realização do estadiamento em 3 T usando apenas uma bobina endorretal é superior em comparação com as imagens com bobina de varredura de fase pélvica.

A necessidade de uma bobina endorretal em potências de campo mais altas tem sido investigada, uma vez que os artefatos relacionados ao movimento e também os artefatos de campo próximo, ambos associados à bobina endorretal, podem comprometer a qualidade da imagem. Heijmink *et al.* compararam a qualidade da imagem e a acurácia da localização do câncer de próstata e do estadiamento entre imagens de MR ponderadas em T2 com bobina de corpo e aquelas com bobina de varredura de fase endorretal em 3 T.[57] Quando foi usada a bobina endorretal, esteve presente um número significativamente maior de artefatos de movimento. Porém, todas as outras características de qualidade da imagem melhoraram acentuadamente (P < 0,001) na aquisição de imagem com bobina endorretal. As imagens de MR endorretais aumentaram de maneira significativa a área sob a curva ROC (curva das características operacionais do receptor) para o estadiamento, assim como a sensibilidade para doença localmente avançada, em leitores experientes, de 7% para 73 a 80%, mantendo ao mesmo tempo alta especificidade de 97 a 100%. Além disso, uma EPE de apenas 0,5 mm na histopatologia pode ser detectada acuradamente somente com imagens de MR endorretais. O aumento significativo no delineamento capsular, na visualização do feixe neurovascular e no ângulo reto prostático, e visibilidade da lesão em imagens de MR endorretais, melhorou a realização do estadiamento. Estas diferenças explicam a maior sensibilidade para a doença localmente avançada que foi observada para todos os leitores. Seu estudo indicou que as imagens de MR com bobina endorretal em 3 T melhorou significativamente a qualidade da imagem, que, em combinação com a maior resolução espacial, também aumentou de maneira significativa a localização e a realização do estadiamento tanto no caso de radiologistas experientes como de menos experientes.

7.4 Planejamento Cirúrgico e Cirurgia que Poupa o Nervo

Existem várias opções terapêuticas disponíveis para o câncer de próstata, incluindo a radioterapia definitiva, prostatectomia radical, terapias térmicas e terapia focal. A definição acurada da localização do câncer de próstata influencia os ajustes feitos nas técnicas cirúrgicas para redução de margens positivas e a melhora dos resultados oncológicos gerais. A prostatectomia radical é uma opção de tratamento definitivo estabelecido no manejo da doença T3 confinada ao órgão ou doença mínima. O objetivo desse procedimento é alcançar um excelente controle oncológico com margens cirúrgicas negativas, preservando ao mesmo tempo a continência urinária e a função erétil.

A prostatectomia radical que poupa o nervo preserva o feixe neurovascular que corre ao longo da face posterior-lateral da próstata. Esse é o procedimento padrão de cuidados para homens com baixo risco pré-operatório da doença extraprostática que desejam manter a função erétil, e também está associado à melhora da continência urinária.[58,59,60] O risco primário de uma abordagem que poupa o nervo é que pode levar a maiores taxas de margens cirúrgicas que são positivas para câncer[61,62] visto que o câncer de próstata, com mais frequência, surge na zona periférica (PZ) da próstata, em geral posteriormente, logo abaixo da cápsula.[63] A aquisição de imagens por ressonância magnética (MR) da próstata pode ajudar a guiar as decisões referentes ao uso da abordagem que poupa o nervo. Um estudo relatou que uma taxa significativamente mais baixa das margens cirúrgicas positivas foi observada em pacientes submetidos à análise com seção congelada intraoperatória direcionada por imagens de MR multiparamétricas.[64] Além disso, McClure et al. relataram que não estavam presentes margens positivas ipsolaterais em qualquer dos pacientes que mudaram de uma abordagem que não poupa o nervo para uma abordagem que poupa o nervo com base nos achados de MRI.[65] É importante reconhecer que o cirurgião é capaz de tomar uma decisão diferente para cada lobo referente, seja no sentido de poupar ou ressecar o nervo ipsolateral, ou de realizar uma dissecção interfascial apenas com ressecção parcial do nervo, indicando, assim, o valor das imagens de MR para auxiliar o planejamento cirúrgico específico do lado. Como um exemplo dessa abordagem em gradações baseadas nas imagens, o cirurgião pode optar por realizar uma ressecção ligeiramente maior, induzindo somente a ressecção parcial do nervo, em um lado apenas, se as imagens de MR mostrarem um tumor volumoso ou um amplo contato capsular do tumor naquele lobo, mesmo que não esteja mostrando diretamente uma EPE macroscópica.

Para os pacientes com próstatas mais largas e pelves profundas e estreitas, prediz-se uma prostatectomia laparoscópica assistida por robô mais difícil. Ao representar a anatomia pélvica, a MRI pode ajudar a predizer o nível da dificuldade cirúrgica e serve como um valioso estudo adjuvante antes da prostatectomia laparoscópica assistida por robô.[66] Além disso, na prostatectomia radical aberta, os cirurgiões tipicamente usam o *feedback* tátil que consiste em identificar manualmente os feixes neurovasculares para guiar as decisões referentes à extensão da ressecção e se devem poupar os feixes a fim de preservar a potência do paciente.[67] Em comparação, durante a prostatectomia laparoscópica assistida por robô, os cirurgiões não contam com esse *feedback* tátil que é obtido durante a cirurgia aberta. Assim, enquanto os cirurgiões que realizam a prostatectomia laparoscópica assistida por robô podem também preferir a dissecção rotineira dos feixes neurovasculares a partir da cápsula, para realizar um procedimento que poupa o nervo em pacientes apropriados, a falta do *feedback* tátil tem potencial para afetar os resultados cirúrgicos.[65] Porém, em comparação com os preditores tradicionais como o PSA sérico e os achados do exame retal digital, os achados da MR da próstata fornecem localização espacial detalhada que pode auxiliar o cirurgião robótico na realização individual da extensão da ressecção.[63]

7.5 Estadiamento do Linfonodo

A presença de metástases linfonodais é um forte preditor de recorrência da doença, e a progressão desta também afeta diretamente a seleção do tratamento.[68] É necessária a obtenção de imagens das metástases linfonodais para os homens que estão em risco mais alto de metástases, particularmente aqueles com um nível de PSA superior a 20 ng/mL, um escore de Gleason acima de 7, e/ou tumor em estágio clínico T3 ou superior (grupo de alto risco).

A dissecção cirúrgica dos linfonodos pélvicos com exame histopatológico atualmente é o método mais confiável de avaliar o estado linfonodal. Um método confiável, não invasivo, para detecção e estadiamento de metástase nodal na avaliação pré-operatória pode redirecionar os clínicos para estratégias de tratamento menos invasivas. Contudo, como os linfonodos normais e anormais têm intensidades de sinal na MRI e densidades na CT similares, os linfonodos metastáticos atualmente são, em grande parte, identificados com base no tamanho e em menor extensão nos critérios de formato[69] (▶ Fig. 7.20). Os critérios baseados no tamanho geralmente resultam tanto em omissão de pequenas metástases em nodos de tamanho normal[70] como em metástases excessivas em nodos reativos benignos aumentados de tamanho (▶ Fig. 7.21). As características morfológicas adicionais que podem ajudar a levantar a suspeita de um nodo metastático incluem um formato redondo em vez de elíptico, ausência de um hilo adiposo e margem nodal mal definida.

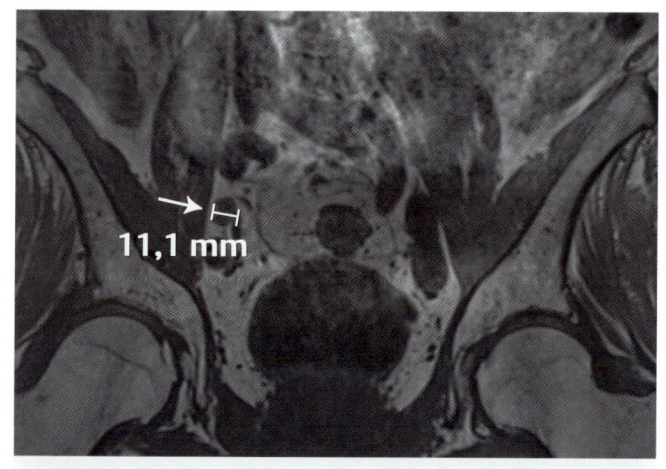

Fig. 7.20 Homem de 78 anos com um nível elevado de antígeno específico da próstata de 3,9 ng/mL 5 anos após a radioterapia com feixe externo para câncer de próstata. A MRI ponderada em T1 demonstra um linfonodo, aumentando que mede 11 mm (eixo curto), o qual foi submetido à biópsia e revelou adenocarcinoma metastático.

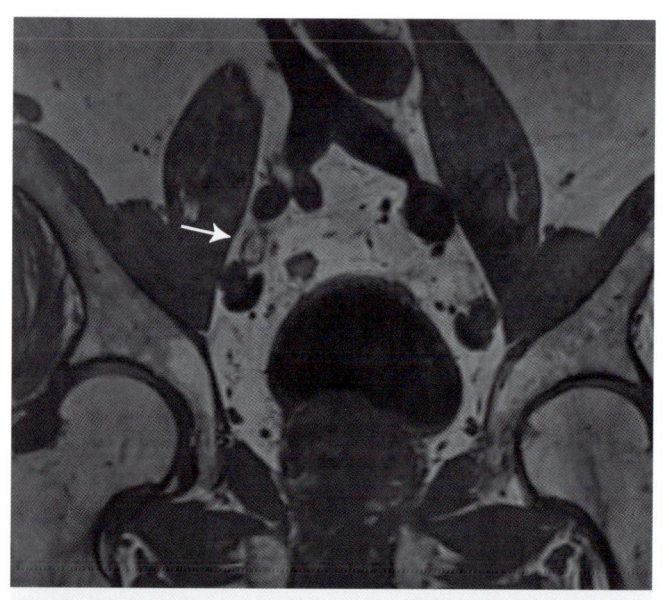

Fig. 7.21 Um homem de 81 anos, com câncer de próstata comprovado por biópsia (escore de Gleason 5 + 4 = 9) e um nível antígeno específico da próstata de 32 ng/mL, submeteu-se a imagens de MR para estadiamento. A MRI coronal ponderada em T1 demonstra um linfonodo aumentado próximo à artéria ilíaca comum direita (11 mm). O nodo tinha um hilo adiposo preservado proeminente, uma característica morfológica benigna. Biópsia guiada por CT foi realizada e revelou um linfonodo reativo sem evidência de metástase.

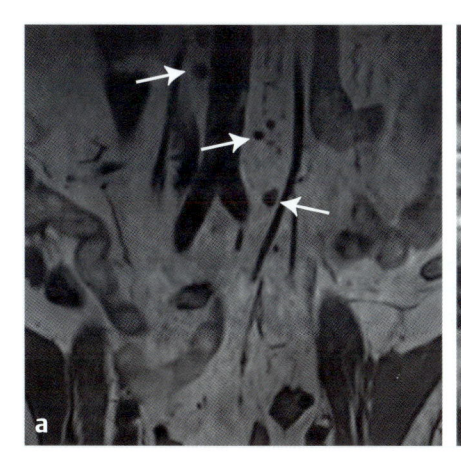

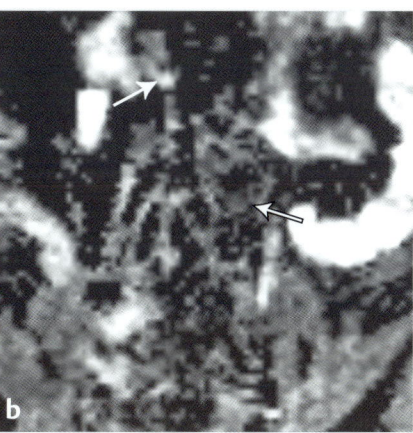

Fig. 7.22 (a) Um homem de 68 anos que anteriormente foi submetido à prostatectomia radical e radioterapia para o leito prostático apresenta-se com um nível de antígeno específico da próstata de 8,2 ng/mL e que se eleva rapidamente. A MRI coronal ponderada em T1 demonstra nodos não aumentados na região para-aórtica (o maior nodo tem um eixo curto de 7 mm). Estes nodos seriam considerados benignos com base nos critérios tradicionais de tamanho e formato. (b) O mapa do coeficiente aparente de difusão coronal no mesmo nível demonstra restrita difusão em um linfonodo na região para-aórtica esquerda, embora um nodo para-aórtico direito não mostre difusão restrita (setas). O paciente submeteu-se à radioterapia local da região para-aórtica. O PSA respondeu subsequentemente, diminuindo para 0,3 ng/mL.

A sensibilidade da CT e MRI para a detecção de metástases linfonodais baseada nos critérios morfológicos é baixa, como, por exemplo, estar abaixo de 36%[69] em um estudo. Esta baixa sensibilidade pode ser, em parte, atribuída ao requisito típico de um tamanho ≥ 1 cm de diâmetro para a identificação de metástases linfonodais. Entretanto, tem sido relatada uma especificidade, baseada na avaliação morfológica, de cerca de 82%.[71] Quando é necessária a confirmação, pode-se usar CT e MRI como guias de biópsia por aspiração com agulha fina de um linfonodo suspeito.

As imagens ponderadas de difusão também têm sido investigadas para auxiliar a avaliação dos linfonodos pélvicos[72] (▶ Fig. 7.22), por exemplo, ajudando potencialmente a detectar pequenas metástases nodais que não atendem aos critérios tradicionais de tamanho. Além disso, é possível que o valor do ADC dentro do linfonodo tenha um desempenho superior ao dos critérios tradicionais de tamanho na discriminação entre linfonodos benignos e malignos. No entanto, continua a haver sobreposição nas características dos nodos benignos e malignos na DWI e no mapa do ADC, e a confiança na DWI para detectar metástases nodais pode resultar em taxa maior de interpretações falso-positivas. Portanto, é necessária a validação adicional do papel da DWI na avaliação nodal.

A introdução de agente de contraste de nanopartículas de óxido de ferro paramagnéticas linfotrópicas (linfangiografia por MR – MRL) melhorou a detecção da doença nodal.[70,73] Este último agente de contraste é um agente de óxido de *freeze-dried* reconstituído em solução salina normal e administrado por via intravenosa por meio de infusão de gotejamento lento, o que pode ser facilmente realizado em regime de paciente ambulatorial. A linfangiografia por ressonância magnética é realizada 24 horas após a injeção do agente de contraste e serve para avaliar a intensificação com contraste dos linfonodos identificados. Após a injeção intravenosa (IV), as partículas extravasam lentamente do espaço intersticial vascular, são, então, transportadas para os linfonodos via vasos linfáticos, e, finalmente, são internalizadas pelos macrófagos. Assim, esse agente de contraste é célula-específico para macrófagos. Uma vez dentro dos nodos com funcionamento normal, as nanopartículas de óxido de ferro intracelular dentro dos macrófagos reduzem a intensidade de sinal do tecido nodal normal, em razão dos efeitos de suscetibilidade T2 induzida pelo óxido de ferro, produzindo, assim, uma queda de sinal ou intensificação negativa de contraste. Em áreas dos linfonodos que estão envolvidos por células malignas, os macrófagos são substituídos por células cancerosas. Portanto, nessas áreas, não há captação das nanopartículas de óxido de ferro. Além disso, devido ao aumento da permeabilidade vascular e à difusão no tecido canceroso, há um mínimo extravasamento das nanopartículas de óxido de ferro dentro do espaço extracelular das áreas metastáticas malignas, que produz uma baixa concentração local e não agregação das partículas nesses locais. A linfangiografia por ressonância magnética tem sensibilidade significativamente maior e valor preditivo negativo na detecção de metástases linfonodais em comparação com a CT.[74] Em um estudo, a MRL identificou corretamente todos os pacientes com metástases nodais, e uma análise de nodo a nodo teve sensibilidade significativamente maior do que a MRI convencional (90,5% *versus* 35,4%).[75] Em pacientes com risco clínico intermediário e alto de ter metástase linfonodal, a probabilidade de pós-teste de metástases linfonodais após uma MRL negativa é baixa o suficiente (inferior a 4%) para omitir uma dissecção de linfonodo pélvico.[74]

Embora seja discutida em maiores detalhes no Capítulo 11, a PET é uma ferramenta promissora para a avaliação de linfonodos que pode complementar e abordar as limitações das imagens de MR multiparamétricas. Por exemplo, a PET/CT com antígeno específico de membrana da próstata (PSMA) rotulado com gálio (^{68}Ga), que usa a afinidade do ligante PSMA rotulado com ^{68}Ga expressando células de câncer de próstata, é uma modalidade emergente de aquisição de imagens para detectar metástases em linfonodos.[76] A vantagem mais significativa de PET/CT com PSMA-^{68}Ga pode ser sua sensibilidade em baixos níveis de PSA mesmo em pequenas metástases linfonodais,[76] o que foi relatado em pacientes com recorrência bioquímica após a terapia primária. Embora PET/CT com PSMA-^{68}Ga seja uma ferramenta promissora para a avaliação nodal, o tamanho da metástase linfonodal continua a ter um impacto substancial sobre sua acurácia para o diagnóstico.[77]

Referências

[1] Edge SB, Compton CC. The American Joint Committee on Cancer: the 7th edition of the AJCC cancer staging manual and the future of TNM. Ann Surg Oncol 2010; 17(6):1471–1474

[2] Beahrs OH, Henson DE, Hutter RVP, Kennedy BJ eds. American Joint Committee on Cancer Staging Manual. 4th ed. Philadelphia, PA: Lippincott; 1992

[3] Edge S, Byrd DR, Compton CC, Fritz AG, Greene FL, Trotti A. AJCC Cancer Staging Manual. 7th ed. New York, NY: Springer; 2010

[4] Messing EM, Manola J, Sarosdy M, Wilding G, Crawford ED, Trump D. Immediate hormonal therapy compared with observation after radical prostatectomy and pelvic lymphadenectomy in men with node-positive prostate cancer. N Engl J Med 1999; 341(24):1781–1788

[5] Berglund RK, Sadetsky N, DuChane J, Carroll PR, Klein EA. Limited pelvic lymph node dissection at the time of radical prostatectomy does not affect 5-year failure rates for low, intermediate and high risk prostate cancer: results from CaPSURE. J Urol 2007; 177(2):526–529, discussion 529–530

[6] Makarov DV, Humphreys EB, Mangold LA et al. Pathological outcomes and biochemical progression in men with T1c prostate cancer

[7] Briganti A, Blute ML, Eastham JH et al. Pelvic lymph node dissection in prostate cancer. Eur Urol 2009; 55(6):1251–1265
[8] Bhojani N, Boris RS, Monn MF, Mandeville JA, Lingeman JE. Coexisting prostate cancer found at the time of holmium laser enucleation of the prostate for benign prostatic hyperplasia: predicting its presence and grade in analyzed tissue. J Endourol 2015; 29(1):41–46
[9] Nunez R, Hurd KJ, Noble BN, Castle EP, Andrews PE, Humphreys MR. Incidental prostate cancer revisited: early outcomes after holmium laser enucleation of the prostate. Int J Urol 2011; 18(7):543–547
[10] Huang Y, Isharwal S, Haese A et al. Prediction of patient-specific risk and percentile cohort risk of pathological stage outcome using continuous prostatespecific antigen measurement, clinical stage and biopsy Gleason score. BJU Int 2011; 107(10):1562–1569
[11] Whitmore WF Jr.. Natural history of low-stage prostatic cancer and the impact of early detection. Urol Clin North Am 1990; 17(4):689–697
[12] Fleischmann A, Schobinger S, Schumacher M, Thalmann GN, Studer UE. Survival in surgically treated, nodal positive prostate cancer patients is predicted by histopathological characteristics of the primary tumor and its lymph node metastases. Prostate 2009; 69(4):352–362
[13] Fütterer JJ. MR imaging in local staging of prostate cancer. Eur J Radiol 2007; 63(3):328–334
[14] Scheenen TW, Rosenkrantz AB, Haider MA, Fütterer JJ. Multiparametric Magnetic Resonance Imaging in Prostate Cancer Management: Current Status and Future Perspectives. Invest Radiol 2015; 50(9):594–600
[15] Engelbrecht MR, Jager GJ, Laheij RJ, Verbeek AL, van Lier HJ, Barentsz JO. Local staging of prostate cancer using magnetic resonance imaging: a meta-analysis. Eur Radiol 2002; 12(9):2294–2302
[16] Sonnad SS, Langlotz CP, Schwartz JS. Accuracy of MR imaging for staging prostate cancer: a meta-analysis to examine the effect of technologic change. Acad Radiol 2001; 8(2):149–157
[17] Rifkin MD, Zerhouni EA, Gatsonis CA et al. Comparison of magnetic resonance imaging and ultrasonography in staging early prostate cancer. Results of a multi-institutional cooperative trial. N Engl J Med 1990; 323(10):621–626
[18] Otto J, Thormer G, Seiwerts M et al. Value of endorectal magnetic resonance imaging at 3 T for the local staging of prostate cancer. Rofo 2014; 186(8):795–802
[19] Fütterer JJ, Engelbrecht MR, Jager GJ et al. Prostate cancer: comparison of local staging accuracy of pelvic phased-array coil alone versus integrated endorectal-pelvic phased-array coils. Local staging accuracy of prostate cancer using endorectal coil MR imaging. Eur Radiol 2007; 17(4):1055–1065
[20] Fütterer JJ, Barentsz JO, Heijmink SW. Value of 3-T magnetic resonance imaging in local staging of prostate cancer. Top Magn Reson Imaging 2008; 19(6):285–289
[21] Fütterer JJ, Heijmink SW, Scheenen TW et al. Prostate cancer: local staging at 3-T endorectal MR imaging—early experience. Radiology 2006; 238(1):184–191
[22] Engelbrecht MR, Jager GJ, Severens JL. Patient selection for magnetic resonance imaging of prostate cancer. Eur Urol 2001; 40(3):300–307
[23] Wang L, Hricak H, Kattan MW, Chen HN, Scardino PT, Kuroiwa K. Prediction of organ-confined prostate cancer: incremental value of MR imaging and MR spectroscopic imaging to staging nomograms. Radiology 2006; 238(2):597–603
[24] Ikonen S, Kivisaari L, Vehmas T et al. Optimal timing of post-biopsy MR imaging of the prostate. Acta Radiol 2001; 42(1):70–73
[25] Kaji Y, Kurhanewicz J, Hricak H et al. Localizing prostate cancer in the presence of postbiopsy changes on MR images: role of proton MR spectroscopic imaging. Radiology 1998; 206(3):785–790
[26] White S, Hricak H, Forstner R et al. Prostate cancer: effect of postbiopsy hemorrhage on interpretation of MR images. Radiology 1995; 195(2):385–390
[27] Barrett T, Vargas HA, Akin O, Goldman DA, Hricak H. Value of the hemorrhage exclusion sign on T1-weighted prostate MR images for the detection of prostate cancer. Radiology 2012; 263(3):751–757
[28] Haider MA, Krieger A, Elliott C, Da Rosa MR, Milot L. Prostate imaging: evaluation of a reusable two-channel endorectal receiver coil for MR imaging at 1.5 T. Radiology 2014; 270(2):556–565
[29] Engelbrecht MR, Barentsz JO, Jager GJ et al. Prostate cancer staging using imaging. BJU Int 2000; 86 Suppl 1:123–134
[30] Barentsz JO, Richenberg J, Clements R et al. European Society of Urogenital Radiology. ESUR prostate MR guidelines 2012. Eur Radiol 2012; 22(4):746–757
[31] Sakai I, Harada K, Hara I, Eto H, Miyake H. A comparison of the biological features between prostate cancers arising in the transition and peripheral zones. BJU Int 2005; 96(4):528–532
[32] Tsuda K, Yu KK, Coakley FV, Srivastav SK, Scheidler JE, Hricak H. Detection of extracapsular extension of prostate cancer: role of fat suppression endorectal MRI. J Comput Assist Tomogr 1999; 23(1):74–78
[33] D'Amico AV, Whittington R, Malkowicz SB et al. Combination of the preoperative PSA level, biopsy gleason score, percentage of positive biopsies, and MRI T-stage to predict early PSA failure in men with clinically localized prostate cancer. Urology 2000; 55(4):572–577
[34] Schiebler ML, Yankaskas BC, Tempany C et al. MR imaging in adenocarcinoma of the prostate: interobserver variation and efficacy for determining stage C disease. AJR Am J Roentgenol 1992; 158(3):559–562, discussion 563–564
[35] Tempany CM, Rahmouni AD, Epstein JI, Walsh PC, Zerhouni EA. Invasion of the neurovascular bundle by prostate cancer: evaluation with MR imaging. Radiology 1991; 181(1):107–112
[36] Turkbey B, Albert PS, Kurdziel K, Choyke PL. Imaging localized prostate cancer: current approaches and new developments. AJR Am J Roentgenol 2009; 192(6):1471–1480
[37] Yu KK, Hricak H, Alagappan R, Chernoff DM, Bacchetti P, Zaloudek CJ. Detection of extracapsular extension of prostate carcinoma with endorectal and phased-array coil MR imaging: multivariate feature analysis. Radiology 1997; 202(3):697–702
[38] Outwater EK, Petersen RO, Siegelman ES, Gomella LG, Chernesky CE, Mitchell DG. Prostate carcinoma: assessment of diagnostic criteria for capsular penetration on endorectal coil MR images. Radiology 1994; 193(2):333–339
[39] Debras B, Guillonneau B, Bougaran J, Chambon E, Vallancien G. Prognostic significance of seminal vesicle invasion on the radical prostatectomy specimen. Rationale for seminal vesicle biopsies. Eur Urol 1998; 33(3):271–277
[40] Soylu FN, Peng Y, Jiang Y et al. Seminal vesicle invasion in prostate cancer: evaluation by using multiparametric endorectal MR imaging. Radiology 2013; 267(3):797–806
[41] Sala E, Akin O, Moskowitz CS et al. Endorectal MR imaging in the evaluation of seminal vesicle invasion: diagnostic accuracy and multivariate feature analysis. Radiology 2006; 238(3):929–937
[42] Guillonneau B, Debras B, Veillon B, Bougaran J, Chambon E, Vallancien G. Indications for preoperative seminal vesicle biopsies in staging of clinically localized prostatic cancer. Eur Urol 1997; 32(2):160–165
[43] Akin O, Riedl CC, Ishill NM, Moskowitz CS, Zhang J, Hricak H. Interactive dedicated training curriculum improves accuracy in the interpretation of MR imaging of prostate cancer. Eur Radiol 2010; 20(4):995–1002
[44] Mullerad M, Hricak H, Wang L, Chen HN, Kattan MW, Scardino PT. Prostate cancer: detection of extracapsular extension by genitourinary and general body radiologists at MR imaging. Radiology 2004; 232(1):140–146
[45] Tan N, Margolis DJ, McClure TD et al. Radical prostatectomy: value of prostate MRI in surgical planning. Abdom Imaging 2012; 37(4):664–674
[46] Yu KK, Scheidler J, Hricak H et al. Prostate cancer: prediction of extracapsular extension with endorectal MR imaging and three-dimensional proton MR spectroscopic imaging. Radiology 1999; 213(2):481–488
[47] Wibmer A, Vargas HA, Donahue TF et al. Diagnosis of Extracapsular Extension of Prostate Cancer on Prostate MRI: Impact of Second-Opinion Readings by Subspecialized Genitourinary Oncologic Radiologists. AJR Am J Roentgenol 2015; 205(1):W73–8
[48] Fütterer JJ, Engelbrecht MR, Huisman HJ et al. Staging prostate cancer with dynamic contrast-enhanced endorectal MR imaging prior to radical prostatectomy: experienced versus less experienced readers. Radiology 2005; 237(2):541–549
[49] Ogura K, Maekawa S, Okubo K et al. Dynamic endorectal magnetic resonance imaging for local staging and detection of neurovascular bundle involvement of prostate cancer: correlation with histopathologic results. Urology 2001; 57(4):721–726
[50] Chong Y, Kim CK, Park SY, Park BK, Kwon GY, Park JJ. Value of diffusionweighted imaging at 3 T for prediction of extracapsular extension in patients with prostate cancer: a preliminary study. AJR Am J Roentgenol 2014; 202(4):772–777
[51] Lawrence EM, Gallagher FA, Barrett T et al. Preoperative 3-T diffusionweighted MRI for the qualitative and quantitative assessment of extracapsular extension in patients with intermediate- or high-risk prostate cancer. AJR Am J Roentgenol 2014; 203(3):W280–6

[52] Rosenkrantz AB, Chandarana H, Gilet A et al. Prostate cancer: utility of diffusion-weighted imaging as a marker of side-specific risk of extracapsular extension. J Magn Reson Imaging 2013; 38(2):312–319

[53] Ren J, Huan Y, Wang H et al. Seminal vesicle invasion in prostate cancer: prediction with combined T2-weighted and diffusion-weighted MR imaging. Eur Radiol 2009; 19(10):2481–2486

[54] Sosna J, Rofsky NM, Gaston SM, DeWolf WC, Lenkinski RE. Determinations of prostate volume at 3-Tesla using an external phased array coil: comparison to pathologic specimens. Acad Radiol 2003; 10(8):846–853

[55] Bloch BN, Rofsky NM, Baroni RH, Marquis RP, Pedrosa I, Lenkinski RE. 3 Tesla magnetic resonance imaging of the prostate with combined pelvic phasedarray and endorectal coils; Initial experience(1). Acad Radiol 2004; 11(8):863–867

[56] Fütterer JJ, Scheenen TW, Huisman HJ et al. Initial experience of 3 tesla endorectal coil magnetic resonance imaging and 1H-spectroscopic imaging of the prostate. Invest Radiol 2004; 39(11):671–680

[57] Heijmink SW, Fütterer JJ, Hambrock T et al. Prostate cancer: body-array versus endorectal coil MR imaging at 3 T—comparison of image quality, localization, and staging performance. Radiology 2007; 244(1):184–195

[58] Walz J, Burnett AL, Costello AJ et al. A critical analysis of the current knowledge of surgical anatomy related to optimization of cancer control and preservation of continence and erection in candidates for radical prostatectomy. Eur Urol 2010; 57(2):179–192

[59] Kessler TM, Burkhard FC, Studer UE. Nerve-sparing open radical retropubic prostatectomy. Eur Urol 2007; 51(1):90–97

[60] Burkhard FC, Kessler TM, Fleischmann A, Thalmann GN, Schumacher M, Studer UE. Nerve sparing open radical retropubic prostatectomy—does it have an impact on urinary continence? J Urol 2006; 176(1):189–195

[61] Steineck G, Bjartell A, Hugosson J et al. LAPPRO steering committee. Degree of preservation of the neurovascular bundles during radical prostatectomy and urinary continence 1 year after surgery. Eur Urol 2015; 67(3):559–568

[62] Miller J, Smith A, Kouba E, Wallen E, Pruthi RS. Prospective evaluation of short-term impact and recovery of health related quality of life in men undergoing robotic assisted laparoscopic radical prostatectomy versus open radical prostatectomy. J Urol 2007; 178(3 Pt 1):854–858, discussion 859

[63] Hricak H, Wang L, Wei DC et al. The role of preoperative endorectal magnetic resonance imaging in the decision regarding whether to preserve or resect neurovascular bundles during radical retropubic prostatectomy. Cancer 2004; 100(12):2655–2663

[64] Petralia G, Musi G, Padhani AR et al. Robot-assisted radical prostatectomy: Multiparametric MR imaging-directed intraoperative frozen-section analysis to reduce the rate of positive surgical margins. Radiology 2015; 274(2):434–444

[65] McClure TD, Margolis DJ, Reiter RE et al. Use of MR imaging to determine preservation of the neurovascular bundles at robotic-assisted laparoscopic prostatectomy. Radiology 2012; 262(3):874–883

[66] Mason BM, Hakimi AA, Faleck D, Chernyak V, Rozenblitt A, Ghavamian R. The role of preoperative endo-rectal coil magnetic resonance imaging in predicting surgical difficulty for robotic prostatectomy. Urology 2010; 76(5):1130–1135

[67] Gralnek D, Wessells H, Cui H, Dalkin BL. Differences in sexual function and quality of life after nerve sparing and nonnerve sparing radical retropubic prostatectomy. J Urol 2000; 163(4):1166–1169, discussion 1169–1170

[68] O'Dowd GJ, Veltri RW, Orozco R, Miller MC, Oesterling JE. Update on the appropriate staging evaluation for newly diagnosed prostate cancer. J Urol 1997; 158(3 Pt 1):687–698

[69] Wolf JS Jr Cher M, Dall'era M, Presti JC Jr Hricak H, Carroll PR. The use and accuracy of cross-sectional imaging and fine needle aspiration cytology for detection of pelvic lymph node metastases before radical prostatectomy. J Urol 1995; 153(3 Pt 2):993–999

[70] Harisinghani MG, Barentsz J, Hahn PF et al. Noninvasive detection of clinically occult lymph-node metastases in prostate cancer. N Engl J Med 2003; 348(25):2491–2499

[71] Hovels AM, Heesakkers RA, Adang EM et al. The diagnostic accuracy of CT and MRI in the staging of pelvic lymph nodes in patients with prostate cancer: a meta-analysis. Clin Radiol 2008; 63(4):387–395

[72] Eiber M, Beer AJ, Holzapfel K et al. Preliminary results for characterization of pelvic lymph nodes in patients with prostate cancer by diffusion-weighted MR-imaging. Invest Radiol 2010; 45(1):15–23

[73] Bellin MF, Roy C, Kinkel K et al. Lymph node metastases: safety and effectiveness of MR imaging with ultrasmall superparamagnetic iron oxide particles—initial clinical experience. Radiology 1998; 207(3):799–808

[74] Heesakkers RA, Hovels AM, Jager GJ et al. MRI with a lymph-node-specific contrast agent as an alternative to CT scan and lymph-node dissection in patients with prostate cancer: a prospective multicohort study. Lancet Oncol 2008; 9(9):850–856

[75] Harisinghani MG, Barentsz JO, Hahn PF et al. MR lymphangiography for detection of minimal nodal disease in patients with prostate cancer. Acad Radiol 2002; 9 Suppl 2:S312–S313

[76] Afshar-Oromieh A, Zechmann CM, Malcher A et al. Comparison of PET imaging with a (68)Ga-labelled PSMA ligand and (18)F-choline-based PET/CT for the diagnosis of recurrent prostate cancer. Eur J Nucl Med Mol Imaging 2014; 41(1):11–20

[77] Budaus L, Leyh-Bannurah SR, Salomon G et al. Initial Experience of (68) Ga-PSMA PET/CT Imaging in High-risk Prostate Cancer Patients Prior to Radical Prostatectomy. Eur Urol 2016; 69(3):393–396

8 Acompanhamento Pós-Tratamento e Avaliação para Recorrência

Adam T. Froemming ▪ Lyndsay Viers ▪ Eric May ▪ Akira Kawashima

8.1 Introdução

A compreensão dos aspectos clínicos da recorrência do câncer de próstata é crítica para se entender o papel das imagens e intervenção diagnósticas, assim como a evolução de um tratamento específico para o paciente com base em imagens nesta população. Este capítulo tem seu foco na aquisição de imagens da recorrência do câncer de próstata com ênfase nas imagens por ressonância magnética (MRI). As indicações para a obtenção dessas imagens são revistas, e terapias focais emergentes guiadas por imagens para o câncer recorrente também são destacadas.

8.2 Antecedentes Clínicos na Recorrência do Câncer de Próstata

A prostatectomia radical (RP) continua a ser o tratamento primário mais comum para câncer de próstata (PCa) primário localizado e oferece a cura definitiva para a maioria dos pacientes. A irradiação primária da glândula inteira e as terapias ablativas também podem alcançar altas taxas de sucesso em populações apropriadas de pacientes. Contudo, a incidência de recorrência bioquímica (BCR) varia de 19 a 35% em 10 anos após prostatectomia radical, e é de cerca de 30% após radioterapia primária,[1] representando um desafio em termos de diagnóstico e tratamento adicionais. A recorrência bioquímica, também chamada variavelmente de falha do antígeno específico da próstata (PSA) ou falha bioquímica, é definida com mais frequência como dois valores elevados consecutivos de PSA sérico acima de 0,2 ng/mL após RP. Essa definição não é universal, pois Cookson *et al.* identificaram 53 definições diferentes de BCR em uma amostragem de 145 estudos.[2] A elevação inicial do PSA sérico marca um ponto crucial no tratamento da doença, uma vez que pode ser o indicador inicial de progressão subsequente da doença ou eventual mortalidade relacionada ao PCa.[3] De forma importante, a BCR pode preceder clinicamente a recorrência evidente da doença em 7 a 10 anos (8 anos, em média).[4] A detecção de BCR serve de gatilho para a avaliação adicional baseada em imagens para determinar o local de qualquer recorrência clinicamente evidente (se é local ou distante) para que a terapia direcionada ao salvamento possa ser iniciada a fim de interromper a progressão para a mortalidade relacionada ao PCa.

Após a RP, espera-se que o PSA sérico caia rapidamente para níveis indetectáveis e depois seja acompanhado pós-tratamento rotineiramente a intervalos periódicos, em geral, a cada 6 a 12 meses por 5 anos e, então, anualmente.[5] A presença de qualquer PSA sérico detectável proporciona um marcador extraordinariamente sensível para a recorrência e, portanto, serve como um teste simples e forte de acompanhamento. Embora, como mencionado anteriormente, a definição tradicional de BCR seja apresentar dois valores consecutivos de PSA sérico > 0,2 ng/mL, alguns argumentaram que deve ser usado um critério alternativo de valor de PSA de 0,4 ng/mL com um nível de elevação subsequente. Este critério alternativo pode aumentar a especificidade para a recorrência *clinicamente relevante*, uma vez que ele tem se mostrado mais preditivo em relação à progressão metastática.[3,6] Com pouca frequência, o nível de PSA pode permanecer persistentemente detectável no pós-operatório sem nunca atingir um nadir zero, o que tipicamente se deve a um tecido residual não canceroso da próstata, a ressecção subtotal de carcinoma ou metástase distante não detectada no momento da cirurgia. Nessa situação, podem ser obtidas imagens, e, se negativas, o PSA pode então ser acompanhado de maneira mais cuidadosa (a cada 3 a 6 meses)[5] do que em pacientes que alcançam um PSA indetectável.

Embora a BCR seja usada como um marcador precoce do sucesso do tratamento primário, a história natural em pacientes com BCR é altamente variável, indo desde um padrão indolente não progressivo até a rápida progressão para a doença terminal. Assim sendo, pode ser útil definir adicionalmente o tempo de duplicação do PSA (PSAdt) ou velocidade do PSA (PSA$_{vel}$), que têm implicações adicionais para as taxas preditas de progressão. Um curto PSAdt de < 6 meses e a alta velocidade de PSA > 0,5 ng/mL/mês estão associados a um risco maior de progressão, metástase distante e mortalidade relacionada ao PCa.[1,7] Em uma doença com um curso relativamente indolente, em geral se observa um longo PSAdt > 6 meses e baixa PSA$_{vel}$. Outros preditores de aumento de risco de progressão, metástase e mortalidade relacionada ao PCa incluem um escore de Gleason > 8 e BCR precoce que ocorre em menos de 24 meses após o tratamento primário.[1]

Em geral, os padrões de recorrência do PCa incluem (1) apenas doença recorrente localizada; (2) apenas doença metastática distante (tipicamente linfonodal, com menos frequência óssea) e (3) uma combinação destas. Nomogramas têm sido desenvolvidos para predizer o local da recorrência, o que pode ser útil para guiar as decisões referentes aos exames por imagens realizados e à seleção do tratamento. Além disso, após a RP, a doença recorrente é mais comum na fossa da próstata (recorrência local), seguida pelos linfonodos pélvicos e retroperitoneais, sendo muito menos comuns as metástases esqueléticas.[8,9] Outros locais distantes de recorrência são bem menos comuns e incluem os linfonodos mediastinais e cervicais, assim como metástases distantes em órgão sólido. Um subgrupo de pacientes com doença "oligometastática" foi reconhecido recentemente, em parte devido ao uso de radiotraçadores específicos das imagens de tomografia por emissão de pósitrons (PET), como ^{11}C-colina, provavelmente representando um estado de potencial progressivo mais baixo.[10] Tais pacientes não foram diagnosticados anteriormente até desenvolverem uma doença terminal mais disseminada. Tanto as metástases localmente recorrentes como as distantes podem ser vistas concomitantemente, com mais frequência em pacientes em que não foram obtidas imagens até seu PSA estar relativamente alto. O risco de progressão para a doença metastática é mais alto quando há um curto intervalo livre de doença (< 24 meses), enquanto a recorrência local é mais comum no caso de BCR tardia.[11] Ligeiras elevações do PSA geralmente representam recorrência local, enquanto os valores mais altos de PSA, tempos de duplicação curtos (< 6 meses) e altas velocidades de PSA geralmente representam metástase distante.[11] Margens cirúrgicas positivas aumentam o risco de recorrência local e doença distante. Finalmente, os pacientes com um escore de Gleason de 8 a 10, ou estágio de tumor pT3b (extensão extraprostática) ou pTx pN1 na RP, têm risco aumentado de falha sistêmica com metástase distante e mortalidade relacionada ao PCa. Em comparação, aqueles com um escore de Gleason < 7 ou estágio de tumor pT3a (invasão da vesícula seminal) pN0 ou pTx R1 (R1 = margem positiva) mais provavelmente apresentam recorrência local.[12]

Tradicionalmente, os pacientes em alto risco com doença recorrente (PSA em rápida elevação, escore de Gleason de 8 a 10 e

BCR precoce – veja anteriormente) são tratados com radioterapia de salvamento (sRT) não direcionada, terapia antiandrogênica (ADT), quuimioterapia sistêmica, ou uma combinação destas. Essas terapias podem ser consideradas um tratamento cego, já que um local específico de recorrência geralmente não foi identificado ou, quando foi, a terapia não foi direcionada especificamente. Essa abordagem representa o potencial para uma substancial morbidade relacionada ao tratamento e pode não ser eficaz em conter a progressão para doença metastática avançada e mortalidade relacionada ao PCa. Em particular, a ADT sistêmica não tem demonstrado qualquer benefício comprovado em relação à mortalidade em homens assintomáticos com PCa metastático,[10] apesar de uma série de efeitos colaterais em potencial, e as diretrizes da European Association of Urology sugerem a postergação de ADT paliativa devido à ausência de um benefício claro para a sobrevida.[13] Além disso, a radioterapia de salvamento em pacientes com PSA > 2 ng/mL ou com tempos de duplicação longos de PSA (> 6 meses) não apresentou um benefício comprovado para a sobrevida específica no PCa, quando comparada à vigilância ativa.[14] Estriaturas ureteral e uretral, cistite, incontinência urinária e retal, assim como dor perineal são todas complicações comuns da radioterapia não direcionada.[15,16] Além disso, a terapia antiandrogênica sistêmica tem efeitos colaterais limitadores do estilo de vida e recentemente tem sido associada a graves riscos cardiovasculares.[17] Tendo em vista essas considerações, a vigilância pode ser considerada uma abordagem alternativa apropriada em situações clínicas selecionadas.

À medida que as opções avançadas de aquisição de imagens melhoram e tornam-se disponíveis de maneira mais ampla, ocorre um movimento em direção ao tratamento de salvamento direcionado para locais específicos de recorrência da doença. A localização precisa com o uso de imagens permite outras opções de tratamento direcionado que podem obter a diminuição da morbidade ao paciente, em comparação com a confiança em terapias sistêmicas não direcionadas. A abordagem padrão atual para a terapia de salvamento após RP é a irradiação não direcionada à pelve. Entretanto, são referidas taxas de fracasso que chegam a 42% em termos de proporcionar um adequado controle tumoral das recorrências locais, associadas a muitos efeitos colaterais conforme mencionado anteriormente.[18] Por outro lado, embora seja tecnicamente desafiadora, a prostatectomia de salvamento pode ser uma opção para tratar a recorrência local após a radioterapia primária.[19] Além disso, em pacientes com *doença oligometastática*, que é uma recorrência não local identificada em um único sítio, a ressecção cirúrgica de salvamento ou a ablação guiada por imagem pode ser uma opção viável à intenção curativa, ou pelo menos para retardar uma nova progressão.[20]

Usando os nomogramas mencionados anteriormente, pode ser escolhida adequadamente a modalidade mais vantajosa de aquisição de imagens. Sintomas clínicos, como a dor óssea, também devem ser levados em consideração quando são solicitados testes por imagem (reconhecendo-se que as metástases ósseas são bastante incomuns em pacientes com um PSA inferior a 10 ng/mL[21]). É importante reconhecer que as opções de tratamento de salvamento são mais eficazes quando a carga tumoral é mais baixa, como no caso em que o PSA sérico se torna detectável pela primeira vez.[14] Kitajima *et al.* observaram que 79 de 115 pacientes em que foram obtidas imagens no momento da BCR apresentaram apenas um local de recorrência, sendo 70% da amostra, ressaltando o valor potencial de se adquirir imagens precocemente.[9] Quando as imagens avançadas falham em identificar o local de recorrência, com valores baixos de PSA, outras opções de tratamento não direcionado convencional podem ser consideradas (*versus* acompanhamento serial do PSA e posterior repetição das imagens). Várias destasopções tratamento de salvamento, incluindo as terapias guiadas por imagem, são discutidas no tópico 8.10 Tratamentos Focais Guiados por Imagem.

Existem múltiplas escolhas de modalidade de imagens para a avaliação da BCR. A modalidade de imagens escolhida deve refletir a localização esperada de recorrência (metástase local *versus* distante) com base na consideração de fatores específicos do paciente descritos anteriormente (momento oportuno e taxa de recorrência do PSA assim como os sintomas). A cintilografia óssea, na medicina nuclear, tomografia computadorizada (CT) e tomografia por emissão de pósitrons com fluorodesoxiglicose–tomografia computadorizada (FDG PET/CT) têm uso limitado para avaliação de uma nova BCR. Porém, a PET/CT com ^{11}C-colina demonstrou um grande potencial para avaliação de suspeita de doença metastática distante, e a MRI pélvica, potencialmente com biópsia direcionada de quaisquer lesões no leito da próstata, pode ser útil para suspeita de recorrência local.

As imagens por ressonância magnética são o exame primário por imagens para a avaliação do leito da próstata na situação de BCR, tanto para identificar a recorrência local como para permitir opções de tratamento focal. Portanto, a MRI será abordada em detalhes na próxima seção. O restante dessa seção descreve modalidades alternativas de imagens que podem complementar a MRI, reconhecendo-se as principais limitações dessas opções.

O ultrassom transretal (TRUS) é de limitado valor na avaliação do leito da próstata para a recorrência local, tendo baixa sensibilidade relatada que varia de 25 a 54%.[22,23] Um estudo demonstrou maior sensibilidade (80%) em pacientes com um PSA mais alto, acima de 2 ng/mL, mas apenas uma moderada especificidade (67%),[24] provavelmente devido à sobreposição das características de imagens para alterações pós-operatórias normais, tecido fibrótico e doença recorrente. Tipicamente, a recorrência local é caracterizada por um nódulo hipoecoico, mais provavelmente próximo à anastomose vesicouretral. Entretanto, em até 30% das recorrências, o nódulo recorrente pode ser isoecoico com o tecido adjacente, tornando difícil a localização da lesão (▶ Fig. 8.1). A biópsia guiada por ultrassom transretal é considerada o padrão-ouro para confirmar a recorrência local, embora tenha um baixo rendimento diagnóstico especialmente com níveis baixos de PSA (< 1 ng/mL) e no quadro de uma lesão de tamanho pequeno. A biópsia direcionada, guiada por ultrassom transretal, de uma lesão recorrente suspeitada no leito da prostatectomia, que é inicialmente detectada usando MRI, alcança um rendimento diagnóstico maior.[25]

A tomografia computadorizada é amplamente disponibilizada embora lhe falte sensibilidade para a avaliação precoce da BCR (▶ Fig. 8.2).[21,22] Em especial, a CT tem um papel mínimo na detecção de recorrência local, só identifica confiavelmente lesões muito grandes, medindo > 2 cm.[26] A tomografia computadorizada também tem limitada acurácia para diagnosticar linfonodos metastáticos devido à sua dependência geral do tamanho linfonodal, alcançando uma sensibilidade de 27 a 75%, dependendo dos critérios diagnósticos aplicados. Por exemplo, se avaliar linfonodos metastáticos baseada em um diâmetro linfonodal de mais 1 cm, são alcançadas sensibilidade e especificidade precárias. A tomografia computadorizada também está abaixo do ideal em relação às metástases esqueléticas devido à sua baixa sensibilidade para lesões não escleróticas. Além disso, a CT não é confiável na avaliação da resposta das metástases escleróticas ao tratamento visto que essas metástases geralmente permanecem escleróticas apesar da resposta adequada ao tratamento. Atualmente, as diretrizes da National Comprehensive Cancer Network (NCCN) sugerem que a CT "pode ser considerada" após a RP quando o PSA não se reduz até um nível indetectável (potencialmente representando uma doença metastática pré-cirúrgica não diagnosticada) ou, apesar das limitações anteriores, no quadro de BCR, a tomografia computadorizada pode ser mais apropriada na situação de PCa avançado recorrente, por exemplo, para monitorar a resposta à terapia

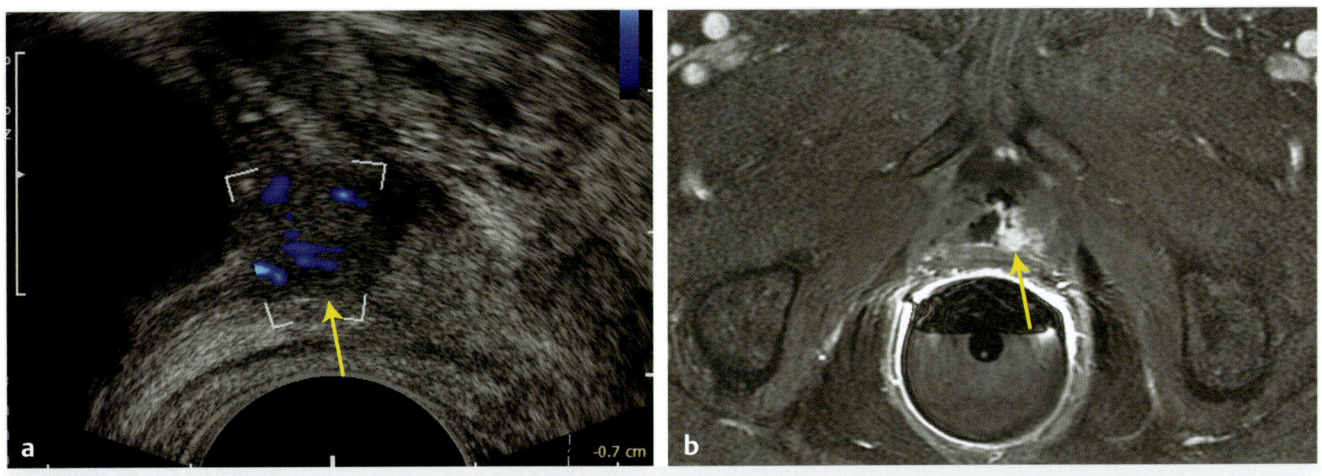

Fig. 8.1 Imagem de carcinoma recorrente de próstata em um homem de 70 anos com um histórico de prostatectomia assistida por robô e recorrência bioquímica (antígeno específico da próstata = 1,2 ng/mL). (**a**) Ultrassom transretal com Doppler demonstra um nódulo hipoecoico arredondado, de 1,2 cm, com hipervascularidade, próximo ao colo da bexiga (*seta*). Ultrassom transretal tem baixa resolução tecidual e espacial, tornando difícil a diferenciação entre recorrência e alterações pós-operatórias normais. (**b**) Em MRI subsequente, imagens dinâmicas com contraste confirmam um nódulo hiperintensificado focal anormal (*seta*), condizente com recorrência local ao longo do lado esquerdo da anastomose vesicouretral. O paciente foi submetido subsequentemente à irradiação de salvamento, resultando em um PSA indetectável.

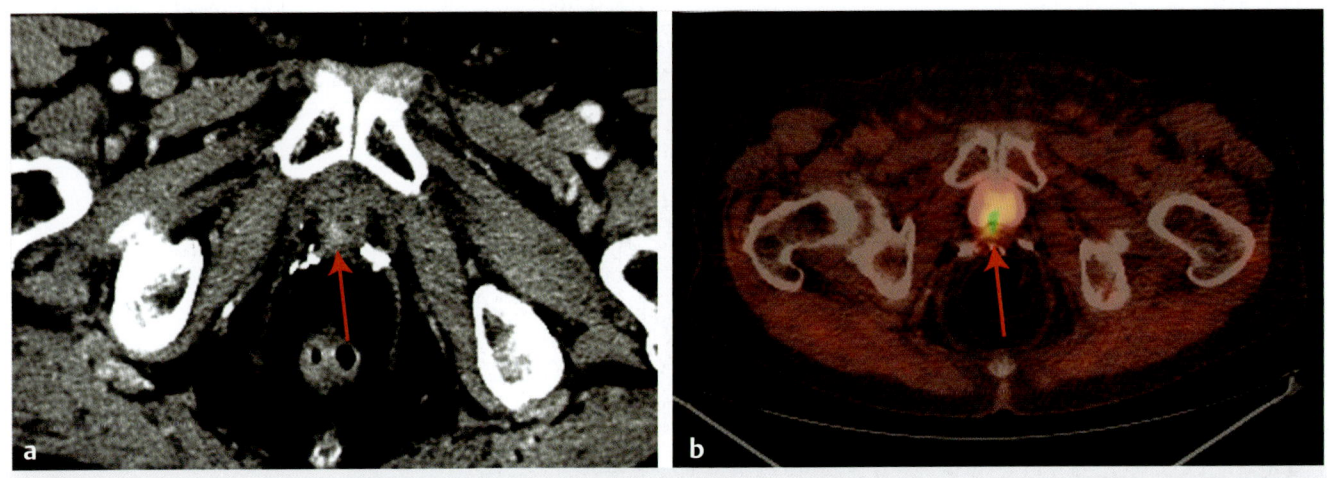

Fig. 8.2 Homem de 86 anos, com um histórico de câncer de próstata, escore de Gleason 3 + 4 estágio pT3b, N0, M0, e um histórico remoto de prostatectomia radical e radioterapia de salvamento por causa de recorrência anterior. Seu antígeno específico da próstata elevou-se recentemente de um nível indetectável para 2,0 ng/mL. (**a**) Imagens de CT com contraste em ajustes de janela estreita mostram um foco de intensificação na anastomose vesicouretral posterolateral direita (*seta*), considerado altamente suspeito para recorrência. Nenhuma doença metastática foi identificada. (**b**) Imagem de PET/CT com ^{11}C-colina fundida confirma um foco ávido por colina correspondente ao achado da CT (*seta*).

antiandrogênica e/ou à quimioterapia da linfadenopatia metastática conhecida ou de metástases para órgão sólido (▶ Fig. 8.3).

A cintilografia também tem valor positivo preditivo e sensibilidade baixos, especialmente em pacientes com PSA < 10 ng/mL. Embora Kane *et al.* tenham sugerido um valor de limiar de PSA de 10 ng/mL antes que possam ser detectadas metástases ósseas por cintilografia,[21] outros descobriram que até 34% dos pacientes podem apresentar cintilografia positiva com valores de PSA inferiores a 10 ng/mL.[11] Deve ser notado, porém, que os valores médios de PSA no momento das cintilografias ósseas positivas, nesses estudos, foram de 63 ng/mL e 123 ng/mL, respectivamente.[11,21] Por essa razão, as diretrizes da American Urological Association (AUA) e NCCN sugerem que o uso de rotina da cintilografia óssea na avaliação da BCR não se justifica, mas deve ser reservado para o acompanhamento de metástases esquelética conhecidas ou para um paciente com dor óssea recente e PSA muito elevado (pelo menos > 10 ng/mL).[27] Embora dados limitados sugiram que PET/CT com flúor 18 com fluoreto de sódio (^{18}F-NaF) seja capaz de detectar metástases ósseas que, de outra forma, ficariam ocultas, incluindo níveis mais baixos de PSA do que os tipicamente diagnosticados, o papel exame em algoritmos diagnósticos padronizados para BCR precisa ainda a ser definido.[28]

A PET/CT com ^{18}F-FDG (fluorodesoxiglicose) é o suporte primário das imagens PET para muitos outros cânceres, embora tenha um valor limitado na avaliação de BCR, o que provavelmente se deve à pequena proliferação celular e ao metabolismo da glicose das células do PCa. A PET/CT com ^{18}F-FDG tem particularmente baixa sensibilidade para a avaliação de recorrência local no leito da próstata devido à excreção urinária e concentração fisiológica do radiotraçador na bexiga. Portanto, a PET/CT não é recomendada e não tem aplicação clínica significativa nessa situação (classificação do American College of Radiology – ACR de 3 quanto à adequação).[29] A PET/CT com ^{18}F-NaF tem se mostrado mais sensível do que a cintilografia óssea convencional em representar as metástases ósseas no PCa.

A ^{11}C-colina é o único radiotraçador de PET/CT aprovado pela Food and Drug Administration (FDA) para a avaliação da BCR nos Estados Unidos, e mostrou um desempenho geral excelente nessa aplicação quando se considera a detecção tanto de metástases locais como distantes usando um único exame por imagens. A prática com ¹¹C-colina para localização na pelve é mínima, alcançando, portanto, uma especificidade muito alta para recorrência de PCa que se aproxima de 100%.[9] Entretanto, a PET/CT com ¹¹C-colina tem limitada resolução espacial, e a excreção urinária pode ocasionalmente confundir a interpretação ao longo do colo da bexiga. Esses fatores diminuem a sensibilidade para a recorrência local. Assim, embora potencialmente considerada adequada para a recorrência local, a PET/CT com ¹¹C-colina é inferior à MRI para essa finalidade. Por outro lado, a ¹¹C-colina mostra o melhor desempenho entre os testes aprovados pela FDA para detectar linfonodos metastáticos, incluindo linfonodos de apenas 5 mm, com uma sensibilidade geral de 83 a 100%[9] (▶ Fig. 8.4). Como é de se esperar, a detecção da lesão melhora com o aumento do PSA e com um crescente escore de Gleason do tumor primário.[9] Devido também à sua avaliação de corpo inteiro, a PET/CT com ¹¹C-colina pode detectar lesões metastáticas acima da pelve, as quais rotineiramente não são reproduzidas em imagens com o uso de MRI. Alguns estudos mostraram um ótimo nível de limiar de PSA de 2 ng/mL para detecção da lesão. Por exemplo, Krause *et al.* observaram uma acurácia diagnóstica de 36% nos níveis de PSA < 1 ng/mL, em comparação com 73% em PSA > 3 ng/mL.[22] Também, como já mencionado anteriormente, a PET/CT com ¹¹C-colina está ajudando a definir uma população anteriormente não reconhecida de pacientes com apenas um foco solitário distante de doença metastática, denominado oligometastático. Logisticamente, o uso de ¹¹C-colina é limitado pela sua meia-vida curta (20,4 min), necessitando assim um cíclotron local para produção do radiotraçador.

Pesquisas radiográficas do osso e varreduras com capromabe pendetida índio-111 (ProstaScint) têm um desempenho bastante precário no quadro de BCR, e seu uso geralmente não é indicado, recebendo classificações de adequação da ACR de 1 e 3, respectivamente.[29]

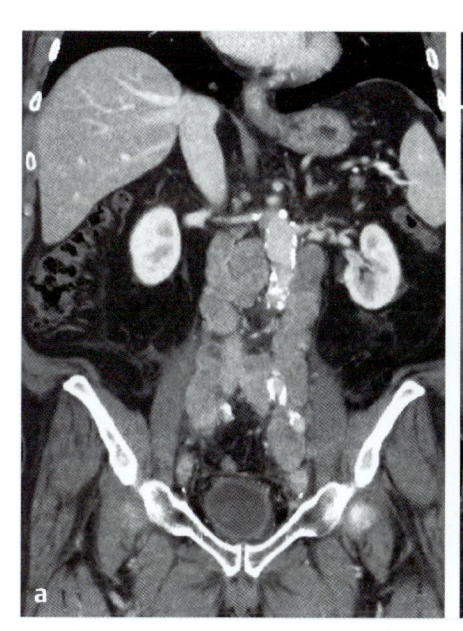

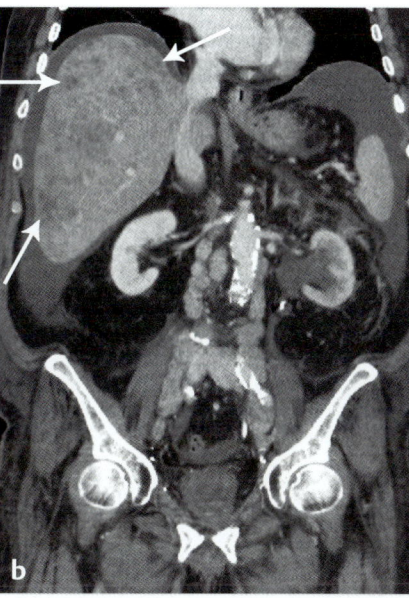

Fig. 8.3 Homem de 78 anos submetido à prostatectomia radical 10 anos antes, com subsequente irradiação de salvamento para recorrência bioquímica e recaída repetida mais recente (antígeno específico da próstata que aumenta rapidamente para 42 ng/mL enquanto estava em terapia antiandrogênica). (**a**) Imagem de CT coronal obtida na linha basal antes da quimioterapia mostra extensa linfadenopatia retroperitoneal metastática. (**b**) Imagem de CT coronal obtida em acompanhamento mostra resposta parcial da linfadenopatia, embora, em geral, mostre doença progressiva com novas e extensas metástases hepáticas (*setas*). O paciente faleceu 1 semana após a CT.

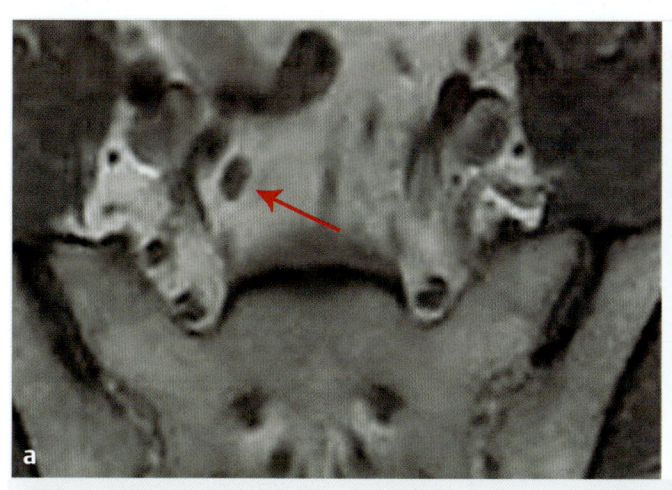

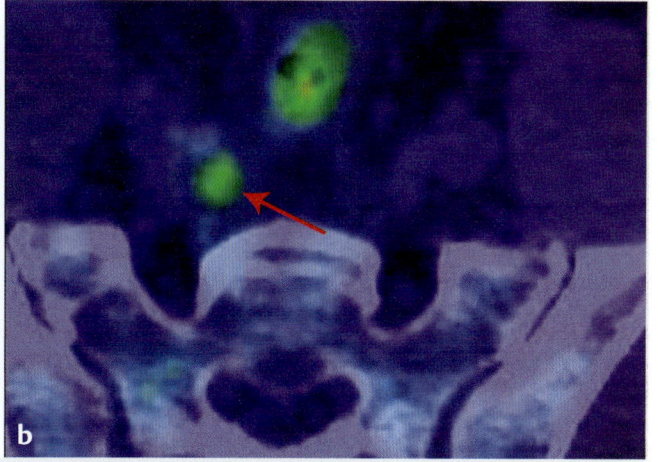

Fig. 8.4 Comparação de modalidades de imagens para recorrência em linfonodo pélvico. Um homem de 54 anos apresentou um nível de antígeno específico da próstata de 2,7 ng/mL, 2,5 anos após prostatectomia para carcinoma de próstata com radioterapia de salvamento de feixe externo no leito cirúrgico. (**a**) Imagem de MR ponderada em T1 axial demonstra um linfonodo de 0,5 cm × 0,7 cm na cadeia ilíaca interna direita (*seta*), que foi considerado normal pelos critérios de tamanho. (**b**) Imagem de PET/CT com ¹¹C-colina demonstra significativa avidez correspondente por colina deste pequeno linfonodo (*seta*) com o valor máximo padronizado de captação de 3,8. Este linfonodo foi confirmado como sendo uma metástase por meio de extensa dissecção bilateral de linfonodos pélvicos.

8.3 MRI para Avaliação de Recorrência Bioquímica

O foco primário deste capítulo são as características das imagens de PCa recorrente com o uso de MRI após fracasso do tratamento primário, incluindo RP e radioterapia. A MRI multiparamétrica (mpMRI) em 3 T (teslas) usando uma bobina endorretal pode ser discutivelmente considerada o padrão-ouro para detecção e delineamento da recorrência local na fossa da próstata. O papel da MRI na detecção de recorrência local é importante, visto que a maior parte das recorrências ocorre localmente no leito da próstata, em especial com níveis mais baixos de PSA e um tempo relativamente tardio para a recorrência. Para detectar recorrências locais, a MRI é superior ao TRUS, assim como a todas as outras modalidades de imagens incluindo PET/CT com ^{11}C-colina, alcançando uma sensibilidade de 83 a 95% (versus 45 a 75% para PET/CT com ^{11}C-colina) com níveis de PSA superiores a 0,6 ng/mL.[25] Além de detectar lesões recorrentes, a MRI é capaz de definir a anatomia pélvica pós-cirúrgica e a extensão geral de uma lesão recorrente, que são importantes fatores para o planejamento do tratamento focal.

A MRI demonstrou um desempenho geral na detecção de metástases ósseas pélvicas similar ao da PET/CT com ^{11}C-colina (sensibilidade 87% versus 81%, respectivamente).[9] Entretanto, a MRI e a PET/CT com ^{11}C-colina têm potencial para papéis complementares para essa finalidade, com cada detecção em potencial de uma metástase óssea sendo omitida por outro teste. O relativo desempenho dos dois exames para metástases ósseas pode ser influenciado pelo histórico do tratamento, como ADT concomitante ou radioterapia (RT) recente.

A acurácia da MRI para metástases linfonodais (sensibilidade de 64%, acurácia de 70%)[9] é ligeiramente mais bem comparada com a CT, embora ainda em grande parte limitada por depender dos critérios convencionais de tamanho. Esta limitada acurácia no diagnóstico de metástases linfonodais permanece como um ponto fraco primário da MRI no quadro de recorrência do PCa.[9] Como notado anteriormente, a colina - PET/CT tem mostrado um desempenho significativamente melhor para a avaliação de pequenos linfonodos (veja ▶ Fig. 8.4). A linfografia por MR é uma técnica altamente promissora com o potencial para um desempenho acentuadamente melhor em acurácia no estadiamento de linfonodos, incluindo aqueles muito pequenos. De fato, a linfografia por MR pode superar os radiotraçadores específicos de PET devido à melhor resolução espacial.[30] Embora sejam necessárias investigações adicionais, o agente que proporciona o melhor desempenho para a linfografia por MR em estudos iniciais atualmente não é aprovado pela FDA para uso nos Estados Unidos.

Em síntese, a MRI é o exame primário para a avaliação da recorrência local do tumor, e tem um razoável desempenho na detecção de metástases ósseas (embora estas sejam relativamente incomuns como um local inicial de BCR). O principal ponto fraco da MRI é a precária acurácia para metástases linfonodais. A PET com ^{11}C-colina mostra o melhor desempenho para estadiamento de linfonodos entre as abordagens atualmente disponíveis aprovadas pela FDA, embora seu ponto fraco seja a avaliação da recorrência local. Em combinação, esses dois exames oferecem excelente sinergia no exame de BCR (▶ Tabela 8.1; ▶ Fig. 8.5). Contudo, a sequência mais custo-efetiva para a realização estesdois exames precisa ainda ser determinada.

Tabela 8.1 Características complementares de realização de MRI e PET/CT com ^{11}C-colina para avaliação inicial de recorrência bioquímica. As imagens por ressonância magnética são superiores para detecção de recorrência local, a PET/CT com ^{11}C-colina é superior para detecção de metástase em linfonodo, e o desempenho de ambas é equivalente em relação a metástases ósseas.

		Sensibilidade	Especificidade	Acurácia	AUC
		(CI 95%)	(CI 95%)	(CI 95%)	(CI 95%)
Recorrência local					
	MRI	88,5%[a]	84,6%	87,4%[a]	0,91[a]
		(78,2%, 94,3%)	(66,5%, 93,8%)	(78,8%, 92,8%)	(0,85, 0,97)
	PET/CT com ^{11}C-colina	54,1%	92,3%	65,5%	0,76
		(41,7%, 66,0%)	(75,9%, 97,9%)	(55,1%, 74,7%)	(0,67, 0,85)
Metástase para linfonodo pélvico (n = 70)					
	MRI	64,0%	85,0%	70,0%	0,81
		(50,1%, 75,9%)	(64,0%, 94,8%)	(58,5%, 79,5%)	(0,71, 0,91)
	PET/CT com ^{11}C-colina	90,0%[a]	100,0%	92,9%[a]	0,95[a]
		(78,6%, 95,7%)	(83,9%,100%)	(84,3%, 96,9%)	(0,91, 1,00)
Metástase para osso pélvico (n = 95)					
	MRI	87,5%	96,2%	94,7%	0,93
		(64,0%, 96,5%)	(89,4%, 98,7%)	(88,3%, 97,7%)	(0,84, 1,00)
	PET/CT com ^{11}C-colina	81,3%	98,7%	95,8%	0,90
		(57,0%, 93,4%)	(93,2%, 99,8%)	(89,7%, 98,4%)	(0.80, 1,00)

Abreviações: AUC, área sob as curvas das características operacionais do receptor; CI, intervalo de confiança; n, número.
Fonte: Dados de Kitajama et al., 2015[9].
[a]Uma diferença estatisticamente significativa entre MRI e PET/CT com ^{11}C-colina ($p < 0,05$).

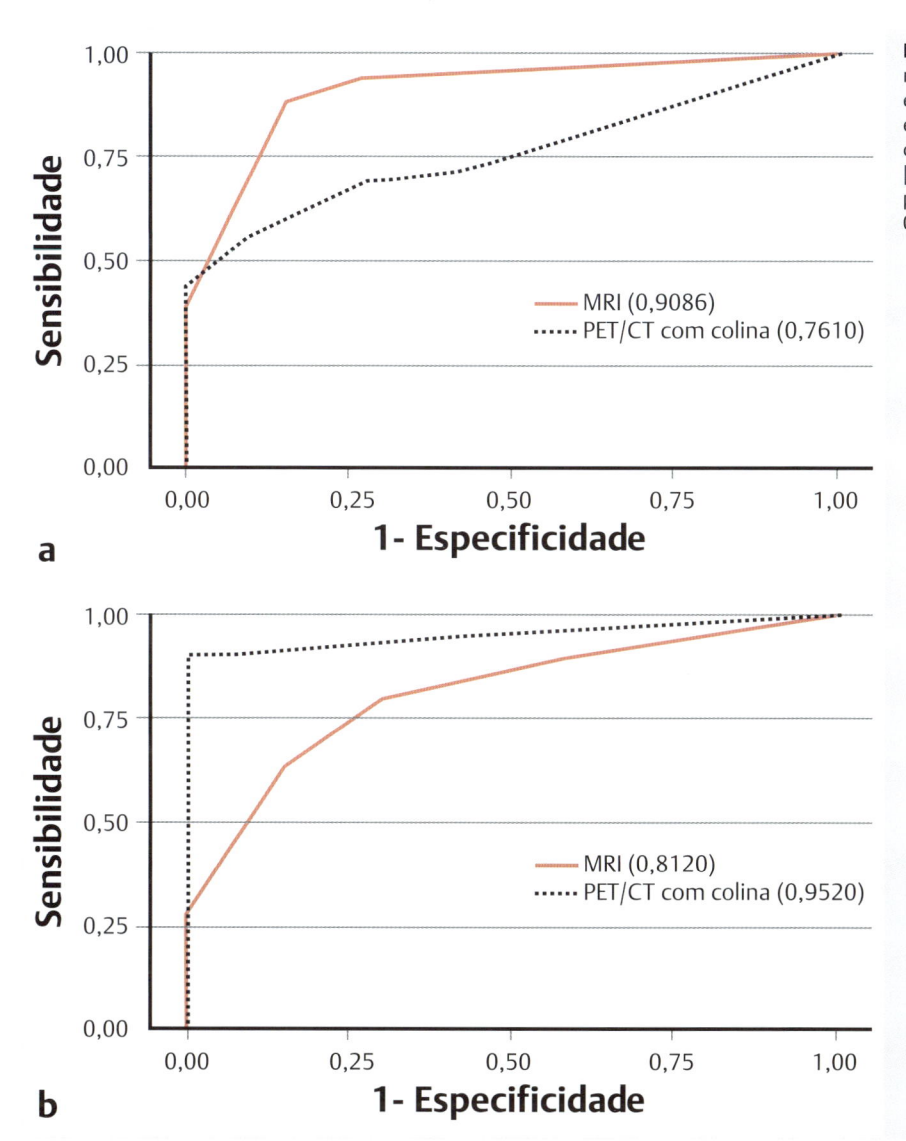

Fig. 8.5 Curvas das características operacionais do receptor (ROC) para MRI (*linha vermelha contínua*) e PET/CT com ^{11}C-colina (*linha preta pontilhada*) em (**a**) avaliação para recorrência local (área sob a curva [AUC] de 0,91 para MRI e 0,76 para PET/CT [p < 0,05]) e em (**b**) avaliação para metástases para linfonodo pélvico (AUC de 0,81 para MRI e 0,95 para PET/CT [p < 0,05]).

8.4 Anatomia da Prostatectomia Pós-radical

O conhecimento da aparência pós-operatória da pelve é crítica para a avaliação de uma BCR. Após RP, a base da bexiga descende inferiormente e o complexo de músculos levantadores do ânus desloca-se em direções anterior e inferior, ocupando parcialmente o leito da prostatectomia, enquanto a bexiga assume um formato de pera invertida. Estes achados são mais bem visualizados nos planos de imagens coronal e sagital (▶ Fig. 8.6). A localização do diafragma urogenital tipicamente não está afetada. Na ausência de doença recorrente, o leito da prostatectomia tipicamente contém apenas gordura, tecido cicatricial mínimo e vasculatura. Pode haver sinal linear baixo em T1 e T2 na parede retal anterior relacionado à fibrose pós-operatória, assim como fibrose linear da fáscia retroprostática (de Denonvilliers). Uma quantidade pequena a moderada de baixo sinal não relativo à massa pode ocorrer no local da anastomose da uretra e bexiga (anastomose vesicouretral) devido à fibrose pós-cirúrgica normal. Este achado é tipicamente mais proeminente ao longo do aspecto anterior da anastomose e pode resultar em indentação da parede da bexiga.[31] A deiscência parcial da anastomose vesicouretral pode ser clinicamente inaparente e aparece como um espaço focal irregularmente alargado ou uma saculação focal (ou pseudodivertículo) entre o colo vesical e a uretra membranosa, o que muito raramente em um quadro crônico tem alguma consequência clínica.

O vaso deferente residual termina no aspecto cranial dos leitos de ressecção da vesícula seminal (ou vesiculectomia), tipicamente visualizado como estruturas lineares ou tubulares de sinal baixo a intermediário tanto em imagens ponderadas em T1 como em T2 que seguem o curso anatômico esperado.[32] Nenhum tecido residual da vesícula seminal deve estar presente, com clipes cirúrgicos e mínima cicatrização presentes nos leitos da vesícula seminal. Em pacientes com PSA persistentemente detectável após RP, o tecido residual da vesícula seminal algumas vezes pode ser identificado como uma origem. Nesses pacientes, o nível de PSA é tipicamente baixo e relativamente estável no decorrer do tempo (▶ Fig. 8.7).

Raramente, porções da próstata podem ser retidas de forma não intencional (▶ Fig. 8.8). Em nossa experiência, isto ocorre geralmente após a prostatectomia assistida por robô em vez da aberta. A glândula remanescente pode estar inteiramente

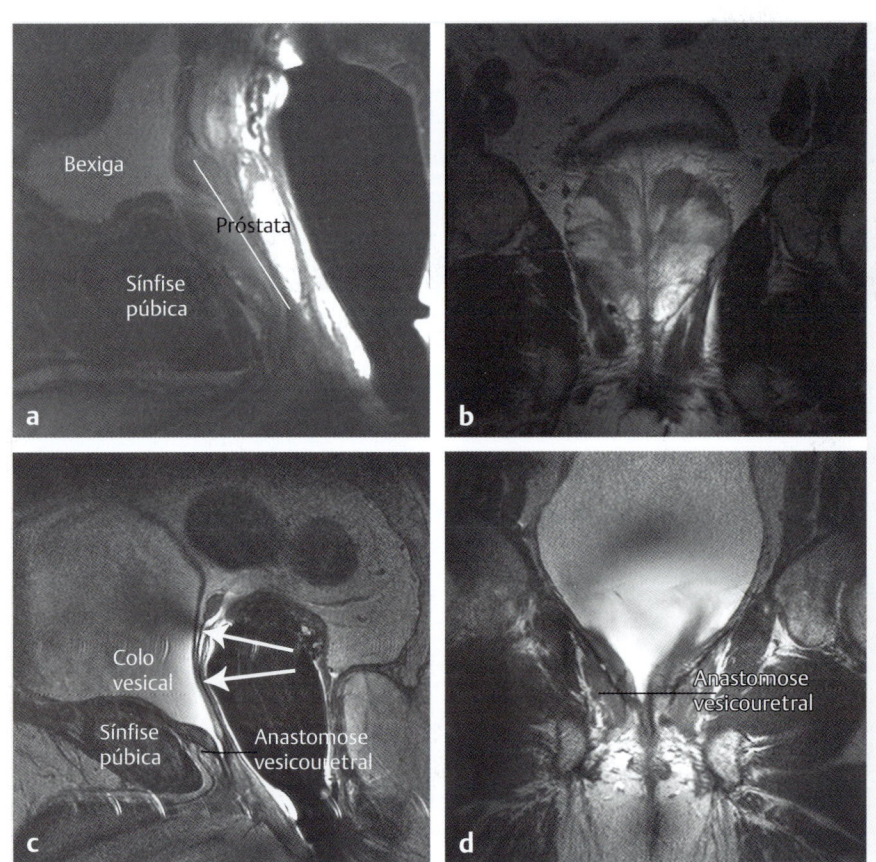

Fig. 8.6 (a) MRI ponderada em T2 sagital e **(b)** coronal da próstata em um paciente com carcinoma da próstata comprovado por biópsia. **(c)** Imagens ponderadas em T2 sagital e **(d)** coronal da pelve no mesmo paciente após prostatectomia radical, mostrando alterações na anatomia. O colo vesical torna-se alongado e afunilado com a anastomose vesicouretral próxima ao nível da sínfise pubiana baixa (notado em **d**). Há uma fina cicatriz linear tipicamente visualizada ao longo do plano de ressecção (**c**, *setas*), com uma pequena quantidade de cicatrização nos leitos da vesícula seminal no aspecto superior. O ânus e o reto estão deslocados mais anteriormente. (Uma bobina endorretal está posicionada nos dois pontos no tempo.)

benigna ou ainda conter grandes áreas de tumor não ressecado. Tendo em vista que o tratamento típico para PSA persistentemente detectável após RP é a irradiação de salvamento e/ou a terapia sistêmica, reconhecendo a presença de tecido retido da próstata como fonte de PSA persistentemente detectável, é vital direcionar esses pacientes ao tratamento apropriado.

Clipes metálicos e uma linha de sutura no leito operatório podem resultar em artefato de suscetibilidade. Tais artefatos podem degradar severamente a qualidade da imagem e limitar a avaliação dependendo do número, tamanho, composição e localização dos clipes. O artefato metálico de suscetibilidade decorrente de um grande número de clipes é mais pronunciado em imagens ponderadas de difusão (DWI) e em imagens dinâmicas com contraste (DCE) em sequência gradiente eco incoerente (*spoiled*), ponderadas em T1 com supressão de gordura. Felizmente, os materiais cirúrgicos usados com mais frequência nos últimos anos causam artefatos relativamente leves que não interferem muito na avaliação. Quando o artefato metálico de suscetibilidade é significativo (p. ex., em pacientes com prótese no quadril), é necessária a otimização adicional do protocolo direcionado, incluindo, por exemplo, aumentar a largura de banda de recepção e não usar a saturação de gordura por frequência seletiva.

Nos casos sem tumor recorrente, geralmente não há intensificação precoce pós-gadolínio da anastomose ou do leito prostático, e tipicamente não há intensificação ou somente mínima intensificação homogênea durante as fases posteriores. É crítico reconhecer a aparência da intensificação focal vascular próximo ao leito cirúrgico, que muitas vezes pode ser assimétrica e mimetizar a intensificação focal precoce que é característica de tumor inicial. Tal intensificação vascular é uma causa comum de diagnóstico falso-positivo de recorrência local (▶ Fig. 8.9).

8.5 Recorrência Local do Tumor após Prostatectomia Radical

O sítio mais comum de recorrência local do tumor após RP é ao redor da anastomose vesicouretral (▶ Fig. 8.12), mais frequentemente em torno dos aspectos posterior e lateral da anastomose vesicouretral e, com menos frequência, ao longo da margem anterior. Outros sítios comuns de recorrência local incluem o colo vesical (▶ Fig. 8.11) ao longo da parede posterior da bexiga e no leito da vesícula seminal (▶ Fig. 8.10). Os sítios menos comuns de recorrência incluem o tecido perivesical bilateralmente, o espaço pré-vesical, dentro da parede da bexiga, e o espaço periuretral, o espaço pré-sacral e a parede retal anterior.

8.6 Técnica de MRI para Avaliação de Recorrência Bioquímica

Com a crescente disponibilidade de *scanners* de MR 3 T, a modalidade de imagens preferida para a avaliação do câncer de próstata passou a ser a MRI multiparamétrica (mpMRI). Em nossa instituição, a MRI 3 T da próstata é realizada rotineiramente com a integração de uma bobina de superfície de varredura de fase anterior de 8 canais e uma bobina endorretal para aumentar a relação sinal-ruído (SNR). Se o paciente não puder tolerar uma bobina endorretal, a MRI 3 T é realizada somente com uma bobina de superfície. Em nossa instituição, a MRI 1,5 T, que utiliza uma bobina de superfície pélvica integrada e uma bobina endorretal, é reservada aos pacientes que têm uma contraindicação para a MRI 3 T, tal como um dispositivo implantável que tem sido documentado como sendo condicional na MRI 1,5 T, mas não na 3 T.

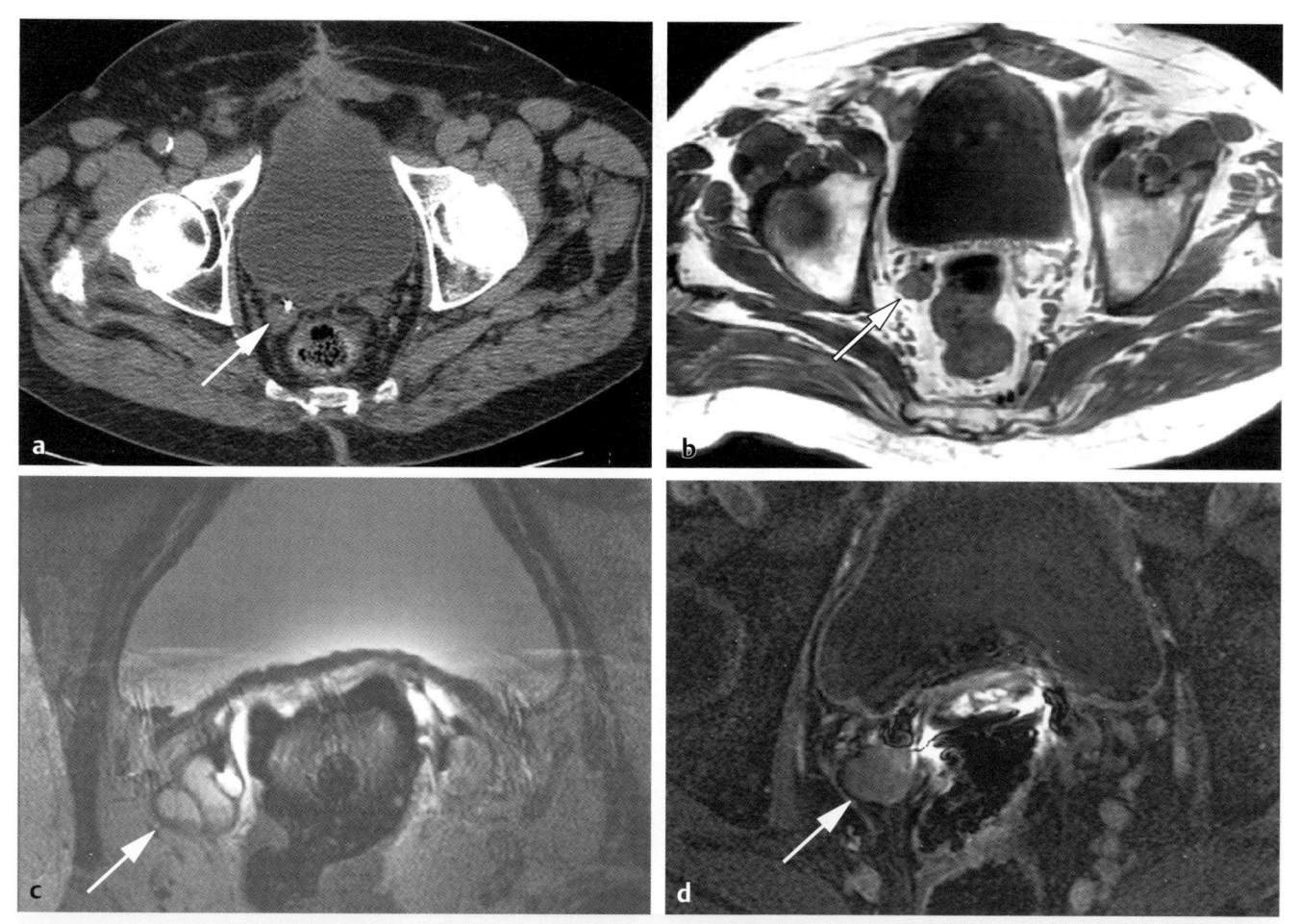

Acompanhamento Pós-Tratamento e Avaliação para Recorrência

Fig. 8.7 Homem de 77 anos que apresentou um nível baixo, mas detectável, e em lenta elevação, do antígeno específico da próstata após prostatectomia radical. (**a**) Uma tomografia computadorizada, realizada em uma instituição externa, foi considerada suspeita para recorrência devido a um "nódulo" percebido na pelve direita. (**b**) Imagens ponderadas em T1 e (**c**) T2 axiais demonstram uma estrutura tubular preenchida com fluido lateral ao reto, levando até aos clipes cirúrgicos (*setas*). (**d**) Imagem de DCE não mostra qualquer intensificação interna suspeita sugerindo tumor. O achado representa um remanescente benigno da vesícula seminal (*seta*). Note o clipe cirúrgico através do aspecto anteromedial do remanescente da vesícula seminal, com o restante residual obstruído distalmente ao clipe. O artefato era mínimo em imagens ponderadas em T1 e T2, porém em imagens ponderadas de difusão (não mostrado) era mais acentuado.

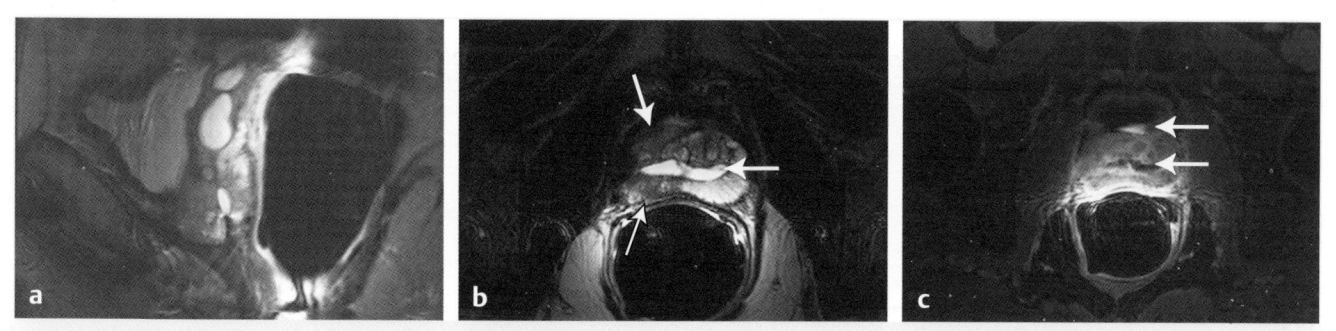

Fig. 8.8 Prostatectomia incompleta (não intencional) com uma grande quantidade de glândula prostática e vesículas seminais residuais. (**a**) Imagens ponderadas em T2 sagital e (**b**) axial demonstram um grande volume de próstata não ressecada, com uma área de sinal em T2 hipointenso anormal no lado direito residual da glândula demonstrando também hiperintensificação precoce na imagem pós-contraste (**c**). Prostatectomia radical de salvamento subsequente confirmou a presença de tumor residual na glândula residual. Note na imagem sagital que o colo vesical e a anastomose vesicouretral estão anormalmente deslocados anteriormente à glândula, uma indicação de uma tentativa malsucedida de prostatectomia. O colo vesical, que contém uma pequena quantidade de contraste excretado na urina, está deslocado anteriormente à glândula (**c**, *seta*). Um defeito cístico central na glândula representa uma uretra desconectada após ressecção transuretral da próstata (*seta* em **b** e **c**).

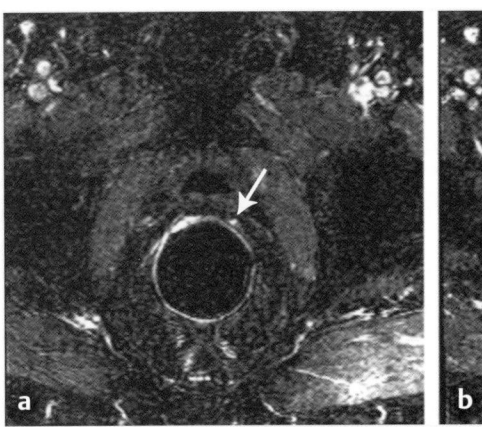

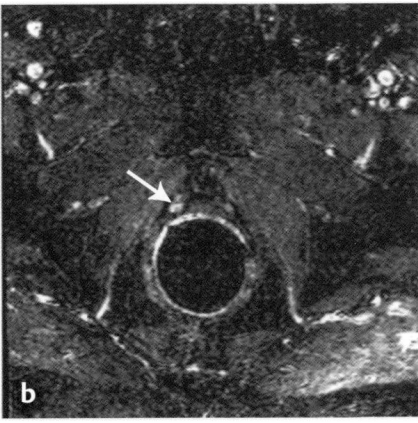

Fig. 8.9 Imagens dinâmicas com contraste (6 s/fase) subtraídas em fase inicial demonstram pequenos focos de intensificação anteriormente ao reto à esquerda (**a**, *seta*) e posterolaterais à anastomose vesicouretral à direita (**b**, *seta*), os quais são miméticos de tumor em potencial devido à vasculatura benigna. ▶ Fig. 8.19 também mostra exemplos de vasculatura benigna intensificada ao longo das margens da anastomose vesicouretral, os quais são desvantagens potenciais.

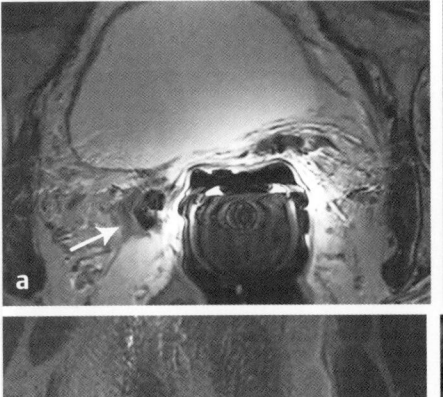

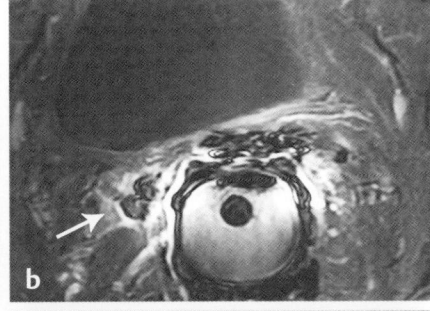

Fig. 8.10 Painel de imagens ponderadas em T2 (T2W) e dinâmicas com contraste (DCE) de locais de recorrência locorregional em diferentes pacientes. Estes incluem: (**a**) imagens T2W e (**b**) DCE de recorrência no leito da vesícula seminal direita, que aparecem como sinal diminuído em T2 e maior intensificação focal (*seta*) adjacente aos clipes; (**c**) imagens T2W coronal e (**d**) DCE axial de recorrência periureteral esquerda (*setas*); (**e**) imagens T2W axial e (**f**) DCE axial de recorrência pré-sacral tipo lâmina (*seta*). *(Continua.)*

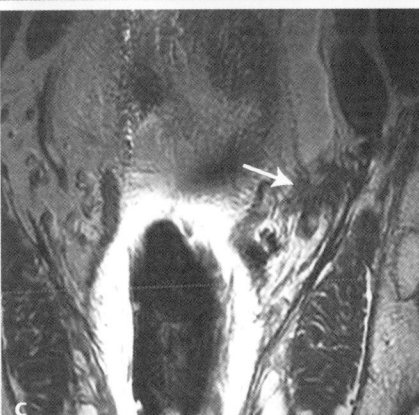

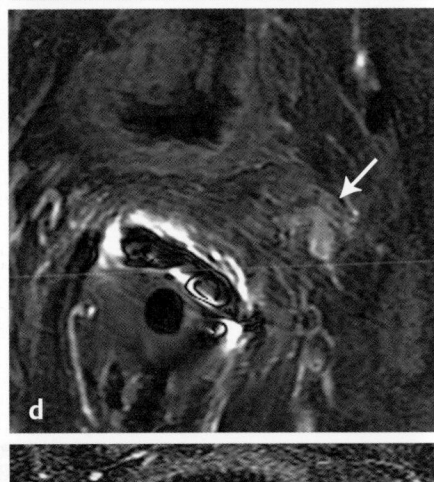

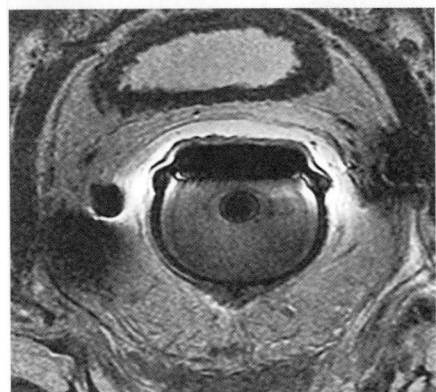

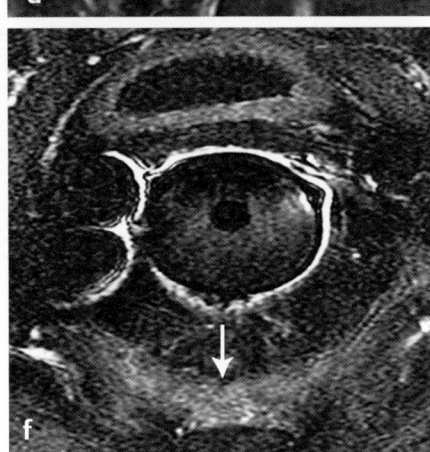

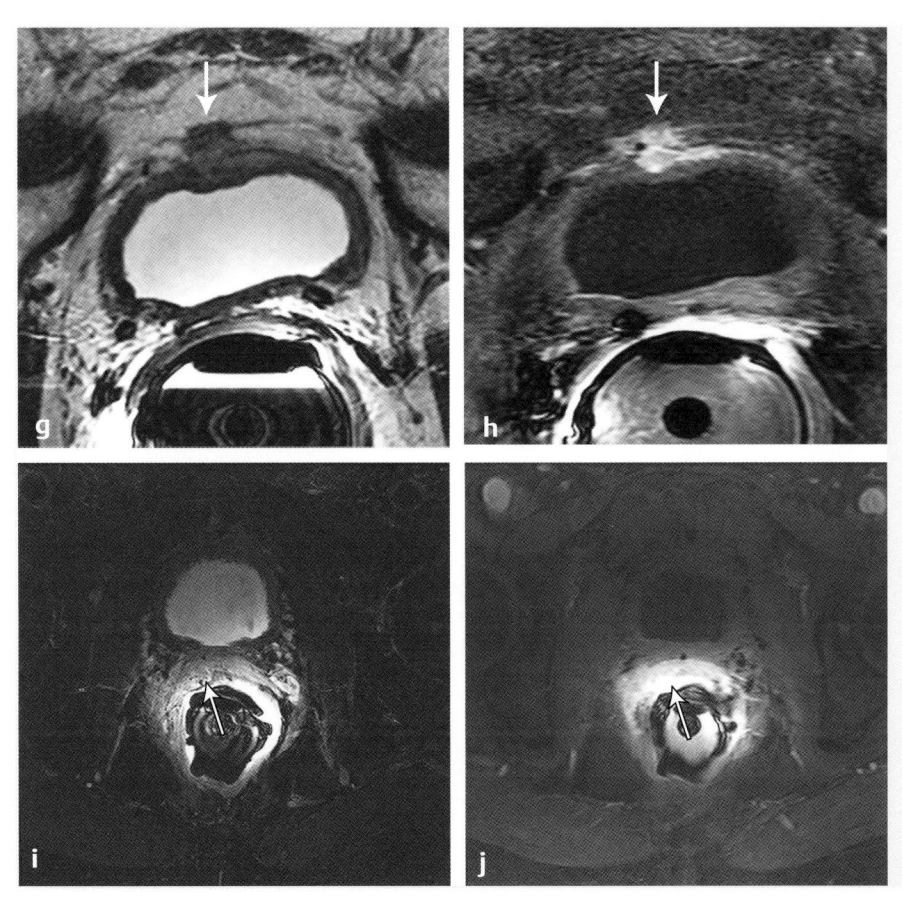

Fig. 8.10 *(Cont.)* **(g)** imagens T2W axial e **(h)** DCE axial de recorrência pré-vesical (*setas*), **(i)** imagens T2W axiais saturadas de gordura e **(j)** DCE axial de recorrência infiltrativa na parede retal anterior (*setas*). Veja ▶ Fig. 8.11 e ▶ Fig. 8.12 para demonstrações adicionais de locais comuns de recorrência.

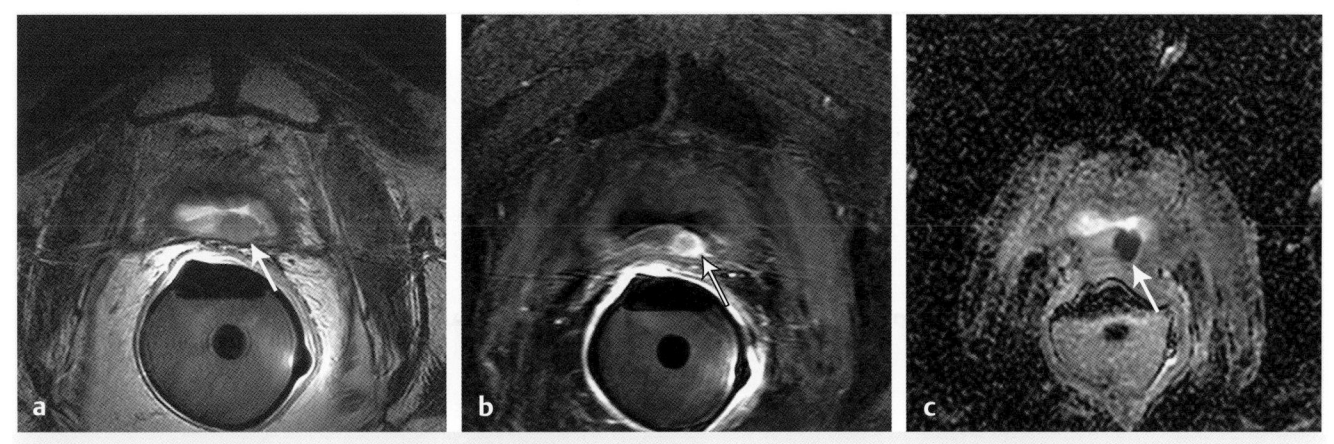

Fig. 8.11 Três imagens de MR axiais após prostatectomia radical demonstram uma recorrência local de tumor bem definida no colo da bexiga posterior para a esquerda da linha média (*setas*) logo acima da anastomose vesicouretral. A lesão é hipointensa com o músculo e tecido cicatricial na imagem ponderada em T2 (**a**) e hipointensa em relação com o urotélio adjacente amontoado e mostra acentuada intensificação arterial (**b**) e baixo coeficiente de difusão aparente (ADC) no mapa ADC (**c**).

Como na avaliação para doença primária, a mpMRI da próstata no quadro de BCR compreende imagens multiplanares ponderadas em T2 (T2WI), imagens ponderadas de difusão (DWI) axiais (incluindo valores de b na faixa de 1.400-2.000 s/mm^2) e imagens tridimensionais (3D) axiais de DCE ponderadas em T1. A mpMRI de alta resolução deve cobrir a próstata e os leitos de vesícula seminal. Em pacientes com PSA persistente ou elevação, este após falha da terapia primária, combinações adicionais de T1WI, DWI, T2WI axiais, MRI com sequências de pulso gradiente eco incoerente (*spoiled*) *fast* pós-gadolínio da pelve toda são úteis para avaliar linfonodos e ossos pélvicos. A ▶ Tabela 8.2 fornece um protocolo sugerido para a avaliação de BCR, que, em nossa instituição, difere dos protocolos usados em situação pré-operatória primária.

Vários estudos mostram um valor limitado de T2WI sozinha para detecção de recorrência local após RP.[33,34,35,36] Por exemplo, Roy *et al.* relataram uma sensibilidade de 55% usando a T2WI sozinha para detecção de tumores recorrentes.[36] Porém,

Tabela 8.2 Sequências de MRI 3 T e parâmetros com ou sem o uso de uma bobina endorretal

Sequência		Cobertura anatômica	TR (ms)	TE (ms)	Espessura/intervalo da fatia (mm)	Campo de visão (cm)	Matriz	Outras informações
3,0 T com integração de bobinas pélvicas com varredura de fase e endorretal								
T1WI axial		Toda a pelve	< 500	9	6/1	36	416/192	
DWI axial (opcional)		Toda a pelve	4.000	65	7/1	36	200/192	Valor de b de 600 ms/mm²
T2WI axial (opcional)		Toda a pelve	4.000	85	6/1	36	320/320	
T2WI axial		Alta resolução[a]	4.500	105	2,5/0,5	18	416/224	
T2WI sagital		Alta resolução[a]	7.500	105	2,5/0,3	18	416/224	
T2WI coronal		Alta resolução[a]	4.400	105	2,5/0,5	18	416/224	
DWI axial		Alta resolução[a]	≥ 3.000	82	≤ 4/sem intervalo	22	200/192	Altos valores b de 1.400-2.000 ms/mm²
DCE axial		Alta resolução[a]						1. Agente de contraste de MR à base de injeção em *bolus* IV de gadolínio (0,1 mmol/kg) a 3 mL/s 2. Observação total após administração de contraste ≥ 2 min
	Abordagem de alta resolução temporal	Próstata e vesículas seminais		MF	3/0	22	256/192	Resolução temporal em 6,5 s/fase
	Abordagem de alta resolução espacial	Leito de prostatectomia e vesiculectomia seminal	5,2	MF	2,6/-1,3	14-18	256/192	1. Resolução temporal em 15-30 s/fase 2. Alteração química com saturação ou subtração de gordura
Post-Gd 3D fast SPGR		Pelve		MF	4/0	36	256/224	
3,0 T com bobina de varredura de fase pélvica								
T1WI axial		Toda a pelve	< 500	MF	6/1	36	416/192	
DWI axial (opção)		Toda a pelve	3.100	65	7/1	36	200/192	Valor de b de 600 s/mm²
T2WI axial (opcional)		Toda a pelve	4.000	85	6/1	36	320/320	
T2WI axial		Alta resolução[a]	6.000	125	3/0	22	320/320	
T2WI sagital		Alta resolução[a]	4.000	125	3/1	22	288/224	
T2WI coronal		Alta resolução[a]	6.000	125	3/0,3	22	320/320	
DWI axial		Alta resolução[a]	4.000	85	3/0	30	128/160	Altos valores de b de 1.400- 2.000 s/mm²
DCE 3D fast SPGR		Alta resolução[a]						1. Agente de contraste de MR à base de injeção em *bolus* IV de gadolínio a 3 mL/s 2. Observação total após administração de contraste ≥ 2 min
	Abordagem de alta resolução temporal	Próstata e vesículas seminais	4,8	2,4	3/-1,5	22	256/192	Resolução temporal a 6,5 s/fase

(Continua.)

Acompanhamento Pós-Tratamento e Avaliação para Recorrência

Tabela 8.2 Sequências de MRI 3 T e parâmetros com ou sem o uso de uma bobina endorretal *(Cont.)*

Sequência		Cobertura anatômica	TR (ms)	TE (ms)	Espessura/intervalo da fatia (mm)	Campo de visão (cm)	Matriz	Outras informações
	Abordagem de alta resolução temporal	Leito de prostatectomia e vesiculectomia seminal	5,2	3	3/-1,5	14-18		1. Resolução temporal a 15-30 s/fase 2. Alteração química com saturação ou subtração de gordura
3D *fast* SPGR pós-gadolínio		Toda a pelve	5,2	2	4/0	36	256/224	

Abreviações: T1WI, imagens ponderadas em T1; T2WI, imagens ponderadas em T2; DWI, imagens ponderadas de difusão; DCE, imagens dinâmicas com contraste; 3D fast SPGR, gradiente eco incoerente (*spoiled*) *fast* tridimensional.
Fonte: Adaptada de American College of Radiology (ACR) Prostate Imaging-Recording and Data System, version 2 (disponível em www.acr.org) e protocolos institucionais dos autores.
[a]Imagem de alta resolução deve cobrir a próstata e as vesículas seminais ou leito de prostatectomia e vesiculectomia seminal após cirurgia.

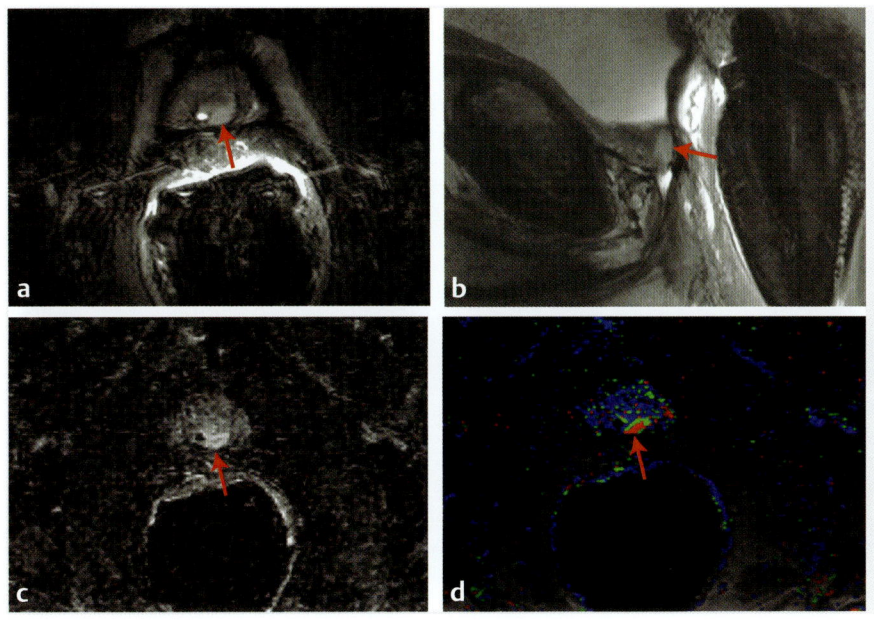

Fig. 8.12 Recorrência local minúscula do câncer de próstata na anastomose vesicouretral (*setas*), imagens ponderadas em T2 (**a**) sagital e (**b**) axial saturada de gordura demonstram uma pequena lesão ligeiramente hiperintensa em T2 ao longo do lado esquerdo posterior da anastomose vesicouretral. Isto demonstra hiperintensificação arterial em uma imagem de subtração precoce (**c**) e cinética de *washout* acentuadamente anormal com alta visibilidade no mapa colorido de perfusão paramétrica (**d**) apesar de seu diminuto tamanho. Esta lesão não foi identificável por imagens ponderadas de difusão ou no mapa do coeficiente de difusão aparente (não mostrado).

apesar da limitada sensibilidade para detecção do tumor, a T2WI fornece detalhes anatômicos críticos que apoiam os achados de DWI e DCE-MRI, na localização de recorrências, além de identificar sua relação com as estruturas adjacentes e identificação de qualquer tecido residual benigno na próstata ou vesícula seminal que possa ser responsável pelo PSA elevado do paciente. Um tumor recorrente geralmente aparece como uma área ligeiramente hiperintensa em T2 em relação à cicatriz cirúrgica no leito da prostatectomia no músculo do colo e/ou parede da bexiga (embora seja hipointensa em relação ao urotélio) (▶ Fig. 8.11 **a**; ▶ Fig. 8.12 **a**; ▶ Fig. 8.12 **b**). Além disso, tumores recorrentes podem aparecer como espessamento nodular assimétrico do tecido mole perianastomótico ou perda de integridade do plano de gordura retroanastomótica. Pequenos tumores recorrentes tendem a mostrar sinal menos intenso em T2 (relativo ao músculo esquelético) comparados às grandes massas, em alguns casos devido ao volume parcial médio, e, consequentemente, pode ser muito difícil diferenciá-los do tecido cicatricial fibroso na fossa da próstata usando T2WI. O uso de saturação de gordura pode aumentar a visibilidade das recorrências locais em T2WI (▶ Fig. 8.12 **a**).

As imagens de MRI pós-contraste iniciais são, de longe, a sequência mais útil para avaliação de recorrência local. Roy *et al.* publicaram uma sensibilidade de 100% para DCE-MRI sozinha na detecção de doença recorrente após RP.[26] Lesões recorrentes geralmente demonstram hiperintensificação arterial heterogênea, que é maior e ocorre precocemente em comparação com o tecido fibroso benigno ou qualquer tecido residual da próstata. As recorrências do tumor podem mostrar inconsistentemente uma cinética de clareamento (*washout*), que é menos importante e uma característica menos confiável para o diagnóstico. As imagens de subtração SPGR ponderadas em T1 de DCE, obtidas sem saturação de gordura, podem ser úteis na determinação da presença de intensificação em casos desafiadores. Os parâmetros ideais de aquisição com DCE-MRI para detecção de recorrência não são claros devido à compensação entre as resoluções espacial e temporal. Em nossa experiência, após RP, a DCE-MRI, de alta resolução espacial, ainda que com resolução temporal mais lenta, pode aumentar a sensibilidade na detecção de recorrências precoces minúsculas e dar informações anatômicas detalhadas da localização de tumor viável recorrente no leito cirúrgico, o que é inestimável para o planejamento da terapia ablativa focal de salvamento (▶ Fig. 8.11). Entretanto, a DCE-MRI de alta resolução temporal é tipicamente preferida para a detecção de tumor viável localmente recorrente ou residual dentro de uma glândula prostática tratada, mas intacta.[18]

Os mapas coloridos representando os parâmetros de perfusão computadorizada que podem ser derivados de análise farmacocinética também podem aumentar a visibilidade das recorrências locais de alguns leitores (▶ Fig. 8.12).

As imagens ponderadas de difusão, incluindo o mapa do coeficiente de difusão aparente (ADC), têm um papel complementar na detecção de um tumor localmente recorrente. Os tumores recorrentes após RP mostram um sinal focal aumentado de DWI com uma lesão hipointensa correspondente no mapa do ADC (▶ Fig. 8.11 **c**). A capacidade da DWI para detectar PCa recorrente após RP é superior à da T2W1, embora a DWI tenha limitações técnicas e seja menos sensível que a DCE-MRI sozinha.[36] Por exemplo, a DWI não é sensível na detecção de lesões pequenas (< 1 cm) no leito da prostatectomia por causa do artefato de suscetibilidade proveniente de clipes cirúrgicos metálicos, gás no reto e bobina endorretal (Kitajima, *American Journal of Roentgenology*, 2016, no prelo). Por exemplo, ▶ Fig. 8.12 mostra uma pequena recorrência identificada por DCE-MRI, que também é visível em T2WI, embora não seja identificada em DWI/ADC. A DWI é mais útil após a RP quando os achados são integrados aos da DCE-MRI e T2WI. É possível que a capacidade de detecção de pequenas recorrências locais após RP usando DWI melhore com o uso de uma nova técnica de imagens ecoplanares de campo de visão reduzido *single-shot*, mas esta técnica ainda foi comprovada.

Uma desvantagem comum para a identificação de recorrência local falso-positiva por MRI inclui o contraste fisiológico normal ao longo do aspecto anterior da linha média da uretra membranosa proximal, imediatamente inferior ao nível da anastomose vesicouretral no diafragma urogenital. A intensificação periuretral ocorre normalmente, uma vez que pode ser vista igualmente em pacientes sem cirurgia anterior. Este achado geralmente tem uma morfologia que pode ser reconhecida com confiança como benigna pelos radiologistas experientes.[37] Uma outra desvantagem anteriormente mencionada é a vasculatura residual periprostática que pode permanecer após RP e mimetizar recorrência (▶ Fig. 8.9). Tipicamente, esses vasos aparecem como estruturas lineares intensificadas, mas pode ser difícil visualizá-los no plano axial. A ausência de um nódulo focal em T2W1, assim como a ausência de qualquer anormalidade correspondente em DWI ou no mapa ADC, deve aumentar a confiança de que a intensificação focal na gordura adjacente à anastomose é benigna.

8.7 Pós-radioterapia

Em pacientes submetidos ao tratamento primário com radioterapia (RT) com feixe externo, a glândula prostática torna-se atrófica e tem uma composição interna difusamente alterada, com substituição de tecido glandular por tecido fibrótico e/ou estromal. As recorrências deste quadro geralmente são intraprostáticas, localizadas com mais frequência na zona periférica (PZ), similar à população pré-tratamento. A glândula tratada tem uma aparência difusamente alterada (▶ Fig. 8.13). A PZ, que normalmente deve ser hiperintensa em T2, mostra intensidade de sinal intermediária difusa em T2, e as distinções anatômicas zonais geralmente se tornam obscuras. Uma margem de baixa intensidade de sinal ao redor da glândula é observada frequentemente, e os limites da cápsula muitas vezes se tornam indistintos, tornando até mais difícil a avaliação da doença T3 mínima. Assim, usando a T2WI, o contraste no tecido entre o câncer recorrente e o tecido benigno irradiado diminui significativamente. Consequentemente, a T2WI demonstra mau desempenho diagnóstico na predição de câncer recorrente em pacientes com recorrência bioquímica após radioterapia.[38] Para a predição de câncer localmente recorrente após radioterapia (RT), tanto a DCE-MRI sozinha como a DCE-MRI e DWI combinadas têm sensibilidade, especificidade e acurácia muito maiores do que a T2WI sozinha.[36]

Similar à pós-RP, a DCE-MRI é a sequência mais confiável na representação da recorrência após a radioterapia (RT), com uma sensibilidade relatada de 96%.[36] A inflamação aguda ou crônica também pode ocorrer como resultado do tratamento, e manifesta-se na DCE-MRI com uma aparência que sugere prostatite (*i.e.*, intensificação irregular ou difusa, não focal). A estratégia ideal de aquisição por DCE-MRI (em termos de compensação máxima-mínima entre a resolução espacial e a temporal) novamente não está estabelecida com clareza nessa situação e é variável na literatura. Em nossa instituição, tipicamente, usamos uma sequência de DCE-MRI com alta resolução temporal (5-7 s/fase) e análise de modelagem farmacocinética nessa situação, em oposição à sequência DCE-MRI com resolução temporal mais baixa e resolução espacial mais alta que usamos em pacientes com PSA baixo após RP. Nossa análise racional é a de que, em uma glândula irradiada, pode ser mais fácil diferenciar entre a fibrose frequentemente presente em segundo plano e a inflamação decorrente de tumor intraprostático recorrente quando se considera a cinética da intensificação como mais bem visualizada por DCE-MRI com alta resolução temporal (▶ Fig. 8.14).

Ao contrário da situação pós-RP, a DWI e o mapa ADC têm maior utilidade após radioterapia (RT). Um estudo sugere que a utilidade da DWI após RT aproxima-se à da DCE-MRI.[36] É provável que essa observação, ao menos em parte, seja explicada pela limitação da DWI após RP devido a artefatos causados por clipes cirúrgicos. Em comparação, encontra-se um número bem menor de artefato de suscetibilidade após RT primária. Após RT, muitas vezes estão presentes três a quatro marcadores intraprostáticos

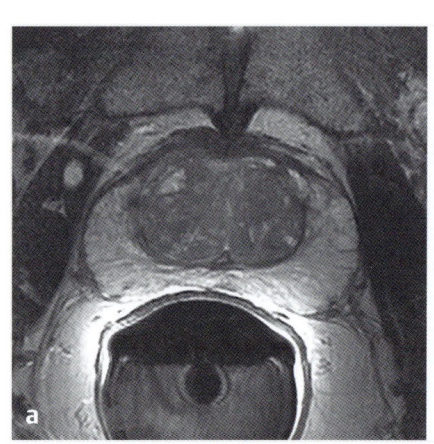

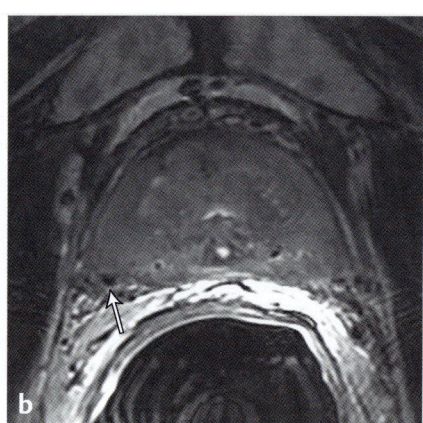

Fig. 8.13 (a) Imagem ponderada em T2 (T2WI) axial demonstra a aparência normal de uma glândula prostática não tratada, benigna. Em comparação, **(b)** a T2WI axial da próstata após radioterapia mostra sinal diminuído em T2, difusamente heterogêneo, de glândula com distorção da anatomia zonal normal. Os marcadores de direção da irradiação tipicamente criam um artefato de imagem muito pequeno (*seta*).

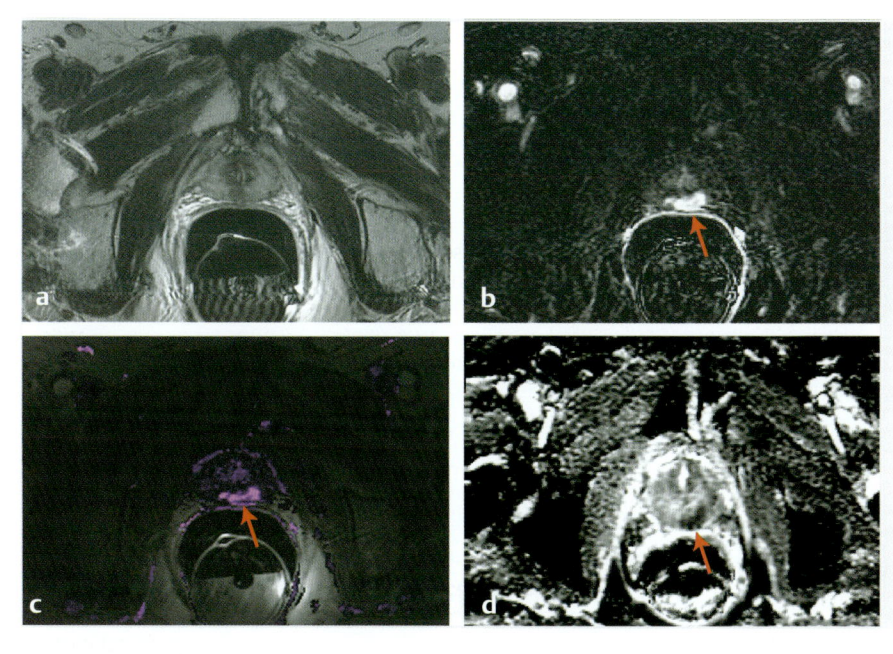

Fig. 8.14 Homem de 85 anos, tratado com radioterapia primária de tumor com escore de Gleason 4 + 4, há 10 anos. O nível de seu antígeno específico da próstata recentemente aumentou para 3,4 ng/mL. (**a**) Imagem ponderada em T2 não delineia claramente a lesão. (**b**) Imagem dinâmica com contraste axial inicial pós-contraste e (**c**) mapa colorido *overlay* K^{trans} mostra um discreto foco de intensificação arterial inicial na zona periférica posterior esquerda (*seta*) condizente com tumor viável recorrente. (**d**) O mapa do coeficiente de difusão aparente mostra o baixo sinal correspondente (*seta*).

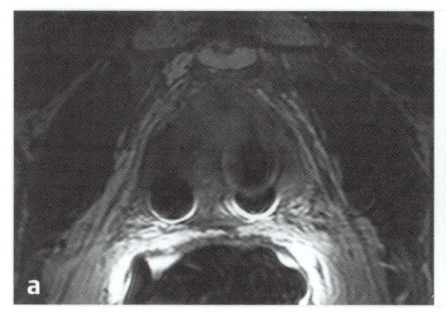

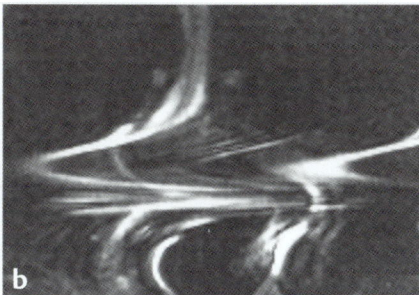

Fig. 8.15 (**a**) Imagem ponderada em T2 axial e (**b**) imagem ponderada de difusão mostram um artefato significativo decorrente de grandes marcadores de direção da radioterapia. Estes foram colocados há 10 anos e criam um artefato muito mais acentuado do que o típico dos marcadores de ouro inerte que são agora comumente usados (veja ▶ Fig. 8.13 e ▶ Fig. 8.14, por exemplo).

confiáveis direcionados à radioterapia. Estes marcadores tipicamente compreendem ouro inerte da MRI e geralmente criam um número bem pequeno de artefatos na MRI. Contudo, ocasionalmente eles podem ser grandes, e, neste caso, o resultado é um artefato grande (▶ Fig. 8.15). O câncer recorrente após RT tipicamente demonstra maior intensidade de sinal na DWI com alto valor de b, com baixo sinal focal correspondente no mapa do ADC, (▶ Fig. 8.14 **d**), o que provavelmente se relaciona à hipercelularidade relativa da recorrência comparada com a do tecido benigno circundante irradiado da próstata. Note-se que a associação entre os valores de ADC e o escore de Gleason, que foi estabelecida para a próstata primária não tratada, não se manteve na próstata pós-tratamento. Os valores de ADC podem ser mais altos do que o esperado para um determinado escore de Gleason, quando comparados aos da próstata não tratada[39] e os limiares que as práticas clínicas podem ter definido para determinar o câncer "significativo" no PCa não tratado não serão necessariamente verdadeiros após a RT. É crítico reconhecer essa distinção visto que qualquer foco na zona periférica mostrando relativa restrição na difusão com hiperintensificação associada deve ser considerado altamente suspeito para câncer após a RT, independentemente de uma queda do valor quantitativo de ADC abaixo daquele que pode ser usado em outros quadros clínicos. Da mesma forma, os tumores em uma próstata irradiada geralmente não são graduáveis pelos patologistas que usam o sistema de Gleason devido a alterações pós-tratamento. Estas alterações observadas na histologia tumoral podem contribuir para a variação nos valores de ADC também neste quadro.

8.8 Braquiterapia Pós-intersticial da Próstata

Alterações similares ocorrem na próstata após braquiterapia intersticial depois de uma radioterapia de feixe externo (p. ex., atrofia, alterações na intensidade de sinal em T2W1 da zona periférica e distorção da anatomia da região). Entretanto, após a braquiterapia, numerosos implantes de sementes radioativas também são observados. Estas sementes metálicas apresentam menos consequências para a imagem em T2WI e DCE-MRI, embora elas possam se degradar significativamente em DWI (▶ Fig. 8.16). A DCE-MRI é, novamente, a sequência mais importante na detecção de tumor recorrente local, tendo a T2WI um importante papel complementar por auxiliar no delineamento anatômico. Em nossa experiência, o tumor residual ou recorrente após braquiterapia é observado, com mais frequência, adjacente à uretra intraprostática, e possivelmente se refere a um subtratamento nesta região, ou nas vesículas seminais, que não são tratadas diretamente por braquiterapia e podem abrigar uma extensão tumoral oculta.

8.9 Radioterapia Pélvica de Salvamento

A radioterapia de salvamento no leito da prostatectomia e potencialmente em toda a pelve é geralmente realizada no qua-

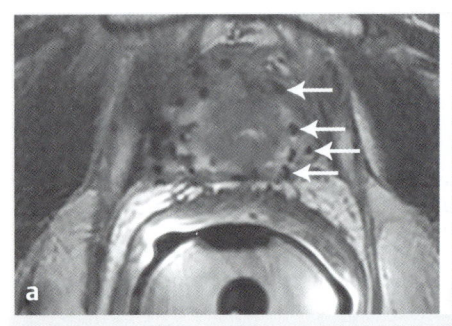

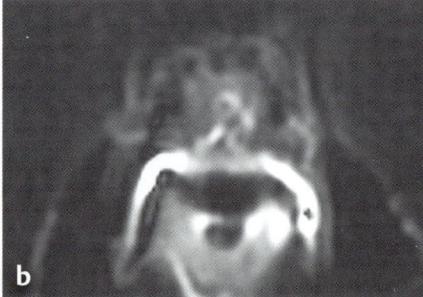

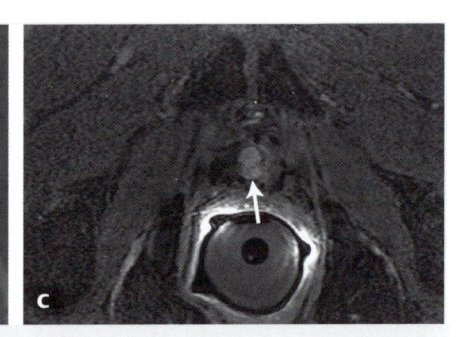

Fig. 8.16 Homem de 62 anos com recorrência bioquímica após tratamento primário com braquiterapia. (**a**) Imagem ponderada em T2 axial mostra múltiplos focos pequenos hipointensos na glândula correspondentes a sementes intersticiais (p. ex., *setas* no lado esquerdo da glândula), embora tenha precária sensibilidade para tumores. (**b**) Imagem ponderada de difusão exibe um artefato de suscetibilidade muito mais significativo causado pelas sementes que é interpretado como não diagnóstico. Porém, uma recorrência de tumor periuretral intraprostático é discretamente identificada somente na imagem dinâmica com contraste (**c**, *seta*), que mostra somente uma degradação menor da imagem pelas sementes, uma vez que são vistas como minúsculos focos de ausência de sinal.

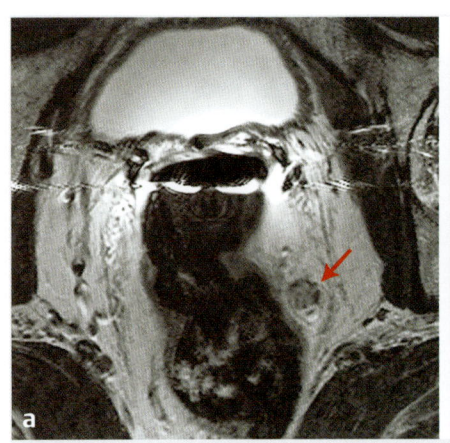

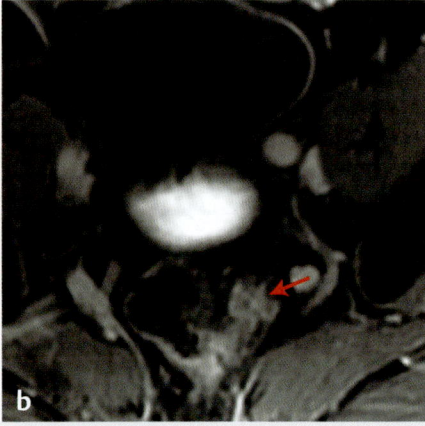

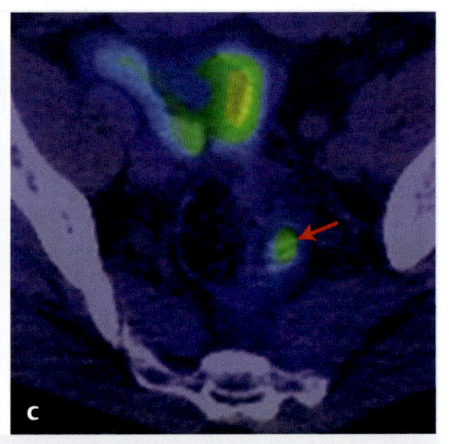

Fig. 8.17 Recorrência perirretal após radioterapia de salvamento. (**a**) Imagem ponderada em T2 axial demonstra uma pequena lesão arredondada levemente hiperintensa no espaço perirretal esquerdo (*seta*), que (**b**) mostra hiperintensificação (*seta*) na imagem ponderada em T1 pós-contraste. (**c**) PET/CT com ^{11}C-colina mostra um ávido foco correspondente de atividade (*seta*).

dro de BCR após RP. Esta terapia é realizada com mais frequência de forma não direcionada no caso de ausência de metástases distantes ou ósseas, identificadas no exame por imagem, que são responsáveis pela BCR. Esta abordagem presume que, provavelmente, a recorrência é local (devido à avaliação negativa das imagens para metástases distantes) sem de fato identificar um local específico da doença local. A queda dos níveis elevados de PSA após o início da radioterapia de salvamento proporciona uma evidência presuntiva de que a recorrência local de fato estava presente e então foi tratada. Essa terapia geralmente envolve a irradiação do leito da prostatectomia como um todo e é estendida, variavelmente, para cobrir as estações linfonodais pélvicas baixas para as quais o PCa mais comumente se dissemina, dependendo dos fatores do paciente (*i.e.*, histórico de linfadenectomia), assim como do padrão de prática do oncorradiologista. Os campos de irradiação nessa aplicação muitas vezes são designados de tal forma que a liberação da dose de radiação poupa o reto, bexiga e cabeças femorais, que são as áreas mais comuns de potencial toxicidade da radiação (sangramento ou estenose anal, cistite e necrose avascular das cabeças femorais). Esta distribuição da dose tem implicações específicas para os locais comuns de recorrência após a radioterapia de salvamento.

Em pacientes com um PSA persistentemente elevado após RT de salvamento, as recorrências não tratadas ou progressivas de um PCa geralmente são localizadas fora do campo de tratamento. Fortuin relatou que até 61% dos linfonodos metastáticos estão fora do volume-alvo de irradiação.[30] As recorrências tumorais nodulares no espaço perirretal são particularmente comuns após irradiação pélvica de salvamento, uma vez que esta área é relativamente poupada do tratamento para evitar complicações retais. Similarmente, as recorrências linfonodais após irradiação pélvica de salvamento geralmente envolvem estações linfonodais ilíacas altas que se encontram imediatamente acima do limite cranial do campo tratado (▶ Fig. 8.17).

Após radioterapia pélvica, a extensão das alterações na medula óssea pode fornecer uma indicação útil da extensão da cobertura anatômica do campo de tratamento, que raramente é conhecida diretamente (▶ Fig. 8.18).

A MRI pode ajudar a identificar a localização precisa de um tumor recorrente após RT e, portanto, evita a irradiação de salvamento não direcionada para uma recorrência presuntiva. A identificação acurada do local e do tamanho da recorrência permite uma seleção melhor dos pacientes para uma dose mais alta de radioterapia modulada pela intensidade (IMRT) direcionada ao local de recorrência em vez de um plano geral de tratamento padrão, o que potencialmente melhora a chance de curar o paciente ou de proporcionar uma durabilidade da resposta a prazo mais longo. Em pacientes nos quais a recorrência foi identificada

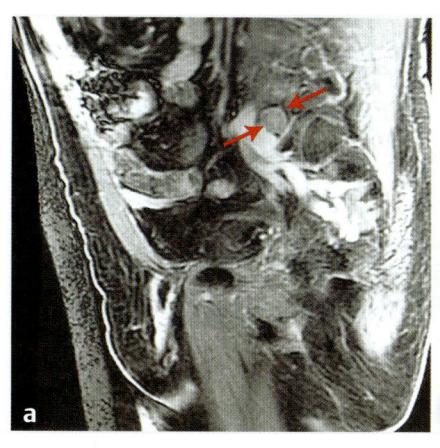

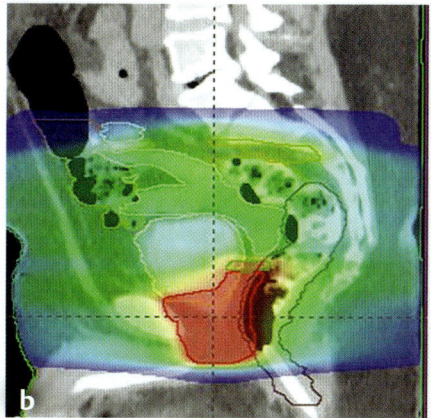

Fig. 8.18 Homem de 64 anos, com tumor com escore de Gleason 3 + 4 = 7 após prostatectomia radical e subsequente radioterapia de salvamento para recorrência bioquímica. Seu antígeno específico da próstata novamente recidivou, medindo 1,9 ng/mL no momento da MRI. (**a**) A imagem ponderada em T1 sagital paramediana pós-contraste mostra linfonodo ilíaco comum esquerdo (*setas*) aumentado no local da recorrência, o qual está exatamente acima da margem mais alta do mapa de dosimetria da radioterapia de salvamento (**b**). Note que a região marcada em vermelho indica o local de uma dose reforçada de radiação liberada no leito da prostatectomia como um todo.

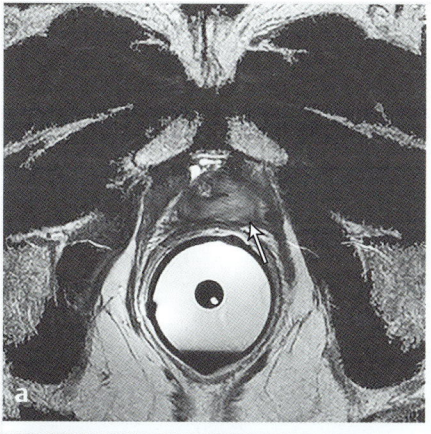

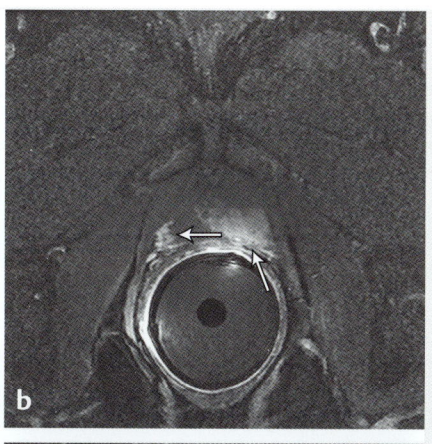

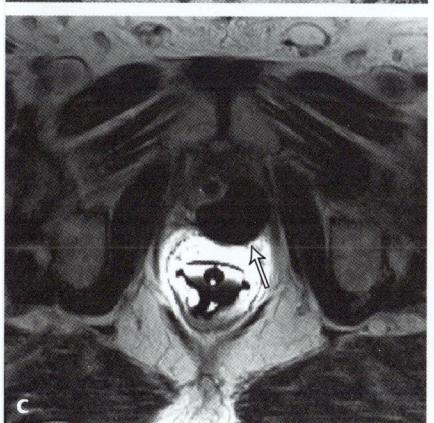

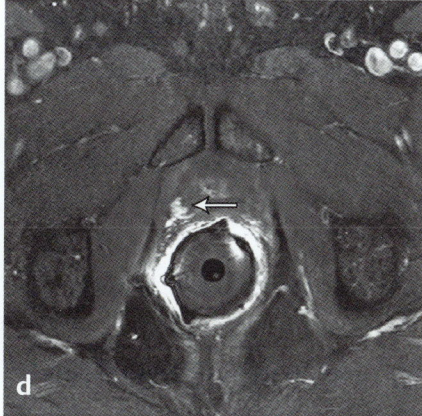

Fig. 8.19 Homem de 63 anos apresentava um nível elevado de antígeno específico da próstata (PSA) de 1,9 ng/mL, 7 anos após prostatectomia radical para carcinoma da próstata, escore de Gleason 3 + 4 = 7, pT3a, N0. (**a**) Imagens ponderada em T2 axial e (**b**) dinâmica com contraste (DCE) mostram uma massa hiperintensificada no colo posterolateral esquerdo da bexiga e anastomose vesicouretral (*setas*). A biópsia direcionada confirmou adenocarcinoma, escore de Gleason 4 + 4 = 8. O paciente submeteu-se à crioablação direta transperineal guiada por MR, dentro do tubo, em um total de três ciclos de 10 minutos de congelamento e descongelamento. (**c**) Imagem ponderada em T1, tridimensional, em sequência gradiente *spin* axial com saturação de gordura, durante o procedimento, mostra o formato reniforme hipointenso da bola de gelo (*seta*), que envolve parcialmente a uretra, na qual há um aquecedor posicionado, com a bola de gelo abrangendo o tumor comprovado por biópsia. (**d**) Imagens de DCE, 6 meses após o procedimento, demonstram que não há tumor residual intensificado. O PSA do paciente permaneceu indetectável nos 4 anos seguintes. Note a vasculatura benigna estável intensificada nos tecidos periféricos até à anastomose vesicouretral no lado direito (*seta pequena*, também mostrada em **b**).

por MRI antes da radioterapia de salvamento, uma MRI de acompanhamento tipicamente demonstra diminuição do intervalo na intensificação, assim como redução do tamanho do tumor recorrente local, indicativa de resposta positiva ao tratamento.

8.10 Tratamentos Focais Guiados por Imagem

As opções de terapia tradicional para PCa recorrente são a irradiação de salvamento, terapia antiandrogênica e cirurgia de salvamento. Entretanto, a visualização precisa dos tumores recorrentes com o uso de MRI facilita as novas abordagens de tratamento que empregam tecnologias ablativas direcionadas. Múltiplas opções de tratamento direcionado guiado por imagem estão sob investigação para o tratamento de recorrência locorregional após RP. As terapias ablativas focais usadas para recorrência local na pelve e leito da próstata incluem crioablação, ablação a *laser*, ultrassom focalizado de alta intensidade (HIFU) e terapia fotodinâmica vascular direcionada (VTP).

A crioablação para realizar a ablação hemiglandular ou de toda a glândula mais comumente é feita com orientação por ultrassom. Entretanto, a crioablação também pode ser realizada sob orientação direta dentro do tubo da MRI, caso em que a MRI pode auxiliar na diferenciação entre estruturas normais, incluindo paredes retais e vesicais e ureteres, e o tumor e o tecido congelado (▶ Fig. 8.19). As imagens por ressonância magnética também ajudam a monitorar a "bola de gelo" que se forma durante o tratamento. O pré-procedimento que localiza imagens ponderadas em T2 é obtido por fusão da grade de orientação.

Após o posicionamento da sonda, são obtidas imagens gradiente eco intermitentes para visualização da bola de gelo, a fim de assegurar a completa cobertura da lesão e a proximidade com as estruturas adjacentes incluindo a uretra. A bola de gelo é visualizada como uma massa hipointensa bem definida nessas sequências. As imagens pós-procedimento devem incluir T1WI e T2WI multiplanares assim como DCE-MRI. A ablação adequada do tecido demonstra uma área irregular de hipointensidade em T2 e não intensificação. Contudo, uma margem de hiperintensificação pode estar presente na periferia do defeito de ablação e é considerada um achado normal, potencialmente persistindo por vários meses após o tratamento. Tipicamente, uma MRI de acompanhamento da próstata é obtida 6 meses após terapia, momento em que não deve haver tecido residual intensificado caso o procedimento tenha sido tecnicamente bem-sucedido. Nesse momento, qualquer intensificação persistente ou intensificação nodular nova é suspeita para tumor residual ou recorrente. Embora seja um procedimento relativamente novo, a crioablação guiada por MRI demonstrou adequada eficácia em deter a progressão da doença com mínimos efeitos colaterais gerais.[18] Um risco potencial inclui lesão à uretra resultando em estriuturas uretrais ou retenção urinária potencialmente aguda. Tal risco pode ser minimizado com o uso de um aquecedor uretral durante o procedimento, protegendo assim a uretra da lesão relacionada à crioablação.[18]

A ablação a *laser* guiada por MR, ou terapia térmica intersticial induzida pelo *laser* (LITT), mostrou resultados promissores em estudos clínicos iniciais, embora dados de resultados a longo prazo ainda sejam necessários.[40] Nessa técnica, fibras de *laser* posicionadas no local liberam ablação térmica para o tecido-alvo. Em geral, a terapia térmica intersticial induzida pelo *laser* tem sido realizada dentro do tubo do *scanner* de MRI. Além disso, uma sequência de termometria por MR pode ser usada para realizar o monitoramento da temperatura em tempo real e a avaliação intraprocedimento de destruição tecidual. A ablação a *laser* guiada por ressonância magnética tem por objetivo prestar uma margem de tratamento mais precisa do que a das outras tecnologias ablativas. As imagens obtidas imediatamente após a LITT podem ser difíceis de interpretar devido a artefatos de fixação de calor. De fato, a MRI de acompanhamento é tipicamente obtida 6 meses após o procedimento. A hiperintensidade T1 sem intensificação associada pode ser um achado normal após ablação térmica, uma vez que também é observada em outros órgãos como o fígado e o rim após esse tratamento.

O ultrassom focalizado de alta intensidade é uma opção alternativa de tratamento de salvamento da recorrência intraprostática após radioterapia primária com feixe externo e tem demonstrado sucesso no controle do câncer a curto prazo, relatando-se uma sobrevida livre de progressão de 66% em 1 ano e de 48% em 2 anos.[16] Durante o procedimento, um foco de alta densidade de energia (em W/cc^2) propaga-se através da próstata causando dano tecidual devido a necrose térmica ou cavitação acústica. O ultrassom focalizado de alta intensidade é realizado sob orientação ultrassonográfica, principalmente usando uma abordagem à glândula inteira ou hemiglandular. Contudo, estudos recentes descrevem realmente a ablação focal com o

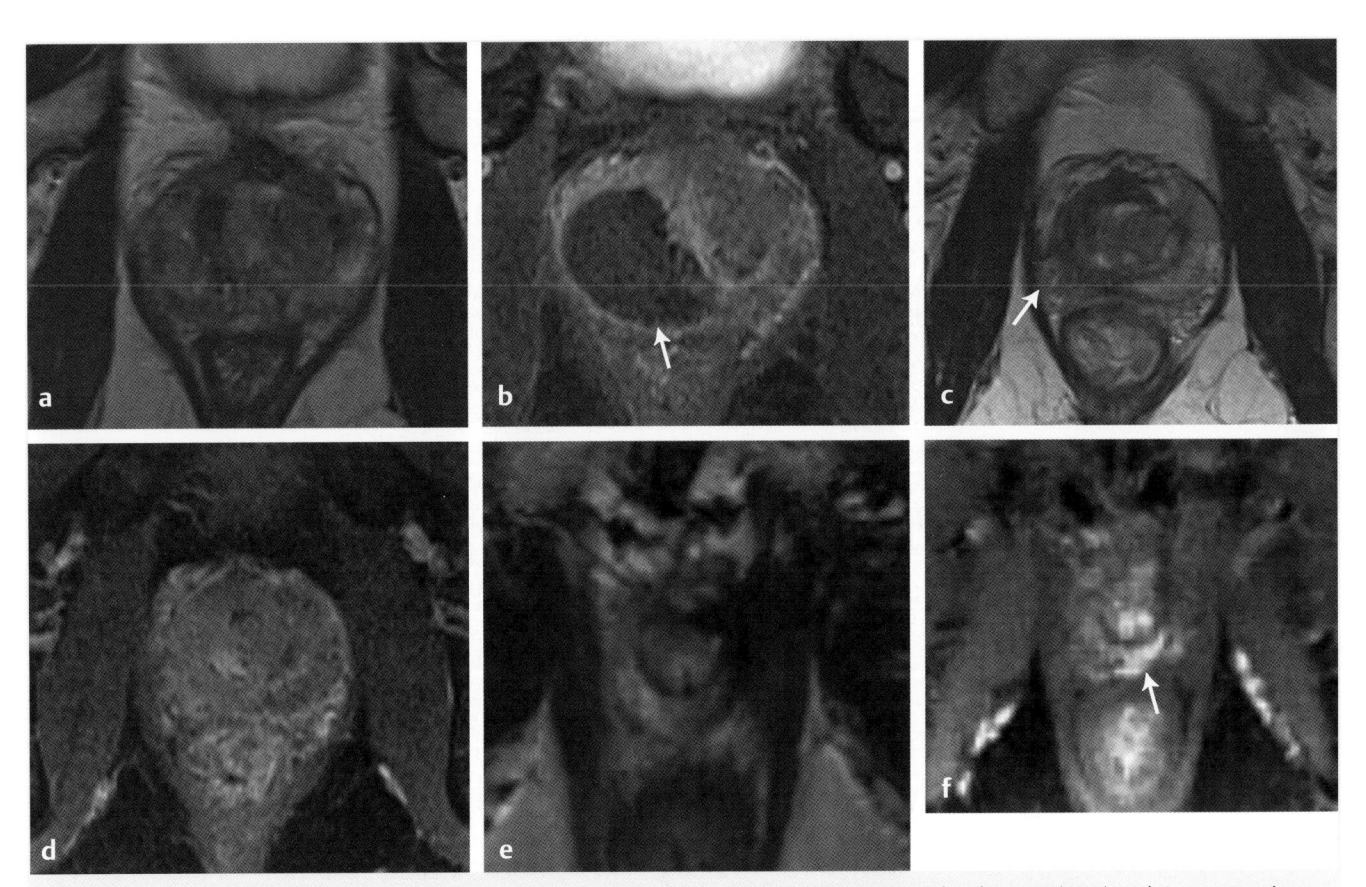

Fig. 8.20 Homem após hemiablação com terapia fotodinâmica vascular direcionada (VTP). (**a**) Imagem ponderada em T2 (T2W) axial, 1 semana após o tratamento, mostra diminuição heterogênea do sinal em T2 na zona periférica direita. (**b**) Imagem dinâmica com contraste (DCE) correspondente mostra uma grande cavidade não intensificada no lobo direito (*seta*). (**c**) Imagens T2W e (**d**) DCE obtidas 1 ano depois mostram reabsorção da cavidade e atrofia do lobo direito (**c**, *seta*). O antígeno específico da próstata (PSA) deste paciente exibiu uma elevação subsequente em acompanhamento 3 anos depois. (**e**) Imagens T2W e (**f**) DCE no momento da elevação do PSA mostram uma nova lesão focal intensificada, hipointensa em T2, no ápice esquerdo (*seta*). A biópsia direcionada confirmou um tumor recorrente de alto grau.

uso de HIFU para tratar um tumor visível por MRI, embora ainda sob orientação ultrassonográfica.[41,42] Durante o tratamento, um tumor que inicialmente é hipoecoico no ultrassom exibe alterações hiperecoicas, representando o desenvolvimento de tecido necrosado ou inviável. As complicações são similares às da crioablação e incluem incontinência, obstrução da saída da bexiga, disfunção erétil e fístulas retouretrais. Porém, HIFU tem um risco relativamente maior de toxicidades significativas retais e do trato urinário.[43]

A terapia fotodinâmica vascular direcionada (VTP) é uma técnica ablativa que tem sido amplamente usada para realização de ablação total glandular ou hemiglandular para tratar PCa primário localizado[44] (▶ Fig. 8.20), embora mais recentemente seja usada também para o tratamento de recorrência localizada. Com o uso de fotossensibilizadores que são retidos dentro do sistema vascular, a ablação seletiva de tecido neoplásico pode ser realizada com mínimo dano a outras estruturas. Com o uso de orientação por imagens, tipicamente por ultrassom, e colocação de grades similares às de braquiterapia, as sondas de liberação de energia podem ser inseridas no tecido-alvo. Como o fotossensibilizador é confinado ao sistema vascular, o mecanismo da morte celular está relacionado à oclusão vascular e ao estresse oxidativo vascular.[44] Geralmente, com doses aumentadas, uma resposta completa pode ser obtida, conforme indicado por níveis indetectáveis de PSA e biópsia negativa em 6 meses.[45] A MRI com contraste da próstata 7 dias após o tratamento pode ser feita para avaliar a resposta ao tratamento, e, neste caso, a ausência de intensificação prediz terapia adequada. Como em todas as técnicas ablativas focais, a lesão às estruturas adjacentes é um risco e inclui estrituras uretrais e ureterais, lesão à parede retal e fístulas retais.[45] No acompanhamento a prazo mais longo, a região da ablação tipicamente se atrofia, sem intensificação residual focal.

8.11 Resumo

O PCa é extremamente comum, mas a recorrência da doença após o tratamento primário também é comum, resultando assim em uma grande população de homens com BCR. O tratamento convencional da doença recorrente inclui terapias generalizadas ou sistêmicas, geralmente para pacientes com estado incerto da doença. Avanços substanciais na aquisição de imagens no decorrer da década passada permitiram uma mudança de paradigma no tratamento de homens com BCR, em paralelo com mudanças no diagnóstico e manejo do PCa primário por causa da MRI. A imagem por ressonância magnética detecta e define a recorrência locorregional precocemente no curso da BCR, e permite novas opções de tratamento direcionado. A tomografia por emissão de pósitron com traçadores, tendo alta especificidade para PCa (incluindo ^{11}C-colina e ^{18}F-NaF) também melhora o estadiamento e permite um monitoramento mais acurado do estado da doença e de resposta ao tratamento. Os avanços na aquisição de imagens tanto da recorrência tumoral local como distante melhoraram a seleção de um tratamento personalizado, além de facilitar as terapias ablativas com foco direcionado por MRI.

Referências

[1] Freedland SJ, Humphreys EB, Mangold LA et al. Risk of prostate cancer-specific mortality following biochemical recurrence after radical prostatectomy. JAMA 2005; 294(4):433–439

[2] Cookson MS, Aus G, Burnett AL et al. Variation in the definition of biochemical recurrence in patients treated for localized prostate cancer: the American Urological Association Prostate Guidelines for Localized Prostate Cancer Update Panel report and recommendations for a standard in the reporting of surgical outcomes. J Urol 2007; 177(2):540–545

[3] Stephenson AJ, Kattan MW, Eastham JA et al. Defining biochemical recurrence of prostate cancer after radical prostatectomy: a proposal for a standardized definition. J Clin Oncol 2006; 24(24):3973–3978

[4] Pound CR, Partin AW, Eisenberger MA, Chan DW, Pearson JD, Walsh PC. Natural history of progression after PSA elevation following radical prostatectomy. JAMA 1999; 281(17):1591–1597

[5] Mohler JL, Kantoff PW, Armstrong AJ et al. National Comprehensive Cancer Network. Prostate cancer, version 2.2014. J Natl Compr Canc Netw 2014; 12(5):686–718

[6] Amling CL, Bergstralh EJ, Blute ML, Slezak JM, Zincke H. Defining prostate specific antigen progression after radical prostatectomy: what is the most appropriate cut point? J Urol 2001; 165(4):1146–1151

[7] Kim MB, Chen MH, de Castro M, Loffredo M, Kantoff PW, D'Amico AV. Defining the optimal approach to the patient with postradiation prostate-specific antigen recurrence using outcome data from a prospective randomized trial. Cancer 2013; 119(18):3280–3286

[8] Mitchell CR, Lowe VJ, Rangel LJ, Hung JC, Kwon ED, Karnes RJ. Operational characteristics of (11)c-choline positron emission tomography/computerized tomography for prostate cancer with biochemical recurrence after initial treatment. J Urol 2013; 189(4):1308–1313

[9] Kitajima K, Murphy RC, Nathan MA et al. Detection of recurrent prostate cancer after radical prostatectomy: comparison of 11C-choline PET/CT with pelvic multiparametric MR imaging with endorectal coil. J Nucl Med 2014; 55(2):223–232

[10] Ost P, Bossi A, Decaestecker K et al. Metastasis-directed therapy of regional and distant recurrences after curative treatment of prostate cancer: a systematic review of the literature. Eur Urol 2015; 67(5):852–863

[11] Partin AW, Pearson JD, Landis PK et al. Evaluation of serum prostate-specific antigen velocity after radical prostatectomy to distinguish local recurrence from distant metastases. Urology 1994; 43(5):649–659

[12] Novara G, Ficarra V, Mocellin S et al. Systematic review and meta-analysis of studies reporting oncologic outcome after robot-assisted radical prostatectomy. Eur Urol 2012; 62(3):382–404

[13] Heidenreich A, Bastian PJ, Bellmunt J et al. European Association of Urology. EAU guidelines on prostate cancer. Part II: Treatment of advanced, relapsing, and castration-resistant prostate cancer. Eur Urol 2014; 65(2):467–479

[14] Trock BJ, Han M, Freedland SJ et al. Prostate cancer-specific survival following salvage radiotherapy vs observation in men with biochemical recurrence after radical prostatectomy. JAMA 2008; 299(23):2760–2769

[15] Stephenson AJ, Scardino PT, Kattan MW et al. Predicting the outcome of salvage radiation therapy for recurrent prostate cancer after radical prostatectomy. J Clin Oncol 2007; 25(15):2035–2041

[16] Uddin Ahmed H, Cathcart P, Chalasani V et al. Whole-gland salvage highintensity focused ultrasound therapy for localized prostate cancer recurrence after external beam radiation therapy. Cancer 2012; 118(12):3071–3078

[17] Saylor PJ, Smith MR. Metabolic complications of androgen deprivation therapy for prostate cancer. J Urol 2013; 189(1) Suppl:S34–S42, discussion S43–S44

[18] Woodrum DA, Kawashima A, Karnes RJ et al. Magnetic resonance imagingguided cryoablation of recurrent prostate cancer after radical prostatectomy: initial single institution experience. Urology 2013; 82(4):870–875

[19] Thompson IM, Valicenti RK, Albertsen P et al. Adjuvant and salvage radiotherapy after prostatectomy: AUA/ASTRO Guideline. J Urol 2013; 190(2):441–449

[20] Karnes RJ, Murphy CR, Bergstralh EJ et al. Salvage lymph node dissection for prostate cancer nodal recurrence detected by 11C-choline positron emission tomography/computerized tomography. J Urol 2015; 193(1):111–116

[21] Kane CJ, Amling CL, Johnstone PA et al. Limited value of bone scintigraphy and computed tomography in assessing biochemical failure after radical prostatectomy. Urology 2003; 61(3):607–611

[22] Krause BJ, Souvatzoglou M, Tuncel M et al. The detection rate of [11C]choline-PET/CT depends on the serum PSA-value in patients with biochemical recurrence of prostate cancer. Eur J Nucl Med Mol Imaging 2008; 35(1):18–23

[23] Connolly JA, Shinohara K, Presti JC Jr Carroll PR. Local recurrence after radical prostatectomy: characteristics in size, location, and relationship to prostatespecific antigen and surgical margins. Urology 1996; 47(2):225–231

[24] Leventis AK, Shariat SF, Slawin KM. Local recurrence after radical prostatectomy: correlation of US features with prostatic fossa biopsy findings. Radiology 2001; 219(2):432–439

[25] Linder BJ, Kawashima A, Woodrum DA et al. Early localization of recurrent prostate cancer after prostatectomy by endorectal coil magnetic resonance imaging. Can J Urol 2014; 21(3):7283–7289

[26] Kramer S, Gorich J, Gottfried HW et al. Sensitivity of computed tomography in detecting local recurrence of prostatic carcinoma following radical prostatectomy. Br J Radiol 1997; 70(838):995–999

[27] National Comprehensive Cancer Network NCCN Clinical Practice Guidelines in Oncology (NCCN Guideline): Prostate Cancer. Version 2.2014 ed. https://www.tri-kobe.org/nccn/guideline/urological/english/prostate.pdf Published April 1, 2014.

[28] Jadvar H, Desai B, Ji L et al. Prospective evaluation of 18F-NaF and 18F-FDG PET/CT in detection of occult metastatic disease in biochemical recurrence of prostate cancer. Clin Nucl Med 2012; 37(7):637–643

[29] American College of Radiology. ACR Appropriateness Criteria: Post-treatment Follow-up of Prostate Cancer. https://acsearch.acr.org/docs/69369/Narrative/Updated 2011.

[30] Fortuin AS, Deserno WM, Meijer HJ et al. Value of PET/CT and MR lymphography in treatment of prostate cancer patients with lymph node metastases. Int J Radiat Oncol Biol Phys 2012; 84(3):712–718

[31] Wasserman NF, Kapoor DA, Hildebrandt WC et al. Transrectal US in evaluation of patients after radical prostatectomy. Part I. Normal postoperative anatomy. Radiology 1992; 185(2):361–366

[32] Allen SD, Thompson A, Sohaib SA. The normal post-surgical anatomy of the male pelvis following radical prostatectomy as assessed by magnetic resonance imaging. Eur Radiol 2008; 18(6):1281–1291

[33] Casciani E, Polettini E, Carmenini E et al. Endorectal and dynamic contrastenhanced MRI for detection of local recurrence after radical prostatectomy. AJR Am J Roentgenol 2008; 190(5):1187–1192

[34] Wassberg C, Akin O, Vargas HA, Shukla-Dave A, Zhang J, Hricak H. The incremental value of contrast-enhanced MRI in the detection of biopsy-proven local recurrence of prostate cancer after radical prostatectomy: effect of reader experience. AJR Am J Roentgenol 2012; 199(2):360–366

[35] Cirillo S, Petracchini M, Scotti L et al. Endorectal magnetic resonance imaging at 1.5 Tesla to assess local recurrence following radical prostatectomy using T2-weighted and contrast-enhanced imaging. Eur Radiol 2009; 19(3):761–769

[36] Roy C, Foudi F, Charton J et al. Comparative sensitivities of functional MRI sequences in detection of local recurrence of prostate carcinoma after radical prostatectomy or external-beam radiotherapy. AJR Am J Roentgenol 2013; 200(4):W361–8

[37] Rischke HC, Schafer AO, Nestle U et al. Detection of local recurrent prostate cancer after radical prostatectomy in terms of salvage radiotherapy using dynamic contrast enhanced-MRI without endorectal coil. Radiat Oncol 2012; 7:185

[38] Haider MA, Chung P, Sweet J et al. Dynamic contrast-enhanced magnetic resonance imaging for localization of recurrent prostate cancer after external beam radiotherapy. Int J Radiat Oncol Biol Phys 2008; 70(2):425–430

[39] Morgan VA, Riches SF, Giles S, Dearnaley D, deSouza NM. Diffusion-weighted MRI for locally recurrent prostate cancer after external beam radiotherapy. AJR Am J Roentgenol 2012; 198(3):596–602

[40] Lee T, Mendhiratta N, Sperling D, Lepor H. Focal laser ablation for localized prostate cancer: principles, clinical trials, and our initial experience. Rev Urol 2014; 16(2):55–66

[41] Ahmed HU, Dickinson L, Charman S et al. Focal Ablation Targeted to the Index Lesion in Multifocal Localised Prostate Cancer: a Prospective Development Study. Eur Urol 2015; 68(6):927–936

[42] Alkhorayef M, Mahmoud MZ, Alzimami KS, Sulieman A, Fagiri MA. High-Intensity Focused Ultrasound (HIFU) in Localized Prostate Cancer Treatment. Pol J Radiol 2015; 80:131–141

[43] Illing RO, Leslie TA, Kennedy JE, Calleary JG, Ogden CW, Emberton M. Visually directed high-intensity focused ultrasound for organ-confined prostate cancer: A proposed standard for the conduct of therapy. BJU Int 2006; 98(6):1187–1192

[44] Lepor H. Vascular targeted photodynamic therapy for localized prostate cancer. Rev Urol 2008; 10(4):254–261

[45] Trachtenberg J, Weersink RA, Davidson SR et al. Vascular-targeted photodynamic therapy (padoporfin, WST09) for recurrent prostate cancer after failure of external beam radiotherapy: a study of escalating light doses. BJU Int 2008; 102(5):556–562

9 MRI Pré-Biópsia e Biópsia Guiada por MRI

Karoly Viragh ▪ Daniel J. A. Margolis

9.1 Introdução

Este capítulo discute o papel da imagem por ressonância magnética (MRI) no planejamento e execução de biópsias de próstata guiadas. Aspectos clínicos relevantes do câncer de próstata serão resumidos muito brevemente na introdução, seguidos por uma discussão detalhada do uso de MRI no contexto da biópsia guiada.

O câncer de próstata é o segundo câncer mais comum em homens depois do câncer de pele, com uma prevalência ao longo da vida de 1 em cada 6 homens.[1,2] Patologicamente, o câncer de próstata é uma doença heterogênea que exibe comportamento biológico altamente variável, que vai desde neoplasias bem diferenciadas, de crescimento lento, localmente confinadas, que geralmente são clinicamente inócuas, até carcinomas pouco diferenciados, agressivos, com um alto risco de metástases e mau prognóstico. Como somente uma pequena porcentagem dos cânceres de próstata é agressiva, a taxa global de morte por câncer de próstata é relativamente baixa (aproximadamente 1 em cada 6 homens afetados), e há morbidade significativa devido ao sobretratamento de lesões clinicamente irrelevantes.[2,3,4] A maioria dos pacientes com câncer de próstata morre *com* a doença e não *devido* à doença. Portanto, é necessário um instrumento clínico para detectar e estratificar o risco de câncer de próstata com a finalidade de orientar o manejo subsequente.

O exame de MRI tem um forte potencial para preencher esta lacuna, já que a MRI multiparamétrica (mpMRI) demonstrou ter alta especificidade e alto valor preditivo negativo (NPV) para câncer clinicamente significativo. Desde 2016, a mpMRI é a técnica por imagem mais precisa para detecção e estadiamento do câncer de próstata.[5,6,7] As desvantagens incluem seu custo e disponibilidade. Conforme discutido em capítulos anteriores, a MRI desempenha um papel na:

- Detecção do câncer de próstata como um teste de rastreamento secundário para pacientes com alto grau suspeição de câncer com base em achados clínicos, laboratoriais ou outros achados de imagem.
- Estratificação do risco e estadiamento (cTNM) de câncer de próstata.
- Vigilância de câncer de próstata.
- Localização e caracterização de câncer de próstata pré-procedimento (pré-biópsia, além de pré-cirurgia ou pré-radiação).
- Orientação dos procedimentos (orientação de biópsia guiada, intervenção terapêutica focal).

Este capítulo foca nos dois últimos papéis, especificamente MRI pré-biópsia e biópsia direcionada guiada por MRI.

9.2 Planejamento Pré-Biópsia

A grande maioria dos casos de câncer de próstata é multifocal, compreendendo inúmeros focos tumorais dentro da glândula. No entanto, o câncer de próstata pode ser considerado como uma doença biologicamente unifocal, na medida em que um único foco tumoral mais agressivo, denominado *lesão índice*, dita o curso natural da doença e dos resultados oncológicos adversos, sendo a origem de metástases distantes.[8,9,10] Portanto, o objetivo principal da MRI de próstata no contexto da pré-biópsia é definir e localizar uma lesão índice, a qual pode então ser biopsiada para melhor caracterizar a lesão e orientar o manejo subsequente.

9.2.1 População-Alvo: Quem Precisa de uma MRI Pré-Biópsia?

O exame de MRI pré-biópsia é, geralmente, realizado em três contextos clínicos.[11,12,13,14,15]

Pacientes com biópsia negativa

Estes são pacientes com suspeita clínica de câncer de próstata, usualmente com base em um nível sérico elevado ou crescente do antígeno prostático específico (PSA) (PSA > 4,0 ng/mL), uma velocidade crescente do PSA ou em um exame retal digital anormal, que têm apenas uma biópsia negativa anterior, tipicamente realizada como biópsia transretal guiada por ultrassom (TRUS) não direcionada com a utilização de uma amostragem sistemática padrão. MRI pode detectar câncer de próstata em mais de 50% dos homens que tiveram biópsia negativa anterior.[6,16,17,18]

Pacientes Sem Biópsia Prévia

São pacientes com suspeita clínica de câncer de próstata que não se submeteram a uma biópsia anterior. Este é um grupo crescente de pacientes e representaria a maioria dos pacientes a se submeter a MRI no futuro, caso a realização de MRI em pacientes sem biópsia prévia passasse a ser o padrão de cuidados clínicos. Uma vantagem na realização de MRI antes de uma biópsia é evitar um eventual impacto negativo na interpretação de hemorragia pós-biópsia. Uma vantagem potencial adicional, embora controversa, é que, se a MRI não apresentar lesão suspeita, a biópsia pode potencialmente ser evitada por completo.[19] O exame de MRI de próstata em pacientes sem biópsia prévia pode ser coberto por algumas operadoras de seguro, dado que um PSA elevado pode ser visto como um diagnóstico presuntivo de câncer de próstata.

Pacientes em Vigilância Ativa

Estes são pacientes com câncer de baixo grau comprovado por biópsia que optam por adiar o tratamento definitivo imediato depois de consulta minuciosa com especialistas em próstata. Embora clinicamente sejam aplicados vários critérios para considerar que um paciente com câncer de próstata é candidato à vigilância ativa, os critérios rigorosos tradicionais requerem baixo risco de doença, conforme definido pelos critérios de Epstein (Escore de Gleason (GS) < 7 na biópsia, < 3 núcleos positivos na biópsia, < 50% de todos os núcleos positivos e um PSA sérico de < 10 ng/mL).[20] Os pacientes em vigilância ativa requerem acompanhamento de perto e intervenção potencial em momento futuro no caso de alguma evidência de progressão da doença. Tradicionalmente, os regimes de vigilância ativa incorporam uma biópsia de repetição precoce para confirmar a presença de doença de baixo risco, acompanhada de biópsias de repetição adicionais a cada 1 a 3 anos pelos primeiros 10 anos ou até que a expectativa de vida seja menos de 10 anos. Contudo, pré-biópsia e biópsia direcionada por MRI têm grande potencial para reduzir a frequência de biópsia de repetição para homens que estão sendo manejados por meio de vigilância ativa.

9.2.2 Técnica de MRI Pré-Biópsia

A técnica de última geração da MRI de próstata foi amplamente discutida em capítulos anteriores. Dado o volume potencialmente grande de pacientes que se submetem a MRI de próstata no contexto da pré-biópsia, os protocolos precisam ser eficientes e proporcionar as informações necessárias para o planejamento da biópsia sem imagens divergentes que diminuiriam o rendimento do paciente. Assim sendo, a técnica é otimizada para a detecção e localização de câncer, e não para estadiamento locorregional.[21]

Rastreamento e Preparação do Paciente

Para rastrear pacientes para MRI de próstata, os clínicos devem:

- Rastrear os pacientes quanto à elegibilidade para MR (p. ex., *hardware* incompatível com MR é uma contraindicação).
- Rastrear pacientes com terapia de próstata recente. O exame de MRI deve ser realizado em pelo menos 3 semanas, idealmente 6 a 8 semanas, depois de uma biópsia ou tratamento de próstata prévio (cirurgia, radiação, quimioterapia).

> A preparação ideal do paciente é simples e barata.

- Garantir a evacuação completa do reto antes da varredura, com a utilização de enema ou supositório – e até mesmo aspiração retal de gás com o uso de uma sonda flexível.
- Algumas práticas também administram um agente antiperistáltico (isto é, glucagon [a não ser que haja uma história de diabetes melito mal controlada], butilbrometo de escopolamina ou butilbrometo de hioscina), embora sejam escassos os dados que apoiam o uso de tal agente.

Equipamento

Os parâmetros e recomendações técnicas para aquisição de MRI multiparamétrica da próstata são descritos em detalhes em *Prostate Imaging Reporting and Data System versão 2* (PI-RADSv2).[22]

Força de Campo

Embora um sistema 1,5-T possa ser usado, um sistema de MR 3-T é o ideal. No entanto, embora a relação sinal-ruído (SNR) seja melhor com maior força de campo magnético, alguns artefatos também podem ser piores, assim devemos estar familiarizados com nosso sistema e com a otimização técnica independentemente da força de campo.

Bobinas

Uma bobina pélvica em fase externa multicanais (pelo menos 8 canais) é sugerida para uso no contexto da pré-biópsia em que a MRI está sendo realizada para detectar e localizar lesões dominantes para biópsia direcionada. O custo reduzido e o tempo de exame desta abordagem, em comparação com o uso de uma bobina endorretal (ERC), é uma consideração importante quando aplicada MRI de próstata em grandes populações de pacientes em contextos de pré-biópsia. Além disso, esta abordagem evita o artefato de suscetibilidade e distorção geométrica potencial que pode resultar do uso de uma ERC. Além do mais, o uso de uma bobina externa pode aumentar a predisposição dos pacientes que não estão enfrentando terapia iminente para câncer de próstata a se submeterem a um exame de MRI. No entanto, ERC pode ser considerada em pacientes com uma constituição física grande, em cujo caso a SNR na próstata é relativamente limitada, ou em pacientes para quem cirurgia é considerada provável e é pretendida uma caracterização mais detalhada da cápsula prostática posterior e feixes neurovasculares.

Sequências de Imagens

As sequências de imagens realizadas[23,24,25] devem ser confiáveis e eficientes na detecção de lesões suspeitas para biópsia direcionada. A caracterização detalhada e o estadiamento, se necessários, podem ser realizados durante um exame posterior. São preferidas aquisições de alta matriz e campo de visão pequeno.

Imagem Ponderada em T2

Imagens ponderadas axiais em T2 (T2WI) são o cavalo de batalha da avaliação anatômica da próstata, proporcionando alta resolução espacial e delineando a anatomia zonal, além da localização de várias condições benignas, como hiperplasia prostática e cistos na próstata. O câncer de próstata é geralmente hipointenso em T2, embora a especificidade de T2WI para câncer seja usualmente limitada devido à aparência sobreposta em T2WI de várias condições benignas e malignas. O diagnóstico diferencial de uma lesão hipointensa em T2 inclui: câncer, hemorragia (p. ex., pós-biópsia ou trauma), hiperplasia prostática benigna, alterações na terapia pós-radiação, alterações na terapia pós-hormonal e fibrose pós-infecciosa ou pós-inflamatória. Além do mais, T2WI não prediz a agressividade do tumor.

Imagem Ponderada por Difusão

A imagem ponderada por difusão (DWI) proporciona informações fisiológicas. Conforme descrito em capítulos anteriores, ela oferece a caracterização do tecido macroarquitetural baseada no movimento browniano das moléculas do fluido. As células do câncer de próstata são mais densamente compactas do que as células sadias, o que leva ao aumento na restrição do movimento dos fluidos. Portanto, DWI pode distinguir entre lesões malignas e benignas e também entre tumores de baixo grau e alto grau, proporcionando, assim, o aumento da especificidade na detecção de câncer.[26]

Imagem Dinâmica Realçada por Contraste

A imagem dinâmica realçada por contraste ponderada em T1 (DCE) proporciona maiores informações fisiológicas por meio da caracterização do tecido microvascular baseadas na distribuição de um agente de contraste contendo gadolínio administrado por via intravenosa. Devido à neovascularização, as lesões malignas são frequentemente hipervascularizadas. As imagens pré-contraste da aquisição da DCE podem ser usadas para detecção e localização de hemorragia sem a necessidade de uma aquisição ponderada em T1 dedicada especificamente para este propósito.

Imagem Espectroscópica por MR e Imagens com Campo de Visão Grande

A imagem espectroscópica por ressonância magnética (MRSI) é usualmente adiada, dadas as considerações práticas de disponibilidade, expertise técnica variável, necessidade geral de uma bobina endorretal e, pelo menos, 10 minutos adicionais de *scanner* necessários para a aquisição.

Imagens com campo de visão grande para avaliação locorregional também podem ser adiadas no contexto da pré-biópsia.

9.2.3 Resultados e Relatório da MRI

Embora tenham sido sugeridos muitos sistemas, é recomendado um relatório padronizado com o uso de PI-RADS v2, o que facilita a comunicação entre os radiologistas e também entre os médicos requisitantes, incluindo urologistas e médicos de cuidados primários.[22]

PI-RADS v2 foi desenvolvido como um esforço conjunto do Colégio Americano de Radiologia (ACR), a Sociedade Europeia de Radiologia Urogenital (ESUR) e a Corporação AdMeTech. PI-RADS v2 emprega linguagem padronizada em RadLex, que é um léxico abrangente de termos bem definidos em radiologia, desenvolvido pela Sociedade de Radiologia da América do Norte (RSNA). Conforme discutido no Capítulo 6, PI-RADS v2 não só define o vocabulário, como também os parâmetros técnicos necessários para MRI da próstata e destaca a pesquisa e a garantia de qualidade.

Uma vantagem essencial do uso de PI-RADS v2 é a atribuição de categorias de avaliação discretas às lesões para resumir o nível de suspeita de câncer de próstata agressivo. Embora estas categorias de avaliação não especifiquem o manejo, as orientações gerais para o manejo (indicadas após as flechas na lista abaixo) podem ser associadas a elas:

- Suspeita muito baixa a baixa (PI-RADS v2 categorias 1 e 2) → adiar biópsia direcionada devido à baixa probabilidade do alvo representar câncer significativo; embora dados adicionais continuem sendo necessários, também pode ser considerado o adiamento da biópsia sistemática padrão; continuar monitorando conforme justificado clinicamente.
- Suspeita moderada (PI-RADS v2 categoria 3) → considerar biópsia *versus* acompanhamento; dados adicionais referentes aos resultados de lesões PI-RADS categoria 3 continuam necessários, e, atualmente, falta consenso em relação ao manejo dessas lesões.
- Alta suspeição (PI-RADS v2 categoria 4) → biópsia direcionada
- Suspeição muito alta (PI-RADS v2 categoria 5) → biópsia direcionada; considerar repetição da biópsia direcionada caso a biópsia direcionada inicial for patologicamente negativa.

Um aspecto adicional da interpretação da MRI de próstata para o planejamento de biópsia direcionada é a segmentação tridimensional (3D) da glândula prostática e dos alvos identificados na biópsia. Embora desnecessária antes da biópsia *in-bore*, a segmentação é essencial antes da biópsia direcionada com fusão de imagens. A segmentação pode ser adiada no momento do relatório inicial da MRI, sendo realizada posteriormente, depois que for programada a biópsia direcionada. Os pacotes de *software* usados para segmentação também podem ser usados para gerar componentes para o relatório, incluindo a captura automática de imagens salientes.

9.3 Orientação para Biópsia

O objetivo da biópsia de próstata é essencialmente duplo:[27] (1) estabelecer a presença ou ausência de câncer e (2) determinar o grau do tumor conforme definido pelo escore de Gleason (GS).

9.3.1 Opções de Biópsia

Encontra-se disponível uma variedade de métodos para realizar uma biópsia de próstata (▶ Tabela 9.1), os quais, nesta seção, são classificados por modalidade, abordagem e estratégia.[28]

Modalidade

As modalidades de imagem que podem ser usadas em biópsia direcionada de próstata são MRI, ultrassonografia (US) e tomografia computadorizada (CT). MRI e ultrassonografia são mais comuns e podem ser usadas isoladamente ou em técnicas com fusão de MRI-US. CT é usada nos raros casos em que MRI e ultrassonografia não são viáveis.

Abordagem

A abordagem transretal é geralmente considerada o padrão de cuidados desde 2016. Ela é tipicamente realizada com o uso de anestesia local aplicada no plexo venoso periprostático. As abordagens transperineal ou transglútea são aceitáveis se a abordagem transretal não for viável (p. ex., devido à ressecção anorretal prévia). Embora controversas, essas abordagens são preferidas por alguns clínicos, pois o risco potencial de sepse é reduzido. Uma desvantagem relativa desta abordagem é a necessidade de sedação consciente.

Biópsia Sistemática

Técnica

A biópsia sistemática implica uma amostragem metódica de toda a próstata de acordo com um mapa de grade para maximizar as chances de detecção de câncer de próstata significativo. Nenhuma área da próstata é direcionada especificamente. Na prática clínica rotineira, são obtidos 12 núcleos (núcleos medial e lateral de cada um dos seis sextantes: lobos direito e esquerdo nos níveis da base, mediano e ápice). No entanto, uma biópsia de saturação abrangendo um número maior de núcleos (isto é, 30 ou mais núcleos) pode ser realizada numa tentativa de aumentar ainda mais a taxa de detecção de câncer (▶ Fig. 9.1 **a**).

Vantagens

As vantagens incluem que a biópsia sistemática é simples, encontra-se amplamente disponível, os urologistas estão familiarizados com ela e estão treinados no procedimento, além de não requerer os gastos adicionais da tecnologia avançada para realização da biópsia direcionada. A biópsia sistemática é apoiada pelas diretrizes atuais da Associação Americana de Urologia (AUA) e representa o padrão de cuidados na maioria das comunidades.

Desvantagens

As desvantagens de biópsia sistemática incluem hiperdetecção de lesões irrelevantes e subdetecção ou subclassificação de lesões significativas devido à subamostragem (particularmente dos aspectos anterior e paramediano da próstata), que resultam na estratificação incorreta do risco e possível necessidade de biópsias de repetição devido à incerteza, com uma taxa de falso-negativo de até 47%.[29] Além disso, um grande número de núcleos é obtido em uma única sessão de biópsia em comparação com uma abordagem na qual somente núcleos direcionados são obtidos.

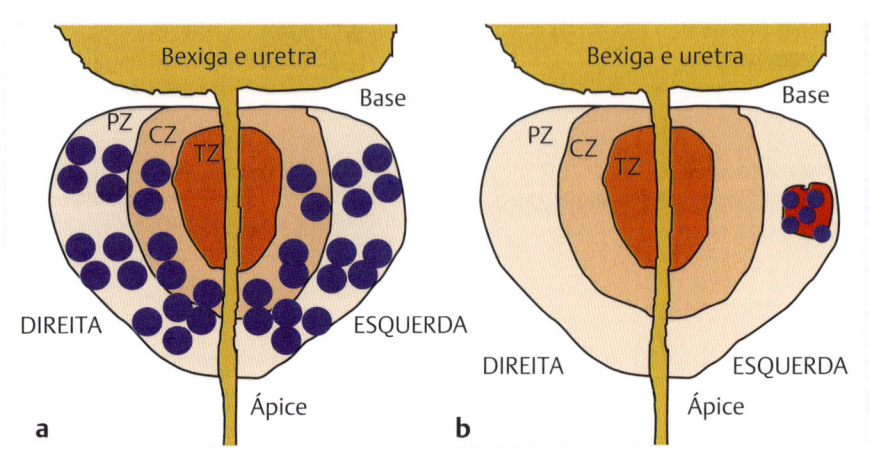

Fig. 9.1 Imagens coronais da próstata comparando as abordagens de biópsia sistemática e direcionada. (**a**) Distribuição anatômica dos núcleos para biópsia sistemática convencional. Embora tipicamente envolvam 12 núcleos, biópsias de saturação podem ser realizadas envolvendo um número muito maior de núcleos (isto é, 36 núcleos nesta ilustração). (**b**) Na comparação, as biópsias direcionadas podem obter 3 a 4 amostras de um único alvo identificado por imagem que é considerado o sítio mais provável de um tumor clinicamente significativo que pode estar presente. (CZ, zona central; PZ, zona periférica; TZ, zona de transição).

Biópsia Direcionada

Técnica

A biópsia guiada implica na amostragem direcionada de lesões detectadas pela mpMRI (▶ Fig. 9.1 **b**).[30] Tipicamente, o paciente primeiramente se submete a uma mpMRI para identificar a lesão índice e alguns alvos secundários. Então, durante uma sessão subsequente, a biópsia direcionada é realizada de duas maneiras:

- Biópsia direta (*in-bore*), na qual sequências limitadas de MRI são realizadas para localizar as anormalidades previamente identificadas e para guiar a agulha.
- Biópsia indireta (por fusão), na qual as imagens da MRI são fundidas com imagens de ultrassom para serem usadas para guiar a biópsia. A fusão pode ser realizada com ou sem *software*, como será discutido em 9.3.4 Biópsia Transretal por Fusão de MRI-US.

Vantagens

Em comparação com a biópsia sistemática, a biópsia direcionada melhora a detecção de cânceres significativos (30% mais de cânceres de alto risco detectados), reduz a hiperdetecção de cânceres irrelevantes (17% menos cânceres de baixo risco detectados)[31,32] e prediz melhor o GS por prostatectomia radical (concordância do GS de 81% para biópsia por fusão de MRI/US *versus* 40-65% para biópsia por TRUS sistemática convencional).[33] Além do mais, a biópsia de repetição de um alvo definido por imagem permite o acompanhamento mais confiável de pacientes com câncer de próstata em vigilância ativa do que é atingido por biópsia sistemática serial. Um estudo europeu sugeriu que por um período de mais de 10 anos após a suspeita clínica inicial de câncer de próstata, a biópsia direcionada atinge custos similares, porém melhor qualidade de vida comparada com a biópsia sistemática, dada a redução no sobrediagnóstico e sobretratamento devido à melhor estratificação do risco.[34]

Desvantagens

As desvantagens da biópsia direcionada são: ela é mais complexa e exige muitos recursos; os urologistas têm menos experiência na sua execução do que com biópsia sistemática; o tempo de procedimento é potencialmente mais longo do que a biópsia sistemática; no momento, é oferecida por um número limitado de centros; os custos são altos para a compra da tecnologia; atualmente, não há dados disponíveis sobre biópsia direcionada em comparação com biópsia sistemática; e o tempo necessário para utilização do pórtico de MRI (somente para a abordagem *in-bore*).

Resumo

Dada a diversidade das modalidades, abordagens e estratégias, existem muitos cenários diferentes disponíveis para a realização de biópsia da próstata. No entanto, os dados existentes sugerem que a biópsia direcionada proporciona resultados globais ideais quando considerada a detecção de câncer de próstata significativo e a redução da sobredetecção de câncer irrelevante. Por exemplo, um estudo prospectivo de 1.003 homens submetidos à biópsia direcionada por fusão de MRI-US e biópsia sistemática durante a mesma sessão de biópsia concluiu que a biópsia sistemática precisaria ser realizada além da biópsia direcionada em 200 homens para diagnosticar mais 1 câncer de alto risco, e, para cada um destes cânceres adicionais identificados, outros 17 cânceres de baixo risco seriam diagnosticados.[31] Além disso, uma metanálise de 14 estudos de biópsia direcionada por MRI-US indireta (com ou sem fusão de imagens baseada em *software*) concluiu que a biópsia direcionada detecta cânceres mais significativos usando núcleos de biópsia substancialmente menores do que a biópsia sistemática isolada.[35] No entanto, para atingir resultados ideais por biópsia de próstata direcionada é necessária aquisição de imagens por MR de alta qualidade, interpretação das imagens e técnica de direcionamento. Erros em algum desses aspectos diminuirão o desempenho da biópsia direcionada por MRI na prática clínica em comparação com o alto desempenho previsto com base na literatura publicada.

9.3.2 Biópsia Transretal Guiada por Ultrassom

A partir de 2016, a abordagem mais comum para realização de biópsia de próstata é a biópsia sistemática guiada por TRUS, a qual é considerada o padrão de cuidados para a maioria das comunidades. Entretanto, múltiplas investigações demonstraram que esta é uma técnica aquém do ideal.[32,35] As taxas de detecção são de no mínimo 40% na primeira biópsia, 20% na segunda biópsia e 10% na terceira biópsia.[36,37] A sensibilidade é limitada, reportada como 62% na base, 52% na parte mediana da glândula e 38% no ápice.[38] A fraca sensibilidade em parte reflete a aparência tipicamente imperceptível dos tumores dentro da próstata por ultrassom,[38] já que os tumores podem ser isoecoicos ou incapazes de ser diferenciados de nódulos benignos.[12] Como a biópsia direcionada baseada somente no ultrassom em geral não é viável, a abordagem sistemática é extremamente favorecida, apesar da amostragem incompleta. A taxa de falso-negativo varia, embora seja estimada em até 47%.[39,40] As taxas de detecção com a utilização de ultrassom isoladamente são melhoradas por meio do uso de *power* Doppler colorido e ultrassom com contraste intravenoso.[41] Embora necessitando de investigação mais aprofundada, os sistemas de *software* para realização de biópsia direcionada por fusão também podem oferecer a habilidade de espaçar idealmente os núcleos sistemáticos não direcionados por toda a próstata, desta forma melhorando potencialmente a taxa de detecção que é atingida pela biópsia sistemática.

9.3.3 Biópsia Transretal Direta Guiada por MRI (também conhecida como *In-Bore* ou Biópsia de Fusão Guiada por MRI)

Vantagens

As vantagens da biópsia transretal direta guiada por MRI incluem a existência de visualização do alvo da biópsia com a utilização da mesma modalidade de imagem que é usada para detecção de lesões; a confirmação direta da posição da agulha dentro do alvo, que permite reduzir o número de núcleos para biópsia; e o potencial para um melhor direcionamento da(s) lesão(ões) em comparação com as abordagens indiretas.

Desvantagens

As desvantagens da biópsia transretal direta guiada por MRI incluem: o custo; a disponibilidade do procedimento; a utilização de muitos recursos; a necessidade de *hardware* compatível com MRI; a demanda de maior tempo de procedimento do que a biópsia guiada por US; pode justificar sedação moderada, requerendo assim observação adicional do paciente após o procedimento; e a amostragem sistemática (se desejada) é menos prontamente realizada durante a mesma sessão de biópsia.

Técnica

A biópsia transretal guiada por MR é realizada no aparelho de imagem de MR (▶ Fig. 9.2).[42] Utiliza MRI pré-biópsia (▶ Fig. 9.3) como guia para o direcionamento inicial para a biópsia.

Equipamento

Um sistema de MRI com campo de força normal ou alto é preferido. Embora um campo de força mais alto possa levar a mais artefatos durante o procedimento, um sistema com campo de força mais baixo consegue visualizar o alvo com menos clareza. O sistema de biópsia compatível com MRI inclui a agulha de biópsia, além do sistema de direcionamento e orientação (▶ Fig. 9.2). A partir de 2015, o único aparelho aprovado pela FDA é DynaTRIM (Invivo Inc., Gainsville, Fl), embora outros estejam em desenvolvimento.

Preparo do Paciente

O preparo do paciente inclui:

- Nada por via oral 8 horas antes do procedimento e apenas líquidos por 24 horas é o recomendado para minimizar o material fecal no sistema gastrointestinal e minimizar o risco de aspiração durante o procedimento.
- Um enema de limpeza na noite anterior e antes do procedimento, embora nenhum ensaio controlado randomizado demonstre seu valor.[43]

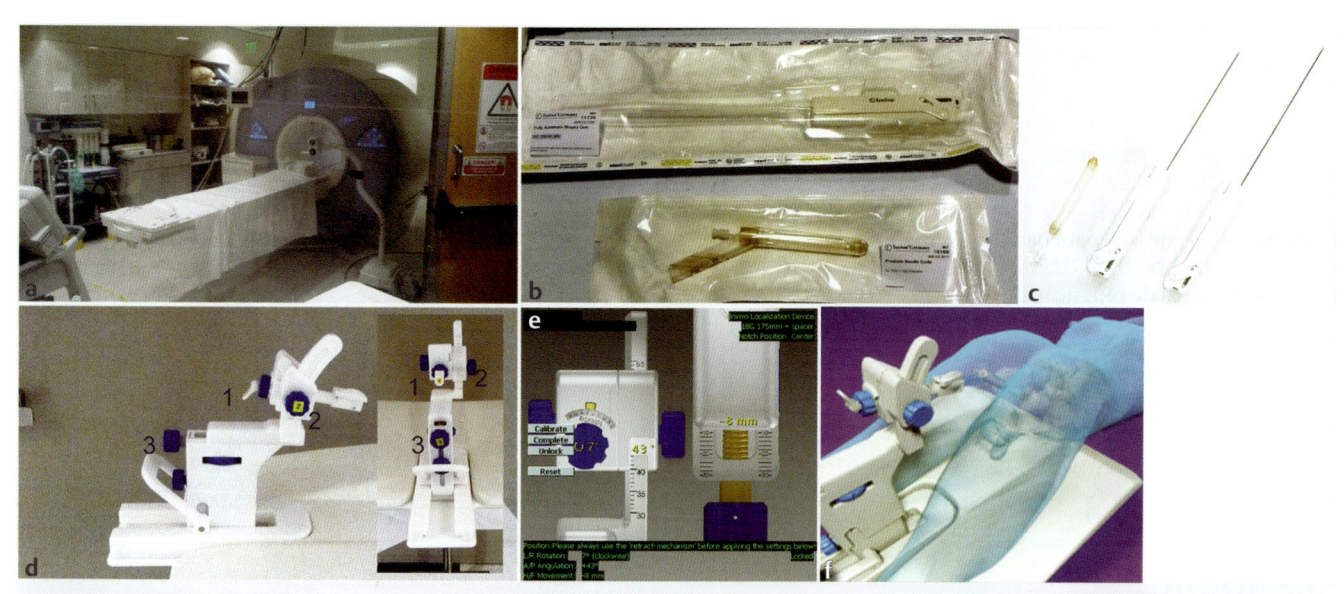

Fig. 9.2 (**a**) Aparelho de radiologia com um sensor de imã de MRI 1,5-T usado para biópsia direcionada da próstata *in-bore*. Todos os objetos dentro da sala durante o procedimento devem ser compatíveis com MRI, incluindo o instrumento de biópsia e o *hardware* cirúrgico potencial dentro do corpo do paciente. (**b**) Pistola para Biópsia Automatizada Invivo DynaTrim (*ao alto*; disponíveis os comprimentos de agulha de 150 mm e 170 mm) e Guia da Agulha (*abaixo*). O procedimento de biópsia é semiestéril. É dada ao paciente profilaxia com antibiótico periprocedimento. (**c**) Aparelho de Biópsia Invivo DynaTrim. O aparelho de biópsia proporciona o controle da agulha por meio de três controladores. (**d**) A localização do cabo de guia da agulha é descrita em um sistema de coordenadas polares tridimensionais. O controlador nº 1 ajusta o ângulo horizontal (graus). O controlador nº 2 ajusta o ângulo vertical (graus). O controlador nº 3 ajusta a distância z-eixo (mm) em que o cabo da guia da agulha é avançado ao longo do seu caminho. (**e**) Console de Computador Invivo DynaTrim. As coordenadas polares nas quais o aparelho de biópsia (**e**) é calibrado são ajustadas pelo computador no processo de calibração e exibidas na tela do computador. (**f**) Aparelho de Biópsia Invivo DynaTrim in place. Com o paciente em posição prona na mesa do pórtico de MRI, o aparelho de biópsia é colocado entre as extremidades inferiores e a guia da agulha é posicionada no reto.

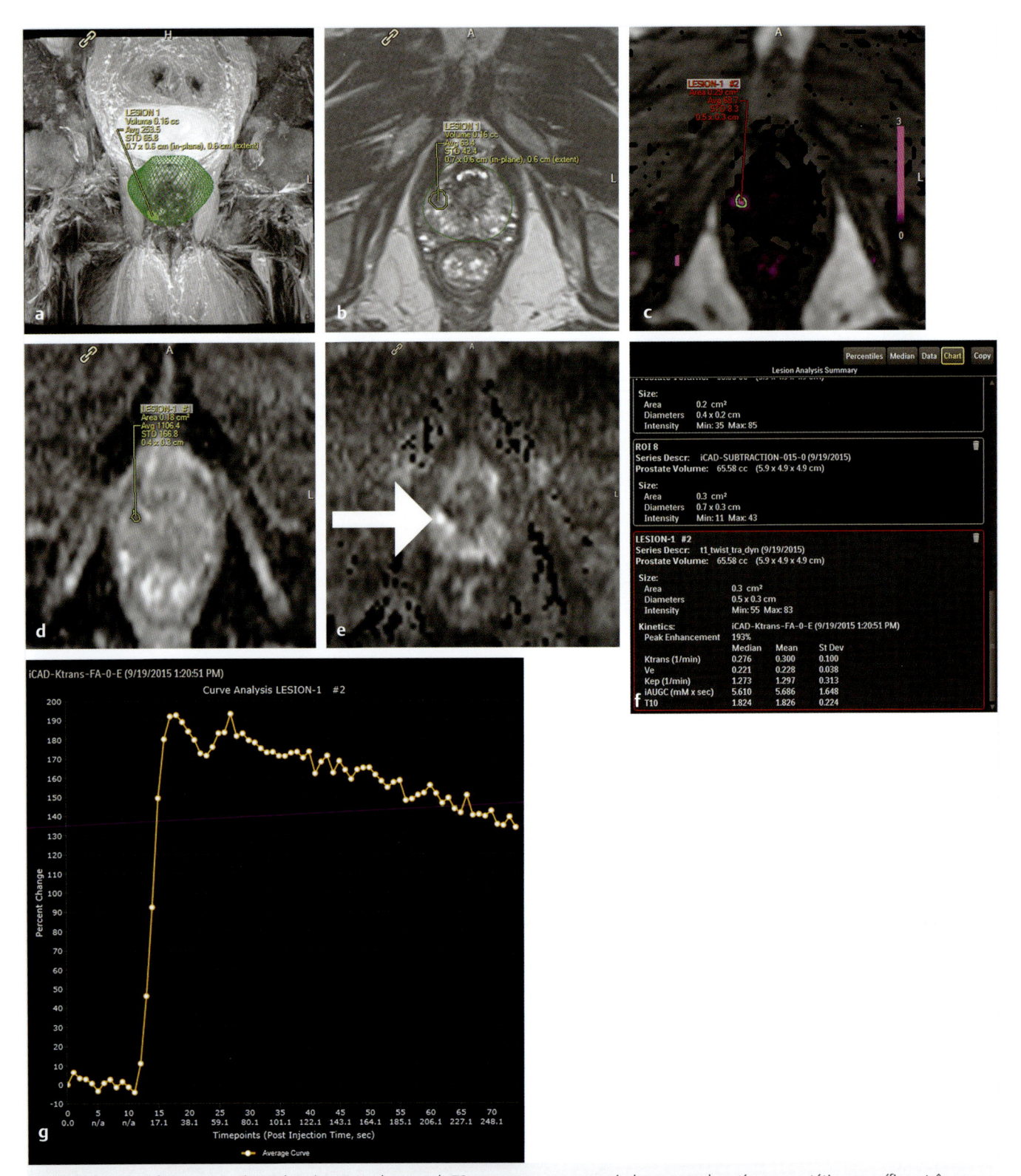

Figura 9.3 MRI pré-biópsia para câncer de próstata. Um homem de 73 anos apresentava um nível crescente de antígeno prostático específico e três biópsias negativas prévias. Foi realizada MRI pré-biópsia em um *scanner* de MRI 3-T. Há uma pequena lesão na zona periférica direita do ápice localizada na posição de 9 horas no plano transversal a 60% da distância craniocaudal do ápice da próstata, conforme indicado na imagem em que tanto a próstata quanto a lesão estão segmentadas (**a**). A lesão apresenta sinal hipointenso homogêneo em T2 com margens irregulares (**b**) e realce focal intenso precoce no mapa K^{trans} (**c**). A lesão também demonstra difusão restrita, com coeficiente de difusão aparente muito baixo (**d**) e sinal focal de imagem ponderada por difusão acentuadamente aumentado (**e**). As cinéticas quantitativas da perfusão também são resumidas (**f**) com a curva de tempo-intensidade associada (**g**). De um modo geral, a lesão foi avaliada como categoria 4 segundo PI-RADS v2 (alta probabilidade de câncer clinicamente significativo).

MRI Pré-Biópsia e Biópsia Guiada por MRI

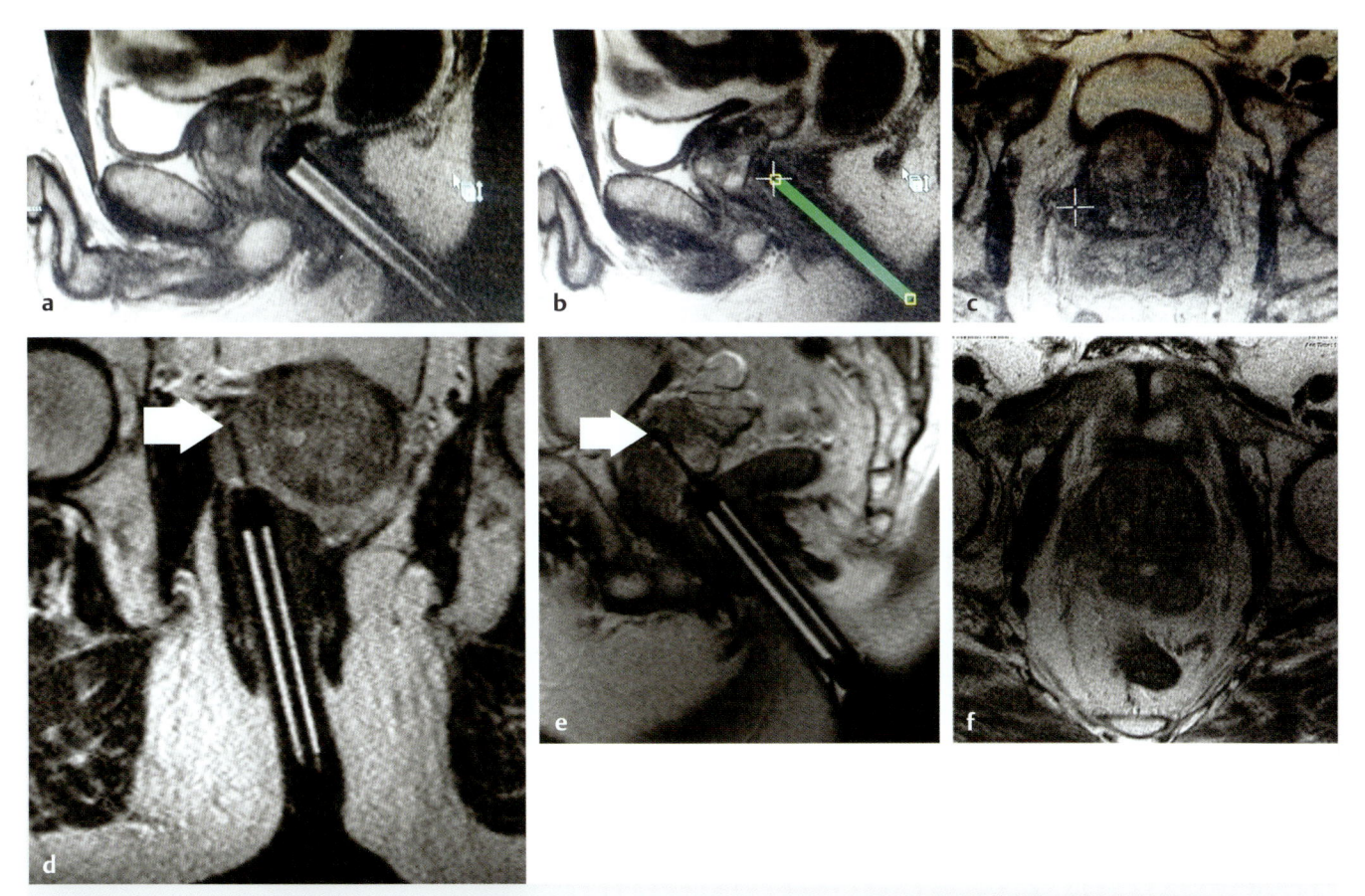

Fig. 9.4 Biópsia por MRI *in-bore*. (**a**) Colocação da guia da agulha de biópsia. A imagem sagital ponderada em T2 demonstra o posicionamento transretal adequado da guia da agulha. (**b**) Calibração da guia da agulha de biópsia. A imagem sagital ponderada em T2 mostra o marcador de calibração (x) e uma barra verde indicando o alinhamento adequado. As coordenadas obtidas com a calibração serão usadas como a origem do sistema de coordenadas polares que é usado para a localização durante a biópsia. (**c**) Localização do alvo. A imagem axial ponderada em T2 mostra a colocação do marcador de calibração sobre a lesão suspeita na próstata. O computador calcula as coordenadas polares da lesão com respeito à origem determinada no passo anterior. (**d, e**) Amostra do alvo. As imagens axial e sagital ponderadas em TW2 confirmam a posição da agulha de biópsia dentro da lesão (*setas brancas*, ponta da agulha). Múltiplas biópsias nucleares são obtidas de diferentes partes da lesão. Neste caso, 6 núcleos foram obtidos. (**f**) Aparência da próstata pós-biópsia. A imagem geo-gradiente (GRE) não demonstra hemorragia significativa.

- Antibióticos profiláticos para bacilos Gram-negativos (como *E. coli*).[44]
    - Ciprofloxacina 500 mg por via oral, duas vezes ao dia, por 5 dias antes da biópsia.
    - Ciprofloxacina 400 mg IV, Metronidazol 500 mg IV e uma cefalosporina de 3ª geração (Ceftriaxona 1.000 mg intramuscular (IM) ou intravenosa IV) na hora do procedimento.
- Sedação consciente (moderada), embora não necessária, para aumentar o conforto do paciente e reduzir artefatos de movimento.
    - Midazolam 1 mg IV e fetanil 50 mcg IV.
- Gel retal e lidocaína.
- Pode ser realizado bloqueio nervoso, embora geralmente não seja necessário.

Procedimento

1. Depois que a equipe apropriada está disponível e a checagem do equipamento foi realizada, é obtido consentimento informado do paciente, durante os quais os benefícios, os riscos e as alternativas são examinados. Uma linha intravenosa é colocada antes do procedimento. O paciente é, então, levado para o aparelho de MRI e colocado em posição prona no pórtico com os braços acima da cabeça. É feito um "intervalo", durante o qual o paciente, o procedimento e o local do procedimento são confirmados.
2. São obtidas imagens iniciais com uma guia de biópsia transretal instalada (T2WI multiplano; DWI opcional) para tornar a identificar o alvo (▶ Fig. 9.4).
3. A seguir, é realizada a calibração da guia da biópsia, utilizando cálculos baseados na localização da guia da agulha (▶ Fig. 9.4 **b**).
4. Depois disso, é feita a localização do alvo, que envolve o cálculo das coordenadas para as áreas de interesse com a utilização de um *software* de planejamento específico (▶ Fig.9.4 **c**).
5. A localização e direção da guia da agulha são ajustadas de acordo com o *software* de planejamento, utilizando os cálculos das localizações da guia e do alvo. É feita nova imagem da guia com o uso de imagens em T2W sagitais e obliquas axiais/coronais para confirmar o ajuste da guia da agulha, e são escolhidos o comprimento da agulha de biópsia e o espaçador adequados para o núcleo.
6. O aparelho de biópsia é passado através da guia e é obtido um núcleo. A posição é confirmada com o uso de uma imagem em T2W, mostrando a agulha de biópsia no alvo (▶ Fig. 9.4 **d**; ▶ Fig. 9.4 **e**). A uretra na linha média deve ser evitada.

Tabela 9.1 O relatório da patologia de biópsia guiada por MRI direta *in-bore* revela adenocarcinoma de alto grau em todos os 6 núcleos obtidos da lesão. (PSA, antígeno prostático específico; H a, homem de... anos)

RELATÓRIO DA PATOLOGIA

AMOSTRA(S): A. ZONA PERIFÉRICA X 6 BASE DIREITA/GLÂNDULA MÉDIA

INFORMAÇÕES CLÍNICAS:

H 73a com três biópsias prévias negativas. PSA elevado

DIAGNÓSTICO FINAL:

A1. PRÓSTATA, ZONA PERIFÉRICA BASE DIREITA/GLÂNDULA MÉDIA (BIÓPSIA):

- Adenocarcinoma prostático, Gleason grau 4 + 4 = 8/10, envolvendo múltiplos núcleos fragmentados, medindo 8 mm, ocupando 70% do tecido da biópsia
- Sem invasão perineural

A2. PRÓSTATA, ZONA PERIFÉRICA BASE DIREITA/GLÂNDULA MÉDIA (BIÓPSIA):

- Adenocarcinoma prostático, Gleason grau 4 + 4 = 8/10, envolvendo núcleos fragmentados, medindo 1 mm, ocupando 20% do tecido da biópsia
- Sem invasão perineural

A3. PRÓSTATA, ZONA PERIFÉRICA BASE DIREITA/GLÂNDULA MÉDIA (BIÓPSIA):

- Adenocarcinoma prostático, Gleason grau 4 + 4 = 8/10, envolvendo múltiplos núcleos fragmentados, medindo 5 mm, ocupando 60% do tecido da biópsia
- Sem invasão perineural

A4. PRÓSTATA, ZONA PERIFÉRICA BASE DIREITA/GLÂNDULA MÉDIA (BIÓPSIA):

- Adenocarcinoma prostático, Gleason grau 4 + 4 = 8/10, envolvendo 2 de 2 núcleos, medindo 8 mm descontinuamente, ocupando 70% do tecido da biópsia
- Sem invasão perineural

A5. PRÓSTATA, ZONA PERIFÉRICA BASE DIREITA/GLÂNDULA MÉDIA (BIÓPSIA):

- Adenocarcinoma prostático, Gleason grau 4 + 4 = 8/10, envolvendo núcleos fragmentados, medindo 4 mm, ocupando 50% do tecido da biópsia
- Sem invasão perineural

A6. PRÓSTATA, ZONA PERIFÉRICA BASE DIREITA/GLÂNDULA MÉDIA (BIÓPSIA):

- Adenocarcinoma prostático, Gleason grau 4 + 4 = 8/10, envolvendo 1 de 2 núcleos, medindo 1,5 mm, ocupando 15% do tecido da biópsia
- Sem invasão perineural

---

7. São retiradas amostras adicionais, quando necessário, após o reajuste da posição da agulha de biópsia.
8. São sugeridas imagens em T2W e eco-gradientes pós-biópsia (GRE; ▶ Fig. 9.4 **f**) para avaliar complicações (p. ex., sangramento significativo).
9. Um patologista avalia os núcleos obtidos na biópsia e prepara um relatório da biópsia (▶ Tabela 9.1).

Cuidados do Paciente Pós-Biópsia

Se for usada sedação consciente, o paciente é observado rotineiramente por 3 horas, o que também permite o monitoramento imediato pós-procedimento de eventuais sintomas de complicações (sangramento, dor, náusea e/ou vômito, tolerância à ingestão oral). O paciente então recebe alta para casa, usualmente com um acompanhante. Antibióticos profiláticos pós-procedimento são sugeridos (Ciprofloxacina 500 mg por via oral duas vezes ao dia por 2-5 dias após a biópsia).[44] O acompanhamento é usualmente agendado com o médico solicitante.

Complicações

A biópsia de próstata transretal é geralmente bem tolerada. Complicações menores ocorrem em uma minoria de pacientes, e complicações maiores são raras.[45,46] As complicações incluem:

- dor,
- sangramento (hematúria, hemospermia, hematoquezia),
- infecção (infecção do trato urinário, prostatite) (incomum)
- retenção urinária e/ou obstrução na saída da bexiga (incomum) e
- fístula uretral (muito raro).

Uma amostra de biópsia insuficiente ou não diagnóstica também é um problema potencial; se for o caso, uma biópsia de repetição é sugerida.

9.3.4 Biópsia Transretal por Fusão de MRI-US

Vantagens

As vantagens de uma biópsia por fusão de MRI-US são que ela combina a sensibilidade superior da MRI para detecção de câncer significativo com a ampla disponibilidade e facilidade de uso de TRUS; é tipicamente mais rápida do que a biópsia direta *in-bore* guiada por MRI; não requer a utilização da tabela de tempo da MRI; e a amostragem sistemática (se desejada) pode ser realizada prontamente durante a mesma sessão de biópsia.[11,35,47]

MRI Pré-Biópsia e Biópsia Guiada por MRI

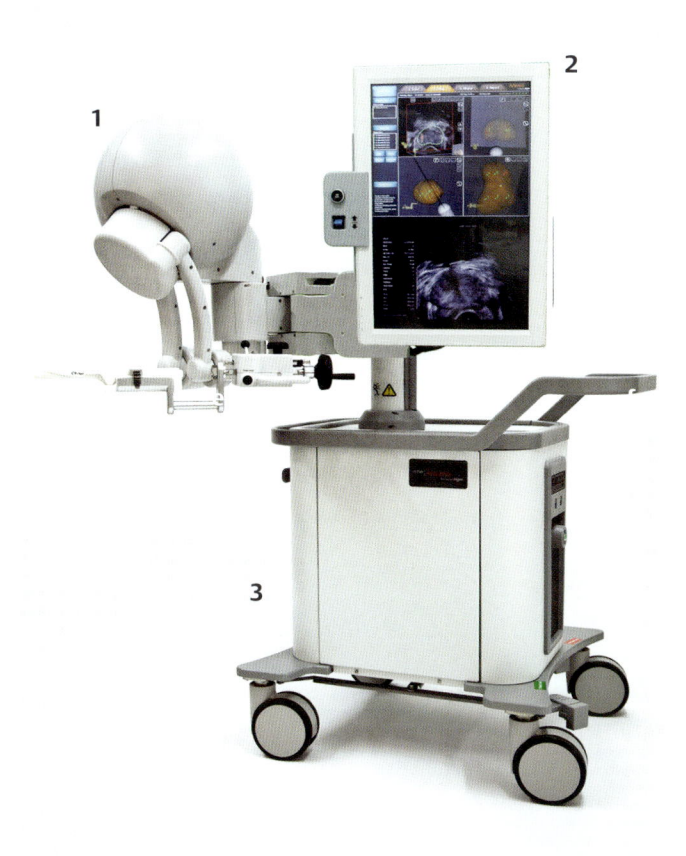

Fig. 9.5 Artemis (Eigen), um dos 5 aparelhos para fusão que estão atualmente aprovados pela Food and Drug Administration dos Estados Unidos. O aparelho possui três componentes principais: (1) um braço robótico mecânico, que proporciona o rastreamento da localização; (2) uma tela de computador para visualizar as imagens fundidas; e (3) um computador para realizar os cálculos envolvidos no corregistro das imagens de MR que foram carregadas com as imagens da TRUS recém-obtidas.

Desvantagens

As desvantagens de uma biópsia por fusão de MRI-US incluem: é tecnicamente mais complexa; a precisão da fusão pode ser comprometida pela deformação da próstata devido ao enchimento da bexiga ou retal, posição do paciente ou presença do transdutor do US, por sua vez levando a erro no registro e não detecção da lesão suspeita; a separação temporal entre a MRI diagnóstica e a sessão de biópsia permite mudança no intervalo; não há visualização direta da lesão suspeita ou confirmação da colocação da agulha dentro da lesão; e um alto custo para as tecnologias usadas para fusão baseadas em *software* (▶ Fig. 9.5).

Técnica e Equipamento

Depois de realizada MRI diagnóstica, o paciente apresenta-se no consultório do médico, onde é realizada biópsia por fusão de imagens e a biópsia real. Se for realizada fusão baseada em *software*, são necessários *hardware* e *software* adicionais, e uma etapa adicional no planejamento será necessária antes do procedimento para segmentação da próstata e dos alvos. A ▶ Fig. 9.6 ilustra uma biópsia por fusão de MRI-US utilizando um braço robótico mecânico, direcionando uma lesão PI-RADS v2 categoria 5 na zona periférica esquerda.

A fusão pode ser obtida de duas formas: com ou sem a assistência de *software* para direcionamento. Na fusão fundamentada em *software*, a navegação pode ser baseada em sensores ou no órgão.

Fusão cognitiva ou mental (sem *software*)

É obtido um exame de MRI de planejamento e lesões suspeitas são identificadas. Então, as áreas suspeitas são direcionadas durante uma biópsia por TRUS baseada em visualização mental pelo operador da lesão e de outros marcos anatômicos identificados na MRI de planejamento, em correlação com a identificação desses marcos por ultrassom.[12,17]

Vantagens

As vantagens da abordagem cognitiva para a biópsia por fusão de MRI-TRUS são que ela é rápida, simples, amplamente disponível, barata, não requer compra adicional de tecnologias para direcionamento *in-bore* ou *software* e melhora o rendimento do câncer em comparação com biópsia sistemática.

Desvantagens

As desvantagens da abordagem cognitiva da biópsia por fusão de MRI-TRUS são que ela não é confiável devido a erro humano potencial na fusão cognitiva, especialmente para lesões pequenas (< 1 cm);[48] requer conhecimento por parte do operador da anatomia da próstata tanto na MRI quanto no ultrassom; requer familiaridade do operador com a aparência variável do câncer de próstata usando mpMRI; e pode ser confundida pelas diferenças na orientação da próstata entre MRI e ultrassom depois que o transdutor está colocado, sem solução baseada em *software* que possa corrigir essas diferenças.

Fusão eletrônica (com *software*)

Depois dos alvos identificados a partir da MRI de planejamento, as imagens armazenadas são delineadas com os contornos da glândula prostática e dos alvos, usando *software* de planejamento específico. Estas imagens segmentadas são então transferidas e armazenadas no sistema de fusão antes do procedimento da biópsia. No início da biópsia real, é realizada a aquisição de um ultrassom tridimensional (3D) da próstata, e a próstata também é contornada pelo operador nestas imagens (exibidas como uma pilha de imagens bidimensionais (2D)). Então, os contornos em 3D salvos da MRI são sobrepostos (corregistrados) às imagens do ultrassom 3D baseadas no respectivo contorno das duas modalidades. O conjunto de dados alinhados da MRI e US são usados para guiar a agulha no momento da obtenção de amostras para biópsia. O corregistro dos algoritmos pode ser rígido ou elástico. O corregistro rígido envolve o alinhamento das imagens da MRI e US pela simples rotação e ampliação. O corregistro elástico permite a deformação da próstata durante o procedimento e, assim, é previsto que forneça melhor confiabilidade da fusão.[12,35,49]

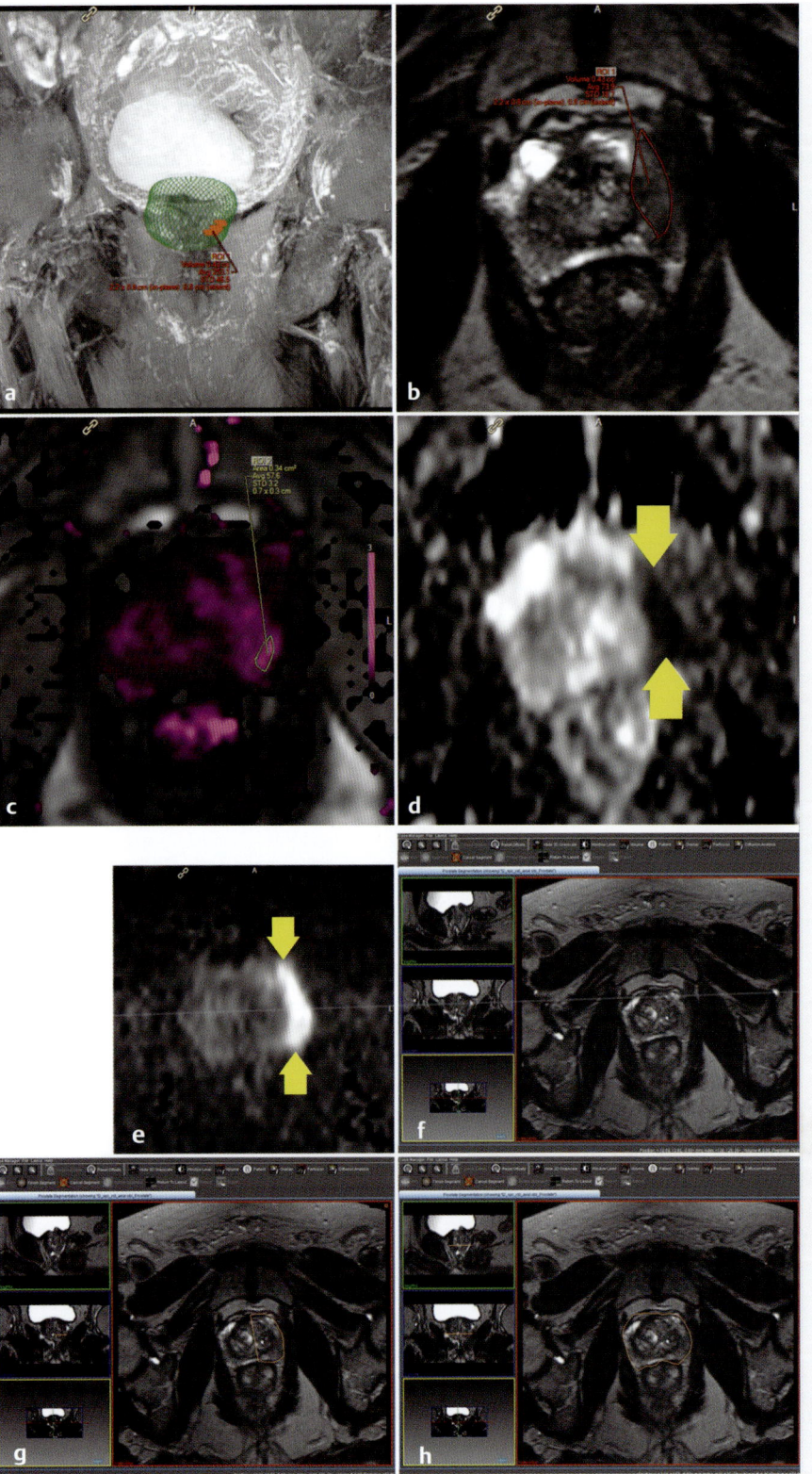

Fig. 9.6 (a) Imagem segmentada pré-biópsia da próstata e da lesão. **(b)** A imagem ponderada em T2 mostra ampla conexão da lesão com a cápsula prostática. **(c)** A imagem paramétrica da perfusão gerada pela aquisição dinâmica realçada com contraste demonstra intenso realce focal. **(d)** A lesão é acentuadamente hipointensa no mapa do coeficiente de difusão aparente. **(e)** A lesão é hiperintensa na imagem ponderada por difusão de alto valor b. **(f)** As imagens de MRI são transferidas para a estação de trabalho tridimensional. **(g)** O primeiro contorno da próstata é traçado arrastando um círculo em torno da próstata. **(h)** O *mouse* é liberado quando o contorno está completo. *(Continua.)*

Vantagens

As vantagens da fusão eletrônica para biópsia por fusão de MRI-TRUS são que ela é mais confiável para direcionamento do que a fusão cognitiva, e que o contorno salvo pelo *software* de fusão facilita o rastreamento dos sítios da biópsia nas biópsias seriais em um determinado paciente.

Desvantagens

As desvantagens da fusão eletrônica para biópsia por fusão de MRI-TRUS são que ela requer mais recursos do que a biópsia cognitiva; tem um potencial para erro de registro, apesar do uso de fusão baseada em *software*; e a falsa tranquilização de ter feito uma amostra confiável de uma lesão nas situações em que o corregistro de fato falhou.

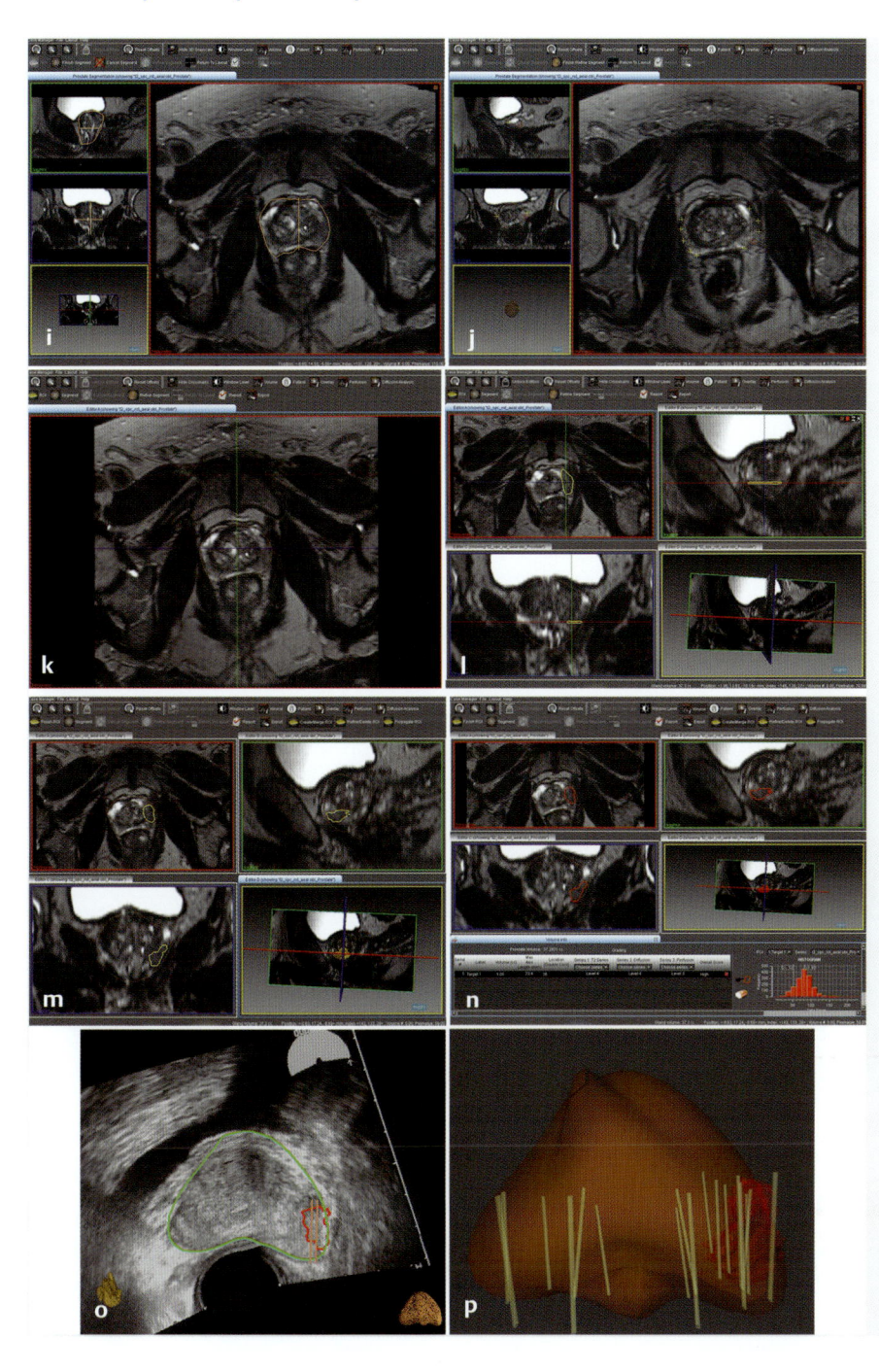

Fig. 9.6 *(Cont.)* (**i**) Um ou mais contornos adicionais podem ser traçados, frequentemente no plano coronal ou sagital. (**j**) Depois de completado o contorno inicial pelo operador, o *software* propaga os contornos por toda a próstata. Nos locais em que o operador julgar que o contorno não se encaixa na borda da próstata, podem ser colocadas "sementes" para refinar o contorno. (**k**) A segmentação tridimensional da próstata agora está completa. (**l**) O alvo é contornado utilizando-se o mesmo método, exceto que cada fatia pode ser contornada para melhorar a fidelidade. (**m**) Depois da conclusão, o ROI do alvo (em amarelo) pode ser projetado no contorno da próstata inteira (cor de laranja). (**n**) O ROI pode então ser codificado por cores para indicar um nível de suspeição. (**o**) A imagem fundida guiada pela imagem por ressonância magnética-ultrassom transretal fornece informações precisas sobre a localização da lesão definida por MRI em relação às fronteiras da próstata no US, desta forma guiando o operador na realização da biópsia. Várias biópsias nucleares foram obtidas da área suspeita além dos núcleos sistemáticos padrões obtidos durante a mesma sessão de biópsia. (**p**) A imagem da próstata reconstruída após o procedimento retrata a localização exata dos núcleos de biópsia obtidos (alvo em vermelho; núcleos de biópsia em amarelo). Como as coordenadas são salvas no computador, é possível retirar novas amostras das áreas biopsiadas previamente quando forem realizadas sessões de biópsias no futuro, caso isso seja necessário.

Navegação baseada em sensores

A navegação baseada em sensores compreende o rastreamento da sonda da TRUS em tempo real como se fosse um GPS para fornecer coordenadas em tempo real e sobreposição da imagem utilizando fusão elástica. O registro da imagem relativa à sonda rastreada é então realizado com base na determinação da combinação das coordenadas de referência entre as imagens de US e MR.

Vantagem

A vantagem da navegação baseada em sensores para fusão por computador em biópsia por fusão de MRI-TRUS é o direcionamento prospectivo em tempo real das lesões identificadas.

Desvantagem

A desvantagem da navegação baseada em sensores para fusão por computador em biópsia por fusão de MRI-TRUS é que ela é sensível ao movimento e consequentemente ao registro errado, já que o paciente e a próstata não são rastreados diretamente.

Equipamento

Dois aparelhos comumente usados são os sistemas Artemis (Eigen, Grass Valley, CA) e UroNav (Invivo, Inc., Gainesville, FL), embora empreguem duas abordagens distintas para navegação baseada em sensores:

- Artemis usa rastreamento mecânico de um braço robótico articulado que contém sensores e também segura a sonda do

TRUS durante todo o procedimento. Um estudo estimou a precisão do direcionamento em 1,2 ± 1,1 mm.[50] Uma curva de aprendizagem é geralmente necessária durante a familiarização com o uso do braço mecânico. Além disso, embora alguns operadores possam considerar o braço mecânico logisticamente complicado, outros acham que a estabilização da sonda proporcionada pelo braço é benéfica.

- UroNav utiliza o rastreamento eletromagnético, em que os sensores estão inseridos na guia da agulha presa à sonda do TRUS. A localização dos sensores é acompanhada no espaço com o uso de uma pequena fonte de campo eletromagnético, que é colocada bem próxima ao paciente. A segmentação inicial e o corregistro são similares ao método do braço robótico. Na fase de direcionamento, o *software* faz a correção de pequenos movimentos da próstata. Embora o rastreamento eletromagnético externo possa ser logisticamente mais simples do que a incorporação de um braço mecânico e potencialmente permita uma curva de aprendizagem mais curta, a consequente liberação de uma das mãos possibilitada por esta abordagem pode proporcionar menos estabilização da sonda em comparação com a obtida pelo braço robótico. Um estudo estimou que a precisão do direcionamento é de 2,4 ± 1,2 mm.[51]

Navegação baseada no órgão

A navegação baseada no órgão, em comparação, em vez de rastrear a sonda do TRUS, rastreia a própria próstata. A forma da próstata em 3D é determinada pelo TRUS e então usada como base para a sobreposição da imagem por MR.

Vantagens

A vantagem da navegação baseada no órgão para fusão no computador em biópsia por fusão de MRI-TRUS é que ela é menos sensível ao movimento devido ao rastreamento direto da próstata.

Desvantagens

As desvantagens da navegação baseada no órgão para fusão no computador em biópsia por fusão de MRI-TRUS é a exibição retrospectiva dos alvos nas imagens corregistradas, não ocorrendo o rastreamento dos alvos em tempo real.

Equipamento

O aparelho aprovado pelo FDA mais comumente usado é UroStation (Koelis; LaTronche, France). Como nos esquemas anteriores, a segmentação da MRI é carregada na estação de trabalho, e o corregistro do ultrassom 3D e MRI é usado para rastrear a próstata. Entretanto, cada vez que o operador deseja identificar a localização do alvo em relação à guia da agulha, um pedal é pressionado e o sistema adquire um novo conjunto de dados de ultrassom tridimensional.

O *software* realiza a delineação semiautomática da superfície da próstata baseado em estatísticas da forma incorporando o registro elástico tridimensional baseado no órgão, que pode corrigir a deformação da próstata devido à inserção da sonda retal. O alvo é então identificado nas imagens depois desses passos rígidos e elásticos do registro. A precisão do direcionamento é estimada em 0,8 ± 0,5 mm.[52]

Os sistemas Biojet (Geoscan; Lakewood Ranch, FL) e HI-RVS (Hitachi; Reeuwijk, Holanda) também foram aprovados pela FDA. Outros sistemas estão atualmente em desenvolvimento.

Procedimento

1. Uma MRI pré-biópsia é realizada e interpretada para identificar os alvos. As imagens são contornadas pelo radiologista e depois carregadas no aparelho de fusão.
2. US transretal é realizado, a partir do qual é gerada uma reconstrução tridimensional da próstata pelo aparelho de fusão. A fusão das imagens da MRI e US é realizada pelo *software*.
3. O operador realiza a biópsia transretal, direcionando para as lesões identificadas na MRI, com orientação do aparelho de fusão.
4. Núcleos sistemáticos padrões (se desejado) também podem ser obtidos durante a mesma sessão de biópsia.

Cuidados do Paciente Pós-Biópsia

O paciente recebe alta no final do procedimento, sem que seja necessária observação adicional. Caso contrário, os cuidados são similares aos descritos para a abordagem da biópsia transretal guiada por MR.

Complicações

As complicações são similares às descritas em 9.3.3 Biópsia Transretal Direta Guiada por MR.

Tabela 9.2 Resumo das abordagens de biópsia direcionada disponíveis a partir de 2015

Opção de biópsia	Técnica	Comentários
Orientação direta por MRI *in-bore*	MRI é usada para visualizar o alvo e guiar a agulha de biópsia	Boa visualização direta da lesão, confirmação da agulha dentro da lesão. Procedimento mais demorado. Biópsia sistemática menos prontamente realizada durante o mesmo procedimento
Fusão cognitiva da MRI-TRUS	MRI de planejamento revisada, depois biópsia por TRUS é obtida pela imagem da localização do alvo	Investimento simples, rápido, sem tecnologia adicional. Não confiável no direcionamento da lesão
Fusão de MRI-TRUS baseada em *software*: Eigen/Artemis Invivo (Phillips)/UroNav Koelis/UroStation Hitachi/HI-RVS BioJet/Jetsoft	MRI de planejamento é obtida e carregada em um aparelho de fusão, que corregistra as imagens com US da próstata em tempo real	*Comparada com direcionamento direto in-bore*: mais eficiente, embora registro errado seja potencialmente maior *Comparada com fusão cognitiva*: mais complexa, embora o registro seja mais acurado

Abreviações: TRUS, ultrassom transretal; US, ultrassom.

9.3.5 Aparência da Próstata na MRI Pós-Procedimento

A biópsia causa sangramento, inflamação, infarto e fibrose na glândula prostática, que podem persistir por meses ou permanentemente e simular câncer de próstata nas imagens de *follow-up*.[53] O intervalo sugerido para imagem de *follow-up*, baseado na opinião de especialistas, é de 6 a 8 semanas. A imagem DCE pode ajudar a distinguir tumor de sangramento, já que T2 e o coeficiente de difusão aparente (ADC) estão reduzidos depois da terapia, simulando câncer, enquanto a perfusão é frequentemente diminuída, melhorando a conspicuidade dos tumores hipervascularizados. Os exames de imagem pós-tratamento e o manejo do câncer de próstata são discutidos em maiores detalhes no Capítulo 8.

9.4 Conclusão

Imagem por ressonância magnética é uma ferramenta efetiva e poderosa para detectar e avaliar câncer de próstata. Embora o seu papel na biópsia guiada por imagem esteja em evolução, esta abordagem tem o potencial de se transformar no novo padrão de cuidados para biópsia de próstata à medida que dados confirmativos continuam a emergir. As áreas de investigação atuais incluem a otimização da precisão das tecnologias de registro, bem como a determinação da relação custo-eficácia da biópsia direcionada. A maior disponibilidade clínica dos sistemas de direcionamento além da familiaridade e treinamento no uso de tais sistemas pelos médicos são necessários para que seja atingida a implantação generalizada da biópsia de próstata direcionada por MRI.

Agradecimentos

Os autores gostariam de agradecer ao Dr. Steven Raman e ao Dr. Leonard Marks pelos exames de imagens de pacientes representativas de biópsias. Um reconhecimento especial a Jeffrey Hughes pela assistência com a MRI e o *hardware* DynaTrim.

Referências

[1] American Cancer Society – Prostate Cancer. http://www.cancer.org/cancer/prostatecancer/. Published 2015. Accessed May 28, 2015.
[2] Eggener SE, Scardino PT, Walsh PC, et al. Predicting 15-year prostate cancer specific mortality after radical prostatectomy. J Urol 2011; 185(3):869–875
[3] Andriole GL, Crawford ED, Grubb RL III. et al. PLCO Project Team. Mortality results from a randomized prostate-cancer screening trial. N Engl J Med 2009; 360(13):1310–1319
[4] Schröder FH, Hugosson J, Roobol MJ et al. ERSPC Investigators. Screening and prostate-cancer mortality in a randomized European study. N Engl J Med 2009; 360(13):1320–1328
[5] Cornud F, Delongchamps NB, Mozer P et al. Value of mpMRI in the work-up of prostate cancer. Curr Urol Rep 2012; 13(1):82–92
[6] Sonn GA, Chang E, Natarajan S et al. Value of targeted prostate biopsy using magnetic resonance-ultrasound fusion in men with prior negative biopsy and elevated prostate-specific antigen. Eur Urol 2014; 65(4):809–815
[7] Presti JC. Prostate biopsy: current status and limitations. Rev Urol 2007; 9(3):93–98
[8] Liu W, Laitinen S, Khan S et al. Copy number analysis indicates monoclonal origin of lethal metastatic prostate cancer. Nat Med 2009; 15(5):559–565
[9] Ahmed HU. The index lesion and the origin of prostate cancer. N Engl J Med 2009; 361(17):1704–1706
[10] Mouraviev V, Villers A, Bostwick DG, Wheeler TM, Montironi R, Polascik TJ. Understanding the pathological features of focality, grade and tumour volume of early-stage prostate cancer as a foundation for parenchyma-sparing prostate cancer therapies: active surveillance and focal targeted therapy. BJU Int 2011; 108(7):1074–1085
[11] Costa DN, Pedrosa I, Donato F Jr Roehrborn CG, Rofsky NM. MR Imaging-Transrectal US Fusion for Targeted Prostate Biopsies: Implications for Diagnosis and Clinical Management. Radiographics 2015; 35(3):696–708
[12] Cornud F, Brolis L, Delongchamps NB et al. TRUS-MRI image registration: a paradigm shift in the diagnosis of significant prostate cancer. Abdom Imaging 2013; 38(6):1447–1463
[13] Matlaga BR, Eskew LA, McCullough DL. Prostate biopsy: indications and technique. J Urol 2003; 169(1):12–19
[14] Bjurlin MA, Meng X, Le Nobin J et al. Optimization of prostate biopsy: the role of magnetic resonance imaging targeted biopsy in detection, localization and risk assessment. J Urol 2014; 192(3):648–658
[15] Murphy G, Haider M, Ghai S, Sreeharsha B. The expanding role of MRI in prostate cancer. AJR Am J Roentgenol 2013; 201(6):1229–1238
[16] Anastasiadis AG, Lichy MP, Nagele U et al. MRI-guided biopsy of the prostate increases diagnostic performance in men with elevated or increasing PSA levels after previous negative TRUS biopsies. Eur Urol 2006; 50(4):738–748, discussion 748–749
[17] Prando A, Kurhanewicz J, Borges AP, Oliveira EM Jr Figueiredo E. Prostatic biopsy directed with endorectal MR spectroscopic imaging findings in patients with elevated prostate specific antigen levels and prior negative biopsy findings: early experience. Radiology 2005; 236(3):903–910
[18] Hoeks CM, Schouten MG, Bomers JG et al. Three-Tesla magnetic resonanceguided prostate biopsy in men with increased prostate-specific antigen and repeated, negative, random, systematic, transrectal ultrasound biopsies: detection of clinically significant prostate cancers. Eur Urol 2012; 62(5):902–909
[19] El-Shater Bosaily A, Parker C, Brown LC et al. PROMIS Group. PROMIS—Prostate MR imaging study: A paired validating cohort study evaluating the role of multi-parametric MRI in men with clinical suspicion of prostate cancer. Contemp Clin Trials 2015; 42:26–40
[20] Epstein JI, Chan DW, Sokoll LJ et al. Nonpalpable stage T1c prostate cancer: prediction of insignificant disease using free/total prostate specific antigen levels and needle biopsy findings. J Urol 1998; 160(6 Pt 2):2407–2411
[21] Margolis DJA. mpMRI for Localized Prostate Cancer: Lesion Detection and Staging. Biomed Res Int 2014; 2014:684127
[22] American College of Radiology (ACR) Prostate Imaging–Reporting and Data System version 2 (PIRADSv2). http://www.acr.org/~/media/ACR/Documents/PDF/QualitySafety/Resources/PIRADS/PIRADS%20V2.pdf. Published 2015. Accessed May 28, 2015.
[23] Yacoub JH, Oto A, Miller FH. MR imaging of the prostate. Radiol Clin North Am 2014; 52(4):811–837
[24] Bonekamp D, Jacobs MA, El-Khouli R, Stoianovici D, Macura KJ. Advancements in MR imaging of the prostate: from diagnosis to interventions. Radiographics 2011; 31(3):677–703
[25] Kirkham APS, Haslam P, Keanie JY et al. Prostate MRI: who, when, and how? Report from a UK consensus meeting. Clin Radiol 2013; 68(10):1016–1023
[26] Nagarajan R, Margolis D, Raman S et al. MR spectroscopic imaging and diffusion-weighted imaging of prostate cancer with Gleason scores. J Magn Reson Imaging 2012; 36(3):697–703
[27] Schwartz LH, Basch E. MR/ultrasound fusion-guided biopsy in prostate cancer: what is the evidentiary standard? JAMA 2015; 313(4):367–368
[28] Robertson NL, Emberton M, Moore CM. MRI-targeted prostate biopsy: a review of technique and results. Nat Rev Urol 2013; 10(10):589–597
[29] Kattan MW, Eastham JA, Stapleton AM, Wheeler TM, Scardino PT. A preoperative nomogram for disease recurrence following radical prostatectomy for prostate cancer. J Natl Cancer Inst 1998; 90(10):766–771
[30] Logan JK, Rais-Bahrami S, Turkbey B et al. Current status of magnetic resonance imaging (MRI) and ultrasonography fusion software platforms for guidance of prostate biopsies. BJU Int 2014; 114(5):641–652
[31] Siddiqui MM, Rais-Bahrami S, Turkbey B et al. Comparison of MR/ultrasound fusion-guided biopsy with ultrasound-guided biopsy for the diagnosis of prostate cancer. JAMA 2015; 313(4):390–397
[32] Schoots IG, Roobol MJ, Nieboer D, et al. Magnetic Resonance Imaging-targeted Biopsy May Enhance the Diagnostic Accuracy of Significant Prostate Cancer Detection Compared to Standard Transrectal Ultrasound-guided Biopsy: A Systematic Review and Meta-analysis. Eur Urol. 2014 Dec 2. pii: S0302-2838(14)01220-2.

[33] Le JD, Stephenson S, Brugger M et al. Magnetic resonance imaging-ultrasound fusion biopsy for prediction of final prostate pathology. J Urol 2014; 192(5):1367–1373

[34] de Rooij M, Crienen S, Witjes JA, Barentsz JO, Rovers MM, Grutters JP. Costeffectiveness of magnetic resonance (MR) imaging and MR-guided targeted biopsy versus systematic transrectal ultrasound-guided biopsy in diagnosing prostate cancer: a modelling study from a health care perspective. Eur Urol 2014; 66(3):430–436

[35] Sonn GA, Margolis DJ, Marks LS. Target detection: magnetic resonance imaging-ultrasound fusion-guided prostate biopsy. Urol Oncol 2014; 32(6):903–911

[36] Campodonico F, Casarico A, Gavazzi L et al. Cancer detection with TRUSguided 10-core biopsy of the prostate. an institutional assessment at the first, repeated and surgical specimen biopsy. Arch Ital Urol Androl 2006; 78(2):39–43

[37] Kravchick S, Cytron S, Stepnov E, Ben-Dor D, Kravchenko Y, Peled R. 7 to 10 years' follow-up of 573 patients with elevated prostate-specific antigen (> 4 ng/mL) or/and suspected rectal examination: biopsies protocol and follow-up guides. J Endourol 2009; 23(6):1007–1013

[38] Wefer AE, Hricak H, Vigneron DB et al. Sextant localization of prostate cancer: comparison of sextant biopsy, magnetic resonance imaging and magnetic resonance spectroscopic imaging with step section histology. J Urol 2000; 164(2):400–404

[39] Singh H, Canto EI, Shariat SF et al. Predictors of prostate cancer after initial negative systematic 12 core biopsy. J Urol 2004; 171(5):1850–1854

[40] Rajinikanth A, Manoharan M, Soloway CT, Civantos FJ, Soloway MS. Trends in Gleason score: concordance between biopsy and prostatectomy over 15 years. Urology 2008; 72(1):177–182

[41] Mitterberger M, Aigner F, Pinggera GM et al. Contrast-enhanced colour Doppler-targeted prostate biopsy: correlation of a subjective blood-flow rating scale with the histopathological outcome of the biopsy. BJU Int 2010; 106(9):1315–1318, discussion 1318

[42] Blumenfeld P, Hata N, DiMaio S et al. Transperineal prostate biopsy under magnetic resonance image guidance: a needle placement accuracy study. J Magn Reson Imaging 2007; 26(3):688–694

[43] Carey JM, Korman HJ. Transrectal ultrasound guided biopsy of the prostate. Do enemas decrease clinically significant complications? J Urol 2001; 166(1):82–85

[44] Lee SJ. Infection after transrectal ultrasound-guided prostate biopsy. Korean J Urol 2015; 56(5):346–350

[45] Egbers N, Schwenke C, Maxeiner A, TeichgraÅNber U, Franiel T. MRI-guided core needle biopsy of the prostate: acceptance and side effects. Diagn Interv Radiol 2015; 21(3):215–221

[46] Overduin CG, Fu_tterer JJ, Barentsz JO. MRI-guided biopsy for prostate cancer detection: a systematic review of current clinical results. Curr Urol Rep 2013; 14(3):209–213

[47] Marks L, Young S, Natarajan S. MRI-ultrasound fusion for guidance of targeted prostate biopsy. Curr Opin Urol 2013; 23(1):43–50

[48] Ukimura O, Desai MM, Palmer S et al. 3-Dimensional elastic registration system of prostate biopsy location by real-time 3-dimensional transrectal ultrasound guidance with magnetic resonance/transrectal ultrasound image fusion. J Urol 2012; 187(3):1080–1086

[49] Valerio M, Donaldson I, Emberton M, et al. Detection of Clinically Significant Prostate Cancer Using Magnetic Resonance Imaging-Ultrasound Fusion Targeted Biopsy: A Systematic Review. Eur Urol 2014; 68(1):8–19

[50] Natarajan S, Marks LS, Margolis DJ et al. Clinical application of a 3D ultrasound-guided prostate biopsy system. Urol Oncol 2011; 29(3):334–342

[51] Xu S, Kruecker J, Turkbey B et al. Real-time MRI-TRUS fusion for guidance of targeted prostate biopsies. Comput Aided Surg 2008; 13(5):255–264

[52] Baumann M, Mozer P, Daanen V, Troccaz J. Prostate biopsy tracking with deformation estimation. Med Image Anal 2012; 16(3):562–576

[53] Thompson J, Lawrentschuk N, Frydenberg M, Thompson L, Stricker P USANZ. The role of magnetic resonance imaging in the diagnosis and management of prostate cancer. BJU Int 2013; 112 Suppl 2:6–20

10 MRI e Vigilância Ativa

Max Kates ▪ H. Ballentine Carter ▪ Katarzyna J. Macura

10.1 Introdução

O câncer de próstata continua sendo a malignidade interna mais comum entre os homens nos Estados Unidos, com 241.740 novos casos em 2012.[1] Mais da metade de todos os homens americanos é rastreada para câncer de próstata com o teste do antígeno prostático específico (PSA), resultando em um aumento dramático na incidência de cânceres indolentes de baixo risco.[2,3] Mais de 90% destes homens são tratados com intervenção ativa na forma de prostatectomia radical ou radioterapia, apesar do fato de que a vasta maioria não irá morrer de câncer de próstata.[4] A persistência deste sobrediagnóstico e sobretratamento levou ao reexame das estratégias para detecção e tratamento de câncer de próstata de baixo risco.[5]

Nos últimos 20 anos, a vigilância ativa (AS) com intenção curativa emergiu como uma alternativa segura para homens cuidadosamente selecionados com câncer de próstata de risco favorável. Embora a adoção inicial da AS tenha sido limitada aos principais centros acadêmicos, análises recentes demonstraram a difusão dos programas de AS dentro da comunidade mais ampla.[6,7] Os objetivos principais de um programa de AS são (1) minimizar o sobretratamento e evitar intervenções desnecessárias que impactam negativamente a qualidade de vida e (2) identificar pacientes originalmente diagnosticados com câncer de baixo risco que na verdade podem portar doença de mais alto risco que não foi detectada inicialmente ou se desenvolveu depois de iniciada a AS. Nos programas bem-sucedidos de AS, a sobrevivência livre de metástase é de mais de 99%.[8]

No entanto, a vigilância necessária para manter um programa rigoroso de AS, que impeça o sobretratamento, simultaneamente evitando a progressão do câncer, tem seu preço. A biópsia de próstata transretal guiada por ultrassom (TRUS-guiada) feita anualmente tem sido o padrão de cuidados não só no diagnóstico de câncer de próstata, mas também no monitoramento de pacientes com câncer de próstata conhecido que estão em AS. Contudo, biópsias guiadas por TRUS anuais são caras. Em uma análise econômica feita por Keegan *et al.*, a redução de custos em função da AS foi de $9.944 aos 10 anos comparada com intervenção precoce. Entretanto, esta economia era suprimida se os pacientes permaneciam no protocolo de AS além de 10 anos e se as biópsias guiadas por TRUS fossem realizadas anualmente para monitoramento da doença durante esse tempo.[9] Além disso, 11 a 36% dos pacientes em AS passarão por reclassificação do seu *status* de risco e subsequente intervenção durante AS, aumentando o custo do seu tratamento total para câncer de próstata comparado com cirurgia precoce ou radiação isolada.[10,11,12,13]

Adicionalmente, o monitoramento via biópsia serial de próstata não deve ser considerado uma modalidade de manejo não invasiva. Loeb *et al.* demonstraram que, após biópsia da próstata, até 25% dos homens têm sintomas transitórios do trato urinário inferior e quase 2% apresentam retenção urinária.[14] A complicação mais temida, no entanto, é prostatite bacteriana febril, que leva a hospitalização e sepse em 2 a 3% dos pacientes e vem aumentando nos últimos anos devido à crescente resistência antimicrobiana.[15,16] Embora a introdução do teste de resistência à fluoroquinilona com culturas com *swab* retal tenha diminuído as infecções relacionadas à pós-biópsia, este teste ainda não é uma rotina.[17] As abordagens alternativas à vigilância anual baseada em biópsia usualmente envolvem o monitoramento da cinética do PSA. Entretanto, tais esquemas fundamentados no PSA carecem de sensibilidade e especificidade suficiente para acompanhar com exatidão estes pacientes.[15,16,18]

Estas considerações indicam que AS pode servir como o principal antídoto na prevenção do sobretratamento de câncer de próstata de baixo risco, embora haja necessidade de estratégias para detectar com confiabilidade doença de mais alto risco em pacientes em AS, evitando, ao mesmo tempo, testes e biópsias excessivamente frequentes. Em outras palavras, a morbidade e os custos economizados pela evitação de cirurgia potencialmente desnecessária devem ser colocados na balança com a morbidade e os custos associados à biópsia frequente, testes não invasivos e (algumas vezes) consequente cirurgia ou radiação.

É neste contexto que a MRI ganhou impulso como uma estratégia promissora para identificar câncer de próstata clinicamente significativo, selecionar os pacientes que podem se beneficiar com AS e monitorar pacientes em protocolo de AS.[19] Na verdade, MRI está sendo empregada cada vez mais para melhorar a estratificação do risco no diagnóstico e padronizar os protocolos de AS, ambos os quais são cruciais para ampliar a utilização de AS para doença com risco favorável.[20]

10.2 Práticas Atuais em Vigilância Ativa

A vigilância ativa é uma estratégia de manejo concebida para identificar pacientes com câncer de próstata que têm baixo risco de progressão do câncer e intervir com tratamento ativo somente quando for identificada progressão da doença no *follow-up*.

A elegibilidade varia amplamente entre os diferentes programas de AS, incorporando critérios baseados no nível do PSA, densidade do PSA, estágio T clínico, escore de Gleason (GS), número de núcleos positivos e porcentagem de envolvimento do câncer em cada núcleo.[21] Por exemplo, na coorte do Johns Hopkins, a elegibilidade é definida pelos critérios de Epstein: estágio clínico T1c, densidade do PSA ≤ 0,15 ng/mL/mL, GS ≤ 6, ≤ 2 núcleos com câncer na biópsia e um máximo de 50% de envolvimento de algum núcleo com câncer. Esta definição é intencionalmente restrita, visando incluir somente aqueles pacientes que têm menos probabilidade de passar por reclassificação patológica subsequente ou, pior ainda, dispersão do tumor. Entretanto, muitos protocolos, incluindo aqueles do programa European Prostate Cancer Research International Active Suveillance (PRIAS), Universidade da Califórnia em São Francisco e Universidade de Toronto, incluem pacientes em estágio clínico T2 (isto é, pacientes com um exame retal digital [DRE] positivo).[22,23,24] Além do mais, outros protocolos incluem pacientes com GS = 7 e satisfazem os critérios da National Comprehensive Cancer Network (NCCN) para doença de risco imediato.[23,26]

Assim como a elegibilidade varia amplamente entre os protocolos de AS, o mesmo ocorre com as estratégias de monitoramento. A progressão entre os homens em AS é definida pela reclassificação em um grupo de mais alto risco. Esta reclassificação é tradicionalmente determinada pela progressão baseada em um dos inúmeros fatores, incluindo a cinética do PSA (isto é, a velocidade do PSA ou a duplicação do tempo além de um determinado limiar), reclassificação do grau de Gleason, classificação do volume do tumor (isto é, aumento na porcentagem de envolvimento do tumor dentro de núcleos positivos ou um número aumentado de núcleos que são positivos) e progressão do estágio T (isto é, anormalidade palpável no DRE). Mais recentemente, um tamanho crescente do tumor ou uma aparência mais preocupante do tumor na MRI, além de características genéticas agravantes foram propostos como gatilhos para intervenção.[27] Cada abordagem de monitoramento tem seus próprios riscos e benefícios. Por exemplo, embora a utilização unicamente da cinética do PSA evite os custos e a morbidade que estão associados à biópsia anual da próstata, essa abordagem levaria à classificação errada em 12% dos pacientes na coorte do Johns Hopkins.[28] Assim sendo, a cinética do PSA está atualmente sendo substituída pela MRI como uma forma de monitorar pacientes em AS e evitar a biópsia anual.

Apesar das diferenças entre os protocolos, o *follow-up* de longo prazo das coortes em AS demonstrou, de forma consistente, resultados globais favoráveis. No entanto, diferentes estratégias de elegibilidade e monitoramento conferem diferente reclassificação dos riscos de doença, progressão para metástase e morte relacionada a câncer de próstata. Em um estudo da Universidade de Toronto realizado por Klota *et al.*, pacientes com doença de baixo risco e risco intermediário favorável (escore de Gleason 3 + 4 e/ou nível do PSA de 10-20 ng/mL) foram incluídos e monitorados com uma combinação do teste do PSA a cada 3 a 6 meses e biópsias a cada 3 a 4 anos. Esta inclusão e o protocolo de monitoramento resultaram em 28 dos 993 pacientes (2,8%) progredindo para metástase em um tempo médio de 7,3 anos após a biópsia inicial.[29] Embora a maioria dos pacientes tenha morrido de outras causas (particularmente doença cardiovascular), 15 pacientes (1,5%) morreram de câncer de próstata. Um número desproporcional de pacientes que foram reclassificados e progrediram tinha doença com escore de Gleason 3 + 4 na época da inclusão. Em comparação, em uma coorte do Johns Hopkins de 1.298 homens, a inclusão foi limitada a pacientes com doença de baixo risco e muito baixo risco (isto é, todos tendo escore 6 de Gleason), e os homens foram monitorados com biópsia anual.[8] Nesse protocolo conservador, a sobrevivência livre de metástase foi de 99,4%, com apenas duas mortes por câncer de próstata (uma taxa de sobrevivência específica para câncer de 99,9%).

10.3 MRI Multiparamétrica da Próstata: Considerações Técnicas

A MRI multiparamétrica da próstata combina avaliação morfológica e funcional do ambiente intracelular e intercelular e a perfusão do tecido. Em pacientes com câncer de próstata de baixo grau e pequeno volume, as alterações celulares e difusão associadas e anormalidades na perfusão podem ser sutis e, assim, difíceis de detectar com o uso de mpMRI. Por outro lado, em pacientes cuja doença de baixo risco presumido foi subamostrada e, de fato, têm câncer de risco intermediário ou alto, mpMRI pode detectar com confiabilidade lesões que não foram adequadamente amostradas durante biópsia sistemática guiada por TRUS, frequentemente em localizações como a zona de transição anterior e o ápice. Estes cânceres de mais alto grau e maior volume são tipicamente visíveis na mpMRI e apresentam aspectos característicos: (1) baixa intensidade do sinal substituindo o *background* hiperintenso da próstata normal na imagem ponderada em T2 (T2WI); (2) difusão restrita na imagem ponderada por difusão (DWI) devido à alta densidade celular e desorganização extracelular; (3) alterações na microvasculatura do tumor, levando a anormalidades da perfusão na MRI dinâmica realçada por contraste (DCE-MRI) e (4) níveis elevados de colina na imagem espectroscópica por MR (MRSI). Desta forma, mpMRI pode melhorar a estratificação do risco inicial dos homens com câncer de próstata recentemente diagnosticado, minimizando o sobrediagnóstico de doença irrelevante e detectando com confiabilidade doença de alto risco. De forma similar, mpMRI pode facilitar o monitoramento mais confiável dos homens incluídos em AS.

Em um estudo, uma combinação de parâmetros derivados de T2WI, DWI e DCE-MRI foi relatada como englobando a estratégia ideal para imagem de câncer de próstata de baixo risco na zona periférica, tendo uma sensibilidade e especificidade de 85 e 83%, respectivamente.[30] Para a detecção de doença de baixo risco na zona de transição, a combinação de T2WI e DWI, mas sem DEC-MRI (que exibe características altamente sobrepostas com hiperplasia prostática benigna nesta zona), ofereceu a mais alta sensibilidade e especificidade de 88% e 86%, respectivamente.[30] Esta combinação dos parâmetros com MR foi mais benéfica para a detecção de doença intermediária e de alto risco do que para a detecção de tumores de baixo risco na zona de transição.[31] Além disso, vários estudos avaliaram as correlações entre os parâmetros da MR e o grau do tumor. Por exemplo, Tamada *et al.* avaliaram o coeficiente de difusão aparente (ACD) derivado de DWI como um preditor do grau do câncer de próstata na histopatologia.[32] Os valores do ADC em tumores na zona periférica exibiram correlação negativa significativa com o escore de Gleason para tumores (r = 0,497).[32] Igualmente, Doo *et al.* reportaram que o valor médio do ADC de tumores com um escore de Gleason acima de 7 ($< 800 \times 10^6$ mm²/s) foi significativamente mais baixo do que o de tumores com escore de Gleason 6 ($> 800 \times 10^6$ mm²/s).[31] Em comparação, os parâmetros quantitativos derivados da DEC-MRI não demonstraram correlacionar-se com o grau ou com a expressão do fator de crescimento endotelial vascular (VEGF) como um marcador molecular de angiogênese. No entanto, um parâmetro da DEC-MRI, a taxa de refluxo constante com meio de contraste (k_{ep}) (*washout*), foi correlacionado positivamente com a contagem média de vasos sanguíneos e a fração média da área dos vasos estimada do câncer de próstata (r = 0,440 e 0,453, respectivamente) em um estudo de Oto e colegas.[33] Finalmente, o desempenho diagnóstico da MRSI para detecção e predição do grau do tumor tem sido variável devido à complexidade dos protocolos de rastreamento e o processamento dos dados espectrais. MRSI tende a apresentar melhor desempenho para tumores com escore de Gleason mais alto. Em um estudo de Zakian *et al.*, MRSI teve sensibilidade mais alta de 89,5% para detecção de tumores com escore de Gleason acima de 8 comparada com uma sensibilidade de 44,4% para detecção de tumores de baixo grau (escore de Gleason de 6).[34] Foi documentada uma correlação modesta entre a relação dos metabólitos e o grau do tumor, com a relação média entre colina e creatinina-citrato (relação CC/C) discriminando tumores de baixo grau de tumores de mais alto grau que não seriam elegíveis para AS.[34] Há várias considerações técnicas quando são feitas imagens de homens com câncer de próstata de pequeno volume. Os *scanners* de MR do corpo todo em 3T estão crescendo em disponibilidade e oferecem maior relação sinal-ruído (SNR) e o potencial para melhorias substanciais na resolução espacial, espectral e temporal. A aplicação de uma bobina endorretal (ERC) permite maior aumento na resolução espacial para avaliação morfológica, o que pode ser especialmente útil para estadiamento, na resolução temporal para DEC-MRI, e também na resolução espectral para MRSI.[35] Embora a ERC seja recomendada em uma força de campo clínico padrão de 1,5 T para obter uma SNR suficientemente alta e resolução espacial adequada, a necessidade de uma ERC para a detecção ou localização de câncer de próstata ainda não foi resolvida na força de campo mais alta de 3 T. Os defensores do exame de imagem com uma ERC argumentam que a MRI de próstata com dupla bobina integrada (usando ERC e bobina pélvica) detecta mais focos de câncer do que MRI com bobina não endorretal, com sensibilidades relatadas de 0,76 e 0,45 e valores preditivos positivos de 0,80 e 0,64 para as abordagens de bobina dupla e bobina não endorretal, respectivamente.³⁶ O tamanho médio das lesões detectadas com MRI com bobina não endorretal foi maior do que o das lesões detectadas por MRI com bobina dupla (22 mm versus 17,4 mm, respectivamente), sugerindo detecção mais confiável de pequenas lesões quando usada bobina endorretal.³⁶ Com base nisso, foi sugerido que adicionar MRI à avaliação clínica inicial usando uma ERC pode ser útil para atingir uma avaliação mais acurada da elegibilidade para um programa de AS.³⁷ Os argumentos contra o uso de ERC incluem o artefato aumentado de suscetibilidade e falta de homogeneidade da intensidade do sinal resultante do perfil não uniforme da sensibilidade a ERC, necessidade de posicionamento adequado da ERC para otimizar a cobertura anatômica, tempo adicional necessário para colocação e verificação da posição, desconforto do paciente e artefato pelo movimento, deformação da glândula e custo adicional. Por exemplo, um estudo mostrou que, em 3 T, ERC não era necessária para atingir alta precisão para a detecção de câncer de próstata significativo.³⁸ Considerando-se os contínuos avanços tecnológicos juntamente com a padronização no relato das imagens da próstata por meio do Prostate Imaging-Reporting and Data System (PI-RADS),³⁹ mpMRI, com seu excelente contraste no tecido mole e habilidade de avaliar a difusão e perfusão no tecido, oferece um instrumento diagnóstico para detectar e caracterizar câncer de próstata clinicamente significativo em homens manejados por AS, incluindo a glândula anterior e o ápice que são tradicionalmente subamostrados em biópsias guiadas por TRUS. Achados com MRSI permitem a estratificação do risco fundamentado no indivíduo que pode ser empregada para a melhor avaliação dos candidatos para AS, bem como para a triagem de pacientes em AS para tratamento curativo quando são detectados tumores de risco intermediário e de alto risco.

10.4 Detecção por MRI de Doença Clinicamente Significativa

Considera-se que homens em protocolos de AS são portadores de doença de risco favorável, de tal forma que o papel da MRI nestes pacientes é expor uma lesão mais preocupante. Como a biópsia de próstata tradicional guiada por TRUS fornece inadequadamente uma amostra da porção anterior da próstata, uma preocupação importante ao colocar pacientes de baixo risco em AS é a presença não detectada de uma lesão anterior de alto grau.⁴⁰,⁴¹

A localização do câncer de próstata dentro da glândula afeta a sua capacidade de detecção na biópsia padrão. Neste sentido, mpMRI tem vantagem sobre a biópsia guiada por TRUS, permitindo uma avaliação detalhada de toda a glândula (▶ Fig. 10.1; ▶ Fig. 10.2). Conforme observado anteriormente, câncer

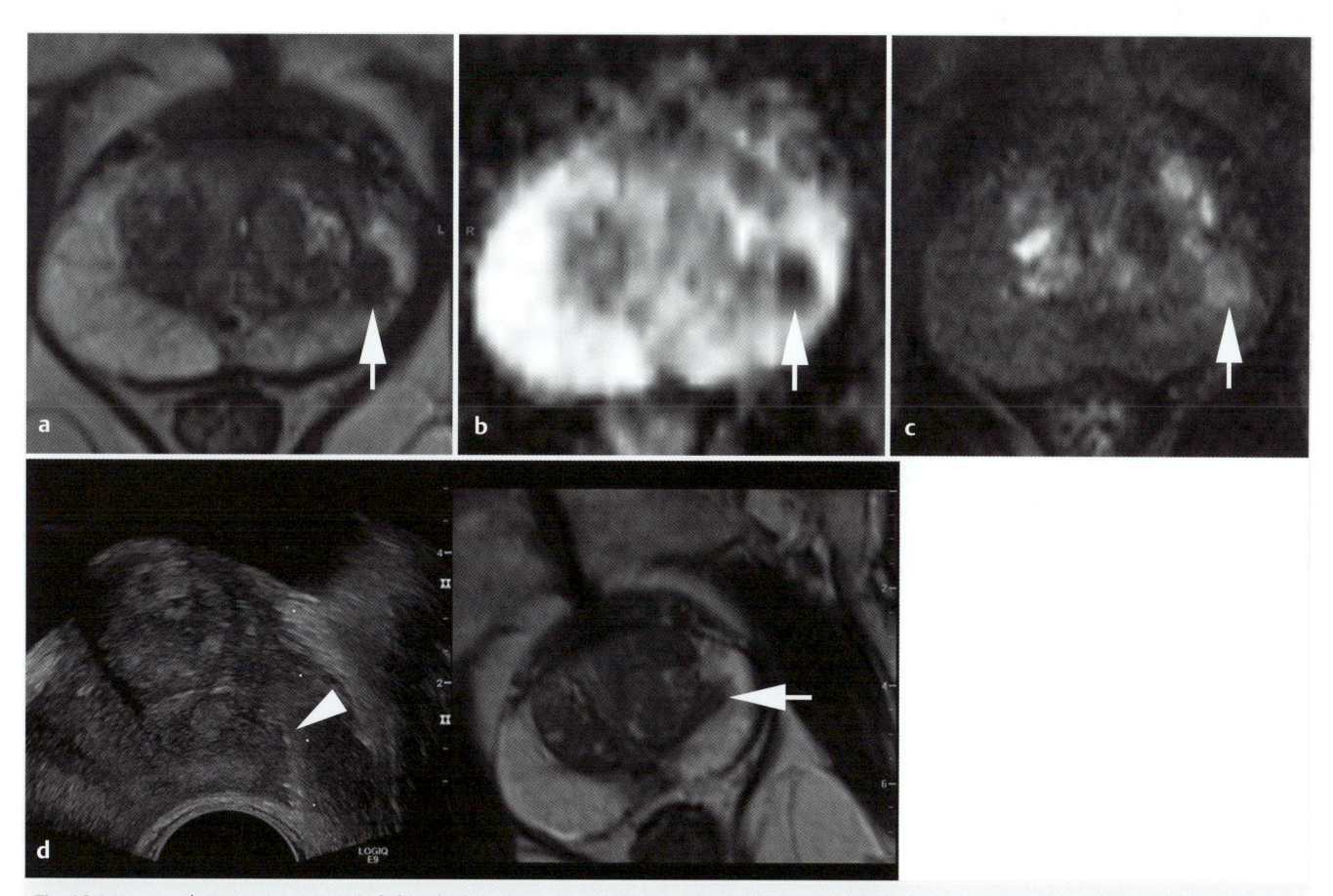

Fig. 10.1 Homem de 71 anos com um nível elevado de antígeno prostático específico (PSA) de 4,83 ng/mL e biópsias transretais múltiplas guiadas por ultrassom (TRUS-guiada). MRI multiparamétrica (mpMRI) em 3 T sem uma bobina endorretal demonstra na imagem axial ponderada em T2 (**a**) uma lesão de 10 mm circunscrita, homogênea e moderadamente hipointensa (*seta*) na zona mediana periférica esquerda. No mapa do coeficiente de difusão aparente (**b**), a lesão é marcadamente hipointensa (*seta*). Na MRI dinâmica realçada com contraste (**c**), há um realce precoce focal (*seta*) correspondendo a (**a**) e (**b**). Com base na mpMRI, esta lesão é classificada como PI-RADS 4 (câncer clinicamente significativo provavelmente está presente). Uma biópsia direcionada com fusão de MRI-TRUS (*seta*) foi realizada (**d**) em um sistema GE Logiq E9 (GE Healthcare, Milwaukee, WI), demonstrando que a lesão na MRI abriga um tumor com escore de Gleason 4 + 4 = 8 envolvendo 2 núcleos (30%, 40%). Observe as imagens axiais por TRUS (*à direita*) e MR (*à esquerda*) exibidas, lado a lado, após corregistro anatômico com a agulha de biópsia (*ponta de seta*) na lesão alvo na imagem por TRUS.

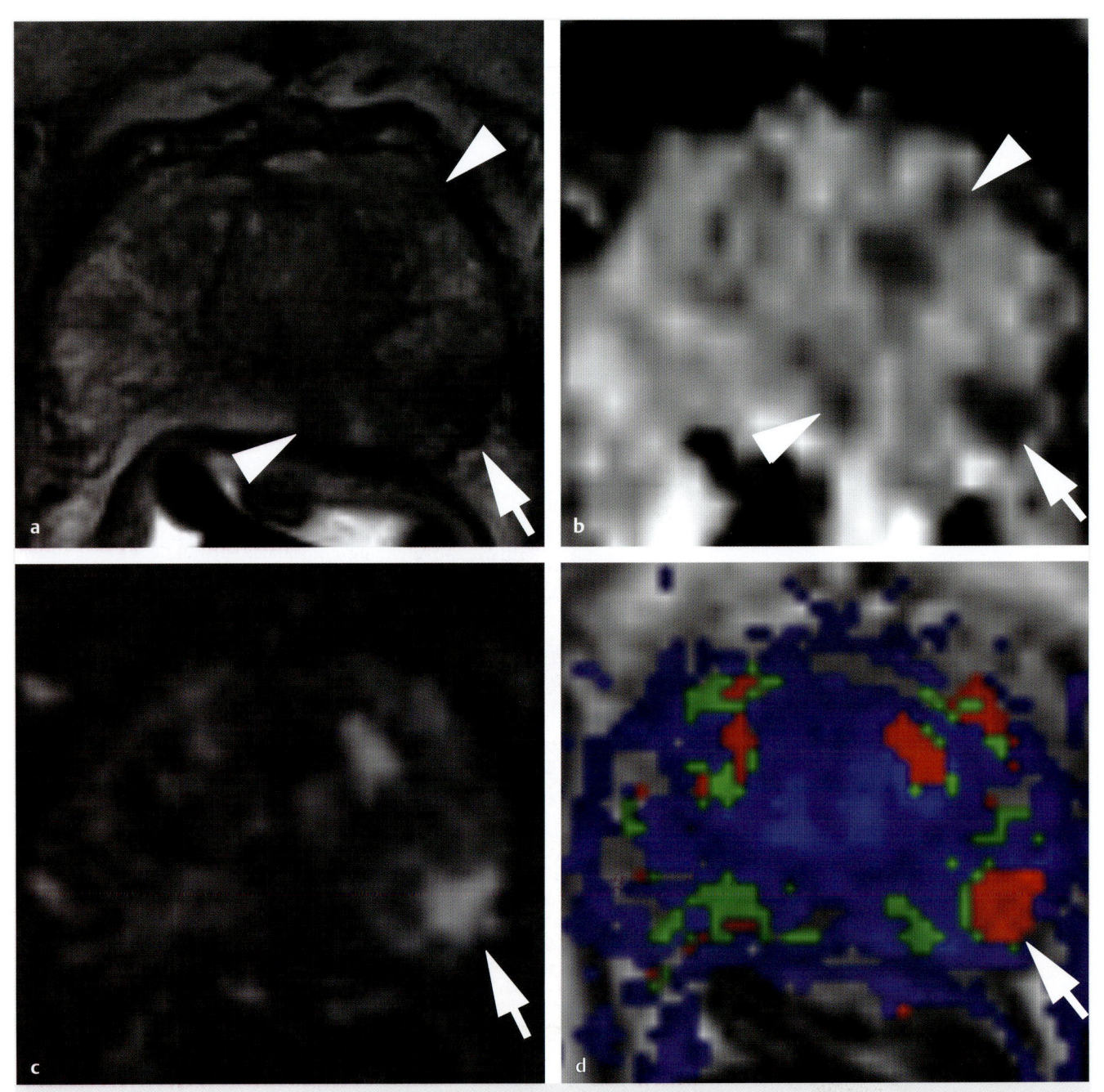

Fig. 10.2 Homem de 72 anos com um aumento no nível de antígeno prostático específico (PSA) de 3,0 para 4,5 ng/mL e biópsia transretal padrão guiada por ultrassom (TRUS-guiada) apresentando tumor com escore de Gleason 3 + 3 = 6 em 5% de um núcleo da base direita, além de neoplasia intraepitelial prostática de alto grau em 3 outros núcleos e glândulas atípicas em 1 núcleo do ápice esquerdo. Com base nos resultados da biópsia guiada por TRUS, o paciente tem câncer de próstata de muito baixo risco e foi considerado candidato para vigilância ativa. Entretanto, o paciente estava ansioso e foi realizada MRI multiparamétrica (mpMRI). A mpMRI em 3 T com uma bobina endorretal mostra na imagem ponderada axial em T2 (**a**) múltiplos focos hipointensos (*pontas de setas*), além de uma lesão hipointensa de 10 mm dominante (*seta*) na zona periférica esquerda posterolateral. A lesão índice (*seta*) é limítrofe à cápsula da próstata com irregularidade capsular e, assim, está em risco de extensão extraprostática do tumor. No mapa do coeficiente de difusão aparente (ADC) (**b**) todas as lesões são acentuadamente hipointensas (*pontas de setas*) e a lesão índice (*seta*) exibe um valor de ADC < 800 $\mu m^2/s$, enquanto a zona periférica vizinha exibe valores de ADC acima de 1.400 $\mu m^2/s$. Na MRI dinâmica realçada por contraste (DCE-MRI) (**c**), a lesão índice mostra realce inicial (*seta*). A DCE-MRI codificada por cores (**d**) ilustra perfusão anormal (vermelho) na lesão na zona periférica dominante (*seta*) e dentro de lesões adicionais. Com base na mpMRI, surgiu a suspeita de um câncer de próstata multifocal com um escore de PI-RADS 5 (câncer clinicamente significativo é altamente provável de estar presente). O paciente submeteu-se a prostatectomia radical laparoscópica assistida por robô que mostrou um tumor dominante com escore de Gleason 4 + 3 = 7 na zona lateral esquerda e periférica posterolateral. Havia extensão extraprostática não focal e invasão microscópica da vesícula seminal esquerda. As margens cirúrgicas eram negativas. O caso ilustra o papel da mpMRI na reclassificação de pacientes que podem ser erroneamente classificados como tendo doença de baixo risco devido a subamostragem de tumor de alto risco na biópsia padrão.

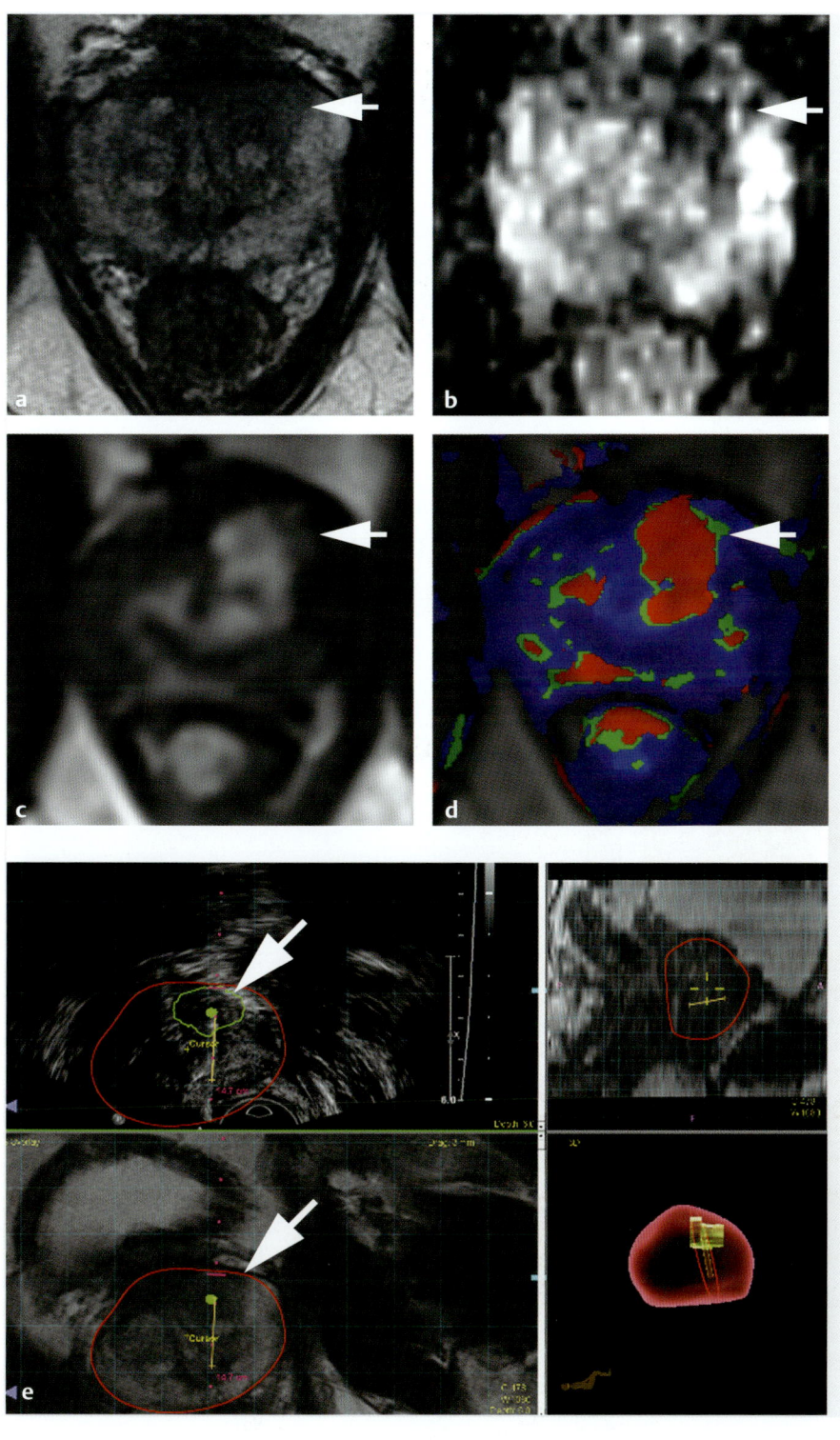

Fig. 10.3 Homem de 65 anos com um nível de antígeno prostático específico com lenta elevação durante 4 anos de 2,98 para 6,95 ng/mL e com uma biópsia transretal guiada por ultrassom (TRUS-guiada) negativa. A MRI multiparamétrica (mpMRI) em 3 T sem bobina endorretal demonstra na imagem axial ponderada em T2 (**a**) lesão de 16 mm moderadamente hipointensa, não circunscrita (*seta*) na zona de transição anterior esquerda. No mapa do coeficiente de difusão aparente (**b**), a lesão é acentuadamente hipointensa (*seta*). Na MRI dinâmica realçada por contraste (DCE-MRI) (**c**), há um realce focal precoce (*seta*) correspondendo a (**a**) e (**b**). A DCE-MRI codificada com cores (**d**) mostra perfusão anormal (vermelho) na lesão na zona de transição anterior esquerda (*seta*), estendendo-se até a margem anterior da próstata e com aparência assimétrica quando comparada com o realce dentro da zona de transição direita. Com base na mpMRI, esta lesão é classificada como PI-RADS 5 (câncer clinicamente significativo é altamente provável de estar presente). Foi realizada uma biópsia direcionada com fusão de MRI-TRUS (**e**) usando o sistema UroNav (Invivo Inc. (Phillips), Gainesville, FL), em que a lesão-alvo (*seta*) demonstrou escore de Gleason 3 + 3 = 6 envolvendo 3 núcleos (100, 40, 5%). Observe as imagens axiais por TRUS (*no alto à esquerda*) e MRI (*abaixo à esquerda*) exibidas após o corregistro volumétrico tridimensional dos conjuntos de dados da TRUS e MRI (contorno vermelho) com a trajetória da agulha de biópsia marcada (amarelo) na lesão-alvo (contorno verde).

de próstata com risco imediato pode não ser detectado por meio de biópsia por TRUS se estiver localizado na zona de transição anterior (▶ Fig. 10.3) ou no ápice (▶ Fig. 10.4). Em um estudo feito por Komai e colegas, 40% dos pacientes (26 de 65) com uma lesão anterior preocupante na MRI tiveram biópsias de próstata negativas.[42] Estes tumores anteriores têm maior probabilidade de ser grandes (> 1 cm), e um subgrupo destes tem características de alto risco e um risco aumentado de extensão extraprostática.[43]

Um estudo avaliou 31 homens com tumores anteriores predominantes na MRI, dos quais 14 estavam em AS e 17 tinham biópsias prévias negativas.[40] Uma fração substancial dos pacientes foi classificada com a utilização de MRI.[40] O rendimento diagnóstico de mpMRI para detecção de tumores anteriores foi alto, com um valor preditivo positivo de 87%. Depois de detectados cânceres anteriores na mpMRI, pode ser realizada biópsia direcionada da próstata anterior (▶ Fig. 10.3) com um alto grau de exatidão, alcançando estes cânceres que são frequentemente mais agressivos do que o esperado clinicamente.[40] Em um estudo de biópsias de próstata guiadas por MRI em que a amostragem foi dirigida para a área com a difusão mais restrita na DWI em um esforço para detectar o tumor com o grau de

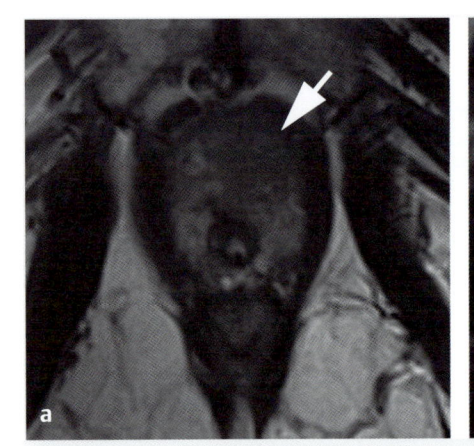

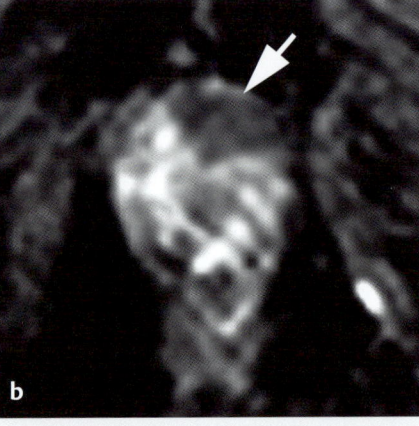

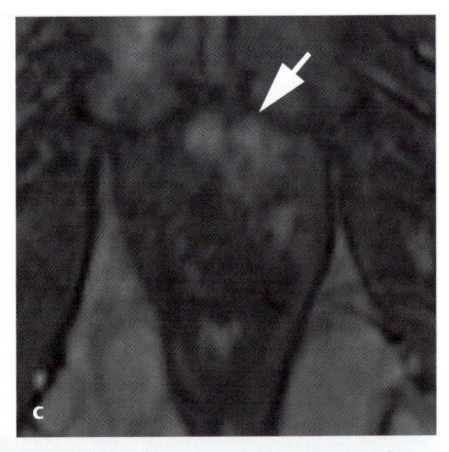

Fig. 10.4 Homem de 71 anos com um nível de antígeno prostático específico (PSA) de 14,6 ng/mL (densidade do PSA = 0,17) e com biópsia transretal padrão guiada por ultrassom (TRUS-guiada) apresentando câncer de próstata com escore de Gleason 3 + 3 = 6 em 20% de 1 núcleo. O paciente teve urosepse depois da biópsia guiada por TRUS. A MRI multiparamétrica (mpMRI) em 3 T sem bobina transretal demonstra na imagem axial ponderada em T2 (**a**) uma grande lesão de 28 mm homogênea e moderadamente hipointensa (seta) no ápice, localizada anterior à uretra. No mapa do coeficiente de difusão aparente (ADC) (**b**), a lesão é acentuadamente hipointensa (seta), exibindo um valor de ADC < 800 μm²/s, que é suspeito de câncer de próstata de alto grau subamostrado na biópsia guiada por TRUS. Na MRI dinâmica realçada por contraste (**c**), há realce focal precoce (seta) correspondendo a (**a**) e (**b**). Com base na mpMRI, esta lesão é classificada como PI-RADS 5 (câncer clinicamente significativo é altamente provável de estar presente). Considerando-se os resultados da mpMRI e a densidade do PSA, este paciente não era um candidato a vigilância ativa e foi recomendada radioterapia.

Gleason mais elevado, 18 de 22 (81,8%) dos tumores continham Gleason grau 4 ou 5.[44]

Thompson et al. avaliaram sistematicamente o papel da mpMRI na detecção de câncer de próstata clinicamente significativo entre homens com um PSA elevado ou um DRE anormal.[45] Os homens submeteram-se a biópsia de saturação e, quando apropriado, biópsia direcionada da próstata por meio de uma abordagem transperineal. A MRI foi sugestiva de câncer (conforme indicado por um PI-RADS categoria 3 a 5) em 66% dos pacientes, e 61% dos pacientes tinham câncer de próstata na biópsia. Na identificação de câncer de próstata clinicamente significativo, o valor preditivo negativo foi de 100% para pacientes de alto risco e 96% para pacientes de baixo risco, enquanto que o valor preditivo positivo foi de 71% para pacientes de alto risco e 28% para pacientes de baixo risco. Em sua análise, o adiamento da biópsia da próstata em homens sem uma lesão preocupante na MRI (a saber, uma lesão com um PI-RADS categoria 3 a 5) teria evitado biópsias em 50% dos pacientes. Ao mesmo tempo, somente um câncer com escore de Gleason 3 + 4 (e sem tumores mais agressivos do que isso) não teria sido detectado.

10.4.1 Estratificação do Risco com o Uso de MRI

Esforços estão em andamento para empregar mpMRI para melhor estratificar o risco em pacientes que estão sendo avaliados por um PSA elevado, bem como em pacientes com câncer de próstata clinicamente localizado. Shukla-Dave et al. desenvolveram um nomograma pré-operatório para predizer a presença de câncer de próstata significativo, observando que a adição de dados da mpMRI aumentou a área do nomograma abaixo da curva (AUC) de 0,558 para 0,741 em comparação com o uso somente dos dados clínicos.[46]

Igualmente, Stamatakis et al. estudaram as características da MRI de 25 homens (dentro de uma coorte de 85 pacientes) que inicialmente atendiam aos critérios para entrar em AS, mas que se revelaram portadores de tumor agressivo em uma biópsia confirmatória realizada antes da sua inclusão em um programa de AS.[47] Eles constataram que três fatores baseados na MRI (número de lesões, suspeita da lesão e densidade da lesão) estavam associados a um resultado confirmatório da biópsia e reclassificação.[47]

Deve ser observado que a MRI é em boa parte incapaz de predizer a extensão extraprostática com consistência, especialmente a presença de extensão extraprostática (EPE) microscópica. Em um estudo realizado por Roskolnikov et al., 23% dos 116 pacientes com MRIs negativas para EPE exibiam extensão extraprostática (EPE) na prostatectomia radical (RP).[48] Na análise de regressão multivariada, apenas a idade do paciente (p = 0,002) e o escore de Gleeson na biópsia direcionada por fusão de TRUS-MRI (p = 0,032) eram preditores independentes da presença de EPE na patologia final da RP.

Assim, embora MRI possa ser incorporada a muitos nomogramas, ela não melhora necessariamente todos os modelos preditivos, e seu uso dentro de nomogramas deve ser guiado pelos dados disponíveis.

10.4.2 Papel da MRI na Seleção de Pacientes para Vigilância Ativa

Uma área na qual a mpMRI é uma ferramenta adjunta para complementar as variáveis clínicas tradicionais é a avaliação de homens com tumor de baixo grau e baixo volume que estão em um programa de AS. Dos homens elegíveis para AS, uma metanálise recente feita por Schoots et al. estimou que 70% tinham achados positivos na MRI.[49] Esta proporção é similar à fração de pacientes que se apresentam para uma biópsia de próstata inicial que têm uma MRI anormal (62%).[50]

Bonekamp et al. examinaram o valor preditivo de mpMRI em comparação com parâmetros clínicos para reclassificação da doença em uma coorte de 50 homens em AS.[51] Os parâmetros morfológicos, espectroscópicos e de perfusão da MRI estavam associados à reclassificação da doença neste estudo. A mpMRI fez melhor predição da reclassificação da doença em pacientes que tinham uma lesão suspeita com mais de 10 mm, e demonstrou maior valor preditivo quando usada em combinação com os critérios para inclusão em AS clínica. Um estudo feito por Margel et al. também investigou o impacto da mpMRI (T2WI, DWI e DCE-MRI) na reclassificação da doença em pacientes em AS.[52] Nesta coorte, a taxa de reclassificação foi significativamente mais alta entre homens com lesões com mais de 10 mm na MRI.[52] Além disso, mais da metade das lesões com mais de 10 mm (55%) estava localizada na próstata anterior.[52]

Turkbey *et al.* compararam MRI aos sistemas de classificação convencionais para identificar os pacientes apropriados para AS e constataram que os critérios de Epstein classificaram incorretamente 12% dos homens, enquanto que MRI classificou incorretamente 8% dos homens.[36] A estratificação dos pacientes melhorou com a incorporação da mpMRI aos critérios de Epstein. Em um estudo de Borofsky *et al.*, os autores relataram que, entre um grupo de 154 pacientes clinicamente elegíveis para AS, aqueles sem lesões suspeitas na MRI tinham 8% de probabilidade de ser portadores de tumor de Gleason escore ≥ 7 ou doença em estágio ≥ pT3 em RP subsequente, enquanto os pacientes com uma lesão suspeita na MR tinham 48% de chance de ter um deles ou ambos.[53] Além disso, Zakian *et al.* observaram que a MRI tinha uma sensibilidade muito maior para a detecção de tumores de alto grau (89,5%) comparada com tumores de baixo grau (44,4%).[34] De fato, o papel mais importante da MRI na época da inclusão inicial em AS é detectar um câncer de alto grau que possa estar presente.

Dianat *et al.* avaliaram a associação entre a visibilidade na mpMRI do câncer de próstata na linha básica e os resultados da biópsia em 96 homens em um programa de AS.[54] Patologia adversa na biópsia, em termos de volume e/ou grau de Gleason, estava presente em 36,5% dos pacientes. Não havia diferenças significativas em termos do preenchimento dos critérios para AS na época da inclusão, do nível ou densidade do PSA, volume da próstata ou o número de biópsias entre os pacientes com tumor invisível na MR e pacientes com câncer de próstata visível na MR. Entretanto, a invisibilidade do tumor na MR estava associada a um risco mais baixo de patologia adversa na biópsia: 1 de 12 homens (8,3%) com tumor invisível na MR tinham patologia adversa na biópsia comparados com 34 de 84 (40,5%) dos homens com tumores visíveis na MR. Apesar destes resultados tranquilizadores, também deve ser reconhecido que mpMRI pode exibir um resultado falso-negativo quando tumores difusos e de alto grau infiltram o tecido glandular ou quando prostatite ou hiperplasia prostática benigna ocultam o câncer. Em uma metanálise recente, a sensibilidade e especificidade conjuntas da mpMRI para detecção de câncer de próstata era de 0,74 (95% intervalo de confiança [CI], 0,66-0,81) e 0,88 (95% CI, 0,82-0,92), respectivamente.[55] Os valores preditivos negativos variavam de 0,31 a 0,95.[55]

10.4.3 MRI como um Marcador de Resultados de Vigilância Ativa

MRI pode desempenhar um papel na predição da probabilidade de um paciente permanecer com sucesso em um protocolo de AS. Especificamente, dados existentes sugerem que pacientes com lesões suspeitas na MRI têm um risco aumentado de reclassificação posterior da doença comparados com pacientes que não têm lesão visível na MRI. Por exemplo, Margel *et al.* reportaram valores preditivos positivos e negativos de 83 e 81% para achados na MRI na predição da reclassificação da doença.[52] Tais achados foram confirmados na coorte do Johns Hopkins, em que a MRI demonstrou ter uma especificidade de 0,974 e um valor preditivo negativo de 0,897 na detecção de lesões índice patológicas.[56]

Lawrentshuk *et al.* examinaram 14 pacientes em AS que tinham um tumor anterior predominante na MRI e uma biópsia de próstata positiva enquanto em AS.[40] Em 12 dos 14 pacientes, os achados na MRI contribuíram para a posterior decisão de intervenção (especificamente, cirurgia ou radiação). Ocorreu reclassificação da doença em 7 dos 14 pacientes: escore de Gleason 3 + 4 em 2 dos 14 pacientes, escore de Gleason 4 + 3 em 3 dos 14 pacientes, e escore de Gleason ≥ 8 em 2 dos 14 pacientes.

Apesar do uso crescente de MRI no monitoramento de pacientes em AS, taxas significativas de falso-negativo também foram reportadas por alguns investigadores. Por exemplo, em um estudo feito por Park *et al.*, entre 35 pacientes sem lesão visível na MRI, 14% tinham patologia desfavorável na época da RP.[57] No entanto, os aspectos técnicos do exame por MRI devem ser considerados na avaliação de tais estudos. Embora um estudo tenha reportado uma taxa de reclassificação em pacientes com uma MRI normal em aproximadamente 18%, este estudo empregou somente T2WI isoladamente, sem DWI ou DCE-MRI.[58] Para que mpMRI seja estabelecida como o modo primário de monitoramento durante AS, a taxa de falso-negativo deve ser reduzida por meio da utilização de um protocolo multiparamétrico moderno, além da padronização nos parâmetros de aquisição e na interpretação, de forma a otimizar a detecção de doença de alto grau.

10.5 Biópsia de Próstata Direcionada para Pacientes em Vigilância

Os protocolos de vigilância ativa buscam retardar ou evitar o sobretratamento associado à cirurgia ou radiação para câncer de próstata de baixo risco, ao mesmo tempo revelando algum tumor mais agressivo que não justifique a terapia. Embora a biópsia padrão sistemática anual possa ser melhor na detecção de fenótipos agressivos comparada com dados bioquímicos isolados (isto é, com base no PSA), a morbidade e os custos associados às biópsias padrões anuais são substanciais. A biópsia guiada por MRI foi assim proposta como uma forma de revelar com mais precisão câncer de mais alto risco durante AS e, deste modo, potencialmente evitar biópsias sistemáticas de rotina em muitos pacientes. Ainda que as biópsias diretas guiadas por MRI possam ser realizadas no *scanner* de MR, a fusão da mpMRI com ultrassom em tempo real para permitir biópsia direcionada por MRI guiada por TRUS se tornou a abordagem com o maior destaque clinicamente.[59,60]

Hu *et al.* avaliaram o papel das biópsias direcionadas por fusão de MRI-TRUS na seleção dos pacientes apropriados para AS.[61] Entre os homens que satisfaziam os critérios de Epstein para câncer de próstata clinicamente localizado, a combinação de biópsias direcionadas com as não direcionadas resultou na reclassificação acima dos critérios de Epstein em 36 dos 113 pacientes. No entanto, 11% dos tumores de alto grau foram diagnosticados com biópsia sistemática, mas não com biópsia direcionada, enquanto 3% dos tumores de alto grau foram diagnosticados com biópsia direcionada, mas não com biópsia sistemática. Estes achados sugerem que biópsias direcionadas devem ser utilizadas em conjunção com biópsias sistemáticas com o fim de otimizar a identificação de doença de alto risco.

Biópsias direcionadas por fusão de MRI-TRUS também foram avaliadas por Mouraviev *et al.*, que reportaram que, em homens que satisfazem os critérios de alto risco e candidatos a AS, biópsias guiadas por fusão melhoraram a detecção de câncer de próstata comparadas com biópsias guiadas por TRUS somente com direcionamento cognitivo das lesões na MRI (46% *versus* 33%, respectivamente). Não houve cânceres clinicamente significativos não detectados por biópsia guiada por fusão nesta pequena coorte de homens considerados para AS.[62]

Alguns sistemas direcionados por fusão de MRI-TRUS permitem o rastreamento eletrônico do posicionamento espacial das lesões na MRI entre as sessões de biópsia direcionada. Este novo esquema possibilita o monitoramento mais confiável dos sítios de tumor conhecido visíveis na MRI no momento da biópsia de repetição. Sonn *et al.* avaliaram esta abordagem em 53 homens em AS submetidos à biópsia de repetição de 74 sítios de biópsia positivos.[63] Câncer foi mais comumente detectado em lesões na MRI que foram reamostradas com o uso de rastreamento eletrônico entre as sessões de biópsia do que em sítios sistemáticos não direcionados que eram positivos para câncer (61 *versus* 29%, respectivamente).[63] A probabilidade de encontrar câncer em biópsia de repetição com o uso de rastreamento eletrônico estava associada à extensão do tumor no núcleo da biópsia inicial.[63]

10.6 Monitoramento da Progressão da Lesão em Exames por MRI Seriados

Por fim, pode-se considerar que o objetivo de um programa ideal de AS é evitar completamente biópsias seriais, ao mesmo tempo monitorando com confiabilidade os pacientes quanto à presença de doença de mais alto risco. Uma possibilidade interessante seria monitorar os pacientes por meio da aparência do seu tumor nos exames de MRI serial (▶ Fig. 10.5; ▶ Fig. 10.6; ▶ Fig. 10.7). Esta abordagem iria requerer que a estabilidade na aparência de uma lesão na MRI excluísse o desenvolvimento de doença de alto risco, de tal forma que a progressão na aparência de uma lesão na MRI possa ser usada para selecionar apenas um pequeno subgrupo de pacientes em AS para biópsia direcionada posterior. Até o momento, um número limitado de estudos explorou este conceito. Walton Diaz *et al.* avaliaram 58 pacientes em AS com pelo menos um *follow-up* com MRI e subsequente biópsia incluindo núcleos sistemáticos e direcionados (*follow-up* médio de 16,1 meses), nos quais 29% dos pacientes exibiram progressão do grau de Gleason. A progressão na MRI serial (considerada como um aumento no nível de suspeição, no diâmetro da maior lesão ou no número de lesões) teve um PPV e NPV para progressão do grau de Gleason de 53 e 80%, respectivamente.[64] Os autores sugerem que achados estáveis nos exames por MRI serial estão associados à estabilidade no escore de Gleason, e que os exames por MRI serial podem, por conseguinte, ajudar a reduzir o número de biópsias realizadas em pacientes em AS.[64] Em um estudo realizado por Rosenkrantz *et al.* em 55 pacientes submetidos a exames por MRI serial com um intervalo mínimo de 6 meses, um aumento no tamanho da lesão ou no escore de suspeição na MRI atingiu precisão maior do que a velocidade do PSA na predição da presença de tumor de alto grau em biópsia subsequente, embora a sensibilidade tenha permanecido aquém do ideal.[65] Dada a natureza preliminar de tais estudos, são necessárias investigações prospectivas maiores para avaliar melhor o papel potencial da progressão da lesão nos exames de MRI serial como um meio de redução no número de biópsias seriais realizadas em pacientes em AS.

10.7 Conclusões

A vigilância ativa tornou-se uma estratégia importante no manejo do câncer de próstata de baixo risco. Com o objetivo de minimizar o caráter invasivo e os custos associados a AS, os protocolos de AS estão cada vez mais incorporando MRI na determi-

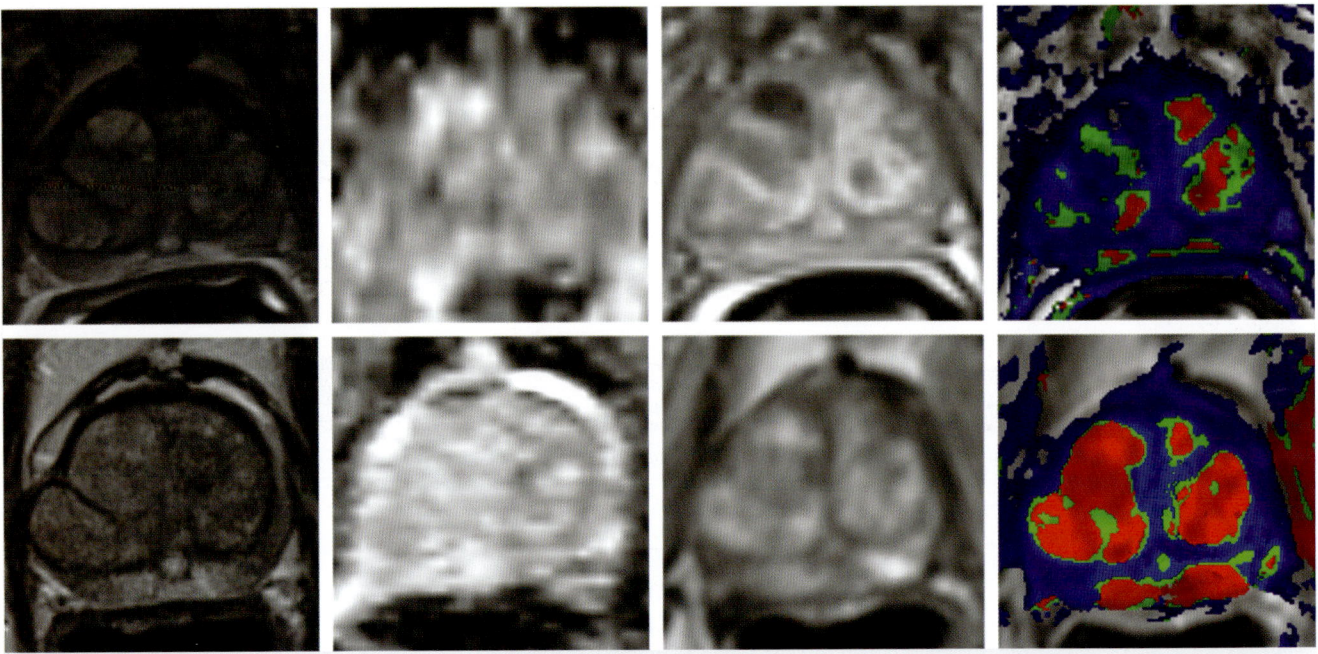

Fig. 10.5 Homem de 75 anos com um nível de antígeno prostático específico (PSA) de 4,4 ng/mL e exame retal digital revelando um nódulo firme no ápice direito da porção média da zona periférica, sem evidência de extensão ou endurecimento além da próstata, e biópsia padrão guiada por ultrassom transretal (TRUS) mostrando câncer de próstata com escore de Gleason 3 + 3 = 6 em 20% de 1 núcleo. Sua MRI multiparamétrica inicial (mpMRI) em 3 T foi realizada com uma bobina endorrretal (ERC) e demonstrou na imagem axial ponderada em T2 (T2WI) (**a**) sinal levemente hipointenso difuso na zona periférica sem uma anormalidade focal e nódulos com hiperplasia prostática benigna circunscrita (BPH) na zona de transição. No mapa do coeficiente de difusão aparente (ADC) (**b**), não há lesão focal mostrando difusão restrita. Na MRI dinâmica realçada por contraste (DCE-MRI) (**c, d**), há leve realce difuso da zona periférica bilateralmente, além dos nódulos com BPH. Com base na mpMRI, a avaliação global é PI-RADS 2 (a presença de câncer clinicamente significativo é improvável). Considerando-se os resultados da mpMRI e a doença do paciente de baixo grau e baixo volume na biópsia guiada por TRUS, foi oferecida vigilância ativa (AS) apesar da preocupação quanto aos achados no exame retal digital. mpMRI de repetição foi realizada em 3 T sem uma ERC 2,5 anos mais tarde. O exame de *follow-up* não apresentou alterações na aparência benigna das zonas periférica e de transição em T2WI (**e**), mapa do ACD (**f**), DCE-MRI (**g, h**). A estabilidade dos achados de mpMRI foram tranquilizadores e o paciente permaneceu no programa de AS. O *follow-up* com uma biópsia guiada por TRUS depois da segunda mpMRI não detectou câncer neste paciente.

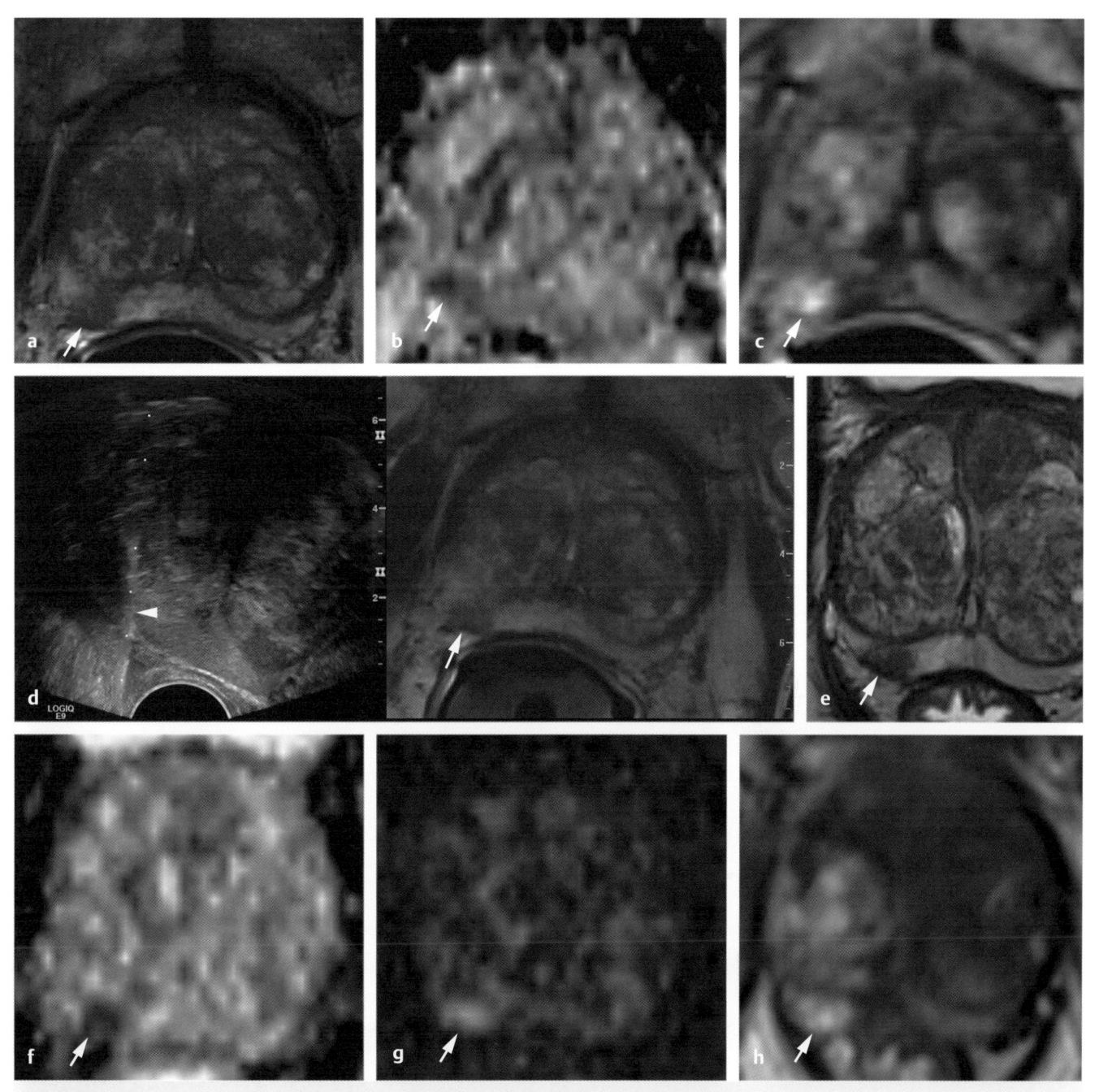

Fig. 10.6 Homem de 75 anos com um nível de antígeno prostático específico (PSA) de 11 ng/mL (densidade do PSA = 0,11) e com biópsia transretal padrão guiada por ultrassom (TRUS) apresentando câncer de próstata com escore de Gleason 3 + 3 = 6 envolvendo 2 núcleos da zona periférica direita e 1 núcleo da zona periférica esquerda da glândula média. O exame retal digital demonstrou próstata clinicamente benigna sem endurecimento ou nodularidade focal. O paciente foi inscrito em um programa de vigilância ativa (AS). Sua MRI multiparamétrica (mpMRI) inicial em 3 T foi realizada com uma bobina endorretal (ERC) e demonstra, na imagem axial ponderada em T2 (T2WI) (**a**), uma lesão de 10 mm homogênea e moderadamente hipointensa (*seta*) na zona média periférica direita. No mapa do coeficiente de difusão aparente (ADC) (**b**), a lesão é acentuadamente hipointensa (*seta*), exibindo um valor de ADC < 800 μm²/s. Na MRI dinâmica realçada por contraste (DCE-MRI) (**c**), há realce precoce focal (*seta*) correspondendo a (**a**) e (**b**). Com base na mpMRI, esta lesão de 10 mm é classificada como PI-RADS 4 (provavelmente câncer clinicamente significativo está presente). Considerando-se os resultados da mpMRI, o paciente submeteu-se a biópsia direcionada com fusão de MRI-TRUS (**d**), em um sistema GE Logiq E9 (GE Healthcare, Milwaukee, WI) que apresentou câncer de próstata com escore de Gleason 3 + 3 = 6 (*seta*) envolvendo 60% do núcleo. A agulha de biópsia atravessando o nódulo-alvo é vista na imagem da TRUS à esquerda (*ponta de seta*) corregistrada com a imagem da MRI à direita. Embora os critérios de Epstein para doença de baixo grau e baixo volume requeiram que não haja mais do que 50% de câncer em um núcleo, este paciente quis permanecer no programa de AS. Foi realizado um *follow-up* com mpMRI em 3 T sem ERC dois anos depois. A repetição da mpMRI não apresentou alteração no tamanho ou aparência do nódulo da zona periférica direita em T2WI (**e**), no mapa do ADC e imagem ponderada por difusão de alto valor b (**f, g**) ou DCE-MRI (**h**). A estabilidade dos achados da mpMRI foram tranquilizadores e o paciente permaneceu no programa de vigilância ativa.

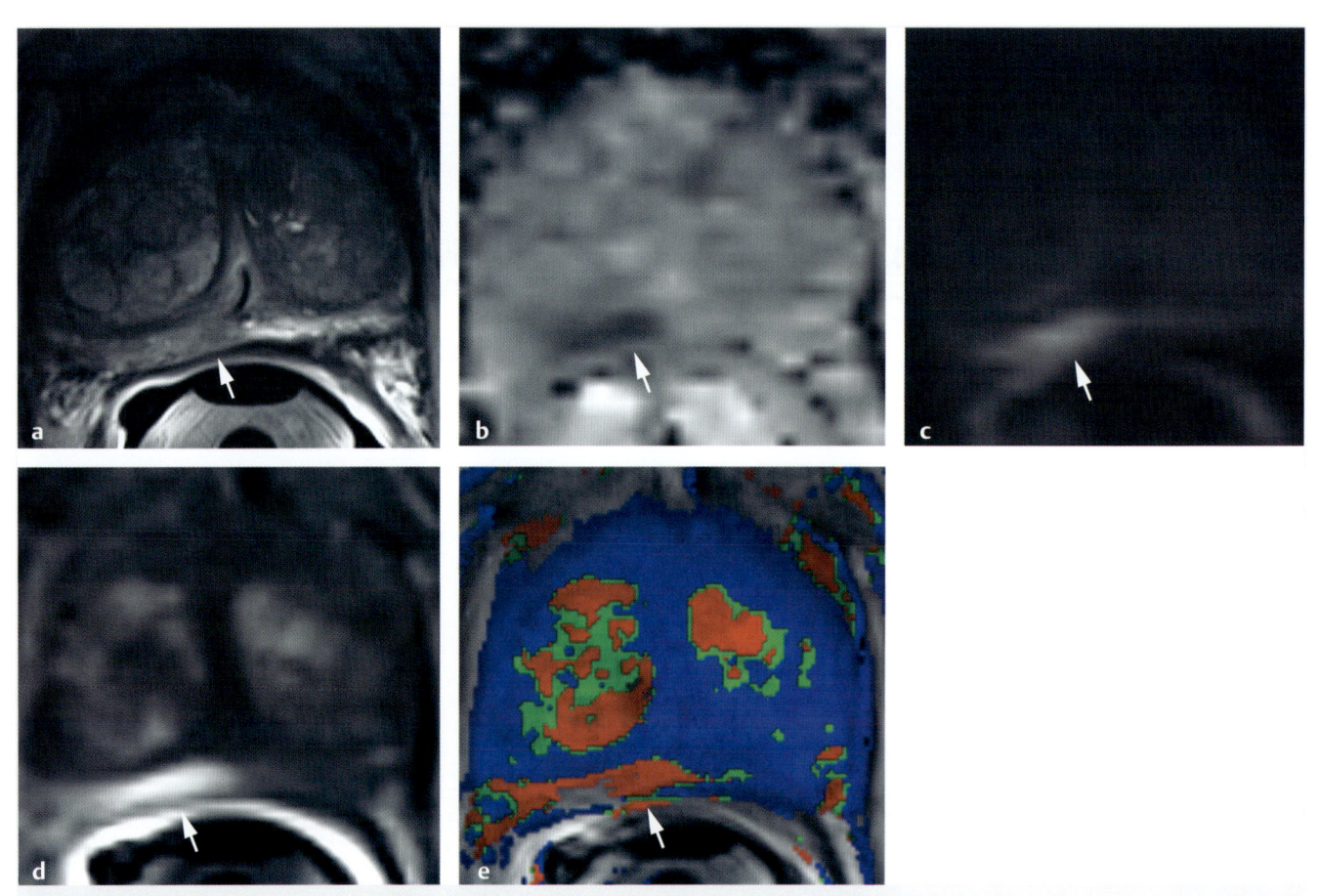

Fig. 10.7 Homem de 70 anos com um nível de antígeno prostático específico (PSA) de 6,3 ng/mL (18% livre) (densidade do PSA = 0,05) e com biópsia transretal padrão guiada por ultrassom (TRUS) prévia mostrando câncer de próstata com escore de Gleason 3 + 3 = 6 envolvendo 2 núcleos com até 10% de envolvimento dos núcleos. O paciente foi acompanhado em um programa de vigilância ativa (AS) por mais de 12 anos. O exame retal digital demonstrou uma próstata macia e grande sem nodularidade focal. Sua MRI multiparamétrica inicial (mpMRI) em 3 T foi realizada com uma bobina endorretal (ERC) no 12º ano do seu manejo expectante. Demonstra na imagem axial ponderada em T2 (T2WI) (**a**) uma lesão de 9 mm heterogênea e moderadamente hipointensa (*seta*) no ápice direito. No mapa do coeficiente de difusão aparente (ADC) (**b**), a lesão é levemente hipointensa (*seta*), exibindo um valor de ADC < 1.000 μm²/s. Na imagem ponderada por difusão de alto valor b (**c**) existe sinal levemente hiperintenso na lesão (*seta*). Na MRI realçada por contraste (DCE-MRI) (**d, e**), há um realce focal precoce (*seta*) correspondendo a (**a**), (**b**) e (**c**). Com base na mpMRI, esta lesão de 9 mm é classificada como PI-RADS 4 (câncer clinicamente significativo provavelmente está presente). O paciente permaneceu no programa de AS e foi acompanhado com mpMRI 2,5 anos mais tarde. Em uma mpMRI de repetição realizada em 3 T sem uma ERC, a imagem mostrou em T2WI. *(Continua.)*

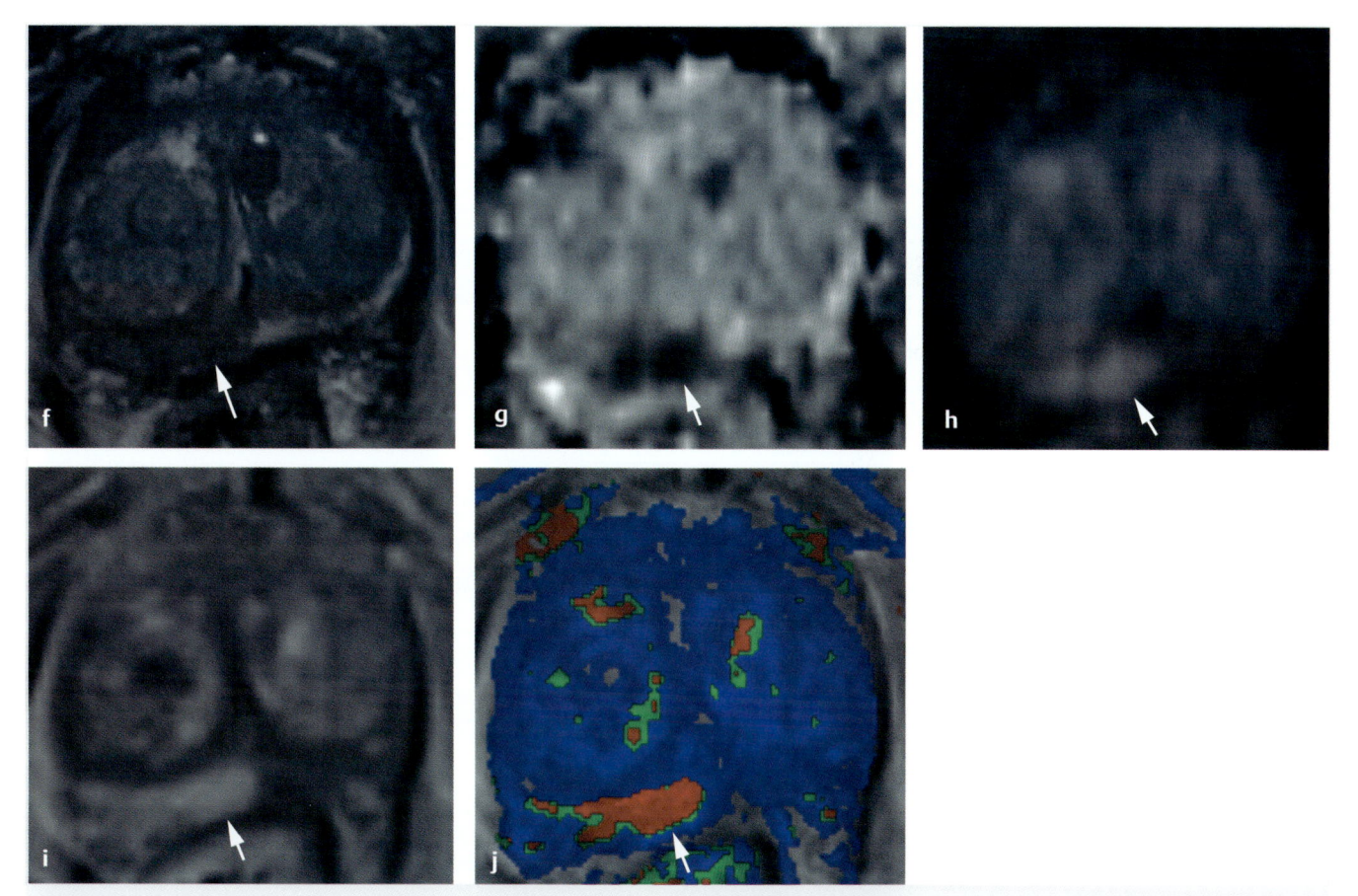

Fig. 10.7 *(Cont.)* **(f)** Nódulo dominante de 16 mm *(seta)* no ápice direito com sinal homogêneo moderadamente hipointenso em T2WI, sinal focal e acentuadamente hipointenso *(seta)* no mapa do ADC **(g)** exibindo valor < 800 μm^2/s e sinal acentuadamente hiperintenso em imagem de alto valor b **(h;** *seta)*. Na DCE-MRI **(i, j)**, houve realce focal precoce *(seta)* correspondendo a achados em **(f-h)**. mpMRI foi classificada como PI-RADS 5 (câncer clinicamente significativo altamente provável de estar presente) predominantemente fundamentado no aumento de tamanho do nódulo no ADC > 15 mm. O paciente submeteu-se a prostatectomia radical, com câncer de próstata revelado com escore de Gleason 3 + 4 = 7 no nódulo dominante no ápice lateral direito. A doença estava confinada ao órgão.

nação da elegibilidade inicial e no posterior monitoramento dos pacientes durante AS. Atualmente, o papel mais fortemente estabelecido da MRI em AS é identificar pacientes com doença de mais alto risco que é subamostrada pela biópsia padrão. Trabalhos futuros poderão facilitar o uso de MRI para reduzir o número de biópsias realizadas durante AS. O uso de MRI para esses fins requer otimização do exame por MRI para maximizar os valores preditivos positivos e negativos para lesões de alto risco. Estudos comparativos rigorosos da eficácia também são necessários para justificar os custos associados à realização rotineira de exames por MRI como parte dos protocolos de AS.

Referências

[1] Siegel R, Naishadham D, Jemal A. Cancer statistics, 2012. CA Cancer J Clin 2012; 62(1):10–29
[2] Cooperberg MR, Lubeck DP, Meng MV, Mehta SS, Carroll PR. The changing face of low-risk prostate cancer: trends in clinical presentation and primary management. J Clin Oncol 2004; 22(11):2141–2149
[3] Weir HK, Thun MJ, Hankey BF et al. Annual report to the nation on the status of cancer, 1975–2000, featuring the uses of surveillance data for cancer prevention and control. J Natl Cancer Inst 2003; 95(17):1276–1299
[4] Rider JR, Sandin F, AndreÅLn O, Wiklund P, Hugosson J, Stattin P. Long-term outcomes among noncuratively treated men according to prostate cancer risk category in a nationwide, population-based study. Eur Urol 2013; 63(1):88–96
[5] Welch HG, Black WC. Overdiagnosis in cancer. J Natl Cancer Inst 2010; 102(9):605–613
[6] Cooperberg MR, Carroll PR. Trends in management for patients with localized prostate cancer, 1990–2013. JAMA 2015; 314(1):80–82
[7] Womble PR, Montie JE, Ye Z, Linsell SM, Lane BR, Miller DC Michigan Urological Surgery Improvement Collaborative. Contemporary use of initial active surveillance among men in Michigan with low-risk prostate cancer. Eur Urol 2015; 67(1):44–50
[8] Tosoian J, Mamawala M, Epstein J et al. A prospective, longitudinal active surveillance program for favorable-risk prostate cancer: long term outcomes. J Urol 2015; 193(4, Suppl):e147
[9] Keegan KA, Dall'Era MA, Durbin-Johnson B, Evans CP. Active surveillance for prostate cancer compared with immediate treatment: an economic analysis. Cancer 2012; 118(14):3512–3518
[10] Cooperberg MR, Cowan JE, Hilton JF et al. Outcomes of active surveillance for men with intermediate-risk prostate cancer. J Clin Oncol 2011; 29(2):228–234
[11] Klotz L, Zhang L, Lam A, Nam R, Mamedov A, Loblaw A. Clinical results of long-term follow-up of a large, active surveillance cohort with localized prostate cancer. J Clin Oncol 2010; 28(1):126–131
[12] Tosoian JJ, Trock BJ, Landis P et al. Active surveillance program for prostate cancer: an update of the Johns Hopkins experience. J Clin Oncol 2011; 29(16):2185–2190
[13] Soloway MS, Soloway CT, Eldefrawy A, Acosta K, Kava B, Manoharan M. Careful selection and close monitoring of low-risk prostate cancer patients on active surveillance minimizes the need for treatment. Eur Urol 2010; 58(6):831–835
[14] Loeb S, Vellekoop A, Ahmed HU et al. Systematic review of complications of prostate biopsy. Eur Urol 2013; 64(6):876–892
[15] Loeb S, Carter HB, Berndt SI, Ricker W, Schaeffer EM. Complications after prostate biopsy: data from SEER-Medicare. J Urol 2011; 186(5):1830–1834

[16] Wagenlehner FM, van Oostrum E, Tenke P et al. GPIU investigators. Infective complications after prostate biopsy: outcome of the Global Prevalence Study of Infections in Urology (GPIU) 2010 and 2011, a prospective multinational multicentre prostate biopsy study. Eur Urol 2013; 63(3):521–527

[17] Taylor AK, Zembower TR, Nadler RB et al. Targeted antimicrobial prophylaxis using rectal swab cultures in men undergoing transrectal ultrasound guided prostate biopsy is associated with reduced incidence of postoperative infectious complications and cost of care. J Urol 2012; 187(4):1275–1279

[18] Ross AE, Loeb S, Landis P et al. Prostate-specific antigen kinetics during follow-up are an unreliable trigger for intervention in a prostate cancer surveillance program. J Clin Oncol 2010; 28(17):2810–2816

[19] Tseng KS, Landis P, Epstein JI, Trock BJ, Carter HB. Risk stratification of men choosing surveillance for low risk prostate cancer. J Urol 2010; 183(5):1779–1785

[20] Carter HB. Aligning evidence and practice: future research needs to increase utilization of active surveillance for favorable risk prostate cancer. Curr Opin Urol 2015; 25(3):277–282

[21] Loeb S, Bruinsma SM, Nicholson J et al. Active surveillance for prostate cancer: a systematic review of clinicopathologic variables and biomarkers for risk stratification. Eur Urol 2015; 67(4):619–626

[22] Bul M, Zhu X, Valdagni R et al. Active surveillance for low-risk prostate cancer worldwide: the PRIAS study. Eur Urol 2013; 63(4):597–603

[23] Krakowsky Y, Loblaw A, Klotz L. Prostate cancer death of men treated with initial active surveillance: clinical and biochemical characteristics. J Urol 2010; 184(1):131–135

[24] Whitson JM, Porten SP, Hilton JF et al. The relationship between prostate specific antigen change and biopsy progression in patients on active surveillance for prostate cancer. J Urol 2011; 185(5):1656–1660

[25] Barayan GA, Brimo F, Bégin LR et al. Factors influencing disease progression of prostate cancer under active surveillance: a McGill University Health Center cohort. BJU Int 2014; 114 6b:E99–E104

[26] Loblaw A, Zhang L, Lam A et al. Comparing prostate specific antigen triggers for intervention in men with stable prostate cancer on active surveillance. J Urol 2010; 184(5):1942–1946

[27] Klotz L. Defining 'progression' and triggers for curative intervention during active surveillance. Curr Opin Urol 2015; 25(3):258–266

[28] Kates M, Tosoian JJ, Trock BJ, Feng Z, Carter HB, Partin AW. Indications for intervention during active surveillance of prostate cancer: a comparison of the Johns Hopkins and Prostate Cancer Research International Active Surveillance (PRIAS) protocols. BJU Int 2015; 115(2):216–222

[29] Klotz L, Vesprini D, Sethukavalan P et al. Long-term follow-up of a large active surveillance cohort of patients with prostate cancer. J Clin Oncol 2015; 33(3):272–277

[30] Delongchamps NB, Beuvon F, Eiss D et al. Multiparametric MRI is helpful to predict tumor focality, stage, and size in patients diagnosed with unilateral low-risk prostate cancer. Prostate Cancer Prostatic Dis 2011; 14(3):232–237

[31] Doo KW, Sung DJ, Park BJ et al. Detectability of low and intermediate or high risk prostate cancer with combined T2-weighted and diffusion-weighted MRI. Eur Radiol 2012; 22(8):1812–1819

[32] Tamada T, Sone T, Jo Y et al. Apparent diffusion coefficient values in peripheral and transition zones of the prostate: comparison between normal and malignant prostatic tissues and correlation with histologic grade. J Magn Reson Imaging 2008; 28(3):720–726

[33] Oto A, Yang C, Kayhan A et al. Diffusion-weighted and dynamic contrastenhanced MRI of prostate cancer: correlation of quantitative MR parameters with Gleason score and tumor angiogenesis. AJR Am J Roentgenol 2011; 197(6):1382–1390

[34] Zakian KL, Sircar K, Hricak H et al. Correlation of proton MR spectroscopic imaging with gleason score based on step-section pathologic analysis after radical prostatectomy. Radiology 2005; 234(3):804–814

[35] Fütterer JJ, Scheenen TW, Huisman HJ et al. Initial experience of 3 tesla endorectal coil magnetic resonance imaging and 1H-spectroscopic imaging of the prostate. Invest Radiol 2004; 39(11):671–680

[36] Turkbey B, Mani H, Aras O et al. Prostate cancer: can multiparametric MR imaging help identify patients who are candidates for active surveillance? Radiology 2013; 268(1):144–152

[37] Vargas HA, Akin O, Afaq A et al. Magnetic resonance imaging for predicting prostate biopsy findings in patients considered for active surveillance of clinically low risk prostate cancer. J Urol 2012; 188(5):1732–1738

[38] Bains LJ, Studer UE, Froehlich JM et al. Diffusion-weighted magnetic resonance imaging detects significant prostate cancer with high probability. J Urol 2014; 192(3):737–742

[39] American College of Radiology (ACR) Prostate Imaging–Reporting and Data System, versions 2.0. Accessed August 2015. http://www.acr.org/Quality-Safety/Resources/PIRADS/.

[40] Lawrentschuk N, Haider MA, Daljeet N et al. 'Prostatic evasive anterior tumours': the role of magnetic resonance imaging. BJU Int 2010; 105(9):1231–1236

[41] Haarer CF, Gopalan A, Tickoo SK et al. Prostatic transition zone directed needle biopsies uncommonly sample clinically relevant transition zone tumors. J Urol 2009; 182(4):1337–1341

[42] Komai Y, Numao N, Yoshida S et al. High diagnostic ability of multiparametric magnetic resonance imaging to detect anterior prostate cancer missed by transrectal 12-core biopsy. J Urol 2013; 190(3):867–873

[43] Duffield AS, Lee TK, Miyamoto H, Carter HB, Epstein JI. Radical prostatectomy findings in patients in whom active surveillance of prostate cancer fails. J Urol 2009; 182(5):2274–2278

[44] Hambrock T, Hoeks C, Hulsbergen-van de Kaa C et al. Prospective assessment of prostate cancer aggressiveness using 3-T diffusion-weighted magnetic resonance imaging-guided biopsies versus a systematic 10-core transrectal ultrasound prostate biopsy cohort. Eur Urol 2012; 61(1):177–184

[45] Thompson JE, Moses D, Shnier R et al. Multiparametric magnetic resonance imaging guided diagnostic biopsy detects significant prostate cancer and could reduce unnecessary biopsies and over detection: a prospective study. J Urol 2014; 192(1):67–74

[46] Shukla-Dave A, Hricak H, Akin O et al. Preoperative nomograms incorporating magnetic resonance imaging and spectroscopy for prediction of insignificant prostate cancer. BJU Int 2012; 109(9):1315–1322

[47] Stamatakis L, Siddiqui MM, Nix JW et al. Accuracy of multiparametric magnetic resonance imaging in confirming eligibility for active surveillance for men with prostate cancer. Cancer 2013; 119(18):3359–3366

[48] Raskolnikov D, George AK, Rais-Bahrami S et al. The role of magnetic resonance image guided prostate biopsy in stratifying men for risk of extracapsular extension at radical prostatectomy. J Urol 2015; 194(1):105–111

[49] Schoots IG, Petrides N, Giganti F et al. Magnetic resonance imaging in active surveillance of prostate cancer: a systematic review. Eur Urol 2015; 67(4):627–636

[50] Moore CM, Robertson NL, Arsanious N et al. Image-guided prostate biopsy using magnetic resonance imaging-derived targets: a systematic review. Eur Urol 2013; 63(1):125–140

[51] Bonekamp D, Bonekamp S, Mullins JK, Epstein JI, Carter HB, Macura KJ. Multiparametric magnetic resonance imaging characterization of prostate lesions in the active surveillance population: incremental value of magnetic resonance imaging for prediction of disease reclassification. J Comput Assist Tomogr 2013; 37(6):948–956

[52] Margel D, Yap SA, Lawrentschuk N et al. Impact of multiparametric endorectal coil prostate magnetic resonance imaging on disease reclassification among active surveillance candidates: a prospective cohort study. J Urol 2012; 187(4):1247–1252

[53] Borofsky MS, Rosenkrantz AB, Abraham N, Jain R, Taneja SS. Does suspicion of prostate cancer on integrated T2 and diffusion-weighted MRI predict more adverse pathology on radical prostatectomy? Urology 2013; 81(6):1279–1283

[54] Dianat SS, Carter HB, Pienta KJ et al. Magnetic resonance-invisible versus magnetic resonance-visible prostate cancer in active surveillance: a preliminar report on disease outcomes. Urology 2015; 85(1):147–153

[55] de Rooij M, Hamoen EH, Fütterer JJ, Barentsz JO, Rovers MM. Accuracy of multiparametric MRI for prostate cancer detection: a meta-analysis. AJR Am J Roentgenol 2014; 202(2):343–351

[56] Mullins JK, Bonekamp D, Landis P et al. Multiparametric magnetic resonance imaging findings in men with low-risk prostate cancer followed using active surveillance. BJU Int 2013; 111(7):1037–1045

[57] Park BH, Jeon HG, Choo SH et al. Role of multiparametric 3.0-Tesla magnetic resonance imaging in patients with prostate cancer eligible for active surveillance. BJU Int 2014; 113(6):864–870

[58] Guzzo TJ, Resnick MJ, Canter DJ et al. Endorectal T2-weighted MRI does not differentiate between favorable and adverse pathologic features in men with prostate cancer who would qualify for active surveillance. Urol Oncol 2012; 30(3):301–305

[59] Hadaschik BA, Kuru TH, Tulea C et al. A novel stereotactic prostate biopsy system integrating pre-interventional magnetic resonance imaging and live ultrasound fusion. J Urol 2011; 186(6):2214–2220

[60] Muntener M, Patriciu A, Petrisor D et al. Transperineal prostate intervention: robot for fully automated MR imaging—system description and proof of principle in a canine model. Radiology 2008; 247(2):543–549

[61] Hu JC, Chang E, Natarajan S et al. Targeted prostate biopsy in select men for active surveillance: do the Epstein criteria still apply? J Urol 2014; 192(2):385–390

[62] Mouraviev V, Verma S, Kalyanaraman B et al. The feasibility of multiparametric magnetic resonance imaging for targeted biopsy using novel navigation systems to detect early stage prostate cancer: the preliminary experience. J Endourol 2013; 27(7):820–825

[63] Sonn GA, Filson CP, Chang E et al. Initial experience with electronic tracking of specific tumor sites in men undergoing active surveillance of prostate cancer. Urol Oncol 2014; 32(7):952–957

[64] Walton Diaz A, Shakir NA, George AK et al. Use of serial multiparametric magnetic resonance imaging in the management of patients with prostate cancer on active surveillance. Urol Oncol 2015; 33(5):202.e1–202.e7

[65] Rosenkrantz AB, Rice SL, Wehrli NE, Deng FM, Taneja SS. Association between changes in suspicious prostate lesions on serial MRI examinations and follow-up biopsy results. Clin Imaging 2015; 39(2):264–269

11 Avaliação de Câncer de Próstata por Imagem de PET/CT e PET/MR

Hossein Jadvar

11.1 Introdução

A avaliação por imagem do câncer de próstata permanece sendo um desafio. Isto está relacionado à necessidade de estratégias de imagem específicas para o paciente adaptadas ao risco que otimizem o rendimento diagnóstico. As modalidades de imagem convencionais incluem ultrassonografia transretal (TRUS), tomografia computadorizada (CT), imagem por ressonância magnética multiparmétrica (mpMRI), cintilografia óssea e cintilografia com capromab pendetide marcado com Índio-111. No entanto, estas modalidades de imagem não atendem integralmente às necessidades clínicas do comportamento biológico extremamente heterogêneo do câncer de próstata. A tomografia por emissão de pósitrons (PET), quando usada com vários radiotraçadores biologicamente relevantes é fundamentalmente adequada para interrogar a patologia subjacente de uma forma quantitativa. Durante os últimos anos, tem havido inúmeras atividades de pesquisa e desenvolvimento sobre a utilidade potencial do PET na avaliação por imagem de câncer de próstata. Os sistemas de imagem por PET independente foram agora em grande parte substituídos pelo PET/CT integrado, com a CT fornecendo a capacidade de correção de atenuação dos dados do PET e, por conseguinte, permitindo a quantificação de imagens (como a relação órgão-alvo/fundo ou, mais frequentemente, o valor padronizado de captação (SUV) máxima ou média em uma região de interesse da imagem). A tomografia computadorizada também fornece a localização anatômica precisa dos dados obtidos por meio do PET.

Mais recentemente, sistemas PET/MRI híbridos tornaram-se comercialmente disponíveis com a capacidade de realizar mpMRI (incluindo imagem ponderada por difusão [DWI] e imagem dinâmica realçada por contraste [DEC-MRI], proporcionando alto contraste do tecido mole e dose mais baixa de radiação comparada com PET/CT.[1,2] As informações fisiológicas fornecidas por PET (com um radiotraçador particular) estão associadas às excelentes informações morfológicas e, em certa medida, funcionais fornecidas pela MRI. Entretanto, esta nova tecnologia está se desenvolvendo significativamente mais lentamente do que PET/CT, o que pode se dever a múltiplos fatores, incluindo mudanças tecnológicas constantes com correção de atenuação robusta, fluxo do trabalho clínico, identificação de indicações clínicas únicas e os altos custos de aquisição e manutenção.[3] O propósito deste capítulo é fazer uma breve revisão da utilidade e limitações do PET/CT e da experiência inicial com PET/MRI ao longo das várias fases clínicas da história natural do câncer de próstata com ênfase nos radiotraçadores mais utilizados em PET, incluindo ^{18}F-fluordesoxiglicose (FDG), ^{18}F-NaF, ^{11}C-acetato ou ^{11}C-colina (▶ Tabela 11.1).

11.2 Diagnóstico Primário e Estadiamento

O câncer de próstata é tipicamente considerado como suspeita diagnóstica, depois de um exame retal digital anormal e/ou nível sérico do antígeno prostático específico (PSA) alto ou em elevação. A abordagem diagnóstica usual inclui biópsia padrão guiada por TRUS com 10 a 12 núcleos. No entanto, a taxa de erro com biópsia guiada por TRUS pode ser de até 40% e ainda mais elevada (até 70%) em biópsias de repetição.[4,5] A biópsia guiada por

Tabela 11.1 Sumário dos radiotraçadores utilizados em PET empregados em câncer de próstata

Radiotraçador	Base biológica	Principal utilidade potencial em câncer de próstata
^{18}F-fluordesoxiglicose	Metabolismo da glicose	▪ Detecção de tumor primário agressivo (escore de Gleason > 7) ▪ Avaliação da resposta à terapia e prognóstico em mCRPC
^{11}C-acetato	Lipogênese	▪ BCR
^{11}C-colina	Lipogênese	▪ BCR
^{18}F-fluorcolina	Lipogênese	▪ BCR
^{18}F-NaF	Matriz óssea de hidroxiapatita	▪ Metástase óssea
^{18}F-FMAU	Proliferação celular (análogo da timidina)	▪ Caracterização de tumor primário (investigacional)
Anti-^{18}F-FACBC	Metabolismo dos aminoácidos	▪ BCR
Agente direcionado do PSMA radiomarcado (p. ex., 68Ga-PSMA)	Antígeno prostático específico de membrana (porção externa)	▪ Detecção/localização de tumor primário (investigacional) ▪ BCR (investigacional)

Abreviações: mCRPC, câncer de próstata metastático resistente à castração; BCR, recorrência bioquímica; ^{18}F-FMAU, 2'-desoxi-2'-[^{18}F]flúor-5-metil-1-β-D-arabinofuranosiluracil; Anti-^{18}F-FACBC, anti-1-amino-3-^{18}F-fluorciclobutano-1-ácido carboxílico; PSMA, antígeno prostático específico de membrana; 68Ga-PSMA, Glu-NH-CO-NHLys-(Ahx)-[^{68}Ga-HBED-CC] conjugado que liga o radiofármaco glutamato-ureia-lisina ao quelador de HBED-CC.

TRUS geralmente não possui sensibilidade e especificidade suficientes para detectar e localizar câncer de próstata, embora técnicas complementares como elastografia e realce por contraste possam ser potencialmente úteis.[6] A biópsia guiada por imagem otimiza a probabilidade de detecção de tumores clinicamente significativos (p. ex., tumores agressivos) e reduz o índice de biópsias de tumores clinicamente indolentes. A localização de um tumor guiada por imagem e sua caracterização permitem uma melhor tomada de decisão informada quanto ao tratamento, incluindo a seleção de pacientes com tumores de baixo grau para vigilância ativa e a seleção de alguns pacientes com tumores de maior grau para terapia focal.

A MRI multiparamétrica incluindo DWI e DEC-MRI em 3 T usando bobina faseada pélvica e endorretal proporcionou melhora no desempenho diagnóstico para avaliação por imagem da glândula prostática.[7,8] Além disso, alguns investigadores incluíram imagem espectroscópica por ressonância magnética (MRSI) como um componente da mpMRI, embora este procedimento não seja clinicamente empregado rotineiramente em vista da necessidade de expertise especializada em sua execução e interpretação, tempo mais longo de imagem e, provavelmente, o que é mais importante, a falta de evidências de contribuição diagnóstica incremental significativa às derivadas de outros métodos em MRI multiparamétrica.[9] O câncer de próstata é tipicamente caracterizado por baixa intensidade do sinal em T2, substituindo a intensidade de sinal normalmente alta em T2 na zona periférica. No entanto, esta característica tem sensibilidade limitada, uma vez que alguns tumores são isointensos.[7] A especificidade também é limitada, já que hemorragia, cicatriz, prostatite, atrofia e alterações pós-tratamento também podem resultar em baixa intensidade do sinal em T2.

A imagem ponderada por difusão mede o movimento browniano das moléculas de água livres dentro do tecido. O câncer de próstata geralmente demonstra reduzida difusão de água, o que foi atribuído à celularidade aumentada do tecido maligno e à redução do espaço extracelular.[10] O parâmetro medido que reflete a difusão da água é o coeficiente de difusão aparente (ADC), que é tipicamente 20 a 40% mais baixo em lesões malignas do que em lesões benignas ou no tecido prostático normal.[7] DCE-MRI emprega modelagem cinética tipicamente com a artéria ilíaca externa servindo como função de entrada arterial e uma constante de transferência K^{trans} que descreve a permeabilidade microvascular e o fluxo sanguíneo.[11] O câncer de próstata demonstra vascularidade aumentada no tumor manifestada como hiper-realce inicial, rápido e intenso seguido pela rápida eliminação do material de contraste em comparação com o tecido prostático normal.[12] DCE-MRI tem capacidade para diferenciar câncer de próstata de alto grau de prostatite crônica, embora baixos volumes tumorais e câncer de próstata infiltrante possam não ser detectados.[13]

Uma metanálise publicada em 2014 da acurácia da mpMRI reportou especificidade relativamente alta, mas sensibilidade variável, para a detecção de câncer de próstata.[14] Embora outra revisão sistemática e metanálise tenham reportado um resultado similar, curiosamente também foi constatado que biópsia direcionada por MRI e biópsia padrão guiada por TRUS, de um modo geral, não difeririam significativamente na detecção de câncer de próstata.[15] No entanto, MRI é particularmente útil na diferenciação entre doença confinada ao órgão (estágio T1 ou T2) e extensão extraprostática precoce ou invasão da vesícula seminal (estágio T3). A delineação da extensão da doença local pode ter ramificações importantes na escolha do tratamento e no manejo do paciente.

Tem havido um interesse crescente no papel potencial do PET em imagem de câncer de próstata.[16] Considerando-se a notável heterogeneidade biológica e clínica do câncer de próstata, PET seria uma ferramenta de imagem ideal para interrogação da biologia subjacente do tumor em diferentes fases desta doença prevalente. A experiência cumulativa atual com PET e os radiotraçadores mais usados, a saber, ^{18}F-FDG, ^{11}C-acetato e [18]F- ou ^{11}C-colina, sugere um papel geralmente limitado para estes radiotraçadores na localização e caracterização de tumor de próstata com base em imagem devido à sobreposição da captação entre o tecido normal, hiperplasia prostática benigna e câncer de próstata.[17]

A captação de FDG no tumor está baseada no efeito de Warburg, uma alteração no metabolismo induzida pelo câncer caracterizada por uma taxa aumentada de glicose aeróbica, em vez da fosforilação oxidativa mitocondrial típica, leva a mecanismos biológicos complexos envolvidos no metabolismo aumentado da glicose induzido pela malignidade.[18] Shiiba et al. correlacionaram o nível de captação de FDG no câncer de próstata primário com o escore de Gleason na amostra de biópsia e encontraram que, em um SUV_{max} de corte de 2,8, a sensibilidade e especificidade para diferenciação entre amostras de biópsia com um escore de Gleason 5 ou inferior e amostras com escore de Gleason 6 ou superior eram 62 e 80%, respectivamente.[19] Minamimoto et al. avaliaram PET/CT com FDG para detecção de câncer de próstata em 50 homens com níveis séricos elevados de PSA que se submeteram a posterior biópsia da próstata.[20] A sensibilidade e especificidade eram 51,9 e 75,7% para a glândula prostática inteira, 73 e 64% para a zona periférica e 22,7 e 85,9% para a zona de transição, respectivamente. A conclusão foi que PET/CT com FDG pode ser útil para a detecção de câncer de próstata na zona periférica em homens em risco intermediário alto.

Uma revisão sistemática e uma metanálise publicada em 2014 de 47.935 homens reportaram uma prevalência acumulada de 1,8% para alta captação de FDG incidental na glândula prostática.[21] O risco acumulado de malignidade com verificação da biópsia foi de 62% (intervalo de confiança [CI] 95%: 54-71%). Em uma investigação similar na Coreia do Sul, que incluiu 47.109 pacientes, a prevalência de alta captação de FDG incidental na glândula prostática foi de 2,8%, sendo que a taxa de malignidade observada estava relacionada ao nível sérico do PSA (taxa de 3,8% de câncer com PSA inferior a 2,5 ng/mL, porém taxa de 60% de câncer com PSA superior a 2,5 ng/mL).[22] Estes estudos sugerem que, em alguns casos, PET com FDG é capaz de caracterizar tumores de próstata de suficiente tamanho e grau de malignidade (escore de Gleason 7 ou superior). Em suma, PET/CT com FDG tipicamente não é útil para estadiamento inicial da doença, embora, em casos selecionados com suspeita clínica de disseminação metastática, possa ser útil para delinear a extensão da doença metabolicamente ativa.

Os resultados para a utilidade dos radiotraçadores de lipogênese, ^{11}C-acetato e [18]F- ou ^{11}C-colina na avaliação por imagem de câncer de próstata são, geralmente, similares.[23] O acetato é transportado através da membrana celular por meio do transportador de monocarboxilato e participa na produção de fosfolipídios nas membranas celulares em uma reação catalisada pela enzima ácido graxo sintase, que é regulada para cima no câncer.[24] A colina entra na célula por meio dos transportadores de colina e forma fosforilcolina (em uma reação catalisada pela colina quinase, que é regulada para cima no câncer), a qual é então usada para gerar fosfatidilcolina na membrana celular do tumor.[25]

Uma revisão sistemática e metanálise de PET/CT com ^{11}C-acetato reportou uma sensibilidade acumulada de 75,1% (CI 95%: 69,8-79,8) e especificidade acumulada de 75,8% (CI 95%: 72,4-78,9%) para detecção de câncer de próstata primário.[26] Como no caso de FDG, o nível de captação dos traçadores de lipogênese em tecidos prostáticos benignos e neoplásicos pode se sobrepor, o que está fundamentalmente relacionado à não especificidade destes marcadores para câncer (▶ Fig. 11.1).[27]

Tanto o acetato radiomarcado quanto a colina radiomarcada podem ser úteis para estadiamento inicial em pacientes com risco intermediário a alto do envolvimento dos linfonodos. Haseebuddin *et al.* realizaram PET/CT com ^{11}C-acetato em 107 homens com câncer de próstata com risco intermediário a alto para linfadenopatia (7 no escore de Gleason e nível sérico do PSA ≥ 10 ng/mL, ou escore de Gleason ≥ 8, ou nível sérico do PSA ≥ 20 ng/mL) que estavam agendados para se submeter a prostatectomia radical.[28] A sensibilidade e especificidade para detecção de linfadenopatia pélvica foram 68% e 78%, respectivamente. Pacientes com PET *scans* positivos tinham 3,3 vezes mais risco de insucesso da terapia após a cirurgia. Portanto, em casos selecionados de risco intermediário e alto, ^{11}C-acetato proporciona informações úteis que podem levar a mudança de manejo na época do estadiamento inicial.[29]

A detecção de tumor de próstata com ^{11}C-colina depende da configuração do tumor, com os cânceres unifocais detectados mais frequentemente do que os multifocais ou tipo crosta. Além do mais, a extensão do tumor real pode não se sobrepor completamente à área com captação anormal.[30,31] Scher *et al.* reportaram uma sensibilidade de 87% e uma especificidade de 62% para a detecção de câncer de próstata primário com exame histopatológico da amostra de ressecção ou biópsia como padrão de referência.[32] Contudo, um grupo italiano de investigadores reportou uma sensibilidade de 66% e especificidade de 81% para a localização de câncer de próstata primário em uma análise histopatológica sextante[33] (▶ Fig. 11.2). Martorana *et al.*

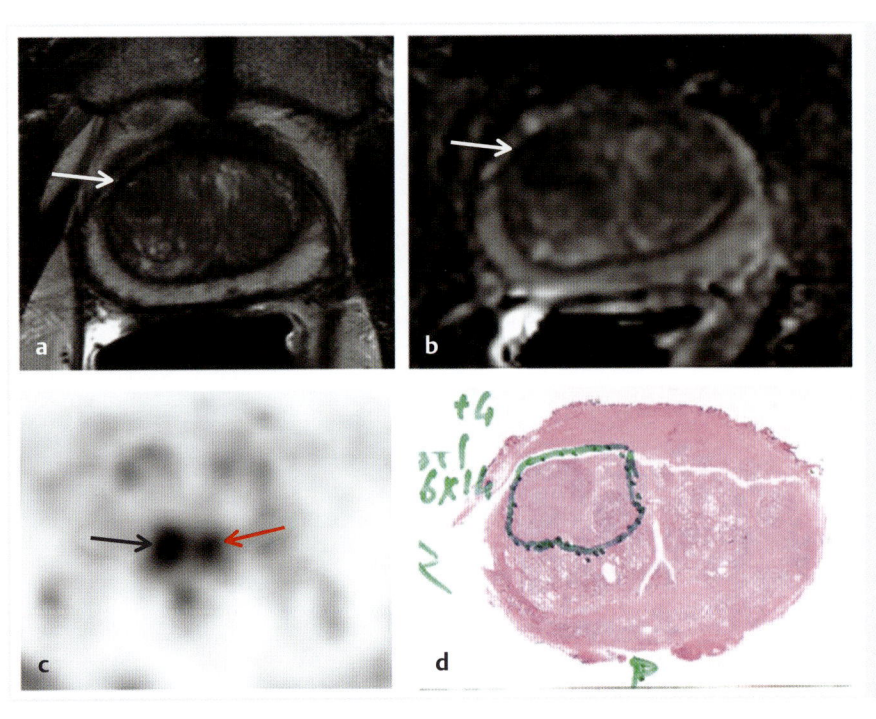

Fig. 11.1 Homem de 69 anos com câncer de próstata. MRI axial ponderada em T2 (**a**) e mapa do coeficiente de difusão aparente (**b**) apresentam baixa intensidade de sinal focal na zona de transição média anterior direita (*setas brancas*), correspondendo a captação aumentada de ^{11}C-acetato em tomografia por emissão de pósitrons (PET) (*setas pretas*) (**c**) e tumor (escore de Gleason 4 + 4) na histopatologia (delineado em verde; **d**). A captação focal do ^{11}C-acetato na zona de transição esquerda corresponde a um nódulo com hiperplasia prostática benigna (*seta vermelha*) (**c**). (Reproduzida com permissão de Mena *et al.* 2012,[27] Fig. 3).

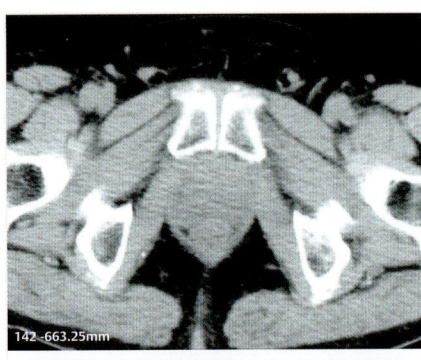

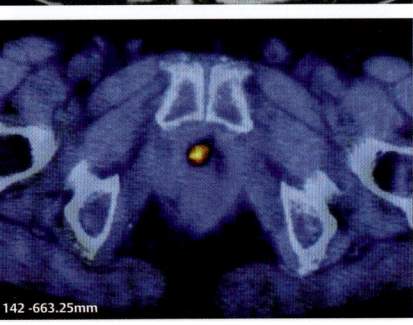

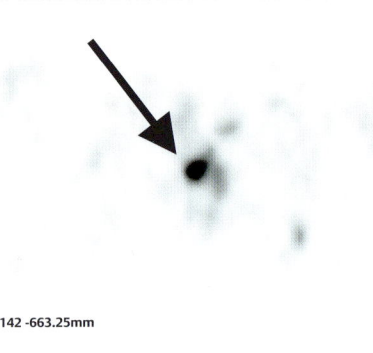

Fig. 11.2 Utilidade da biópsia guiada por tomografia por emissão de pósitrons-tomografia computadorizada (PET/CT-guiada) com ^{11}C-colina que confirmou tumor na zona de transição anterior da próstata em um paciente com uma biópsia sistemática padrão negativa prévia de 12 núcleos. CT axial (*no alto, à esquerda*); PET com ^{11}C-colina (*no alto, à direita*); e PET/CT fundido com ^{11}C-colina (*abaixo, à esquerda*). (Reproduzida com permissão de Farsed *et al.* 2005,[33] Fig. 4).

reportaram uma sensibilidade de 83% na detecção de nódulos de tumor primário maiores ou iguais a 5 mm, embora a sensibilidade para avaliação da extensão extraprostática fosse inferior no MRI (22% para PET com ^{11}C-colina *vs.* 63% para MRI, p < 0,001).[34] Eschman *et al.* compararam PET/CT com ^{11}C-colina com MRI do corpo inteiro para estadiamento de câncer de próstata com análise histológica e *follow-up* como critérios de validação.[35] A sensibilidade e especificidade foram 95 e 77%, respectivamente, para PET com ^{11}C-colina e 79 e 94% para MRI do corpo inteiro. Estes resultados sugeriram que PET e MRI poderiam fornecer informações diagnósticas complementares no estadiamento inicial de câncer de próstata. De um modo geral, embora PET com ^{11}C-colina possa ser útil na detecção de câncer de próstata primário, o desempenho diagnóstico depende de diversos fatores importantes, como o grau, o tamanho e a localização do tumor.[36]

O uso potencial de outros radiotraçadores para PET no contexto da detecção e estadiamento inicial de tumor primário não está estabelecido, em vista da escassez de relatos publicados. Existe um relato de caso do uso potencial do antígeno prostático específico de membrana (PSMA) rotulado com ^{68}Ga no contexto do diagnóstico inicial.[37] Entretanto, outro relato de caso recente também usando este marcador indicou limitações, em particular resultados falso-negativos em câncer de próstata pouco diferenciado com diferenciação neuroendócrina.[38] Recentemente reportamos um exemplo de caso clínico de um paciente com um nível sérico elevado do PSA de 10,5 ng/mL e uma biópsia padrão guiada por TRUS negativa anterior que se submeteu a uma MRI multiparamétrica clínica em 3 T e um protocolo de pesquisa PET/CT com o radiotraçador de proliferação celular análogo à tiamina ^{18}F-FMAU (2-desoxi-2-[F]flúor-5-metil-1-β-arabino-furanosil-uracil). PET/CT e MRI multiparamétrica foram fundidos com TRUS para direcionamento combinado com base em imagem em tempo real da agulha de biópsia para uma área com localização anormal do marcador, que, na histopatologia, revelou malignidade inicial.[39]

Prevê-se que por meio de PET/MRI integrado ou imagens de PET e MR fundidos por um *software*, haverá utilidade clínica não apenas na detecção e localização de câncer de próstata (para biópsia direcionada), mas também na caracterização da imagem (indolente *versus* agressivo).[40,41,42,43,44,45] A fusão de imagens obtida de PET/CT com ^{11}C-acetato e DCE-MRI em 1,5T demonstrou fornecer uma vantagem competitiva sobre cada modalidade de imagem separadamente.[46] Park *et al.* introduziram um parâmetro derivado de PET/MRI combinados, a razão tumor-fundo do SUV com ^{11}C-colina de cada *voxel* dividida por seu ADC, que foi observado como significativamente diferente entre câncer de próstata com um escore de Gleason ≥ 3 + 4 e câncer de próstata com um escore de Gleason ≤ 3 + 3. Os autores sugeriram que este parâmetro derivado de PET/MRI pode ser capaz de caracterizar lesões na próstata.[47] Biópsia guiada por imagem pode ser realizada por uma abordagem direta guiada por MRI ou por meio da fusão dinâmica de imagens de MRI e TRUS. Hartenbach *et al.* reportaram que PET/MRI com ^{18}F-fluoretilcolina combinadas apresentavam maior acurácia estatisticamente significativa na detecção da lesão maligna dominante na glândula prostática quando comparadas com PET ou MRI isoladamente.[48]

Kim *et al.* reportaram o desempenho diagnóstico de PET/MRI simultâneos com ^{18}F-fluorcolina em 30 pacientes com câncer de próstata localizado anterior a prostatectomia radical.[49] MRI, PET com ^{18}C-fluorcolina e PET/MRI combinados, todas avaliadas com base na aquisição simultânea de PET/MRI, identificaram os sítios do tumor de próstata em 83,3%, 80% e 93,3% dos casos, respectivamente. Os autores concluíram que PET/MRI com ^{18}F-fluorocolina combinadas demonstraram melhor desempenho diagnóstico do que qualquer outra modalidade isolada. Embora este estudo tenha sido realizado com o uso de um sistema PET/MRI simultâneo, a utilidade específica da simultaneidade não foi descrita. Entretanto, neste contexto, Rosenkrantz e colegas mostraram que a análise dinâmica dos dados de PET com FDG obtidos durante a aquisição de dados simultâneos de PET/MRI pode ser útil na localização de pequenos tumores de próstata.[50] Wetter *et al.* demonstraram que os SUVs obtidos de PET/MRI com ^{18}F-fluorocolina eram significativamente mais baixos do que os obtidos com PET/CT, provavelmente relacionados a diferentes esquemas de correção de atenuação.[51,52,53]

11.3 Recorrência Bioquímica e Reestadiamento

O tratamento invasivo para doença localizada (prostatectomia radical ou radioterapia) é feito com a intenção de curar. No entanto, até 35% dos pacientes (ou mais, em grupos selecionados de alto risco) podem experimentar recorrência bioquímica (recidiva do PSA) dentro de uma década da terapia definitiva primária.[54] A localização da doença neste grupo de pacientes é essencial, pois direciona o manejo apropriado, que pode incluir terapia de salvação (cirurgia ou radiação) para recorrência local e terapia sistêmica para doença metastática, ou ambas. Falência bioquímica é definida como um aumento no nível do PSA sérico com estudos padronizados de imagem negativos após terapia definitiva para câncer de próstata primário. A Associação Americana de Urologia (AUA) define recorrência bioquímica em pacientes pós-prostatectomia como um nível sérico inicial do PSA de 0,2 ng/mL ou superior, com um segundo nível confirmatório superior a 0,2 ng/mL.[55] A definição de consenso da Sociedade Americana de Radiologia Terapêutica e Oncologia para falência bioquímica depois de terapia de radiação com feixe externo primária é um aumento de 2 ng/mL ou mais acima do PSA nadir, independentemente de terapia hormonal.[56]

Em geral, PET com FDG parece ter um papel limitado neste contexto clínico, embora níveis mais elevados do PSA possam estar associados a maior probabilidade de detecção de doença metabolicamente ativa. Em um estudo, PET com FDG demonstrou uma sensibilidade e especificidade de 75 e 100%, respectivamente, para detecção de metástases nos linfonodos pélvicos, com validação baseada no exame histopatológico de nodos colhidos cirurgicamente.[57] Reportamos nossos achados de uma investigação prospectiva sobre a utilidade potencial de PET/CT com FDG e PET/CT com ^{18}F-NaF na detecção de metástases ocultas em 37 homens com recidiva no nível do PSA (variação de 0,5-40,2 ng/mL) e estudos padronizados de imagem estritamente negativos.[58] PET/CT com ^{18}F-FDG foi positiva somente em 1 paciente, PET/CT com ^{18}F-NaF foi positiva somente em 8 pacientes, e ambas foram positivas em outros 2 pacientes. Globalmente, encontramos um índice de detecção de 8,1% para PET/CT com FDG no contexto de recorrência bioquímica. Em outra investigação, embora não específica de câncer de próstata, Eiber *et al.* compararam PET/MRI integrado do corpo inteiro com PET/CT para avaliação de lesões ósseas.[59] Considerando que a maioria das metástases de câncer de próstata ocorre no esqueleto e que metástases esqueléticas são uma fonte importante de morbidade nesta doença, a detecção, localização e avaliação da extensão das lesões ósseas por meio de imagem são de importância capital. Estes investigadores constataram que PET/MRI com FDG totalmente integrada do corpo inteiro era superior a PET/CT para demarcação anatômica e localização de lesões ósseas. Falta ainda saber se PET/MRI tem uma vantagem competi-

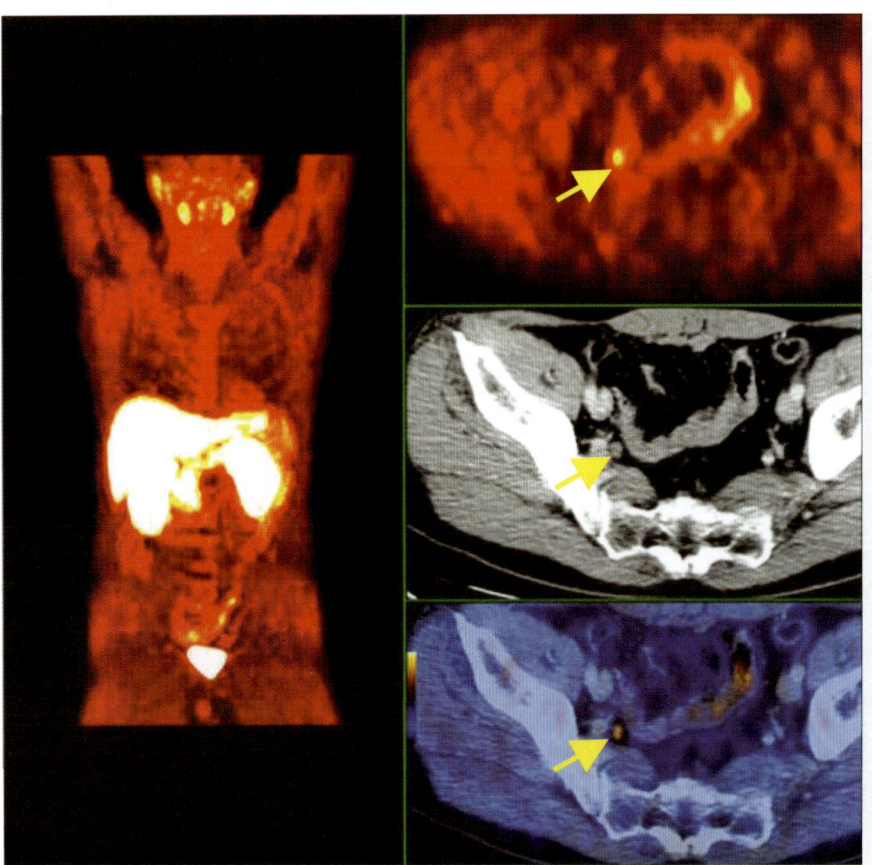

Fig. 11.3 Homem de 60 anos com uma história de câncer de próstata, que se submeteu a ressecção do tumor, apresentando um nível sérico elevado do antígeno prostático específico. A coluna da direita, de cima para baixo, mostra tomografia por emissão de pósitrons (PET) com ^{18}F-fluorcolina, tomografia computadorizada (CT) pélvica e imagens fundidas de PET/CT demonstrando acúmulo anormal de radiotraçadores em um linfonodo ilíaco inteiro direito de tamanho normal (setas). A imagem de projeção da intensidade máxima à esquerda mostra biodistribuição normal de ^{18}F-fluorcolina e nenhuma outra lesão suspeita. (Imagem cortesia do Dr. Mohsen Beheshti, St. Vincent's Hospital, Linz, Áustria. Reproduzida com permissão de Jadvar et al. 2011.[17])

tiva sobre PET/CT na detecção dos sítios da doença em recorrência bioquímica de câncer de próstata.

A maioria dos estudos com ^{11}C- e ^{18}F-colina em câncer de próstata foi realizada na fase de recorrência bioquímica da doença[60] (▶ Fig. 11.3). Umbehr et al. apresentaram uma revisão sistemática e metanálise de ^{11}C- e ^{18}F-colina no reestadiamento de pacientes com recorrência bioquímica. Eles reportaram, para cada paciente (12 estudos, 1.055 pacientes), uma sensibilidade e especificidade acumuladas de 85% (CI 95%, 79-89%) e 88% (CI 95%, 73-95%), respectivamente.[61] Um relato similar feito por Eyben et al. examinou 47 artigos e dados de 3.167 pacientes referentes à utilidade diagnóstica de PET/CT com colina no estadiamento e reestadiamento de câncer de próstata.[62] Eles constataram que havia um número significativamente maior de resultados positivos no leito da próstata de pacientes com recidiva bioquímica que previamente haviam se submetido a radioterapia com feixe externo do que em pacientes com prostatectomia radical como tratamento inicial. Além do mais PET/CT com colina levou a uma alteração no tratamento em 381 dos 938 (41%) pacientes, levando a uma resposta completa do PSA ao tratamento em 101 dos 404 (25%) pacientes. Outra revisão sistemática e metanálise feitas por Evangelista e colaboradores (19 estudos, incluindo 12 estudos para todos os sítios da doença, 3 para metástases nos linfonodos e 4 para recorrência local; 1.555 pacientes) sobre o uso de PET com colina e PET/CT em recidiva bioquímica de câncer de próstata reportaram uma sensibilidade acumulada de 85,6% (CI 95%: 82,9-88,1%) e especificidade acumulada de 92,6% (CI 95%: 90,1-94,6%) para todos os sítios da doença (fossa prostática, linfonodos e ossos), uma sensibilidade acumulada de 75,4% (CI 95%: 66,9-82,6%) e especificidade acumulada de 82% (CI 95%: 68,6-91,4%) para recorrência na fossa prostática e uma sensibilidade acumulada de 100% (CI 95%: 90,5-100%) e especificidade acumulada de 81,8% (CI 95%: 48,2-97,7%) para metástases nos linfonodos.[63] A sensibilidade acumulada de 100% reportada para detecção de metástases nos linfonodos pode ter sido superestimada devido ao pequeno número de publicações que foram incluídas na metanálise.

Foi observado que o desempenho diagnóstico de PET/CT com colina depende do nível e da cinética do PSA. Treglia e colegas realizaram uma revisão sistemática de 14 artigos com o foco específico na relação entre o nível e a cinética do PSA (p. ex., tempo de duplicação do PSA [PSAdt] e velocidade do PSA [PSA$_{vel}$] na taxa de detecção da lesão no reestadiamento de câncer de próstata.[64] A taxa de detecção global acumulada de PET/CT com colina no reestadiamento de câncer de próstata foi de 58% (CI 95%: 55-60%). A taxa de detecção acumulada aumentou para 65% (CI 95%: 58-71%) quando o PSAdt era ≤ 6 meses e 71% (CI 95%: 66-76%) e 77% (CI 95%: 71%-82%) quando a PSA$_{vel}$ era > 1 ou > 2 ng/mL, respectivamente. Mais recentemente, um estudo multicêntrico retrospectivo de 374 pacientes com recidiva bioquímica mostrou que um escore de Gleason < 5 ou ≥ 8 podia diferenciar pacientes que tinham um PET positivo e negativo. Neste sentido, os valores ideais do limiar para o PSA (checados no dia do exame com PET/CT) e PSAdt eram 3 ng/mL e 6 meses, respectivamente. Curiosamente, em pacientes com um PSA inferior a 1,5 ng/mL, aproximadamente 31% tinham evidência de doença no PET com colina, com 7% demonstrando metástases.[65]

De um modo geral, há evidências relativamente convincentes para o uso de PET/CT com colina como primeira linha no reestadiamento de pacientes com recidiva bioquímica de câncer de próstata com uma taxa de detecção que está positivamente associada ao nível sérico crescente do PSA, PSA$_{vel}$ crescente e PSAdt decrescente.[66]

As experiências são limitadas com outros radiotraçadores de PET no contexto clínico de recorrência bioquímica. Recentemente, nosso grupo na Universidade do Sul da Califórnia reportou uma extração abrangente e uma reanálise dos dados de detecção com PET para FDG, ^{11}C-acetato, ^{11}C- ou ^{18}F-colina, anti-1-amino-3-^{18}F-fluorociclobutano-1-ácido carboxílico (anti-^{18}F-FACBC) e ligante radiomarcado direcionado para o antígeno prostático específico da membrana (PSMA), que foram explorados para uso em câncer de próstata.[67] Constatamos que FDG exibia a taxa de detecção mais baixa para uma suspeita de doença. ^{11}C-acetato tendia a ter maior desempenho do que colina radiomarcada na detecção de recorrência local e lesões nos linfonodos, embora a diferença não fosse estatisticamente significativa. Anti-^{18}F-FACBC tinha maior probabilidade de detecção de recorrência local quando comparado com colina-radiomarcada, embora mais uma vez esta diferença não fosse estatisticamente significativa. Os marcadores baseados no PSMA tendiam a mostrar uma proporção maior de pacientes com suspeita de doença comparados com os outros quatro marcadores.

Piccardo et al. compararam a acurácia de PET/MRI com ^{18}F-fluorocolina com a de CT realçado com contraste, PET/CT com ^{18}F-fluorocolina e MRI multiparamétrica em 21 pacientes com recidiva bioquímica de câncer de próstata depois de terapia definitiva com radioterapia de feixe externo para tumor primário.[68] Os autores reportaram uma taxa de detecção de 86% para PET/MRI com ^{18}F-fluorocolina, 76% para PET/CT com ^{18}F-fluorocolina, 43% para CT realçada com contraste e 81% para MRI multiparamétrica. Uma correlação inversa estatisticamente significativa foi encontrada entre o SUV_{max} da lesão com PET e ADC com DWI. Souvatzoglou et al. compararam um protocolo de imagem dupla com injeção única com PET/CT (com contraste iodado intravenoso) e subsequente PET/CT usando ^{11}C-colina em 32 pacientes com câncer de próstata.[69] Eles identificaram que o desempenho de PET/MRI simultâneo era, de um modo geral, comparável ao de PET/CT, embora PET/MRI tenha fornecido melhor localização anatômica das lesões, especialmente nos ossos e na pélvis.

11.4 Avaliação da Resposta ao Tratamento

A literatura sobre a utilidade potencial do PET com vários marcadores na avaliação por imagem da resposta ao tratamento em câncer de próstata é relativamente limitada. Nossos resultados preliminares mostram que a captação de FGD no tumor decresce com o sucesso do tratamento (usando privação androgênica ou quimioterapia), embora os achados de imagem possam ser discordantes dos de outras manifestações da doença, incluindo alterações nos níveis do PSA sérico ou células tumorais circulantes. Além disso, pode haver diferenças na avaliação baseada em imagem com base nos critérios de resposta específicos (isto é, Critérios de Avaliação de Resposta em Tumores Sólidos [RECIST 1.0 e RECIST 1.1] ou Critérios de Resposta a PET em Tumores Sólidos [PERCIST 1.0] que é usada na análise.[70,71] Outro estudo preliminar do nosso grupo usando PET-CT com ^{18}F-NaF mostrou que a análise semiquantitativa baseada em PET com ^{18}F-NaF tem melhor desempenho do que os critérios de avaliação da resposta com base no PSA.[72] Certamente, são necessários estudos adicionais para decifrar a combinação ideal dos dados relevantes que possam refletir mais acuradamente o efeito das várias terapias novas e atuais.

Yu et al. reportaram em estudos separados que PET com ^{11}C-acetato e ^{18}F-NaF podem ser úteis na avaliação da resposta de metástases ósseas à terapia.[73,74] (▶ Fig. 11.4). Foram relatados casos únicos ou pequenas séries de casos que sugerem que ^{18}F-NaF e ^{11}C-colina podem ser úteis na avaliação da resposta à terapia com dicloreto de Rádio-223.[75,76] Resultados igualmente preliminares foram relatados para os efeitos da privação androgênica neoadjuvante e radioterapia radical da próstata com a concomitante terapia de privação androgênica no nível de captação de ^{11}C-colina em tumores.[77,78] Atualmente é muito limitada a experiência com outros radiotraçadores para PET no contexto clínico da avaliação da resposta ao tratamento em pacientes com câncer de próstata.

11.5 Prognóstico

Até recentemente, a maioria dos artigos publicados tem focado no diagnóstico e não na utilidade prognóstica do PET em câncer de próstata. Oyama et al. investigaram o valor prognóstico do metabolismo da glicose dos tumores primários em 42 homens com câncer de próstata.[79] Estes autores mostraram que o nível de captação de FDG em tumores primários estava relacionado positivamente à sobrevida livre de recidiva depois de prostatectomia radical. Pacientes com maior captação no tumor tinham um diagnóstico significativamente mais reservado comparado com pacientes com tumores que apresentavam captação mais baixa de FDG. Em outra investigação de 43 pacientes com câncer de próstata metastático resistente à castração, a captação de FDG na maioria das lesões ativas estava positivamente correlacionada com a sobrevida global.[80] Jadvar e colegas reportaram uma coorte de 87 pacientes com câncer de próstata metastático resistente à castração que se submeteram a PET/CT com FDG e foram acompanhados prospectivamente quanto à sobrevida global. Na análise multivariada ajustada para os parâmetros clínicos potencialmente prognósticos (idade, nível do PSA sérico, nível sérico da fosfatase alcalina, uso de analgésicos, quimioterapia prévia e escore de Gleason no diagnóstico inicial), a soma do SUV_{max} (soma de até 25 lesões ativas, incluindo metástases nos linfonodos, ossos e tecido mole) foi significativa com uma taxa de risco de 1,01 (CI 95%: 1,001-1,020; p = 0,053)[81] (▶ Fig. 11.5).

Em um estudo que reportou a utilidade comparativa entre PET/CT com ^{11}C-colina e nomogramas de estadiamento clínico para estadiamento pré-operatório de linfonodos em câncer de próstata de risco intermediário e alto, PET/CT com ^{11}C-colina teve melhor desempenho do que nomogramas clínicos com igual sensibilidade e melhor especificidade.[82] Gacci et al., em um estudo longitudinal de 103 pacientes com recorrência bioquímica, mostraram que um aumento no PSA sérico a partir da linha de base superior a 5 ng/mL, um decréscimo no tempo de duplicação do PSA inferior a 6 meses e um aumento na velocidade do PSA superior a 6 ng/mL/mês estavam altamente associados ao resultado da progressão em PET/CT de seguimento (6 meses depois do PET/CT da linha de base).[83]

Breeuwsma e colegas associaram os achados em PET/CT com ^{11}C-colina à sobrevida específica para a doença em 64 homens com recorrência bioquímica após prostatectomia radical.[84] Os investigadores constataram que a sobrevida específica para a doença era significativamente mais alta no grupo com PET/CT negativo do que no grupo com PET/CT positivo. Em um estudo similar na Itália, os investigadores avaliaram retrospectivamente a utilidade potencial de PET/CT com ^{11}C-colina na predição de sobrevida específica para câncer de próstata em 195 pacientes que apresentaram insuficiência bioquímica (PSA > 0,2 mg/mL durante terapia de privação androgênica) depois de prostatectomia radical. A sobrevida média específica para câncer de próstata em pacientes com PET/CT com ^{11}C-colina positivo e negativo era de 11,2 anos e 16,4 anos, respectivamente[85] (▶ Fig. 11.6). Kwee et

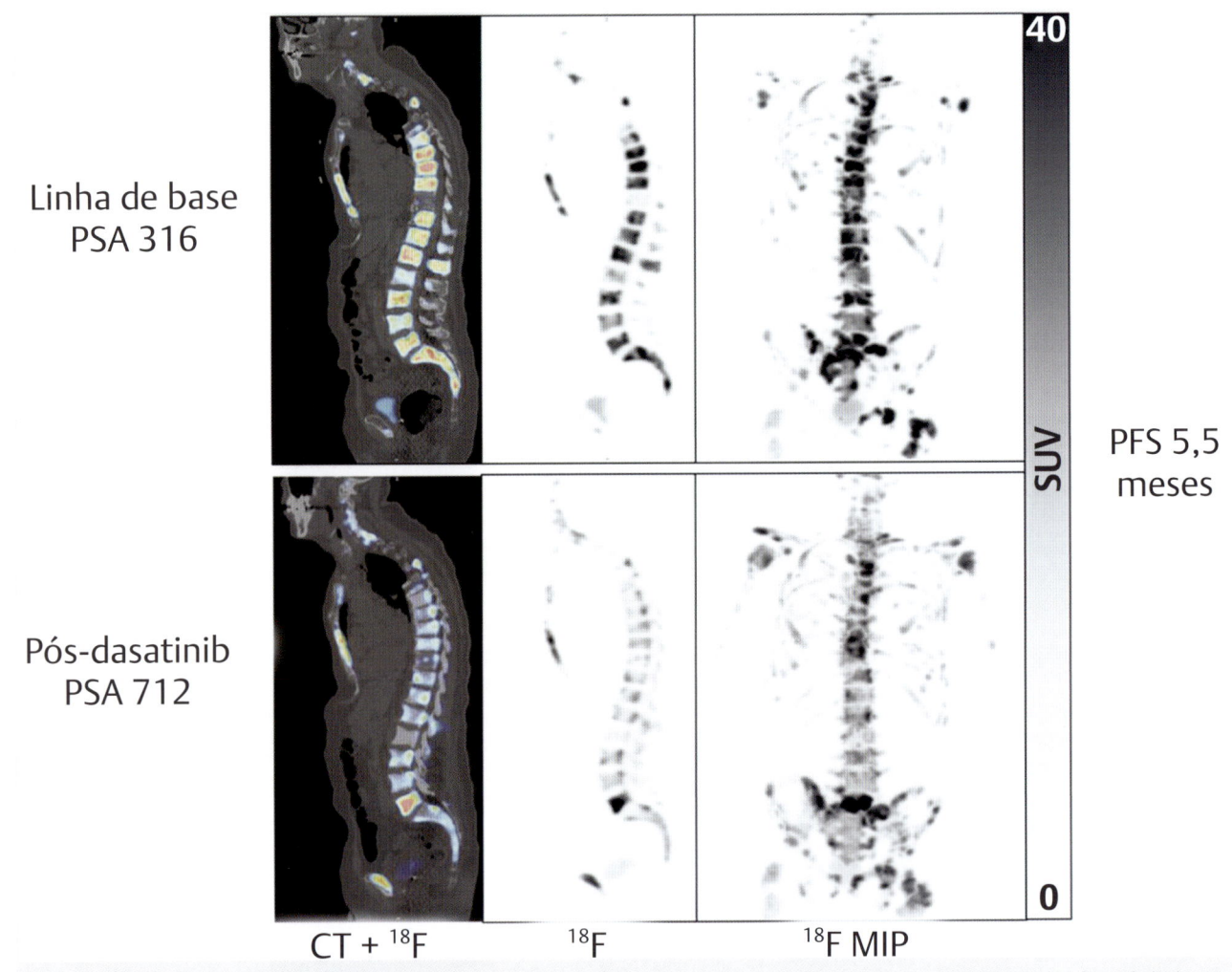

Fig. 11.4 Homem com câncer de próstata metastático resistente à castração com doença estável nos ossos e tomografia computadorizada (CT) em resposta ao tratamento com dasatinib. Alterações heterogêneas na tomografia por emissão de pósitrons (PET) com ^{18}F-NaF são observadas em resposta a dasatinib, com um decréscimo na captação de ^{18}F-NaF na maioria das lesões ósseas, exceto L5. MIP, projeção de intensidade máxima; PFS, sobrevida livre de progressão; SUV, valor padronizado de captação. (Reproduzida com permissão de Yu et al. 2015,[67] Fig. 4.)

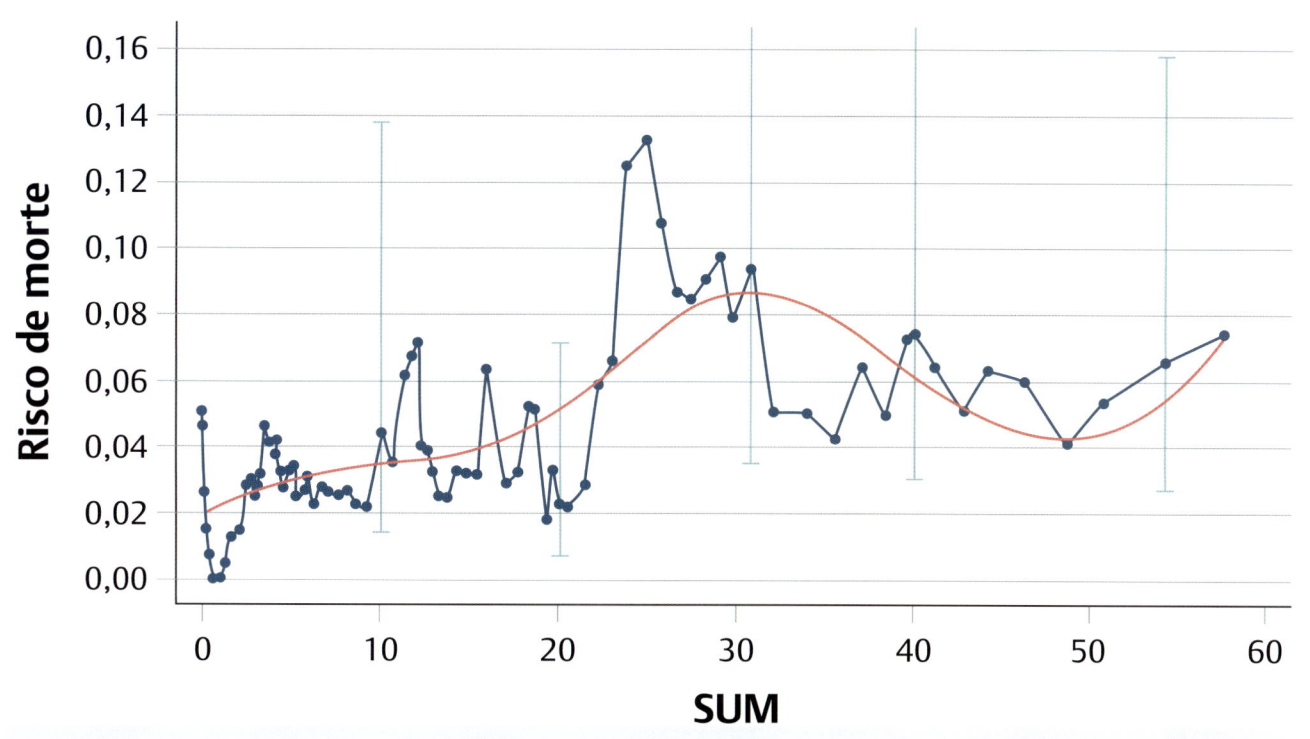

Fig. 11.5 Alteração no risco de morte (linha azul) como função da soma dos valores padronizados de captação máxima (SUV_{max}) de lesões metastáticas (SUM) interpretada como indicador da chance de morte por pessoa por mês. Uma linha no gráfico *spline* cúbica sobreposta (vermelho) mostra uma acentuada mudança para cima indicando maior risco de morte para uma soma de SUV_{max} maior que 20. (Reproduzida com permissão de Jadvar *et al.* 2013.[81])

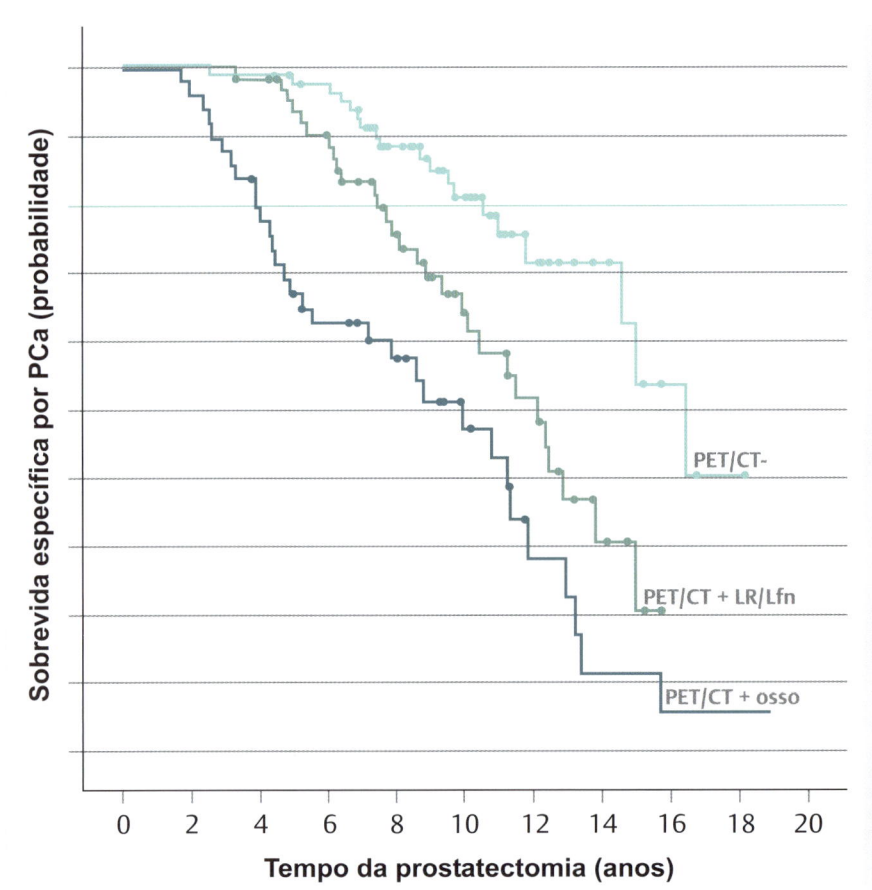

Fig. 11.6 Curvas de probabilidade de sobrevida específica por câncer de próstata de Kaplan-Meier em homens com recorrência bioquímica que tiveram tomografia por emissão de pósitrons-tomografia computadorizada (PET/CT; linha verde-clara) com ^{11}C-colina negativa, PET/CT com ^{11}C-colina positiva sugestiva de recorrência local ou doença nos linfonodos (PET/CT + LR/Lfn; linha verde médio) e PET/CT com ^{11}C-colina positiva sugestiva de metástases ósseas (PET/CT + ossos; linha verde-escura). Observe a sobrevida mais longa em pacientes com PET/CT negativo comparados àqueles com PET/CT positivo, com sobrevida menor nos pacientes com metástases ósseas comparados com aqueles com recorrência local ou doença nos linfonodos. (Reproduzida com permissão de Giovacchini et al. 2014.[85])

PET/CT-	Nº em risco	83	83	82	77	55	38	18	9	4	1
	Nº de mortes específicas por PCa	0	1	1	7	4	3	0	2	1	0
PET/CT + LR/Lfn	Nº em risco	63	63	61	53	39	22	15	5	0	0
	Nº de mortes específicas por PCa	0	1	5	8	5	4	5	1	0	0
PET/CT + ossos	Nº em risco	49	47	37	28	20	12	5	2	1	1
	Nº de mortes específicas por PCa	2	9	7	2	3	4	3	1	0	0

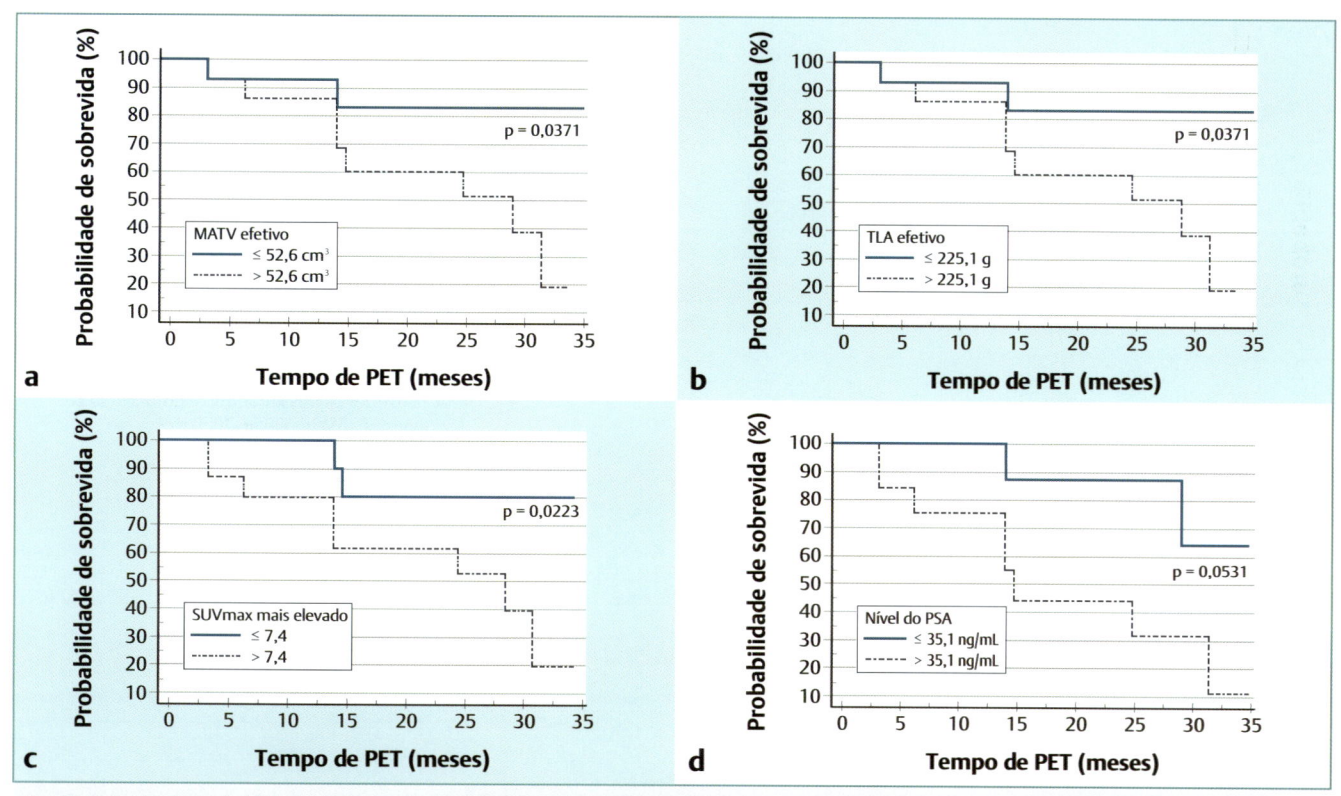

Fig. 11.7 Curvas de probabilidade de sobrevida específica para câncer de próstata de Kaplan-Meier baseadas em tomografia por emissão de pósitrons-tomografia computadorizada (PET/CT) com ^{18}F-fluorcolina realizada em homens com câncer de próstata resistente a castração. Diferenças estatisticamente significativas são observadas na sobrevida entre pacientes estratificados pelo volume do tumor metabolicamente ativo (MATV) efetivo (**a**) atividade total da lesão (TLA) efetiva (**b**) e valor padronizado de captação máxima (SUV$_{max}$) do tumor mais ativo (**c**) com uma diferença limítrofe significativa na sobrevida em pacientes estratificados pelo nível sérico do antígeno prostático específico (PSA) (**d**). Foi identificado o MATV, o volume do tumor metabolicamente ativo, computado com o uso de um algoritmo pelo qual o *voxel* correspondente ao SUV$_{max}$ de cada lesão, e um volume de interesse foi gerado, consistindo de todos os *voxels* espacialmente conectados dentro de um limiar fixo de 40% do SUV$_{max}$ com a soma de todos os MATVs definidos como o MATV efetivo. TLA, a atividade total da lesão, calculada como o produto da média do SUV e MATV da lesão, com a soma de todas as TLAs definidas como a TLA efetiva. (Reproduzida com permissão de Kwee *et al*. 2014.[86])

al. investigaram a importância diagnóstica do volume do tumor metabolicamente ativo (MATV) e da distribuição da atividade dentro do volume da lesão, denominada atividade total da lesão (TLA) no PET/CT com ^{18}F-fluorocolina em 30 homens com câncer de próstata resistente à castração. Os autores identificaram que tanto o MATV efetivo quanto o TLA efetivo estavam significativamente associados à sobrevivência global[86] (▶ Fig. 11.7).

11.6 Conclusão

PET/CT e PET/MRI irão desempenhar um papel importante na avaliação por imagem de pacientes com câncer de próstata. As evidências atuais publicadas são essencialmente sobre a utilidade diagnóstica de PET/CT com colina radiomarcada em homens com recorrência bioquímica. Neste contexto clínico, PET com colina radiomarcada pode ser útil para detectar e localizar recorrência local e sítios de doença distantes com uma precisão que está positivamente associada ao nível do PSA sérico. No entanto, há muita margem para estudos adicionais com coortes de pacientes bem definidas e resultados selecionados para decifrar o papel exato do PET com diferentes radiotraçadores, e em combinação com CT ou MRI, nas várias fases da história natural desta doença prevalente.

Agradecimentos

A preparação deste capítulo foi apoiada pelo National Institutes of Health, National Cancer Institute grants R01-CA111613, R21-CA142426, P30-CA014089 e R21-EB017568.

Referências

[1] Nensa F, Beiderwellen K, Heusch P, Wetter A. Clinical applications of PET/MRI: current status and future perspectives. Diagn Interv Radiol 2014; 20(5):438–447
[2] Quick HH. Integrated PET/MR. J Magn Reson Imaging 2014; 39(2):243–258
[3] Jadvar H, Colletti PM. Competitive advantage of PET/MRI. Eur J Radiol 2014; 83(1):84–94
[4] Presti J Jr. Does the yield of prostate cancer biopsy and repeat biopsy justify the frequency of their use? Nat Clin Pract Urol 2008; 5(5):246–247
[5] Keetch DW, Catalona WJ, Smith DS. Serial prostatic biopsies in men with persistently elevated serum prostate specific antigen values. J Urol 1994; 151 (6):1571–1574
[6] Pallwein L, Mitterberger M, Pelzer A et al. Ultrasound of prostate cancer: recent advances. Eur Radiol 2008; 18(4):707–715
[7] Bonekamp D, Jacobs MA, El-Khouli R, Stoianovici D, Macura KJ. Advancements in MR imaging of the prostate: from diagnosis to interventions. Radiographics 2011; 31(3):677–703

[8] Hoeks CMA, Barentsz JO, Hambrock T et al. Prostate cancer: multiparametric MR imaging for detection, localization, and staging. Radiology 2011; 261(1):46–66

[9] Costa DN, Pedrosa I, Roehrborn C, Rofsky NM. Multiparametric magnetic resonance imaging of the prostate: technical aspects and role in clinical management. Top Magn Reson Imaging 2014; 23(4):243–257

[10] Hosseinzadeh K, Schwarz SD. Endorectal diffusion-weighted imaging in prostate cancer to differentiate malignant and benign peripheral zone tissue. J Magn Reson Imaging 2004; 20(4):654–661

[11] Tofts PS. Modeling tracer kinetics in dynamic Gd-DTPA MR imaging. J Magn Reson Imaging 1997; 7(1):91–101

[12] Sciarra A, Panebianco V, Ciccariello M et al. Value of magnetic resonance spectroscopy imaging and dynamic contrast-enhanced imaging for detecting prostate cancer foci in men with prior negative biopsy. Clin Cancer Res 2010; 16(6):1875–1883

[13] Franiel T, Stephan C, Erbersdobler A et al. Areas suspicious for prostate cancer: MR-guided biopsy in patients with at least one transrectal US-guided biopsy with a negative finding—multiparametric MR imaging for detection and biopsy planning. Radiology 2011; 259(1):162–172

[14] de Rooij M, Hamoen EH, Fütterer JJ, Barentsz JO, Rovers MM. Accuracy of multiparametric MRI for prostate cancer detection: a meta-analysis. AJR Am J Roentgenol 2014; 202(2):343–351

[15] Schoots IG, Roobol MJ, Nieboer D, Bangma CH, Steyerberg EW, Hunink MG. Magnetic resonance imaging-targeted biopsy may enhance the diagnostic accuracy of significant prostate cancer detection compared to standard transrectal ultrasound-guided biopsy: a systematic review and meta-analysis. Eur Urol 2015; 68(3):438–450

[16] Jadvar H. Molecular imaging of prostate cancer: PET radiotracers. AJR Am J Roentgenol 2012; 199(2):278–291

[17] Jadvar H. Prostate cancer: PET with 18F-FDG, 18F- or 11C-acetate, and 18F- or 11C-choline. J Nucl Med 2011; 52(1):81–89

[18] Hanahan D, Weinberg RA. Hallmarks of cancer: the next generation. Cell 2011; 144(5):646–674

[19] Shiiba M, Ishihara K, Kimura G et al. Evaluation of primary prostate cancer using 11C-methionine-PET/CT and 18F-FDG-PET/CT. Ann Nucl Med 2012; 26(2):138–145

[20] Minamimoto R, Uemura H, Sano F et al. The potential of FDG-PET/CT for detecting prostate cancer in patients with an elevated serum PSA level. Ann Nucl Med 2011; 25(1):21–27

[21] Bertagna F, Sadeghi R, Giovanella L, Treglia G. Incidental uptake of 18F-fluorodeoxyglucose in the prostate gland. Systematic review and meta-analysis on prevalence and risk of malignancy. Nucl Med (Stuttg) 2014; 53(6):249–258

[22] Kwon T, Jeong IG, You D, Hong JH, Ahn H, Kim CS. Prevalence and clinical significance of incidental (18)F-fluoro-2-deoxyglucose uptake in prostate. Korean J Urol 2015; 56(4):288–294

[23] Buchegger F, Garibotto V, Zilli T et al. First imaging results of an intraindividual comparison of (11)C-acetate and (18)F-fluorocholine PET/CT in patients with prostate cancer at early biochemical first or second relapse after prostatectomy or radiotherapy. Eur J Nucl Med Mol Imaging 2014; 41(1):68–78

[24] Yoshimoto M, Waki A, Yonekura Y et al. Characterization of acetate metabolismo in tumor cells in relation to cell proliferation: acetate metabolism in tumor cells. Nucl Med Biol 2001; 28(2):117–122

[25] Janardhan S, Srivani P, Sastry GN. Choline kinase: an important target for cancer. Curr Med Chem 2006; 13(10):1169–1186

[26] Mohsen B, Giorgio T, Rasoul ZS et al. Application of C-11-acetate positronemission tomography (PET) imaging in prostate cancer: systematic review and meta-analysis of the literature. BJU Int 2013; 112(8):1062–1072

[27] Mena E, Turkbey B, Mani H et al. 11C-Acetate PET/CT in localized prostate cancer: a study with MRI and histopathologic correlation. J Nucl Med 2012; 53(4):538–545

[28] Haseebuddin M, Dehdashti F, Siegel BA et al. 11C-acetate PET/CT before radical prostatectomy: nodal staging and treatment failure prediction. J Nucl Med 2013; 54(5):699–706

[29] Strandberg S, Karlsson CT, Sundstrom T et al. (11)C-acetate PET/CT in pretherapeutic lymph node staging in high-risk prostate cancer patients and its influence on disease management - a retrospective study. EJNMMI Res 2014; 4(1):55

[30] Souvatzoglou M, Weirich G, Schwarzenboeck S et al. The sensitivity of [11C]choline PET/CT to localize prostate cancer depends on the tumor configuration. Clin Cancer Res 2011; 17(11):3751–3759

[31] Grosu AL, Weirich G, Wendl C et al. 11C-Choline PET/pathology image coregistration in primary localized prostate cancer. Eur J Nucl Med Mol Imaging 2014; 41(12):2242–2248

[32] Scher B, Seitz M, Albinger W et al. Value of 11C-choline PET and PET/CT in patients with suspected prostate cancer. Eur J Nucl Med Mol Imaging 2007; 34(1):45–53

[33] Farsad M, Schiavina R, Castellucci P et al. Detection and localization of prostate cancer: correlation of (11)C-choline PET/CT with histopathologic stepsection analysis. J Nucl Med 2005; 46(10):1642–1649

[34] Martorana G, Schiavina R, Corti B et al. 11C-choline positron emission tomography/computerized tomography for tumor localization of primary prostate cancer in comparison with 12-core biopsy. J Urol 2006; 176(3):954–960, discussion 960

[35] Eschmann SM, Pfannenberg AC, Rieger A et al. Comparison of 11C-choline-PET/CT and whole body-MRI for staging of prostate cancer. Nucl Med (Stuttg) 2007; 46(5):161–168, quiz N47–N48

[36] Takei T, Souvatzoglou M, Beer AJ et al. A case of multimodality multiparametric 11C-choline PET/MR for biopsy targeting in prior biopsy-negative primary prostate cancer. Clin Nucl Med 2012; 37(9):918–919

[37] Eiber M, Nekolla SG, Maurer T, Weirich G, Wester HJ, Schwaiger M. (68)Ga-PSMA PET/MR with multimodality image analysis for primary prostate cancer. Abdom Imaging 2015; 40(6):1769–1771

[38] Chakraborty PS, Tripathi M, Agarwal KK, Kumar R, Vijay MK, Bal C. Metastatic poorly differentiated prostatic carcinoma with neuroendocrine differentiation: negative on 68Ga-PSMA PET/CT. Clin Nucl Med 2015; 40(2):e163–e166

[39] Jadvar H, Chen K, Ukimura O. Targeted Prostate Gland Biopsy With Combined Transrectal Ultrasound, mpMRI, and 18F-FMAU PET/CT. Clin Nucl Med 2015; 40(8):e426–e428

[40] Wetter A. Molecular research in urology 2014: update on PET/MR imaging of the prostate. Int J Mol Sci 2014; 15(8):13401–13405

[41] Zettinig O, Shah A, Hennersperger C et al. Multimodal image-guided prostate fusion biopsy based on automatic deformable registration. Int J Comp Assist Radiol Surg 2015; 10(12):1997–2007

[42] Gatidis S, Scharpf M, Martirosian P et al. Combined unsupervised-supervised classification of multiparametric PET/MRI data: application to prostate cancer. NMR Biomed 2015; 28(7):914–922

[43] Bagade S, Fowler KJ, Schwarz JK, Grigsby PW, Dehdashti F. PET/MRI evaluation of gynecologic malignances and prostate cancer. Semin Nucl Med 2015; 45(4):293–303

[44] de Perrot T, Rager O, Scheffler M et al. Potential of hybrid 18F-fluorocholine PET/MRI for prostate cancer imaging. Eur J Nucl Med Mol Imaging 2014; 41 (9):1744–1755

[45] Souvatzoglou M, Eiber M, Martinez-Moeller A et al. PET/MR in prostate cancer: technical aspects and potential diagnostic value. Eur J Nucl Med Mol Imaging 2013; 40 Suppl 1:S79–S88

[46] Jambor I, Borra R, Kemppainen J et al. Improved detection of localized prostate cancer using co-registered MRI and 11C-acetate PET/CT. Eur J Radiol 2012; 81(11):2966–2972

[47] Park H, Wood D, Hussain H et al. Introducing parametric fusion PET/MRI of primary prostate cancer. J Nucl Med 2012; 53(4):546–551

[48] Hartenbach M, Hartenbach S, Bechtloff W et al. Combined PET/MRI improves diagnostic accuracy in patients with prostate cancer: a prospective diagnostic trial. Clin Cancer Res 2014; 20(12):3244–3253

[49] Kim YI, Cheon GJ, Paeng JC et al. Usefulness of MRI-assisted metabolic volumetric parameters provided by simultaneous (18)F-fluorocholine PET/MRI for primary prostate cancer characterization. Eur J Nucl Med Mol Imaging 2015; 42(8):1247–1256

[50] Rosenkrantz AB, Koesters T, Vahle AK et al. Quantitative graphical analysis of simultaneous dynamic PET/MRI for assessment of prostate cancer. Clin Nucl Med 2015; 40(4):e236–e240

[51] Wetter A, Lipponer C, Nensa F et al. Quantitative evaluation of bone metástases from prostate cancer with simultaneous [18F] choline PET/MRI: combined SUV and ADC analysis. Ann Nucl Med 2014; 28(5):405–410

[52] Wetter A, Lipponer C, Nensa F et al. Evaluation of the PET component of simultaneous [(18)F]choline PET/MRI in prostate cancer: comparison with [(18)F]choline PET/CT. Eur J Nucl Med Mol Imaging 2014; 41(1):79–88

[53] Wetter A, Lipponer C, Nensa F et al. Simultaneous 18F choline positron emission tomography/magnetic resonance imaging of the prostate: initial results. Invest Radiol 2013; 48(5):256–262

[54] Bruce JY, Lang JM, McNeel DG, Liu G. Current controversies in the management of biochemical failure in prostate cancer. Clin Adv Hematol Oncol 2012; 10(11):716–722

[55] Cookson MS, Aus G, Burnett AL et al. Variation in the definition of biochemical recurrence in patients treated for localized prostate cancer: the American Urological Association Prostate Guidelines for Localized Prostate Cancer Update Panel report and recommendations

[56] Roach M III Hanks G, Thames H Jr. et al. Defining biochemical failure following radiotherapy with or without hormonal therapy in men with clinically localized prostate cancer: recommendations of the RTOGASTRO Phoenix Consensus Conference. Int J Radiat Oncol Biol Phys 2006; 65(4):965–974

[57] Chang CH, Wu HC, Tsai JJ, Shen YY, Changlai SP, Kao A. Detecting metastatic pelvic lymph nodes by 18F-2-deoxyglucose positron emission tomography in patients with prostate-specific antigen relapse after treatment for localized prostate cancer. Urol Int 2003; 70(4):311–315

[58] Jadvar H, Desai B, Ji L et al. Prospective evaluation of 18F-NaF and 18F-FDG PET/CT in detection of occult metastatic disease in biochemical recurrence of prostate cancer. Clin Nucl Med 2012; 37(7):637–643

[59] Eiber M, Takei T, Souvatzoglou M et al. Performance of whole-body integrated 18F-FDG PET/MR in comparison to PET/CT for evaluation of malignant bone lesions. J Nucl Med 2014; 55(2):191–197

[60] Bauman G, Belhocine T, Kovacs M, Ward A, Beheshti M, Rachinsky I. 18F-fluorocholine for prostate cancer imaging: a systematic review of the literature. Prostate Cancer Prostatic Dis 2012; 15(1):45–55

[61] Umbehr MH, Müntener M, Hany T, Sulser T, Bachmann LM. The role of 11Ccholine and 18F-fluorocholine positron emission tomography (PET) and PET/CT in prostate cancer: a systematic review and meta-analysis. Eur Urol 2013; 64(1):106–117

[62] von Eyben FE, Kairemo K. Meta-analysis of (11)C-choline and (18)F-choline PET/CT for management of patients with prostate cancer. Nucl Med Commun 2014; 35(3):221–230

[63] Evangelista L, Zattoni F, Guttilla A et al. Choline PET or PET/CT and biochemical relapse of prostate cancer: a systematic review and meta-analysis. Clin Nucl Med 2013; 38(5):305–314

[64] Treglia G, Ceriani L, Sadeghi R, Giovacchini G, Giovanella L. Relationship between prostate-specific antigen kinetics and detection rate of radiolabelled choline PET/CT in restaging prostate cancer patients: a meta-analysis. Clin Chem Lab Med 2014; 52(5):725–733

[65] Rodado-Marina S, Coronado-Poggio M, García-Vicente AM et al. Clinical utility of (18)F-fluorocholine positron-emission tomography/computed tomography (PET/CT) in biochemical relapse of prostate cancer after radical treatment: results of a multicentre study. BJU Int 2015; 115(6):874–883

[66] Castellucci P, Picchio M. 11C-choline PET/CT and PSA kinetics. Eur J Nucl Med Mol Imaging 2013; 40 Suppl 1:S36–S40

[67] Yu CY, Desai B, Ji L, Groshen S, Jadvar H. Comparative performance of PET tracers in biochemical recurrence of prostate cancer: a critical analysis of literature. Am J Nucl Med Mol Imaging 2014; 4(6):580–601

[68] Piccardo A, Paparo F, Picazzo R et al. Value of fused 18F-Choline-PET/MRI to evaluate prostate cancer relapse in patients showing biochemical recurrence after EBRT: preliminary results. Biomed Res Int 2014; 2014:103718

[69] Souvatzoglou M, Eiber M, Takei T et al. Comparison of integrated whole-body [11C]choline PET/MR with PET/CT in patients with prostate cancer. Eur J Nucl Med Mol Imaging 2013; 40(10):1486–1499

[70] Jadvar H, Desai B, Ji L, et al. RECIST 1.0, PERCIST 1.0 and PSA treatment response criteria in metastatic castrate-resistant prostate cancer. Paper presented at the 99th Annual Meeting of the Radiological Society of North America (RSNA), December 1–6, 2013; Chicago, IL, 2013. [Abstract]

[71] Jadvar H, Desai B, Ji L, et al. Comparison of RECIST 1.0, PERCIST 1.0 and PCWG2 treatment response criteria in metastatic castrate-sensitive prostate cancer. Paper presented at the Annual Meeting of the Society of Nuclear Medicine and Molecular Imaging (SNMMI); June 1 to 6, 2015; Baltimore, MD. [Abstract]

[72] Doroudinia A, Desai B, Yoon J, et al. Treatment Response Assessment in Metastatic Prostate Cancer with 18F-NaF PET/CT. Paper presented at the Annual Meeting of the Society of Nuclear Medicine and Molecular Imaging (SNMMI); June 1 to 6, 2015; Baltimore, MD. [Abstract]

[73] Yu EY, Muzi M, Hackenbracht JA et al. C11-acetate and F-18 FDG PET for men with prostate cancer bone metastases: relative findings and response to therapy. Clin Nucl Med 2011; 36(3):192–198

[74] Yu EY, Duan F, Muzi M et al. Castration-resistant prostate cancer bone metastasis response measured by 18F-fluoride PET after treatment with dasatinib and correlation with progression-free survival: results from American College of Radiology Imaging Network 6687. J Nucl Med 2015; 56(3):354–360

[75] Cook G Jr Parker C, Chua S, Johnson B, Aksnes AK, Lewington VJ. 18F-fluoride PET: changes in uptake as a method to assess response in bone metastases from castrate-resistant prostate cancer patients treated with 223Ra-chloride (Alpharadin). EJNMMI Res 2011; 1(1):4

[76] Miyazaki KS, Kuang Y, Kwee SA. Changes in skeletal tumor activity on (18)Fcholine PET/CT in patients receiving (223)Radium radionuclide therapy for metastatic prostate cancer. Nucl Med Mol Imaging 2015; 49(2):160–164

[77] Challapalli A, Barwick T, Tomasi G et al. Exploring the potential of [11C]choline-PET/CT as a novel imaging biomarker for predicting early treatment response in prostate cancer. Nucl Med Commun 2014; 35(1):20–29

[78] Amanie J, Jans HS, Wuest M et al. Analysis of intraprostatic therapeutic effects in prostate cancer patients using [(11)C]-choline pet/ct after external-beam radiation therapy. Curr Oncol 2013; 20(2):104–110

[79] Oyama N, Akino H, Suzuki Y et al. Prognostic value of 2-deoxy-2-[F-18]fluoro-D-glucose positron emission tomography imaging for patients with prostate cancer. Mol Imaging Biol 2002; 4(1):99–104

[80] Meirelles GS, Schoder H, Ravizzini GC et al. Prognostic value of baseline [18F] fluorodeoxyglucose positron emission tomography and 99mTc-MDP bone scan in progressing metastatic prostate cancer. Clin Cancer Res 2010; 16(24):6093–6099

[81] Jadvar H, Desai B, Ji L et al. Baseline 18F-FDG PET/CT parameters as imaging biomarkers of overall survival in castrate-resistant metastatic prostate cancer. J Nucl Med 2013; 54(8):1195–1201

[82] Schiavina R, Scattoni V, Castellucci P et al. 11C-choline positron emission tomography/computerized tomography for preoperative lymph-node staging in intermediate-risk and high-risk prostate cancer: comparison with clinical staging nomograms. Eur Urol 2008; 54(2):392–401

[83] Gacci M, Cai T, Siena G et al. Prostate-specific antigen kinetics parameters are predictive of positron emission tomography features worsening in patients with biochemical relapse after prostate cancer treatment with radical intent: Results from a longitudinal cohort study. Scand J Urol 2014; 48(3):259–267

[84] Breeuwsma AJ, Rybalov M, Leliveld AM, Pruim J, de Jong IJ. Correlation of [11C]choline PET-CT with time to treatment and disease-specific survival in men with recurrent prostate cancer after radical prostatectomy. Q J Nucl Med Mol Imaging 2012; 56(5):440–446

[85] Giovacchini G, Picchio M, Garcia-Parra R et al. 11C-choline PET/CT predicts prostate cancer-specific survival in patients with biochemical failure during androgen-deprivation therapy. J Nucl Med 2014; 55(2):233–241

[86] Kwee SA, Lim J, Watanabe A, Kromer-Baker K, Coel MN. Prognosis Related to Metastatic Burden Measured by 18F-Fluorocholine PET/CT in Castration-Resistant Prostate Cancer. J Nucl Med 2014; 55(6):905–910

12 Atlas de Casos Instrucionais e Interessantes

Ankur M. Doshi ▪ Andrew B. Rosenkrantz

Este capítulo apresenta um vasto leque de casos de MRI da próstata, visando retratar os achados clássicos, as dificuldades e os desafios diagnósticos potenciais. A menos que indicado de outra forma, todos os exames foram realizados usando um sistema 3-T e uma bobina pélvica faseada. Imagens ponderadas por difusão (DWI) com alto valor de b usando um valor de b de 1.500 s/mm² foram computadas de DWI adquirida usando valores de b de 50 e 1.000 s/mm². As lesões foram avaliadas com o uso do esquema de pontuação do Sistema de Dados e Relatório de Imagens da Próstata, versão 2 (PI-RADS v2 – *Prostate Imaging-Reporting and Data System, version* 2).

Abreviações usadas:
PSA: antígeno prostático específico
T2WI: imagem ponderada em T2
DWI: imagem ponderada por difusão
ADC: coeficiente de difusão aparente
DCE: realce dinâmico por contraste
MRI-TRUS: imagem por ressonância magnética-ultrassonografia transretal

12.1 Caso 1: Lesão PI-RADS 2 Correspondendo a Neoplasia Intraepitelial Prostática de Alto Grau

12.1.1 História
Homem de 58 anos com nível de PSA elevado (4,1 ng/mL) e sem biópsia prostática prévia (▶ Fig. 12.1).

12.1.2 Achados de MRI da Próstata
a) T2WI: Hipointensidade difusa em T2 na zona periférica da base esquerda ao lobo mediano da glândula.
b) DWI (b = 1.500 s/mm²): Hiperintensidade discreta indistinta.
c) ADC: Hipointensidade discreta indistinta.
d) DCE: Realce precoce bilateral difuso (DCE negativo).

Categoria de avaliação no sistema PI-RADS 2: 2.

12.1.3 Diagnóstico
Neoplasia intraepitelial prostática de alto grau (HGPIN) em núcleos bilaterais múltiplos.

Pontos para ensino: HGPIN é considerada uma lesão pré-maligna e é uma causa potencial de interpretações falso-positivas em MRI. O manejo envolve uma combinação da repetição das medidas do PSA e biópsias da próstata, embora haja uma variação entre os protocolos quanto ao momento e número de biópsias de seguimento.

12.1.4 Leitura Sugerida
[1] Ramaswamy K, Lepor H, Taneja SS. Management of High-Grade Prostatic Intraepithelial Neoplasia(HGPIN). Prostate Cancer Diagnosis: Springer; 2013:241–254.
[2] Rosenkrantz AB, Mussi TC, Borofsky MS, Scionti SS, Grasso M, Taneja SS. 3.0T multiparametric prostate MRI using pelvic phased-array coil: utility for tumor detection prior to biopsy. Urol Oncol 2013; 31(8):1430–1435.

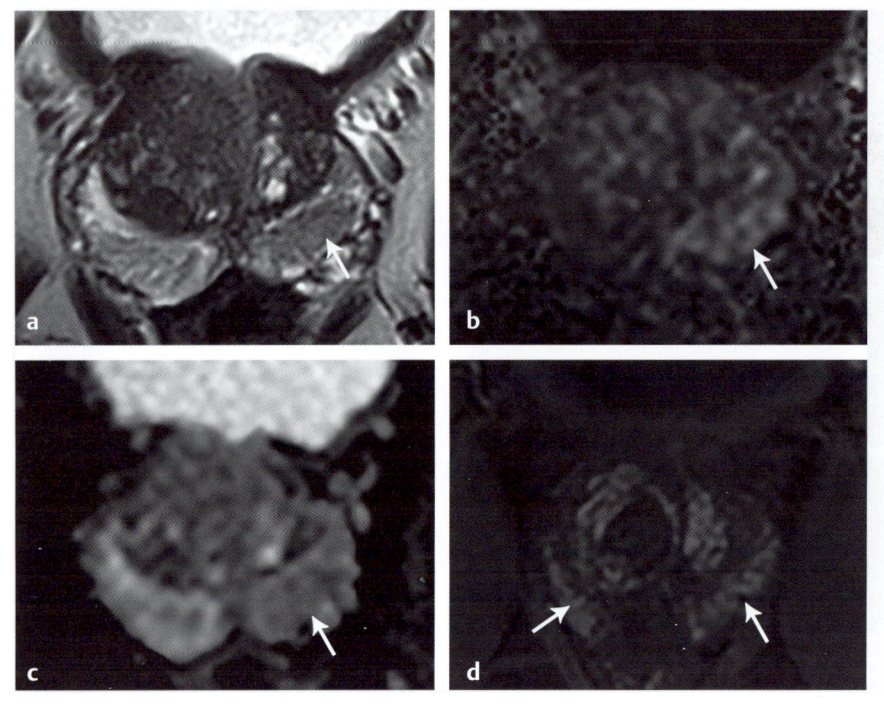

Fig. 12.1 Lesão PI-RADS v2 correspondendo à neoplasia intraepitelial prostática de alto grau.

12.2 Caso 2: Lesão PI-RADS 3 Correspondendo à Prostatite

12.2.1 História

Homem de 65 anos com um nível de PSA elevado de 7,5 ng/mL e biópsia prostática prévia negativa (▶ Fig. 12.2).

12.2.2 Achados de MRI da Próstata

a) T2WI: Hipointensidade linear e em forma de cunha em T2 nas zonas periféricas bilaterais no lobo mediano da glândula
b) DWI (b = 1.500 s/mm²): Hiperintensidade discreta bilateralmente
c) ADC: Baixo sinal discreto bilateralmente
d) DCE: Realce bilateral difuso (DCE negativo)

Categoria de avaliação no sistema PI-RADS: 3 para ambas as lesões.

12.2.3 Diagnóstico

A biópsia com fusão de MRI-TRU revelou prostatite.

Pontos para ensino: Prostatite é frequentemente assintomática e pode mostrar sinal diminuído em T2, difusão restrita e realce precoce, que também são características vistas em câncer. No entanto, a morfologia da prostatite é linear, em forma de cunha ou difusa, e o grau de hipointensidade em T2 e a anormalidade do sinal de difusão é geralmente discreta.

12.2.4 Leitura Sugerida

[1] American College of Radiology (ACR) Prostate Imaging–Reporting and Data System (PI-RADS), Version 2. http://www.acr.org/~/media/ACR/Documents/PDF/QualitySafety/Resources/PIRADS/PIRADS%20V2.pdf. Published 2015. Accessed on October 30, 2015.

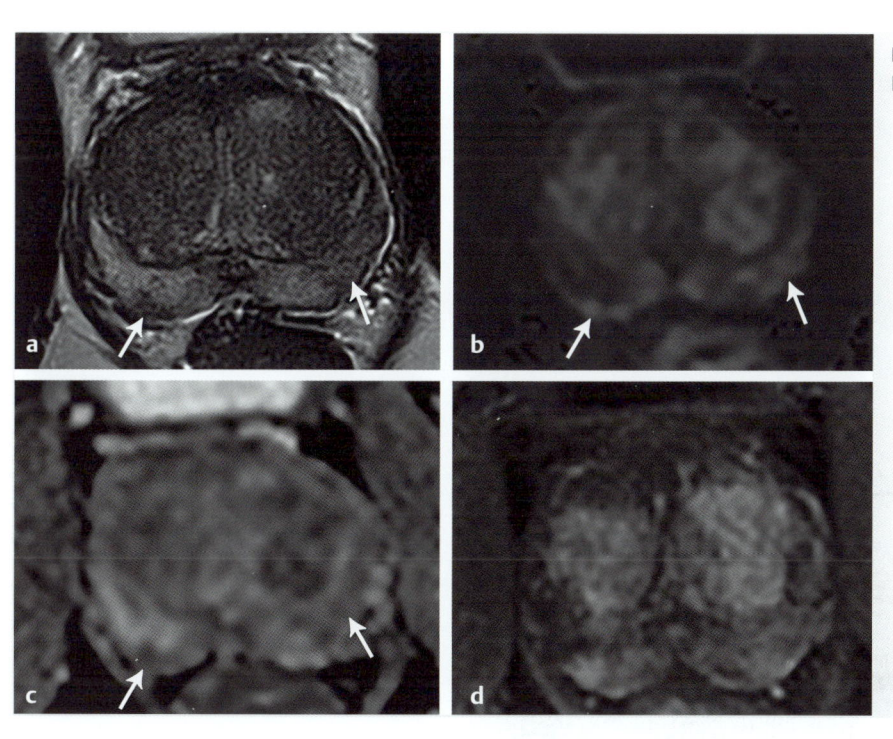

Fig. 12.2 Lesão PI-RADS 3 correspondendo à prostatite.

12.3 Caso 3: Lesão PI-RADS 3 Correspondendo a Tecido Prostático Benigno

12.3.1 História

Homem de 62 anos com um nível de PSA de 5,2 ng/mL e sem biópsia prostática prévia (▶ Fig. 12.3).

12.3.2 Achados de MRI da Próstata

a) T2WI: Hipointensidade em forma de cunha na zona periférica no lobo mediano direito da glândula.
b) DWI (b = 1.500 s/mm²): Hiperintensidade discreta.
c) ADC: ADC baixo leve.
d) DCE: Sem realce precoce focal precoce coincidindo com as orlas de T2WI ou anormalidade em DWI (DCE negativo).

Categoria de avaliação no sistema PI-RADS v2: 3.

12.3.3 Diagnóstico

A biópsia com fusão de MRI-TRUS revelou tecido prostático benigno.

Ponto para ensino: A morfologia da lesão em forma de cunha em T2WI justifica um escore de 2 em T2WI e pode ser vista com prostatite, atrofia ou fibrose. No entanto, este caso demonstrou ADC focal baixo e hipersensibilidade na DWI, justificando, assim, um escore de 3 na DWI e categoria de avaliação global no sistema PI-RADS: 3.

12.3.4 Leitura Sugerida

[1] American College of Radiology (ACR) Prostate Imaging–Reporting and Data System (PI-RADS), Version 2. 2015. http://www.acr.org/~/media/ACR/Documents/PDF/QualitySafety/Resources/PIRADS/PIRADS%20V2.pdf.Published 2015. Accessed on October 30, 2015.

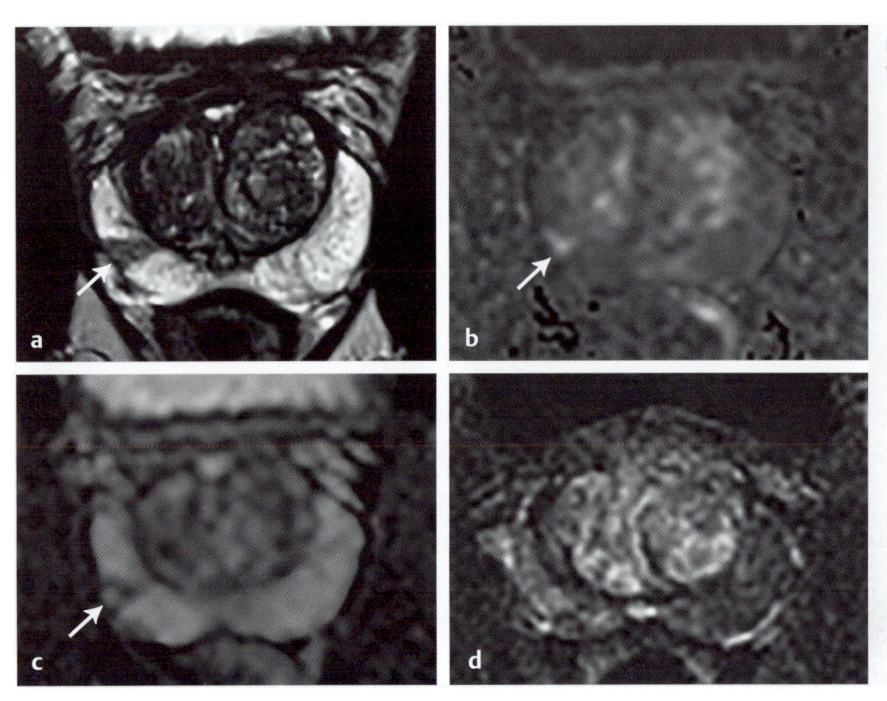

Fig. 12.3 Lesão PI-RADS 3 correspondendo a tecido prostático benigno.

12.4 Caso 4: Lesão PI-RADS 3 Correspondendo a Câncer de Próstata de Baixo Grau

12.4.1 História
Homem de 56 anos com um nível de PSA elevado de 7,5 ng/mL e sem biópsia prostática prévia (▶ Fig. 12.4).

12.4.2 Achados de MRI da Próstata
a) T2WI: Hipointensidade moderada não circunscrita na zona periférica na base posterior direita.
b) DWI (b = 1.500 s/mm²): Hiperintensidade focal discreta.
c) ADC: Baixo ADC moderado focal.
d) DCE: Realce precoce bilateral difuso (DCE negativo).

Categoria de avaliação no sistema PI-RADS: 3.

12.4.3 Diagnóstico
A biópsia com fusão de MRI-TRUS revelou câncer de próstata com escore de Gleason 3 + 3.

Pontos para ensino: O diagnóstico histológico nesta lesão PI-RADS 3 é consistente com a literatura publicada que demonstra que a maioria das lesões PI-RADS 3 é benigna e abriga câncer de baixo grau.

12.4.4 Leitura Sugerida
[1] Vargas HA, Hötker AM, Goldman DA et al. Updated prostate imaging reporting and data system (PIRADS v2) recommendations for the detection of clinically significant prostate cancer using multiparametric MRI: critical evaluation using whole-mount pathology as standard of reference. Eur Radiol 2016; 26(6):1606–1612.

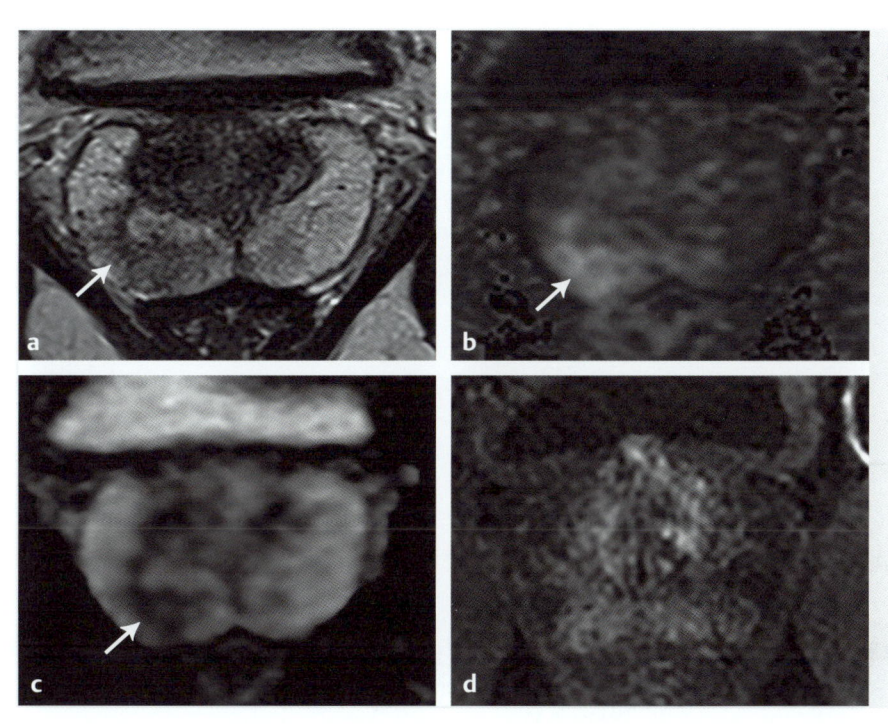

Fig. 12.4 Lesão PI-RADS 3 correspondendo a câncer de próstata de baixo grau.

12.5 Caso 5: Lesão PI-RADS 4 Correspondendo a Câncer de Próstata de Grau Intermediário

12.5.1 História
Homem de 55 anos com um nível de PSA de 19 ng/mL e sem biópsia prostática prévia (▶ Fig. 12.5).

12.5.2 Achados de MRI da Próstata
a) T2WI: Massa moderadamente hipointensa, homogênea, circunscrita, medindo 1 cm na zona periférica no lobo mediano posteromedial esquerdo.
b) DWI (b = 1.500 s/mm²): Hiperintensidade focal acentuada medindo < 1,5 cm.
c) ADC: Hipointensidade focal acentuada.
d) DCE: Realce precoce focal coincidindo com as orlas da lesão em outras sequências (DCE positivo).

Categoria de avaliação no sistema PI-RADS v2: 4.

12.5.3 Diagnóstico
Câncer de próstata com escore de Gleason 3 + 4.

Pontos para ensino: Uma massa homogênea circunscrita na zona periférica com intensidade do sinal em DWI/ADC acentuadamente anormal provavelmente representa câncer clinicamente significativo.

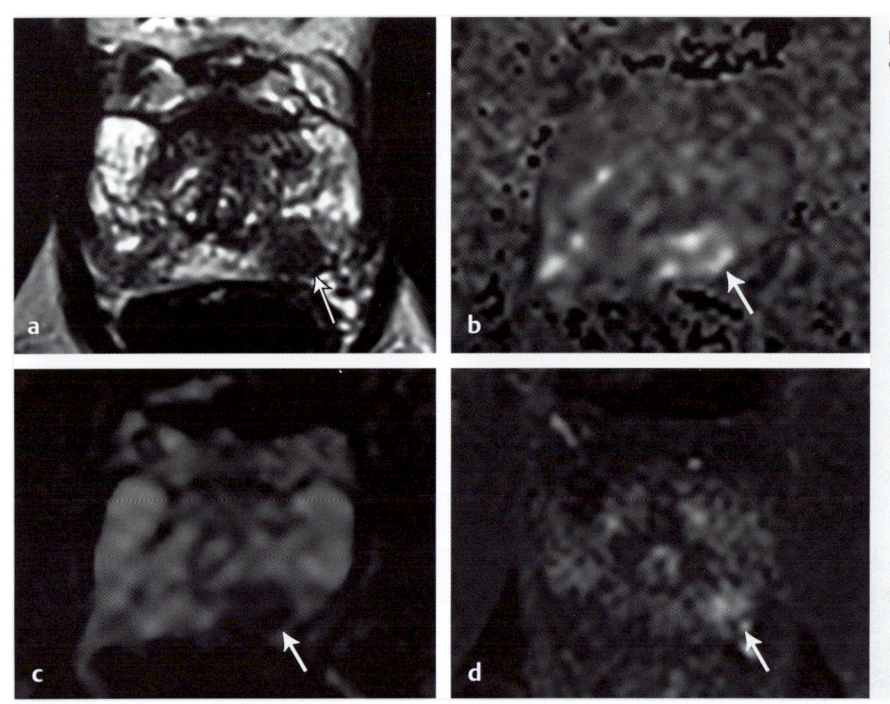

Fig. 12.5 Lesão PI-RADS 4 correspondendo a câncer de próstata de grau intermediário.

12.6 Caso 6: Lesão PI-RADS 5 Correspondendo a Câncer de Próstata de Alto Grau

12.6.1 História

Homem de 63 anos com um nível de PSA elevado de 29,3 ng/mL e sem biópsia prostática prévia (▶ Fig. 12.6).

12.6.2 Achados de MRI da Próstata

a) T2WI: Massa acentuadamente hipointensa, homogênea, circunscrita, medindo 1,7 cm na zona de transição no lobo mediano posteromedial direito.
b) DWI (b = 1.500 s/mm²): Hiperintensidade focal acentuada medindo ≥ 1,5 cm.
c) ADC: Hipointensidade focal acentuada. O valor do ADC foi 450 μm²/s.
d) DCE: Realce focal precoce coincidindo com as orlas da lesão em outras sequências (DCE positivo).

Categoria de avaliação no sistema PI-RADS v2: 5.

12.6.3 Diagnóstico

Câncer de próstata com escore de Gleason 4 + 5.

Pontos para ensino: A avaliação do ADC da lesão é geralmente realizada por meio de inspeção visual qualitativa. Embora valores mais baixos do ADC tenham se revelado associados a tumor de grau mais alto, os valores do ADC sobrepõem-se entre o tecido prostático benigno e câncer de baixo e alto grau. Além disso, os valores do ADC quantitativo variam com base na plataforma do *scanner*, bem como na aquisição e na técnica de medida. Levando em conta estas advertências, um valor do ADC abaixo de 750 a 900 μm² foi proposto como limiar para câncer clinicamente significativo.

12.6.4 Leitura Sugerida

[1] American College of Radiology (ACR) Prostate Imaging–Reporting and Data System (PI-RADS), Version 2. 2015. http://www.acr.org/~/media/ACR/Documents/PDF/QualitySafety/Resources/PIRADS/PIRADS%20V2.pdf. Published 2015. Accessed on October 30, 2015.

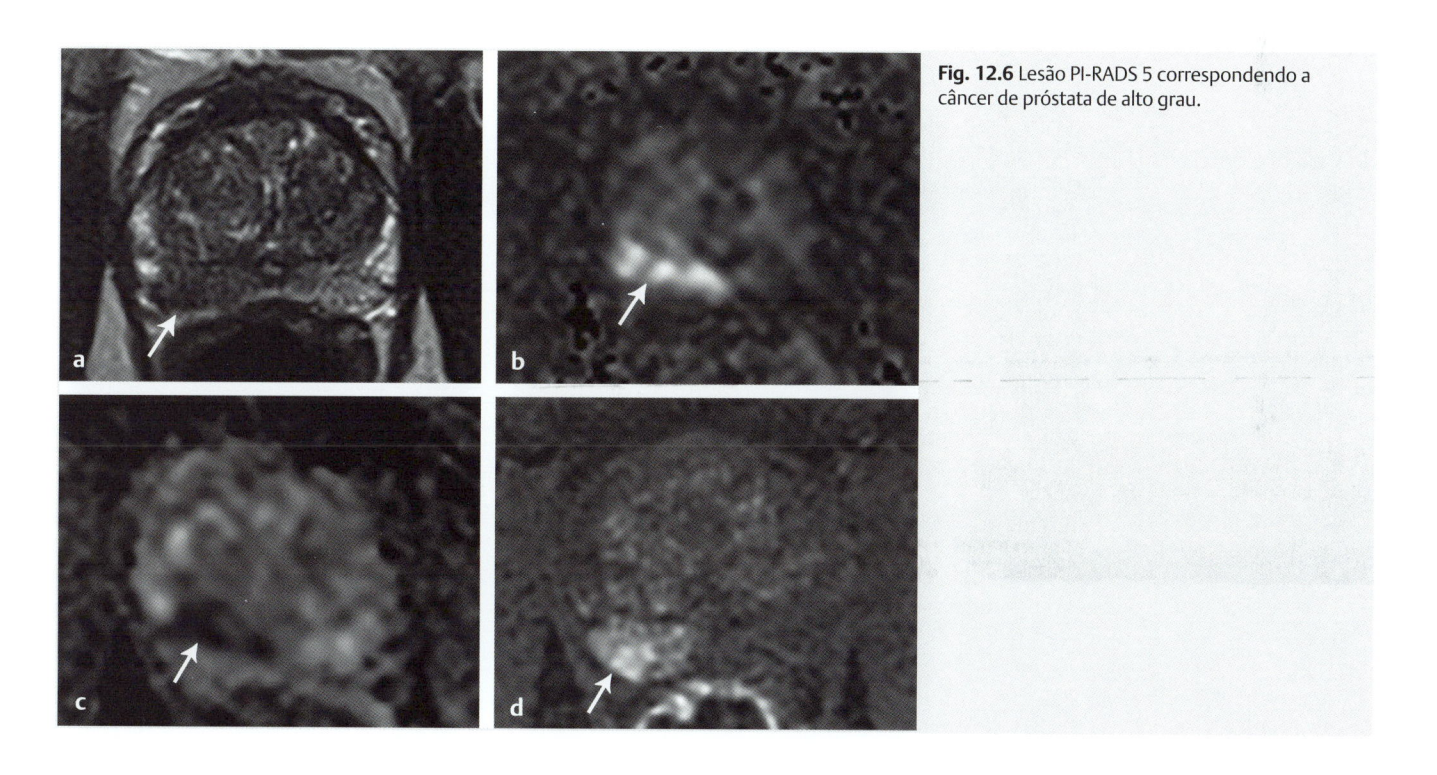

Fig. 12.6 Lesão PI-RADS 5 correspondendo a câncer de próstata de alto grau.

12.7 Caso 7: Lesão PI-RADS Correspondendo a Nódulo de Hiperplasia Benigna Atípica

12.7.1 História

Homem de 69 anos como um nível de PSA elevado de 6,9 ng/mL e sem biópsia prévia (▶ Fig. 12.7).

12.7.2 Achados de MRI da Próstata

a) T2WI: Nódulo homogeneamente hipointenso de T2, oval, bem circunscrito, medindo 1,9 cm na zona de transição no lobo mediano posterior direito.
b) DWI: Isointenso no restante da zona de transição.
c) ADC: Hipointensidade focal discreta no ADC.
d) DCE: Realce focal precoce coincidindo com as orlas de T2WI e anormalidade no ADC (DCE positivo).

Categoria de avaliação no sistema PI-RADS v2: 2.

12.7.3 Diagnóstico

A biópsia com fusão de MRI-TRUS foi benigna. Este é um nódulo com hiperplasia prostática benigna (BPH) estromal minimamente atípico.

Pontos para ensino: Na zona de transição, a aparência de T2WI é o direcionador predominante da categoria global de PI-RADS. Como a aparência em T2WI desta lesão justificava um escore de 2, a categoria global de PI-RADS foi 2, independente dos achados em DWI e DCE. Este esquema reflete o fato de que nódulos de BPH comumente apresentam difusão restrita e DCE positivo. Os nódulos de BPH que são preponderantemente constituídos de componentes glandulares são hiperintensos em T2, enquanto que aqueles preponderantemente estromais aparecem hipointensos em T2. Os nódulos de BPH tipicamente apresentam uma mistura de intensidades de sinal, conferindo uma aparência heterogênea. Uma forma redonda ou oval, borda bem circunscrita e cápsula são características que sugerem um nódulo de BPH em vez de um tumor na zona de transição.

12.7.4 Leitura Sugerida

[1] American College of Radiology (ACR) Prostate Imaging–Reporting and Data System (PI-RADS), Version 2. 2015. http://www.acr.org/~/media/ACR/Documents/PDF/QualitySafety/Resources/PIRADS/PIRADS%20V2.pdf. Published 2015. Accessed on October 30, 2015.

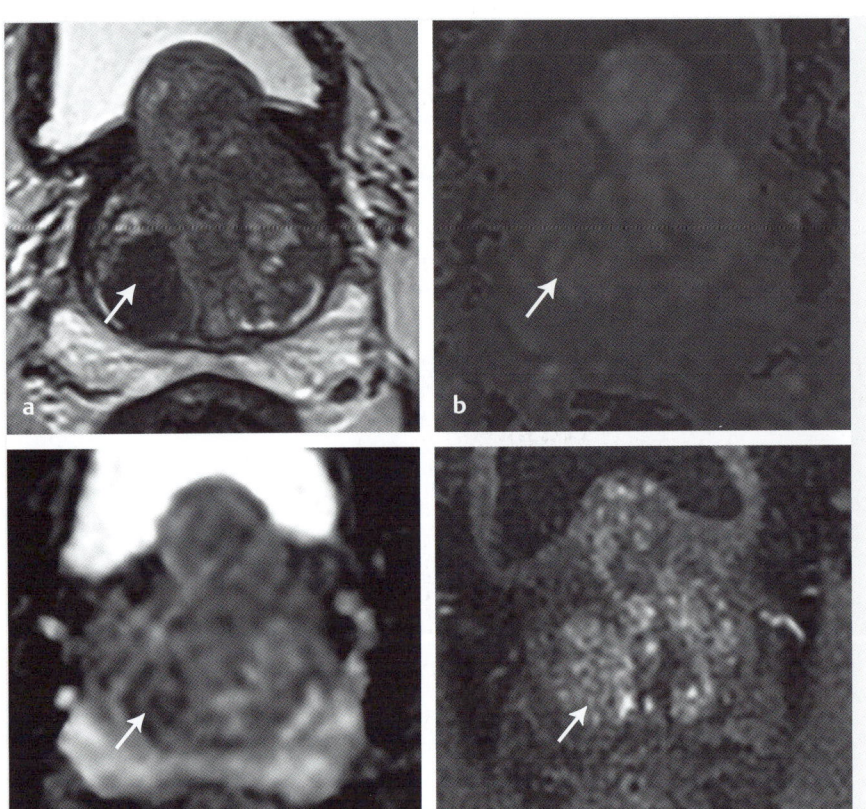

Fig. 12.7 Lesão PI-RADS 2 correspondendo a nódulo de hiperplasia prostática benigna atípica.

12.8 Caso 8: Lesão PI-RADS 3 na Zona de Transição Correspondendo a Câncer de Próstata de Baixo Grau

12.8.1 História
Homem de 77 anos com um nível de PSA de 2,4 ng/mL e hiperplasia intraepitelial prostática de alto grau (HGPIN) em biópsia prostática prévia (▶ Fig. 12.8).

12.8.2 Achados de MRI da Próstata
a) T2WI: Lesão hipointensa de 1,1 cm em T2 na zona de transição anterior direita que é discretamente heterogênea com margens obscurecidas. Observe a forma irregular e a ausência de uma cápsula completa, macia e bem definida.
b) DWI (b = 1.500 s/mm²): Hiperintensidade acentuada.
c) ADC: Hipointensidade moderada.
d) DCE: Realce focal precoce coincidindo com as orlas da lesão nas outras sequências (DCE positivo).

Categoria de avaliação no sistema PI-RADS: 3.

12.8.3 Diagnóstico
Câncer de próstata com escore de Gleason 3 + 3.

Pontos para ensino: A diferenciação entre nódulos de hiperplasia prostática benigna e tumores na zona de transição é desafiadora. A anormalidade do sinal em T2WI e DWI/ADC deve ser avaliada em relação ao restante da TZ no mesmo paciente. Margens obscurecidas levantam suspeita de tumor na TZ.

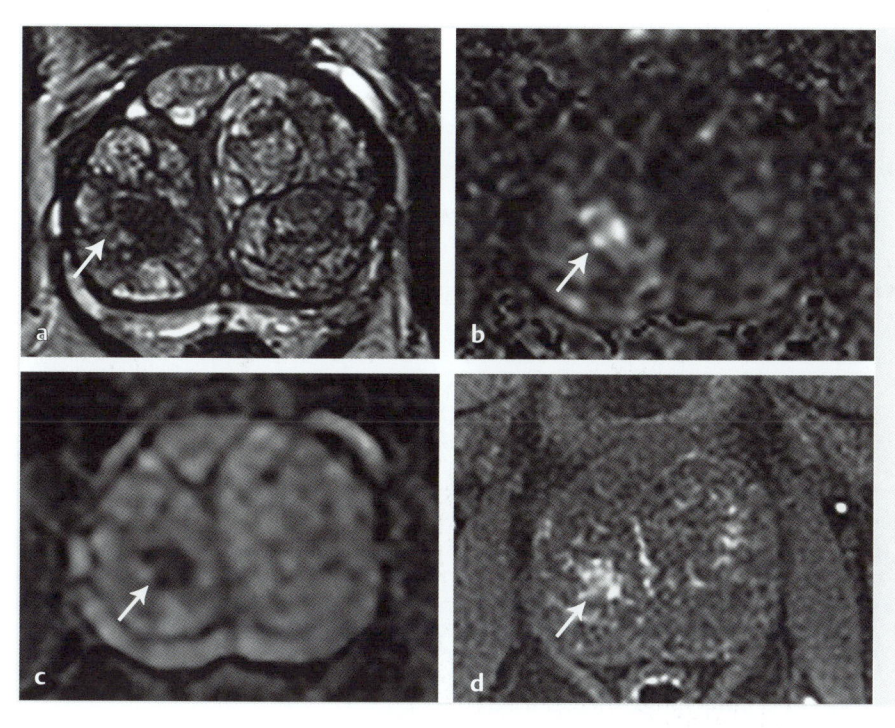

Fig. 12.8 Lesão PI-RADS 3, na zona de transição, correspondendo a câncer de próstata de baixo grau.

12.9 Caso 9: Lesão PI-RAD 4 na Zona de Transição Correspondendo a Câncer de Próstata de Grau Intermediário

12.9.1 História

Homem de 67 anos como um nível de PSA de 3,1 ng/mL e biópsia prostática negativa anterior (▶ Fig. 12.9).

12.9.2 Achados de MRI da Próstata

a) T2WI: Lesão hipointensa moderada em T2 de 1,3 cm na zona de transição anterior direita medindo 1,3 cm.
b) DWI (b = 1.500 s/mm²): Hiperintensidade acentuada medindo < 1,5 cm.
c) ADC: Hipointensidade acentuada medindo < 1,5 cm.
d) DCE: Realce focal precoce, coincidindo com as orlas da lesão nas outras sequências (DCE positivo).

Categoria de avaliação no sistema PI-RADS: 4.

12.9.3 Diagnóstico

Câncer de próstata com escore de Gleason 3 + 4.

Pontos para Ensino: Esta lesão na zona de transição é visualmente mais marcante em DWI/ADC. Embora DWI não seja a determinante principal da categoria de avaliação do PI-RADS v2 para lesões na zona de transição, poderá ser útil para a identificação inicial de lesões e para chamar a atenção do leitor para áreas a examinar mais de perto em T2WI.

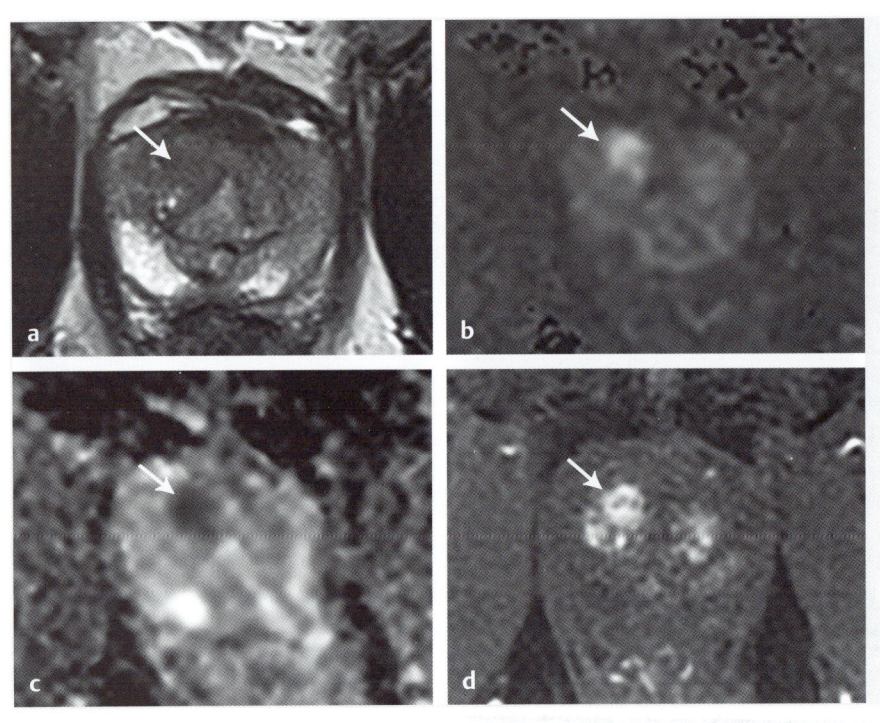

Fig. 12.9 Lesão PI-RADS 4, na zona de transição, correspondendo a câncer de próstata de grau intermediário.

12.10 Caso 10: Lesão PI-RADS 5 na Zona de Transição Correspondendo a Câncer de Próstata de Alto Grau

12.10.1 História

Homem de 65 anos com um nível de PSA elevado de 16 ng/mL e biópsia prostática negativa prévia (▶ Fig. 12.10).

12.10.2 Achados de MRI da Próstata

a) T2WI: Lesão homogênea, moderadamente hipointensa com margem não circunscrita parcialmente obscurecida medindo 1,7 cm.
b) DWI (b = 1.500 s/mm²): Hiperintensidade focal acentuada medindo > 1,5 cm.
c) ADC: Hipointensidade focal acentuada medindo > 1,5 cm.
d) DCE: Realce focal precoce coincidindo com as orlas da lesão nas outras sequências (DCE positivo).

Categoria de avaliação no sistema PI-RADS: 5.

12.10.3 Diagnóstico

Câncer de próstata com escore de Gleason 4 + 4.

Pontos para ensino: O sinal do "carvão apagado" em T2WI pode ajudar a identificar tumores na zona de transição. Este sinal se refere a uma lesão hipointensa em T2 com margens difusas indistintas. Esta aparência também foi descrita como semelhante a uma impressão digital manchada.

12.10.4 Leitura Sugerida

[1] American College of Radiology (ACR) Prostate Imaging–Reporting and Data System (PI-RADS), Version 2. 2015. http://www.acr.org/~/media/ACR/Documents/PDF/QualitySafety/Resources/PIRADS/PIRADS%20V2.pdf. Published 2015. Accessed on October 30, 2015.

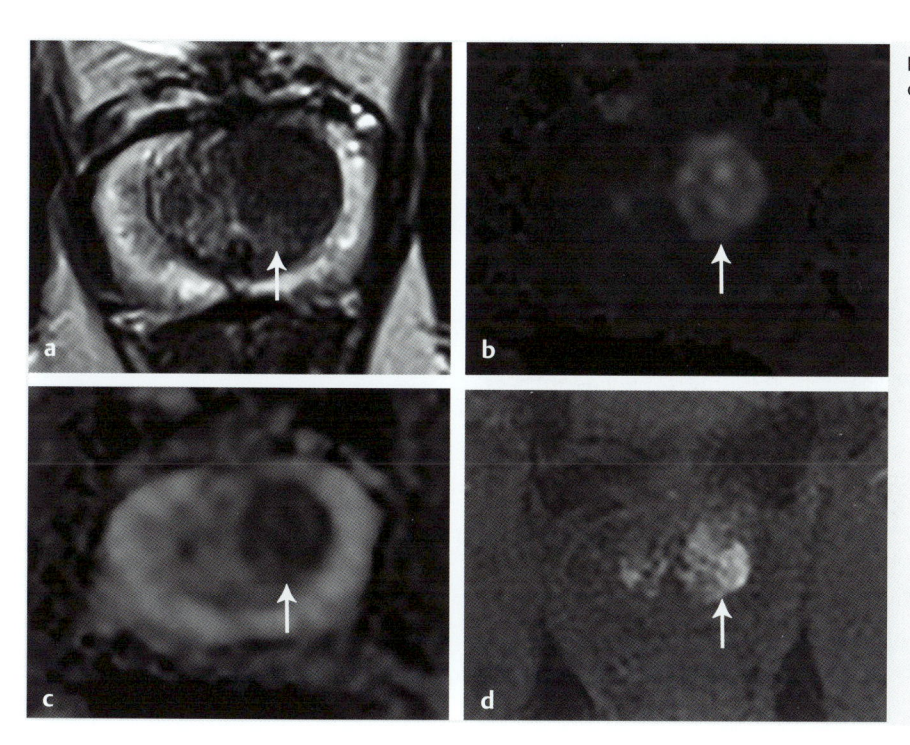

Fig. 12.10 Lesão PI-RADS 5, na zona de transição, correspondendo a câncer de próstata de alto grau.

12.11 Caso 11: Lesão PI-RADS 5 na Zona de Transição Correspondendo a Câncer de Próstata de Baixo Grau

12.11.1 História

Homem de 67 anos com um nível de PSA elevado de 5,1 ng/mL e biópsia prostática prévia negativa (▶ Fig. 12.11).

12.11.2 Achados de MRI da Próstata

a) T2WI: Lesão de 2,1 cm em forma de crescente na zona de transição no lobo mediano anterior direito que é homogênea e moderadamente hipointensa em T2.
b) DWI (b = 1.500 s/mm²): Hiperintensidade focal acentuada medindo ≥ 1,5 cm.
c) ADC: Hipointensidade focal acentuada medindo ≥ 1,5 cm. O valor de ADC era 480 µm²/s.

Categoria de avaliação no sistema PI-RADS: 5.

12.11.3 Diagnóstico

Câncer de próstata com escore de Gleason 3 + 3.

Pontos para ensino: Embora esta lesão seja acentuadamente hipointensa em ADC, o tumor era de baixo grau. A associação entre os valores de ADC e a categoria de avaliação no escore de Gleason na zona de transição não é tão forte quanto sua associação na zona periférica.

12.11.4 Leitura Sugerida

[1] Hambrock T, Somford DM, Huisman HJ et al. Relationship between apparent diffusion coefficients at 3.0-T MR imaging and Gleason grade in peripheral zone prostate cancer. Radiology 2011; 259(2):453–461
[2] Tamada T, Sone T, Jo Y et al. Apparent diffusion coefficient values in peripheral and transition zones of the prostate: comparison between normal and malignant prostatic tissues and correlation with histologic grade. J Magn Reson Imaging 2008; 28(3):720–726
[3] Verma S, Rajesh A, Morales H et al. Assessment of aggressiveness of prostate cancer: correlation of apparent diffusion coefficient with histologic grade after radical prostatectomy. AJR Am J Roentgenol 2011; 196(2):374–381.

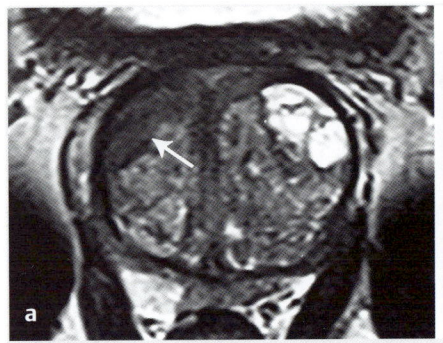

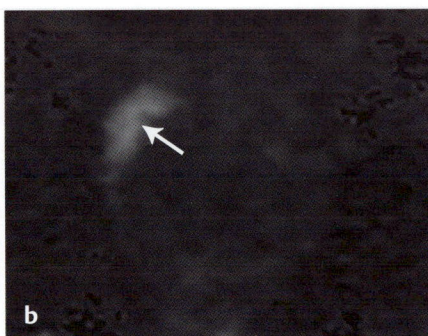

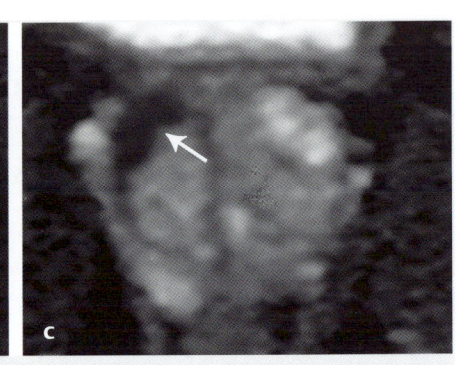

Fig. 12.11 Lesão PI-RADS 5, na zona de transição, correspondendo a câncer de próstata de baixo grau.

12.12 Caso 12: Zona Central Normal

12.12.1 História
Homem de 68 anos com um nível de PSA elevado de 5,5 ng/mL (▶ Fig. 12.12).

12.12.2 Achados de MRI da Próstata
a) T2WI axial: Hipointensidade em T2 simétrica, em forma de halteres, na base da próstata circundando os ductos ejaculatórios.
b) T2WI coronal: Hipointensidade simétrica em T2 na base da próstata.
c) DWI (b = 1.500 s/mm²): Hiperintensidade mínima (*seta longa*). Observe o sinal aumentado dentro dos ductos ejaculatórios (*ponta de seta*).
d) ADC: Moderadamente hipointenso.
e) DCE: Realce leve tardio.

12.12.3 Diagnóstico
Aparência simétrica característica da zona central (benigno).

Pontos para ensino: A zona central circunda os ductos ejaculatórios e está localizada predominantemente na base da próstata e estende-se até o verumontano. Ela pode ser nitidamente visualizada na maioria dos pacientes. A zona central tipicamente aparece como uma banda simétrica de hipointensidade em T2 na base da próstata que mostra ADC reduzido. Um estudo relatou que a CZ normal mostra realce progressivo (tipo 1) ou platô (tipo 2) no DCE. Imagens coronais podem ajudar a mostrar a aparência triangular simétrica da zona central.

12.12.4 Leitura Sugerida
[1] Hansford BG, Karademir I, Peng Y et al. Dynamic contrast-enhanced MR imaging features of the normal central zone of the prostate. Acad Radiol 2014; 21(5):569–577
[2] Vargas HA, Akin O, Franiel T et al. Normal central zone of the prostate and central zone involvement by prostate cancer: clinical and MR imaging implications. Radiology 2012; 262(3):894–902
[3] Yu J, Fulcher AS, Turner MA, Cockrell CH, Cote EP, Wallace TJ. Prostate cancer and its mimics at multiparametric prostate MRI. Br J Radiol 2014; 87(1037):20130659

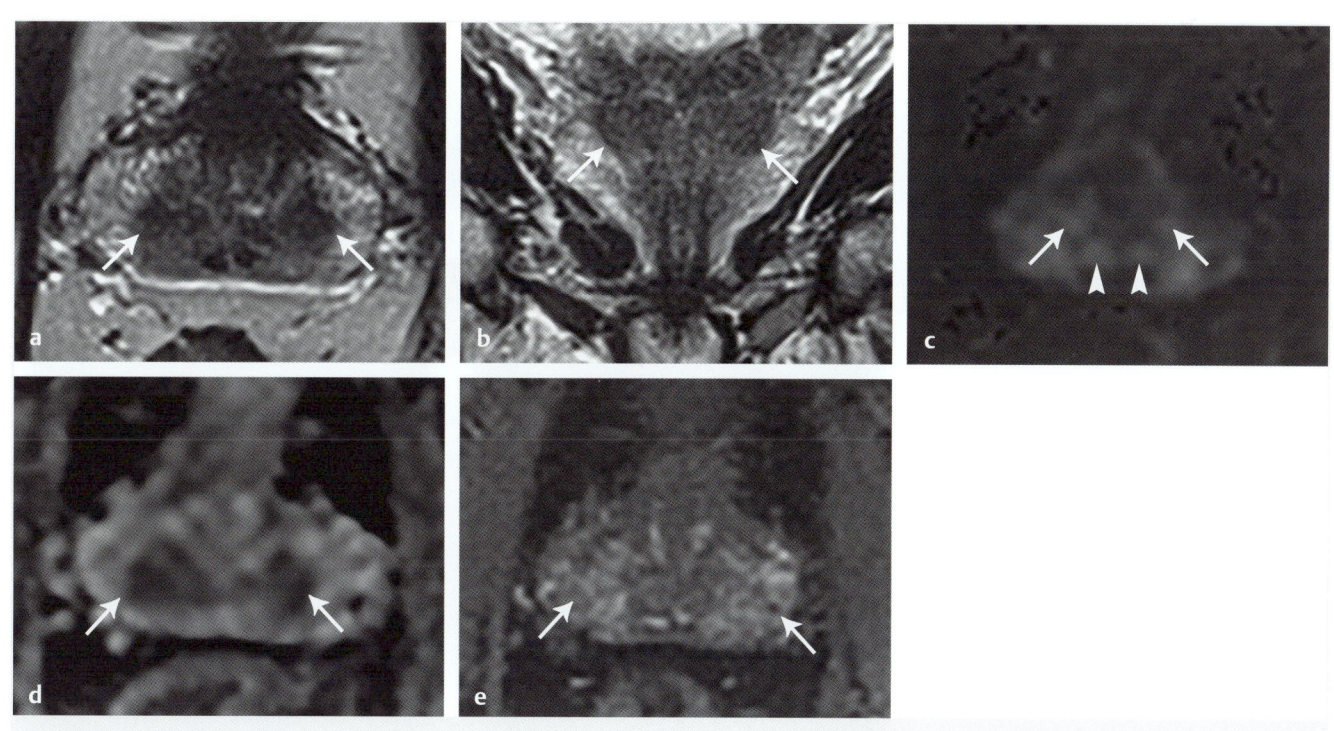

Fig. 12.12 Zona central normal.

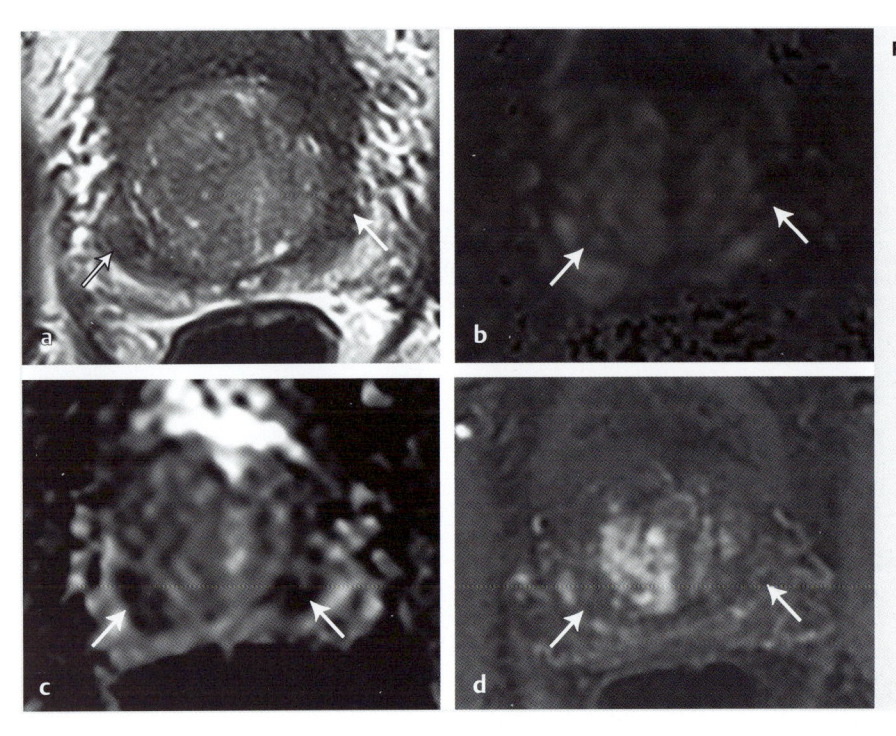

12.13 Caso 13: Zona Central Deslocada Lateralmente

12.13.1 História
Homem de 60 anos com um nível de PSA de 2,9 ng/mL e câncer de próstata com escore de Gleason 3 + 3 no ápice direito em vigilância ativa (▶ Fig. 12.13).

12.13.2 Achados de MRI da Próstata
a) T2WI: Hipointensidade em T2 simétrica, em banda crescente na base da próstata, posicionada entre as zonas de transição e periférica bilateralmente.
b) DWI (b = 1.500 s/mm²): Sem hiperintensidade.
c) ADC: Hipointensidade acentuada.
d) DCE: Sem realce precoce.

12.13.3 Diagnóstico
Zona central benigna deslocada lateralmente.

Pontos para ensino: Os dois lobos da zona central normal podem ser deslocados lateralmente. A aparência simétrica e a ausência de hiperintensidade em DWI ajudam a estabelecer o achado como a zona central.

Fig. 12.13 Zona central deslocada lateralmente.

12.14 Caso 14: Tumor na Zona Central

12.14.1 História
Homem de 60 anos como um nível de PSA elevado de 6,1 ng/mL e sem biópsia prévia (▶ Fig. 12.14).

12.14.2 Achados de MRI da Próstata
a) T2WI: Proeminência assimétrica da zona central direita dentro da base posteromedial direita.
b) DWI (b = 1.500 s/mm²): Hiperintensidade acentuada medindo ≥ 1,5 cm.
c) ADC: Hipointensidade acentuada medindo ≥ 1,5 cm.
d) DCE: Realce focal precoce com orlas coincidindo com a anormalidade em T2 e DWI.

Categoria de avaliação no sistema PI-RADS: 5.

12.14.3 Diagnóstico
A biópsia com fusão de MRI-TRUS revelou câncer de próstata com escore de Gleason 3 + 4. A concomitante biópsia padronizada em 12 núcleos foi negativa.

Pontos para ensino: Embora menos de 5% dos tumores ocorram na zona central, eles tendem a ser mais agressivos. A zona central normal é hipointensa em T2WI e ADC e tipicamente tem uma aparência simétrica. Pode haver suspeita de um tumor na zona central na presença de assimetria na zona central com maior hipointensidade em T2WI e ADC comparada com o lado contralateral e realce precoce com clareamento (realce tipo 3).

12.14.4 Leitura Sugerida
[1] Vargas HA, Akin O, Franiel T et al. Normal central zone of the prostate and central zone involvement by prostate cancer: clinical and MR imaging implications. Radiology 2012; 262(3):894–902.

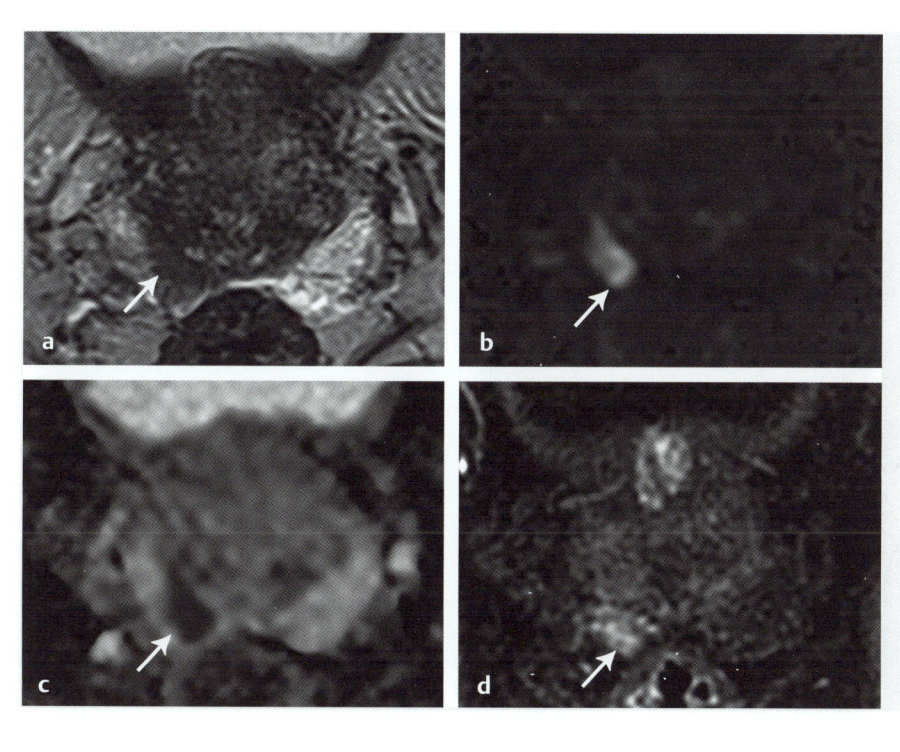

Fig. 12.14 Tumor na zona central. (Reproduzida com permissão do American Journal of Roentgenology. Rosenkrantz AB et al. Prostate Cancer: Top Places Where Tumors Hide on Multiparametric MRI. *Amer J Roentgenol* 2015;204:W449-W456.)

12.15 Caso 15: Espessamento Benigno do Estroma Fibromuscular Anterior

12.15.1 História

Homem de 74 anos submetido à exame para hematúria apresentou uma anormalidade na uretra prostática durante a citoscopia. A biópsia revelou câncer de próstata com escore de Gleason 4 + 3 (▶ Fig. 12.15).

12.15.2 Achados de MRI da Próstata

a) T2WI: Lesão convexa hipointensa em T2 não circunscrita, envolvendo o estroma fibromuscular anterior (AFMS).
b) DWI (b = 1.500 s/mm²): Sem anormalidade.
c) ADC: Hipointensidade discreta.
d) DCE: Sem realce focal precoce coincidindo com a anormalidade de T2 ou ADC.

12.15.3 Diagnóstico

Espessamento benigno do AFMS. O paciente submeteu-se a prostatectomia radical para tumor em outra parte da glândula, e não foi encontrado tumor no AFMS ou em outro local na próstata anterior.

Pontos para Ensino: Embora a aparência em T2WI seja suspeita para tumor neste caso, a ausência de hiperintensidade em DWI ou DCE positivo indicam que este é um espessamento benigno do estroma fibromuscular anterior.

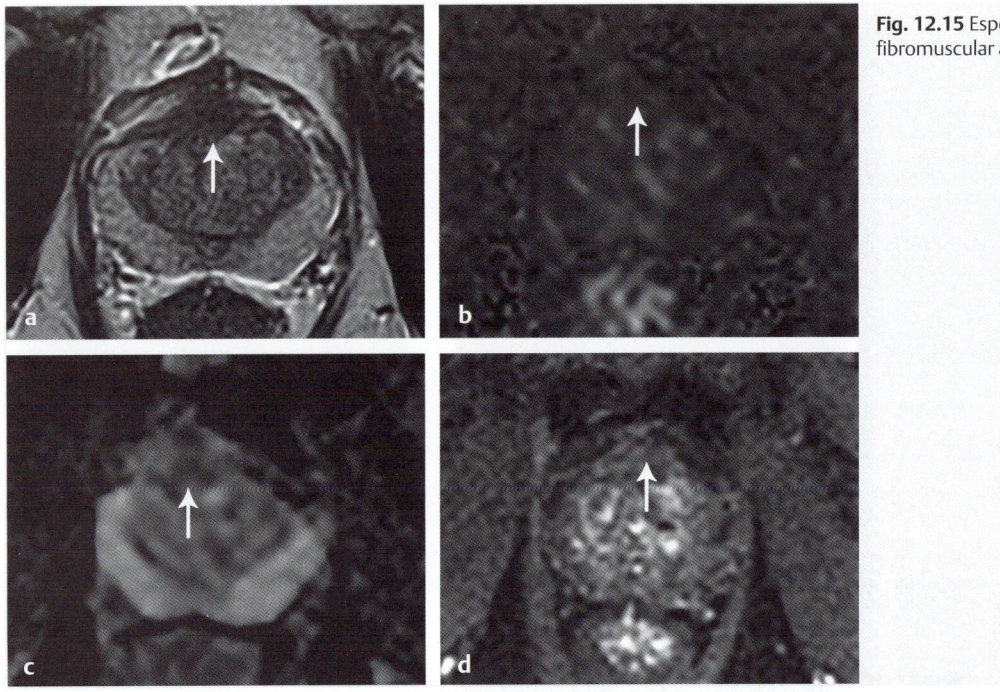

Fig. 12.15 Espessamento benigno do estroma fibromuscular anterior.

12.16 Caso 16: Tumor Envolvendo o Estroma Fibromuscular Anterior

12.16.1 História

Homem de 67 anos com um nível de PSA elevado de 14,8 ng/mL e biópsia prévia revelando neoplasia intraepitelial prostática de alto grau (HGPIN) (▶ Fig. 12.16).

12.16.2 Achados de MRI da Próstata

a) T2WI: Massa hipointensa em T2 crescêntica e homogênea envolvendo a zona de transição na linha mediana e o estroma fibromuscular anterior.
b) DWI (b = 1.500 s/mm²): Hiperintensidade acentuada medindo ≥ 1,5 cm.
c) ADC: Hiperintensidade acentuada medindo ≥ 1,5 cm.
d) DCE: Realce precoce discreto.

Categoria de avaliação no sistema PI-RADS v2: 5.

12.16.3 Diagnóstico

A biópsia com fusão de MRI-TRUS revelou câncer de próstata com escore de Gleason 3 + 4.

Pontos para ensino: O estroma fibromuscular anterior (AFMS) forma uma borda anterior da glândula prostática e é composto de tecido muscular fibroso e liso hipointenso em T2. Embora o AFMS não tenha tecido glandular, foi reconhecido que tumores podem crescer predominantemente dentro desta região depois de se originarem na margem da zona de transição. Os tumores podem expandir o AFMS quando se estendem anteriormente, e, geralmente, têm uma forma lenticular. A presença de DCE positivo pode ser útil para detecção de tumor nesta região, já que o AFSM é hipovascular.

12.16.4. Leitura Sugerida

[1] Rosenkrantz AB, Verma S, Turkbey B. Prostate cancer: top places where tumors hide on multiparametric MRI. AJR Am J Roentgenol 2015; 204(4):W449–W456.

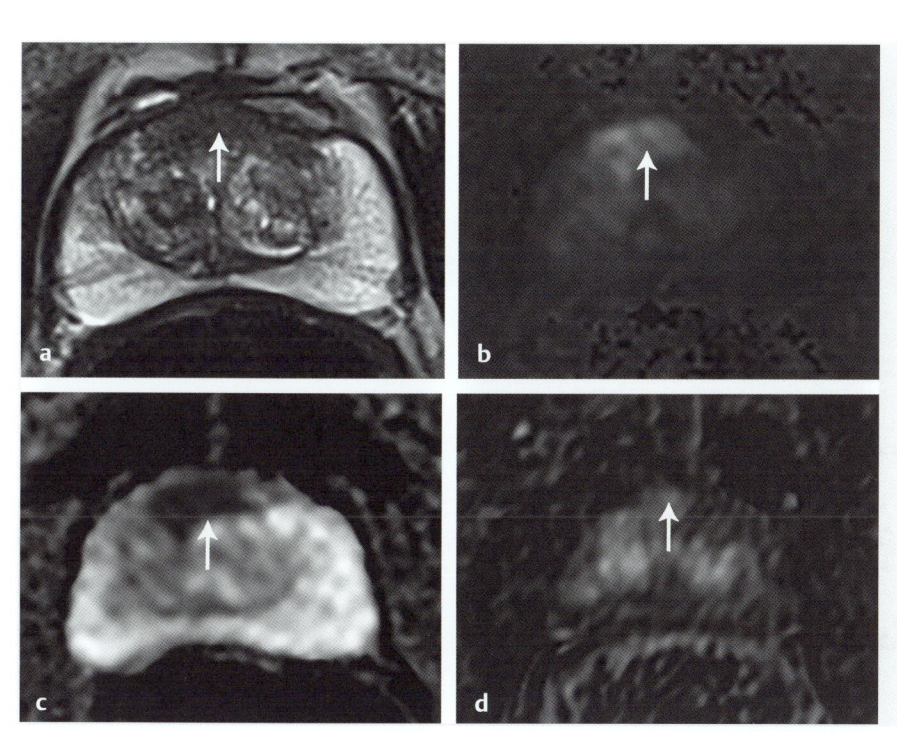

Fig. 12.16 Tumor envolvendo o estroma fibromuscular anterior.

12.17 Caso 17: Nódulos Extrusados de Hiperplasia Prostática Benigna na Zona Periférica

12.17.1 História
Homem de 66 anos com um nível de PSA elevado de 8 ng/mL (▶ Fig. 12.17).

12.17.2 Achados de MRI da Próstata
T2WI axial: Lesão encapsulada redonda, heterogênea e circunscrita na zona periférica posterolateral direita limítrofe à interface com a zona de transição. O nódulo contém áreas de hiperintensidade interna em T2 e uma cápsula periférica hipointensa fina.

12.17.3 Diagnóstico
Nódulo extrusado de hiperplasia prostática benigna (BPH).

Pontos para ensino: Nódulos extrusados de BPH podem ocorrer na zona periférica. Um nódulo redondo encapsulado na zona periférica pode receber uma categoria de avaliação 2 apesar do ADC baixo. Sinal heterogêneo em T2 parecido com outros nódulos de BPH típicos na zona de transição, presença de uma cápsula periférica e localização ao longo da zona de transição são características encorajadoras que apoiam o diagnóstico de um nódulo extrusado de BPH.

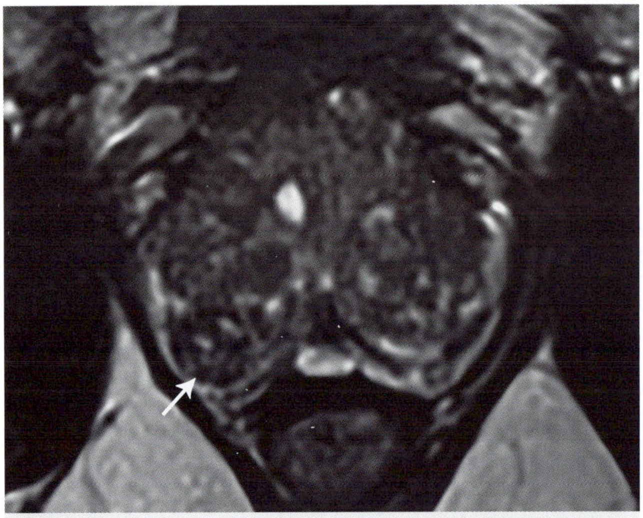

Fig. 12.17 Nódulo extrusado de hiperplasia prostática benigna (BPH) na zona periférica.

12.18 Caso 18: Nódulo extrusado de hiperplasia prostática benigna na zona periférica

12.18.1 História

Homem de 57 anos com um nível de PSA elevado de 5,9 ng/mL e biópsia prostática negativa prévia (▶ Fig. 12.18).

12.18.2 Achados de MRI da Próstata

a) T2WI axial: Lesão hipointensa em T2, redonda e circunscrita na zona periférica do lobo mediano da glândula anterolateral direita limítrofe à interface com a zona de transição.
b) DWI (b = 1.500 s/mm²): Hiperintensidade acentuada medindo < 1,5 cm.
c) ADC: Hipointensidade acentuada medindo < 1,5 cm.
d) DCE: Realce focal precoce coincidindo com as orlas de T2WI e anormalidade em DWI.

Categoria de avaliação no sistema PI-RADS v2: 2.

12.18.3 Diagnóstico

A biópsia com fusão de MRI-TRUS revelou tecido prostático benigno. Isto representa um nódulo de hiperplasia prostática benigna (BPH) extrusado.

Pontos para ensino: Nódulos de BPH extrusados podem ser encontrados na zona periférica. Um nódulo redondo encapsulado na zona periférica pode receber uma categoria de avaliação 2 no sistema PI-RADS apesar do baixo ADC. Assim como ocorre com os nódulos de BPH na zona de transição, estes nódulos extrusados podem apresentar difusão restrita e DCE positivo.

12.18.4 Leitura Sugerida

[1] American College of Radiology (ACR) Prostate Imaging–Reporting and Data System (PI-RADS), Version 2. 2015. http://www.acr.org/~/media/ACR/Documents/PDF/QualitySafety/Resources/PIRADS/PIRADS%20V2.pdf. Published 2015. Accessed on October 30, 2015.

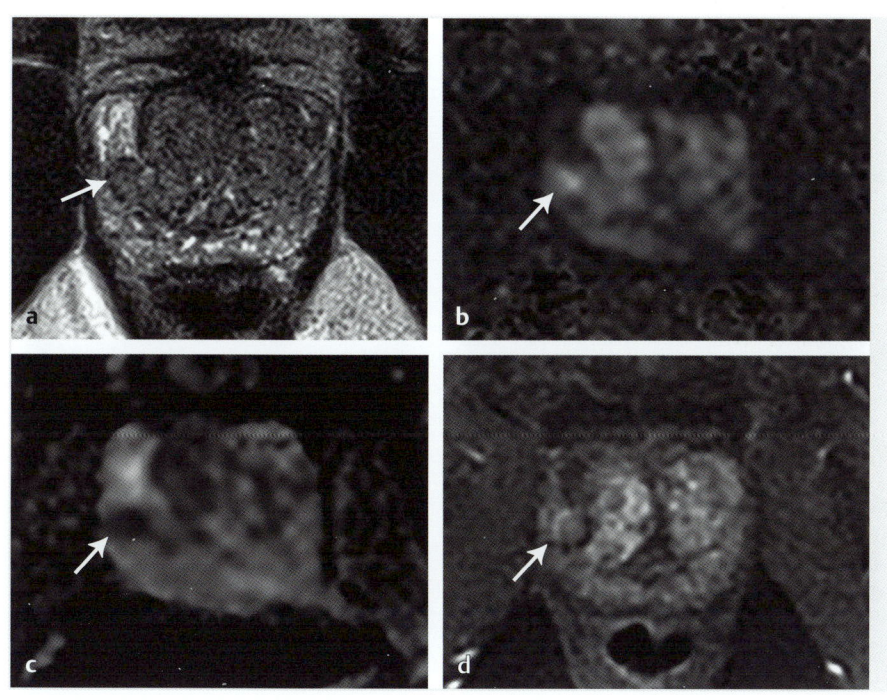

Fig. 12.18 Nódulo extrusado de hiperplasia prostática benigna (BPH) na zona periférica.

12.19 Caso 19: Pseudolesão na Linha Mediana

12.19.1 História

Homem de 66 anos com nível de PSA elevado de 6,4 ng/mL e duas biópsias prostáticas negativas prévias (▶ Fig. 12.19).

12.19.2 Achados de MRI da Próstata

a) T2WI: Hipointensidade em T2 em forma de cunha na zona periférica na linha básica média até o lobo mediano da glândula.
b) DWI (b = 1.500 s/mm²): Hiperintensidade focal.
c) ADC: Hipointensidade focal.
d) DCE: Sem realce precoce associado.

12.19.3 Diagnóstico

Pseudolesão na linha média.

Pontos para ensino: A assim chamada pseudolesão é uma estrutura hipointensa focal em T2 com restrição da difusão na zona periférica da linha média até o lobo mediano da glândula. É sugerido que isso representa espessamento fibroso na região de fusão da cápsula prostática e fáscia sobrejacente na junção dos dois lobos. As características que apoiam o diagnóstico de uma pseudolesão em vez de tumor incluem a localização típica da base até a linha média do lobo mediano da glândula prostática, forma de cunha e ausência de realce precoce. Deve haver suspeita de tumor se a lesão for redonda ou como uma massa, estender-se mais caudalmente na direção do ápice ou apresentar achados positivos de DCE.

12.19.4 Leitura Sugerida

[1] Yu J, Fulcher AS, Turner MA, Cockrell CH, Cote EP, Wallace TJ. Prostate cancer and its mimics at multiparametric prostate MRI. Br J Radiol 2014; 87(1037):20130659.

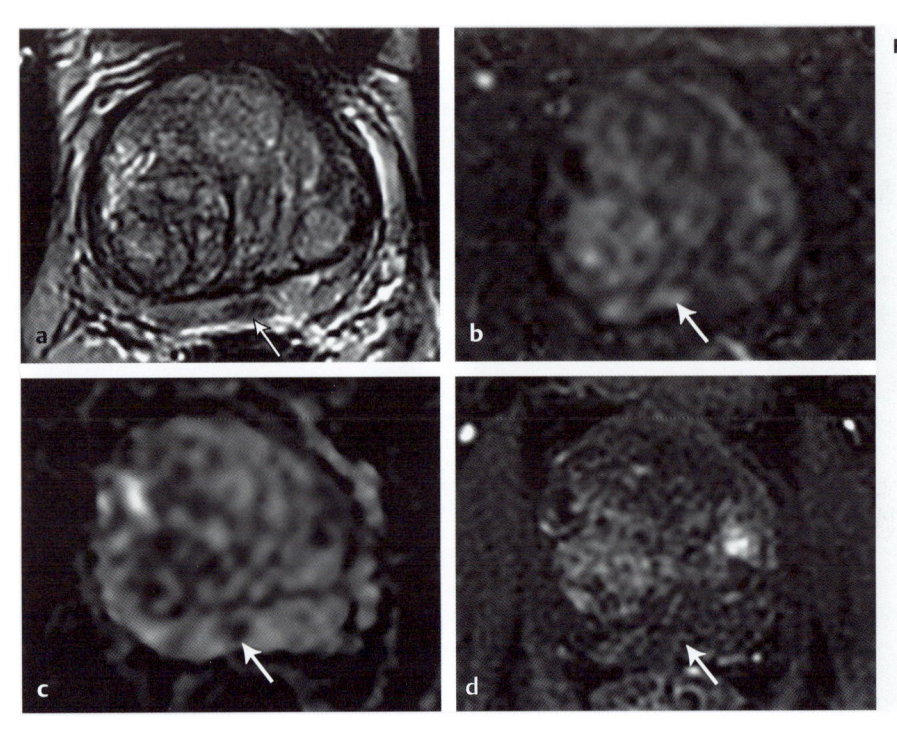

Fig. 12.19 Pseudolesão na linha média.

12.20 Caso 20: Câncer de Próstata Simulando Pseudolesão na Linha Média

12.20.1 História

Homem de 76 anos com um nível de PSA elevado de 5 ng/mL e sem biópsia prostática prévia (▶ Fig. 12.20).

12.20.2 Achados de MRI da Próstata

a) T2WI: Massa hipointensa moderada homogênea em T2 medindo 1,2 cm na zona periférica paramediana direita do lobo mediano da glândula até o ápice.
b) DWI (b = 1.500 s/mm²): Hiperintensidade acentuada medindo < 1,5 cm.
c) ADC: Hipointensidade moderada medindo < 1,5 cm.
d) DCE: Realce focal precoce coincidindo com as orlas dos achados em T2WI e DWI.

Categoria de avaliação no sistema PI-RADS v2: 4.

12.20.3 Diagnóstico

Câncer de próstata com escore de Gleason 4 + 5.

Pontos para Ensino: As características desta lesão que ajudam a diferenciá-la da pseudolesão na linha média incluem sua localização excêntrica à direita da linha média, margens arredondadas e realce focal precoce.

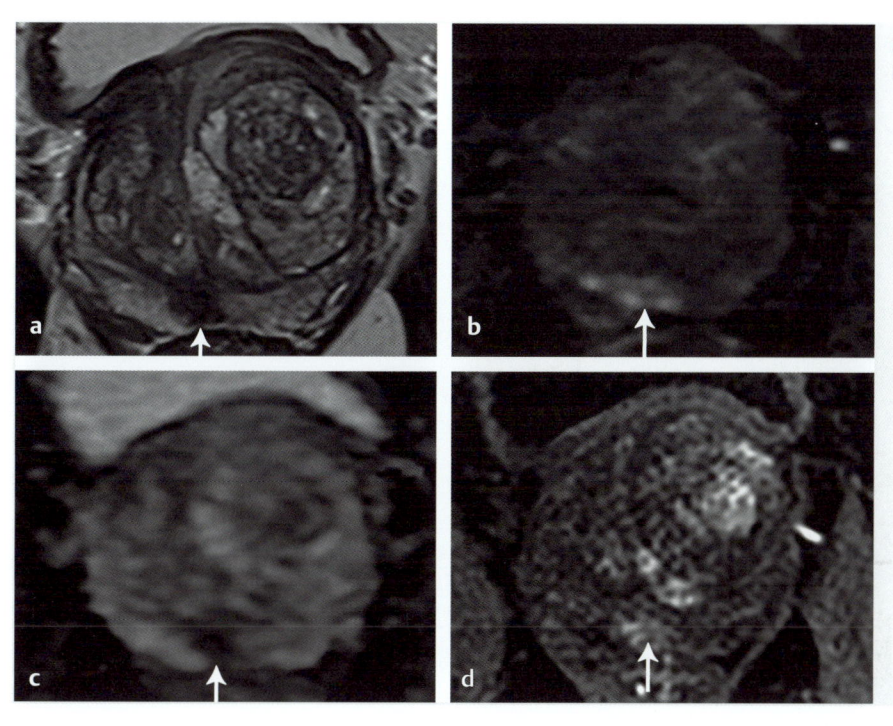

Fig. 12.20 Câncer de próstata simulando pseudolesão na linha média.

12.21 Caso 21: Tumor no Ápice Distal

12.21.1 História

Homem de 62 anos com um nível de PSA elevado de 6,5 ng/mL e biópsia prostática negativa prévia (▶ Fig. 12.21).

12.21.2 Achados de MRI da Próstata

a) T2WI: Massa hipointensa em T2 circunscrita e homogênea localizada dentro da zona periférica do ápice distal posteromedial direito.
b) DWI (b = 1.500 s/mm²): Hiperintensidade acentuada medindo < 1,5 cm.
c) ADC: Hipointensidade acentuada medindo < 1,5 cm.
d) DCE: Realce focal precoce coincidindo com as orlas dos achados em T2WI e DWI.

Categoria de avaliação no sistema PI-RADS v2: 4.

12.21.3 Diagnóstico

A biópsia com fusão de MRI-TRUS revelou câncer de próstata com escore de Gleason 4 + 3.

Pontos para ensino: Os Tumores apicais distais frequentemente não são detectados em biópsia sistemática devido aos desafios para extrair adequadamente amostras desta região usando estratégias padronizadas de biópsia. A região pode ser mais prontamente amostrada com o uso de biópsia direcionada com MRI.

12.21.4 Leitura Sugerida

[1] Nix JW, Turkbey B, Hoang A et al. Very distal apical prostate tumours: identification on multiparametric MRI at 3 Tesla. BJU Int 2012; 110(11 Pt B):E694–E700.

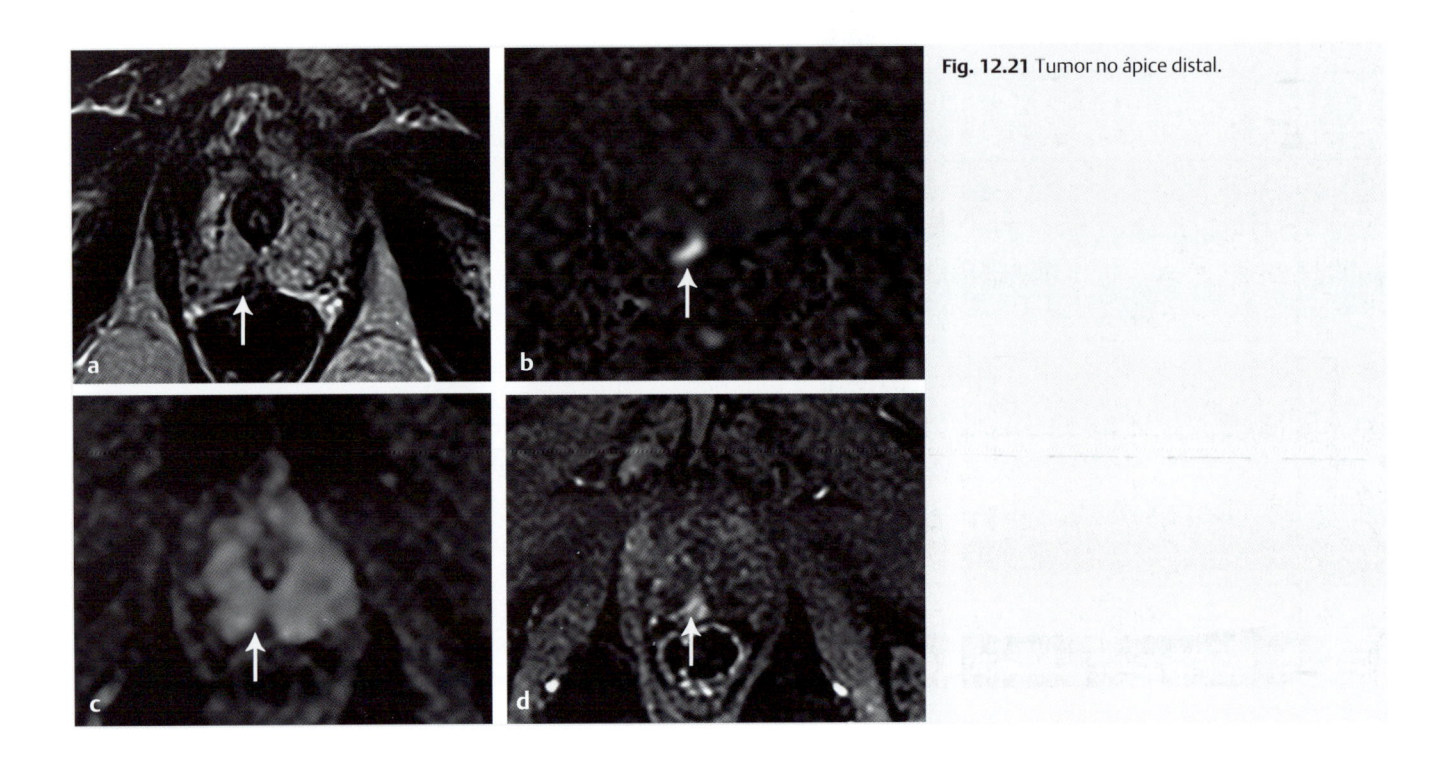

Fig. 12.21 Tumor no ápice distal.

12.22 Caso 22: Tumor no Ápice Distal

12.22.1 História

Homem de 67 anos com um nível de PSA elevado de 5,1 ng/mL e sem biópsia prostática prévia (▶ Fig. 12.22).

12.22.2 Achados de MRI da Próstata

a) T2WI: Massa hipointensa em T2 circunscrita e homogênea na zona periférica do ápice distal anterior esquerdo.
b) DWI (b = 1.500 s/mm²): Hiperintensidade acentuada medindo < 1,5 cm.
c) ADC: Hipointensidade acentuada medindo < 1,5 cm.
d) DCE: Realce focal precoce coincidindo com as orlas das anormalidades em T2WI e DWI.

Categoria de avaliação no sistema PI-RADS v2: 4.

12.22.3 Diagnóstico

A biópsia com fusão de MRI-TRUS revelou câncer de próstata com escore de Gleason 3 + 4.

Pontos para ensino: Tumores apicais distais frequentemente não são detectados em biópsia padronizada devido à sua localização e dificuldade em amostrá-los.

12.22.4 Leitura Sugerida

[1] Nix JW, Turkbey B, Hoang A et al. Very distal apical prostate tumours: identification on multiparametric MRI at 3 Tesla. BJU Int 2012; 110(11 Pt B):E694–E700.

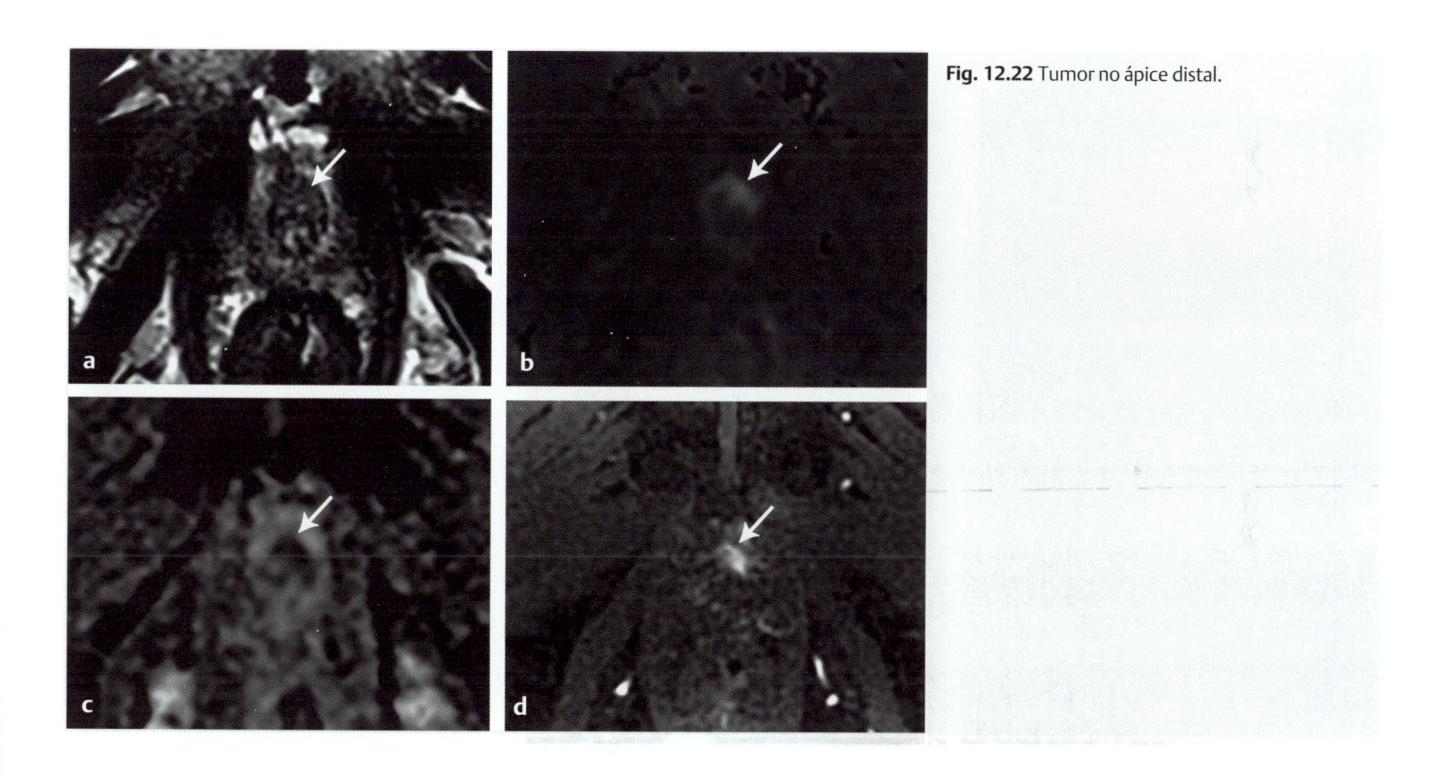

Fig. 12.22 Tumor no ápice distal.

12.23 Caso 23: Câncer de Próstata Contatando a Uretra

12.23.1 História
Homem de 54 anos como um nível de PSA elevado de 13,5 ng/mL (▶ Fig. 12.23).

12.23.2 Achados de MRI da Próstata
a) T2WI axial: Massa hipointensa moderada em T2, homogênea e circunscrita, medindo ≥ 1,5 cm no ápice posterior direito com extensão extraprostática grosseira (*seta longa*). A massa é inseparável da uretra (*ponta de seta*).
b) T2WI coronal: A massa (*seta longa*) mostra uma interface ampla com a uretra (*ponta de seta*).
c) DWI (b = 1.500 s/mm²): Hiperintensidade acentuada medindo ≥ 1,5 cm.
d) ADC: Hipointensidade acentuada medindo ≥ 1,5 cm.

Categoria de avaliação no sistema PI-RADS v2: 5.

12.23.3 Diagnóstico
A biópsia mostrou câncer de próstata bilateral multifocal, incluindo câncer de próstata com escore de Gleason 4 + 4 no ápice direito.

Pontos para ensino: A uretra prostática pode ser visualizada em T2WI como uma estrutura redonda hiperintensa na linha média da próstata. É importante investigar os tumores quanto ao envolvimento uretral.

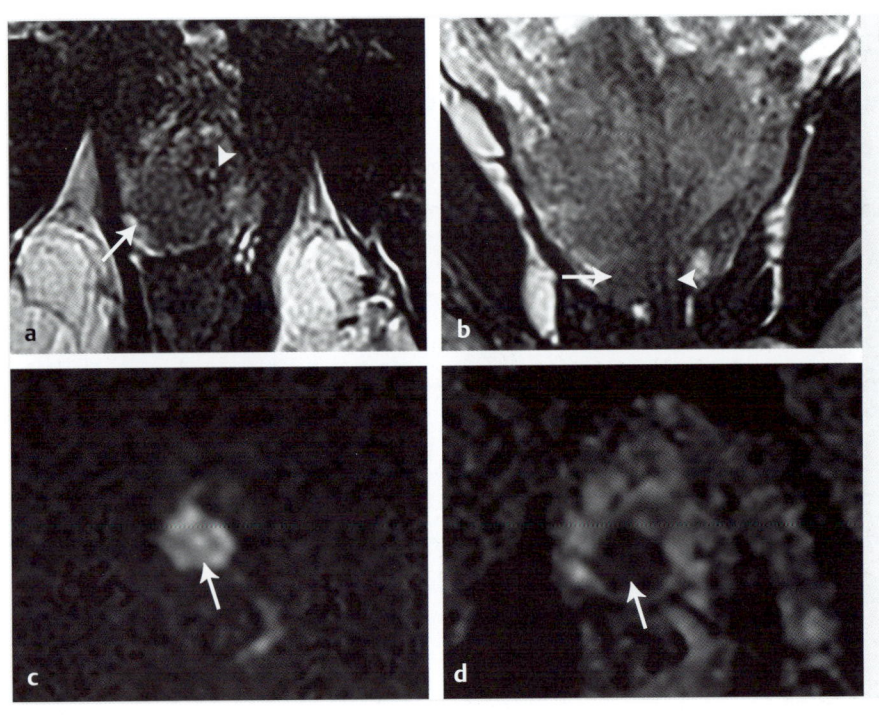

Fig. 12.23 Câncer de próstata contatando a uretra.

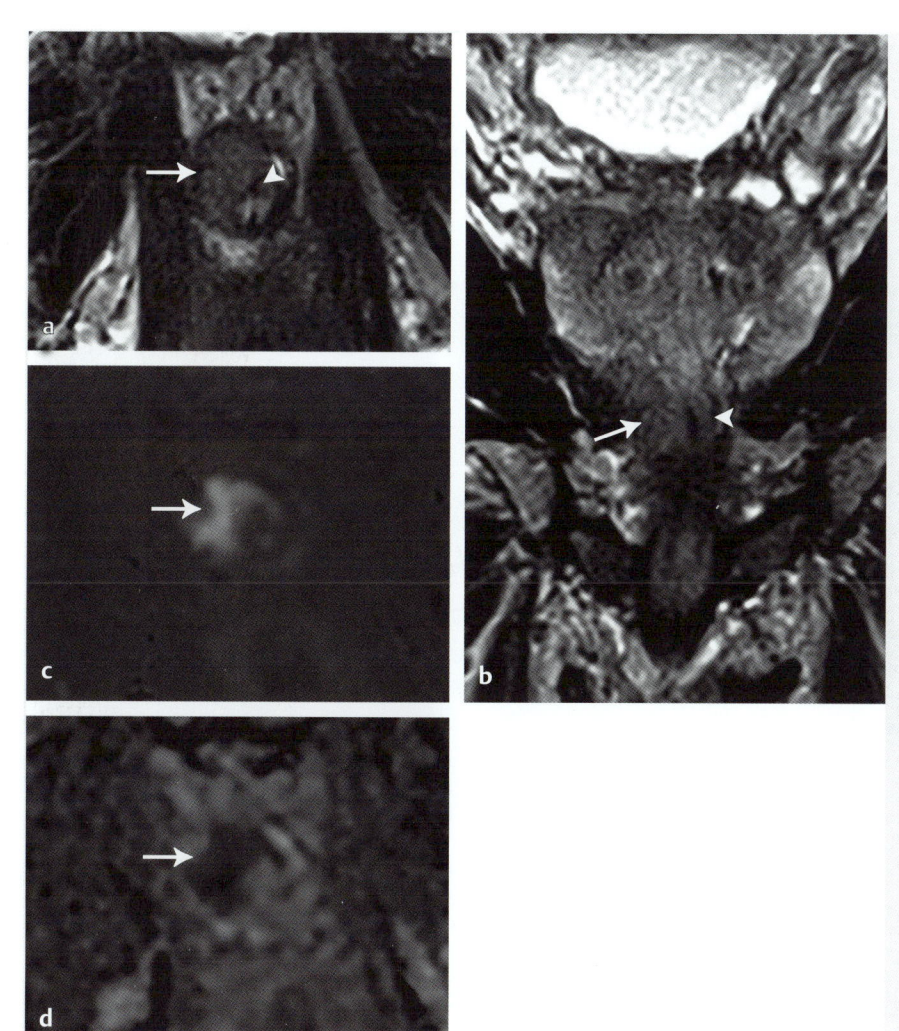

12.24 Caso 24: Lesão Envolvendo o Esfíncter Uretral Externo

12.24.1 História

Homem de 66 anos com um nível de PSA elevado de 14 ng/mL e biópsia negativa prévia (▶ Fig. 12.24).

12.24.2 Achados de MRI da Próstata

a) T2WI axial: Massa homogênea circunscrita na zona periférica no ápice anterior direito (*seta longa*) invadindo parcialmente a uretra prostática (*ponta de seta*).
b) T2WI coronal: A massa (*seta longa*) envolve o esfíncter uretral externo direito. O esfíncter uretral esquerdo normal é visualizado (*ponta de seta*) como uma estrutura de baixa intensidade circundando a uretra distal.
c) DWI (b = 1.500 s/mm²): Hiperintensidade acentuada medindo ≥ 1,5 cm.
d) ADC: Hipointensidade acentuada medindo ≥ 1,5 cm.

Categoria de avaliação no sistema PI-RADS v2: 5.

12.24.3 Diagnóstico

Pontos para ensino: O esfíncter uretral externo normalmente aparece como um tecido hipointenso em T2 circundando a uretra distal. É importante investigar tumores apicais distais quanto ao envolvimento do esfíncter uretral.

Fig. 12.24 Lesão envolvendo o esfíncter uretral externo.

12.25 Caso 25: Tumor Subcapsular

12.25.1 História

Homem de 70 anos com nível de PSA elevado de 11 ng/mL e biópsia prostática prévia, revelando câncer de próstata com escore de Gleason 3 + 4 no lobo mediano da glândula (▶ Fig. 12.25).

12.25.2 Achados de MRI da Próstata

a) T2WI: Lesão hipointensa subcapslar em T2, crescêntica.
b) DWI (b = 1.500 s/mm²): Hiperintensidade acentuada medindo ≥ 1,5 cm.
c) ADC: Hipointensidade acentuada medindo ≥ 1,5 cm.
d) DCE: Realce focal precoce coincidindo com as orlas da anormalidade em T2WI e DWI.

Categoria de avaliação no sistema PI-RADS v2: 5.

12.25.3 Diagnóstico

A prostatectomia revelou câncer de próstata com escore de Gleason 3 + 4.

Pontos para ensino: DCE-MRI são úteis para a detecção de tumores subcapsulares, pois eles frequentemente podem ser identificados em T2WI.

12.25.4 Leitura Sugerida

[1] Rosenkrantz AB, Verma S, Turkbey B. Prostate cancer: top places where tumors hide on multiparametric MRI. AJR Am J Roentgenol 2015; 204(4):W449-W456.

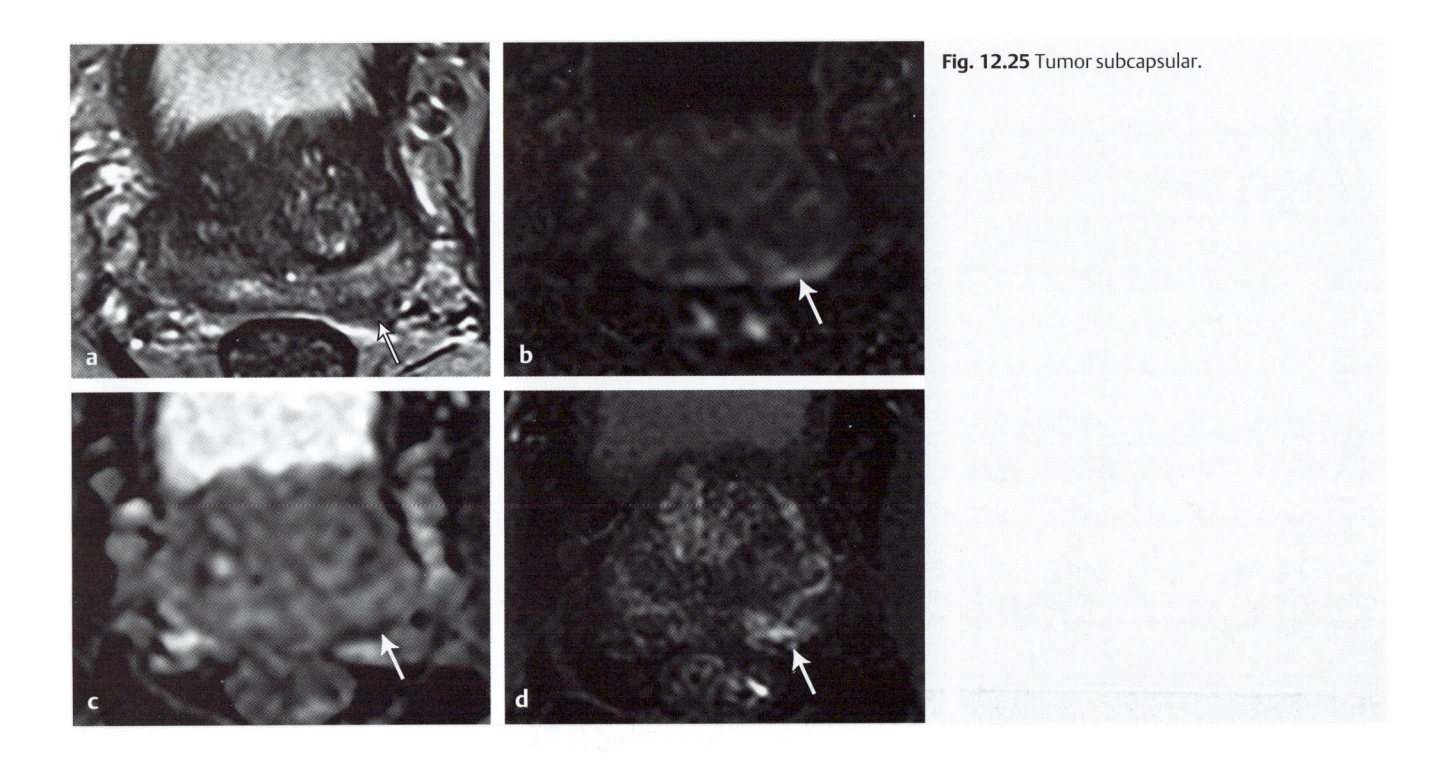

Fig. 12.25 Tumor subcapsular.

12.26 Caso 26: Tumor na Zona Periférica do Corno Anterior

12.26.1 História

Homem de 63 anos com um nível de PSA elevado de 5 ng/mL (▶ Fig. 12.26).

12.26.2 Achados de MRI da Próstata

a) T2WI: Massa hipointensa circunscrita em T2 na zona periférica anteromedial esquerda (corno anterior) medindo ≥ 1,5 cm.
b) DWI (b = 1.500 s/mm²): Hiperintensidade acentuada medindo ≥ 1,5 cm.
c) ADC: Hipointensidade acentuada medindo ≥ 1,5 cm.
d) DCE: Realce focal precoce coincidindo com as orlas da anormalidade em T2WI e DWI.

Categoria de avaliação no sistema PI-RADS v2: 5.

12.26.3 Diagnóstico

A biópsia com fusão de MRI-TRUS revelou câncer de próstata com escore de Gleason 3 + 3. A biópsia padronizada de 12 núcleos foi negativa.

Pontos para ensino: A identificação da localização zonal de uma lesão é crucial para a determinação da categoria PI-RADS, uma vez que o sinal em T2 é o fator determinante da categoria de avaliação na zona de transição, embora o sinal em DWI seja o fator determinante primário da categoria de avaliação para lesões na zona periférica. A determinação confiável da localização zonal pode ser desafiadora para lesões no ápice prostático anterior, onde o corno anterior da zona periférica está tipicamente muito aproximado da zona de transição e estroma fibromuscular anterior.

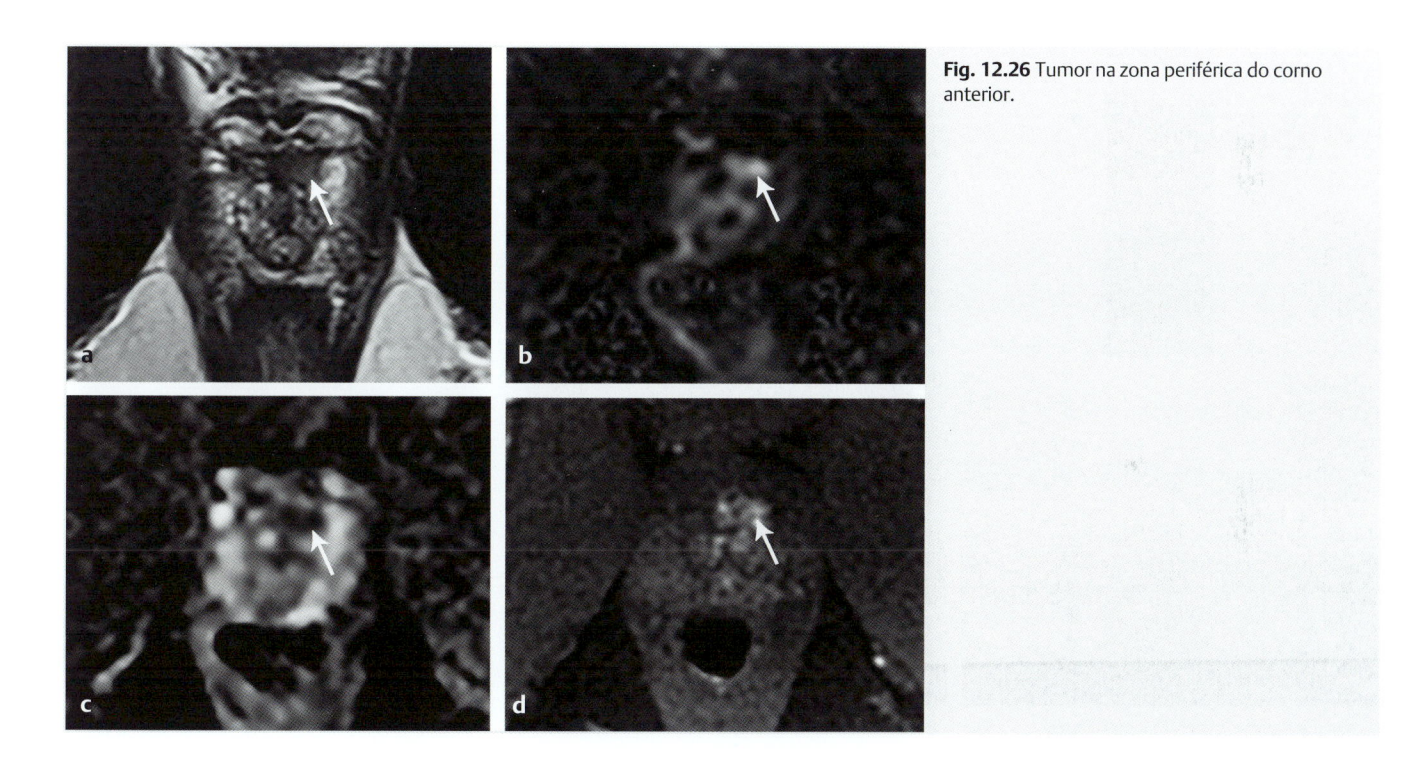

Fig. 12.26 Tumor na zona periférica do corno anterior.

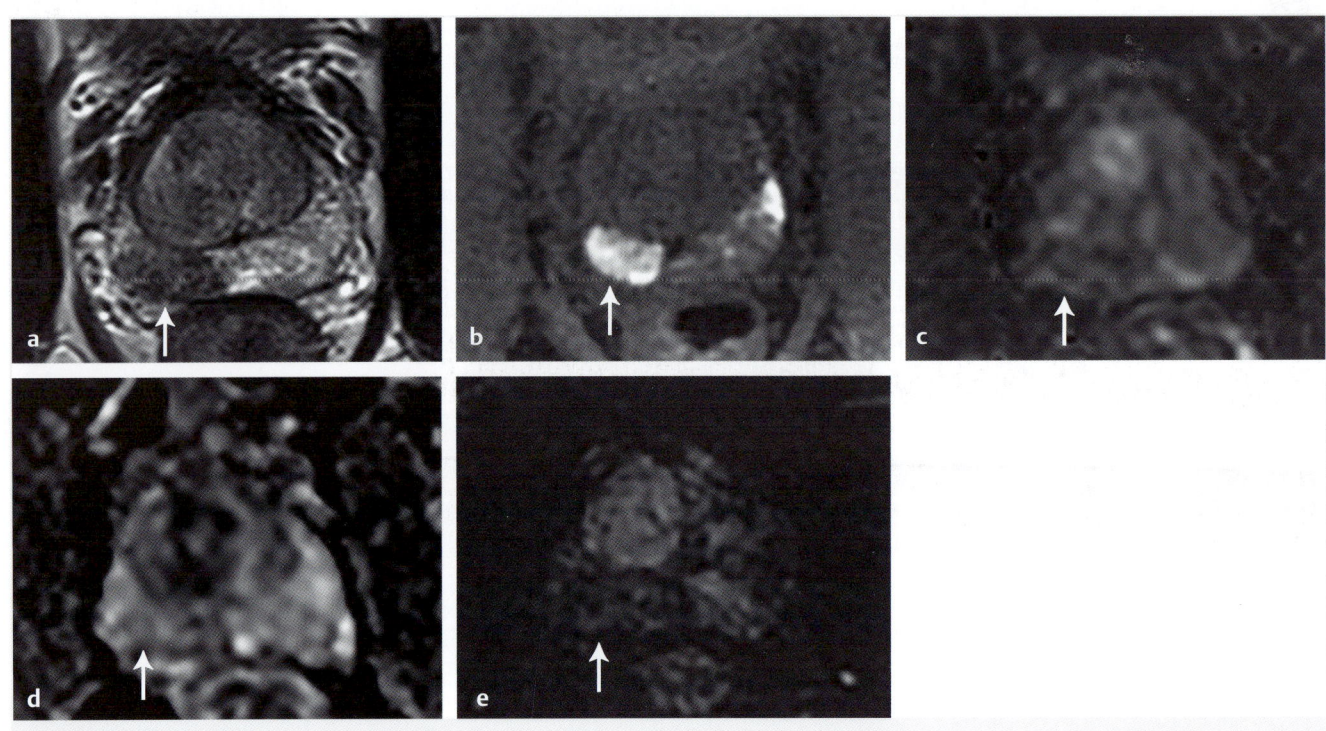

12.27 Caso 27: Hemorragia Pós-Biópsia Simulando Tumor

12.27.1 História

Homem de 71 anos com um nível de PSA elevado de 5,3 ng/mL e uma biópsia realizada 6 semanas antes da revelação do câncer com escore de Gleason 7 à direita (▶ Fig. 12.27).

12.27.2 Achados de MRI da Próstata

a) T2WI: Lesão circunscrita hipointensa em T2 na zona periférica do lobo mediano da glândula posterior direita.
b) T1W1: Combinação da hipersensibilidade em T1 na imagem pré-contraste representando hemorragia pós-biópsia.
c) DWI (b = 1.500 s/mm²): Sem anormalidades.
d) ADC: Sem anormalidades.
e) DCE: A imagem pós-contraste subtraída não mostra realce precoce.

Categoria de avaliação no sistema PI-RADS v2: 1.

12.27.3 Diagnóstico

Hemorragia pós-biópsia.

Pontos para ensino: A glândula prostática produz citrato, que funciona como um conservante no sêmen. Além disso, o citrato possui propriedades anticoagulantes, o que pode contribuir para a presença prolongada de hemorragia pós-biópsia na próstata. Embora a hemorragia possa persistir por meses, PI-RADS v2 recomenda um intervalo de pelo menos 6 semanas entre a biópsia e MRI para permitir que a hemorragia em grande parte se resolva. A hemorragia exibe hiperintensidade em T1 e é frequentemente hipointensa em T2, potencialmente simulando tumor em T2WI. No entanto, a hemorragia tipicamente mostra alterações relativamente leves em DWI e DCE-MRI, o que ajuda a diferenciar entre hemorragia pós-biópsia e tumor.

12.27.4 Leitura Sugerida

[1] Radiology (ACR) Prostate Imaging–Reporting and Data System (PI-RADS). Version 2. 2015. http://www.acr.org/~/media/ACR/Documents/PDF/QualitySafety/Resources/PIRADS/PIRADS%20V2.pdf. Published 2015. Accessed on October 30, 2015.
[2] Rosenkrantz AB, Mussi TC, Hindman N et al. Impact of delay after biopsy and post-biopsy haemorrhage on prostate cancer tumour detection using multiparametric MRI: a multi-reader study. Clin Radiol 2012; 67(12):e83–e90
[3] Tamada T, Sone T, Jo Y et al. Prostate cancer: relationships between postbiopsy hemorrhage and tumor detectability at MR diagnosis. Radiology 2008; 248(2):531–539.

Fig. 12.27 Hemorragia pós-biópsia simulando tumor.

12.28 Caso 28: Tumor Bem Visualizado Apesar da Hemorragia, Exibindo Sinal de Exclusão de Hemorragia

12.28.1 História

Homem de 54 anos com biópsia prostática prévia há 4 semanas, revelando câncer (▶ Fig. 12.28).

12.28.2 Achados de MRI da Próstata

a) T2WI: Lesão hipointensa circunscrita em T2 na zona periférica do lobo mediano posterolateral direito.
b) T1WI: T1WI pré-contraste mostra hiperintensidade difusa por toda a zona periférica com uma área poupada que coincide com a anormalidade em T2.
c) DWI (b = 1.500 s/mm²): Hiperintensidade acentuada medindo < 1,5 cm.
d) ADC: Hipointensidade acentuada medindo < 1,5 cm.
e) DCE: A imagem pós-contraste subtraída mostra realce focal precoce, coincidindo com as orlas da anormalidade em T2WI e DWI.

Categoria de avaliação no sistema PI-RADS v2: 4.

12.28.3 Diagnóstico

Câncer de próstata mascarado por hemorragia pós-biópsia extensa.

Pontos para ensino: No contexto de hemorragia pós-biópsia extensa, os tumores dominantes podem ser mascarados pela hemorragia. Portanto, a avaliação minuciosa das imagens ponderadas em T1 pode ajudar a detectar tumores em conjunção com a avaliação da anormalidade correspondente em outras sequências.

12.28.4 Leitura Sugerida

[1] Barrett T, Vargas HA, Akin O, Goldman DA, Hricak H. Value of the hemorrhage exclusion sign on T1-weighted prostate MR images for the detection of prostate cancer. Radiology 2012; 263(3):751–757.

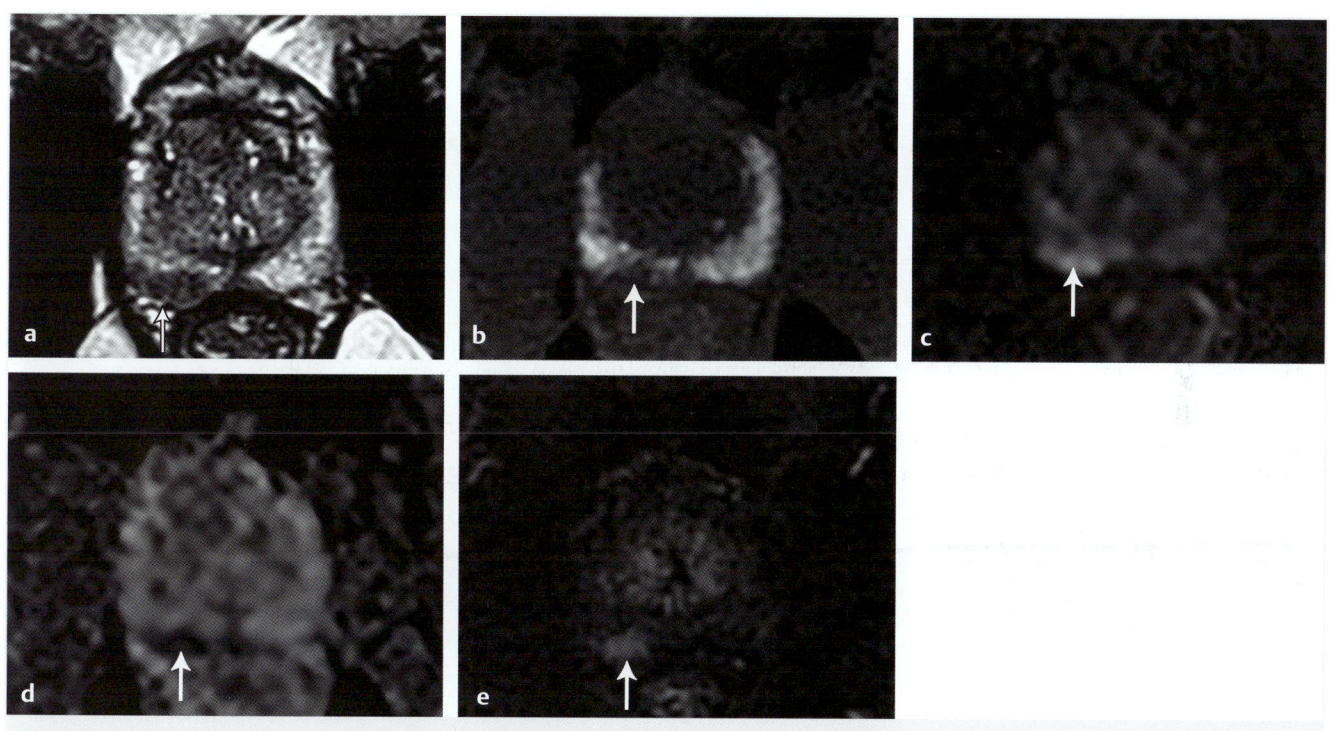

Fig. 12.28 Tumor bem visualizado, apesar da hemorragia, exibindo sinal de exclusão de hemorragia.

12.29 Caso 29: Espessamento Benigno da Junção da Zona Periférica e a Zona de Transição

12.29.1 História

Homem de 61 anos com um nível de PSA elevado de 4,2 ng/mL com biópsia prévia revelando câncer de próstata com escore de Gleason 3 + 3 (▶ Fig. 12.29).

12.29.2 Achados de MRI da Próstata

a) T2WI: Hipointensidade linear crescente no lobo mediano da glândula posterolateral esquerda na junção das zonas de transição e periférica que está assimetricamente espessada quando comparada com a direita.
b) DWI (b = 1.500 s/mm²): Sem anormalidades.
c) ADC: Hipointensidade crescente, assimetricamente espessada quando comparada com a direita.
d) DCE: Sem realce anormal associado.

Categoria de avaliação no sistema PI-RADS v2: 1.

12.29.3 Diagnóstico

Espessamento assimétrico da junção entre as zonas periférica e de transição, um achado benigno.

Pontos para ensino: Uma pseudocápsula circunda a zona de transição e aparece como uma hipointensidade fina, linear e crescêntica em T2 com baixo ADC. Pode ser mais visível ou assimétrica em alguns pacientes. A localização e forma típicas e as características do sinal podem ajudar a diferenciar entre uma cápsula assimetricamente espessada e tumor.

12.29.4 Leitura Sugerida

[1] Rosenkrantz AB, Taneja SS. Radiologist, be aware: ten pitfalls that confound the interpretation of multiparametric prostate MRI. AJR Am J Roentgenol 2014; 202(1):109–120.

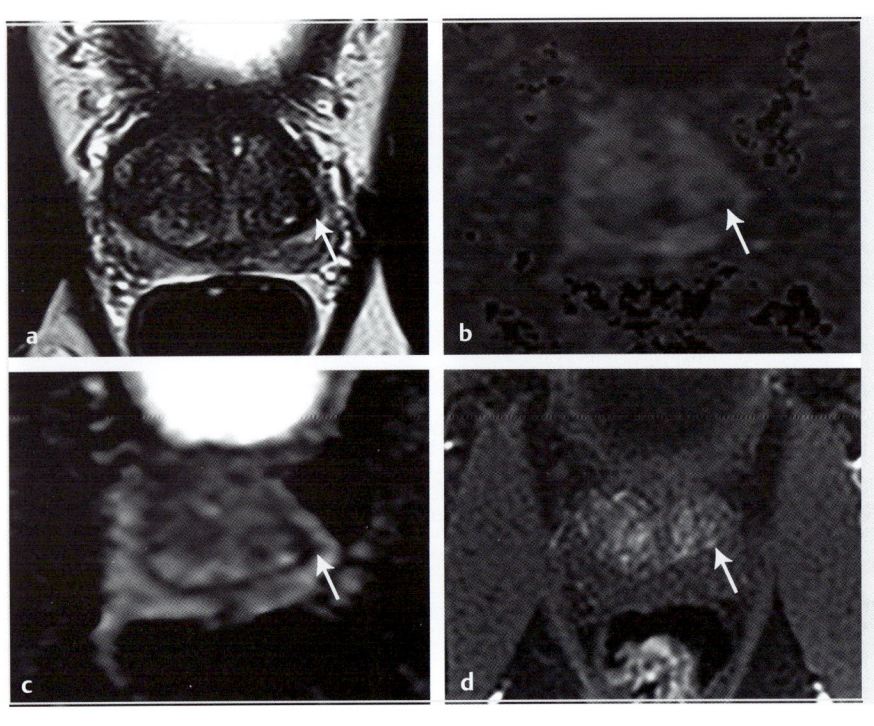

Fig. 12.29 Espessamento benigno da junção entre a zona periférica e a zona de transição, denominada pseudocápsula.

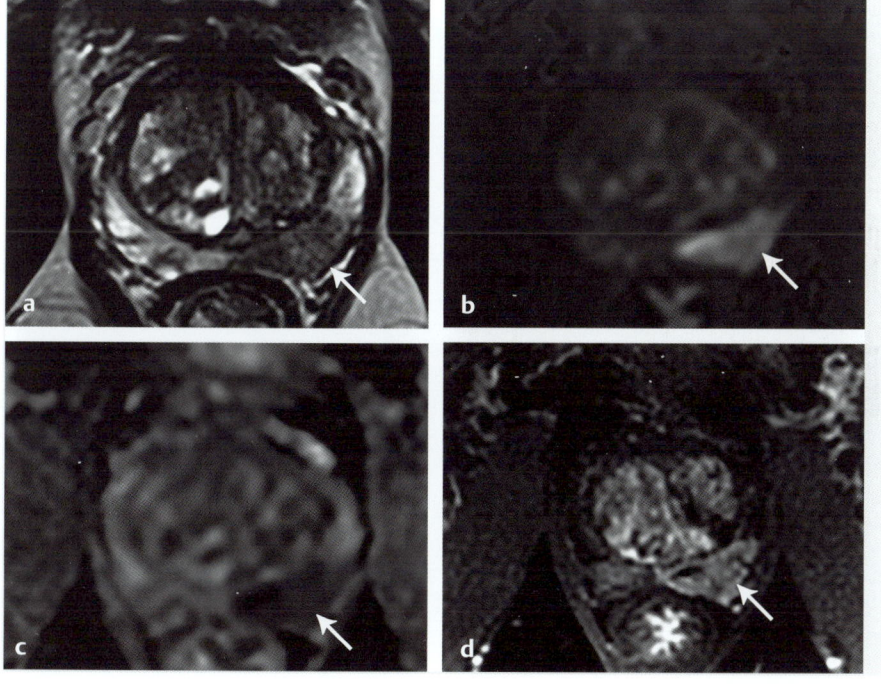

12.30 Caso 30: Prostatite Granulomatosa Simulando Tumor

12.30.1 História

Homem de 68 anos com câncer urotelial da bexiga urinária, *status* pós-ressecção transretral e infusão intravesical de bacilos Calmette-Guerin (BCG). O exame retal digital revelou endurecimento da base esquerda da próstata. O PSA estava elevado para 8 ng/mL (▶ Fig. 12.30).

12.30.2 Achados de MRI da Próstata

a) T2WI: Massa hipointensa em T2 circunscrita e homogênea na zona periférica posterolateral esquerda da base até o lobo mediano da glândula.
b) DWI (b = 1.500 s/mm²): Hiperintensidade acentuada medindo ≥ 1,5 cm.
c) ADC: Hipointensidade acentuada medindo ≥ 1,5 cm.
d) DCE: Realce focal coincidindo com as orlas da anormalidade em T2WI e DWI.

Categoria de avaliação no sistema PI-RADS v2: 5.

12.30.3 Diagnóstico

A biópsia com fusão de MRI-TRUS revelou prostatite granulomatosa.

Pontos para ensino: Prostatite granulomatosa pode aparecer como uma lesão altamente suspeita no MRI que simula câncer clinicamente significativo. Pode se apresentar como um nódulo palpável firme e com um nível de PSA elevado. As possíveis etiologias incluem terapia intravesical com BCG, prostatite turberculosa e intervenções prévias, embora a maioria dos casos seja idiopática. Prostatite granulomatosa pode exibir áreas sem realce em DCE-MRI, representando necrose. Além disso, uma história de terapia com BCG ou infecção tuberculosa ou fúngica prévia pode sugerir o diagnóstico. Entretanto, na maioria dos casos, é necessária biópsia para excluir tumor. Se houver suspeita de prostatite granulomatosa com base clínica, deverá ser obtido um MRI de seguimento depois da terapia antimicrobiana para avaliar a melhora.

12.30.4 Leitura Sugerida

[1] Bour L, Schull A, Delongchamps N-B et al. Multiparametric MRI features of granulomatous prostatitis and tubercular prostate abscess. Diagn Interv Imaging 2013; 94(1):84–90
[2] Logan JK, Walton-Diaz A, Rais-Bahrami S et al. Changes Observed in Multiparametric Prostate MRI Characteristics Correlate with Histopathological Development of Chronic Granulomatous Prostatitis Following Intravesical BCG Therapy. J Comput Assist Tomogr 2014; 38(2):274.

Fig. 12.30 Prostatite granulomatosa simulando tumor.

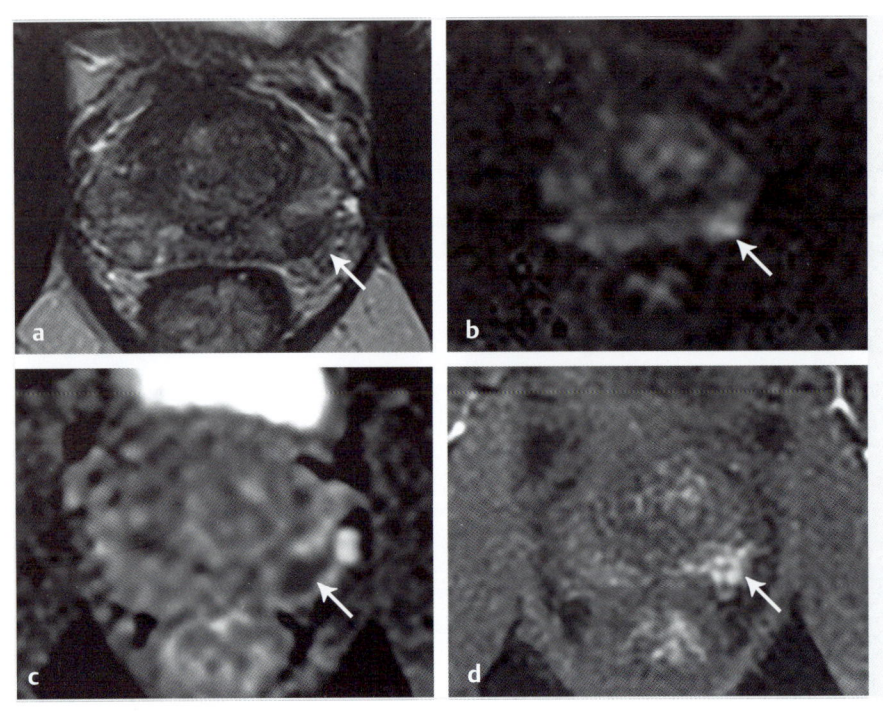

12.31 Caso 31: Tumor com Achados Indiretos de Extensão Extraprostática

12.31.1 História

Homem de 73 anos com um nível de PSA de 2,6 ng/mL e biópsia prévia revelando câncer de próstata com escore de Gleason 3 + 4 (▶ Fig. 12.31).

12.31.2 Achados de MRI da Próstata

a) T2WI: Massa hipointensa em T2 circunscrita e homogênea com amplo contato com a cápsula sobreposta medindo 1,2 cm de comprimento.
b) DWI (b = 1.500 s/mm^2): Hiperintensidade acentuada medindo < 1,5 cm.
c) ADC: Hipointensidade acentuada medindo < 1,5 cm.
d) DCE: Realce focal coincidindo com a anormalidade em T2WI e DWI.

Categoria de avaliação no sistema PI-RADS v2: 4. Amplo contato com a cápsula sobreposta suspeita de extensão extraprostática.

12.31.3 Diagnóstico

A prostatectomia revelou câncer de próstata com escore de Gleason 3 + 4 com extensão extraprostática.

Pontos para ensino: Amplo contato capsular é um achado indireto suspeito de extensão extraprostática. PI-RADS v2 sugere 1 cm de contato capsular como um limiar potencial.

12.31.4 Leitura Sugerida

[1] Radiology (ACR) Prostate Imaging–Reporting and Data System (PI-RADS), Version 2. 2015. http://www.acr.org/~/media/ACR/Documents/PDF/QualitySafety/Resources/PIRADS/PIRADS%20V2.pdf. Published 2015. Accessed on October 30, 2015.

Fig. 12.31 Tumor com achados indiretos de extensão extraprostática.

12.32 Caso 32: Tumor com Extensão Extraprostática

12.32.1 História

Homem de 50 anos com um nível de PSA elevado de 4,9 ng/mL e biópsia da próstata revelando câncer de próstata com escore de Gleason 4 + 4 (▶ Fig. 12.32).

12.32.2 Achados de MRI da Próstata

T2WI: Massa hipointensa em T2 circunscrita e homogênea na zona periférica da base posterolateral direita com abaulamento capsular associado.

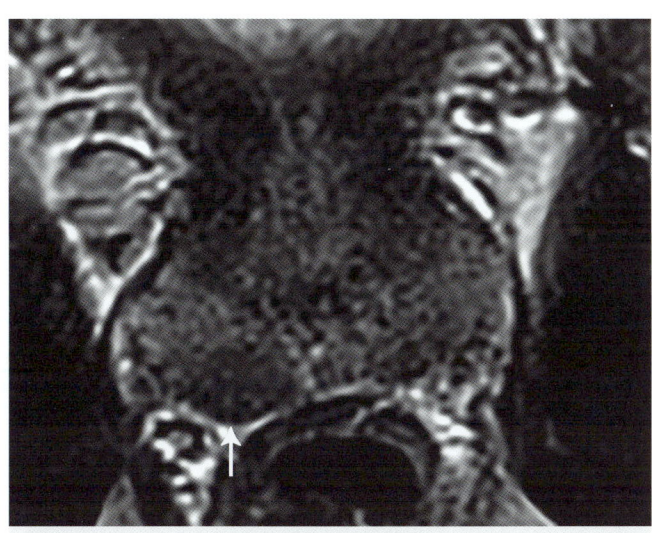

Fig. 12.32 Tumor com extensão extraprostática.

12.32.3 Diagnóstico

A prostatectomia revelou câncer de próstata com escore de Gleason 4 + 3 com extensão extraprostática.

Pontos para ensino: Abaulamento capsular é um achado indireto suspeito de extensão extraprostática.

12.32.4 Leitura Sugerida

[1] Radiology (ACR) Prostate Imaging–Reporting and Data System (PI-RADS), Version 2. 2015. http://www.acr.org/~/media/ACR/Documents/PDF/QualitySafety/Resources/PIRADS/PIRADS%20V2.pdf. Published 2015. Accessed on October 30, 2015.

12.33 Caso 33: Tumor com Extensão Extraprostática Grosseira

12.33.1 História
Homem de 70 anos com um nível de PSA elevado de 38 ng/mL e três biópsias prévias negativas (▶ Fig. 12.33).

12.33.2 Achados de MRI da Próstata
T2WI mostra grande tumor (*seta longa*) envolvendo a zona periférica e de transição anteriormente com extensão grosseira do tumor além do estroma fibromuscular anterior. Pequenos focos hipointensos em T2 envoltos pelo tumor representam artefatos de fluxo do complexo venoso dorsal, envolvidos pelo tumor (*pontas de setas*). O tumor também está limítrofe à fáscia endopélvica (*seta pontilhada*).

12.33.3 Diagnóstico
A biópsia com fusão de MRI-TRUS revelou câncer de próstata com escore de Gleason 4 + 5.

Pontos para ensino: A próstata não possui uma cápsula anterior verdadeira, e os tumores fibromusculares anteriores podem se estender anteriormente para envolver estruturas do tecido mole localizadas anteriores à próstata. Assim, a sequencia ponderada em T2WI precisa ser analisada para evidências dessa extensão extraprostática anterior por tumores anteriores.

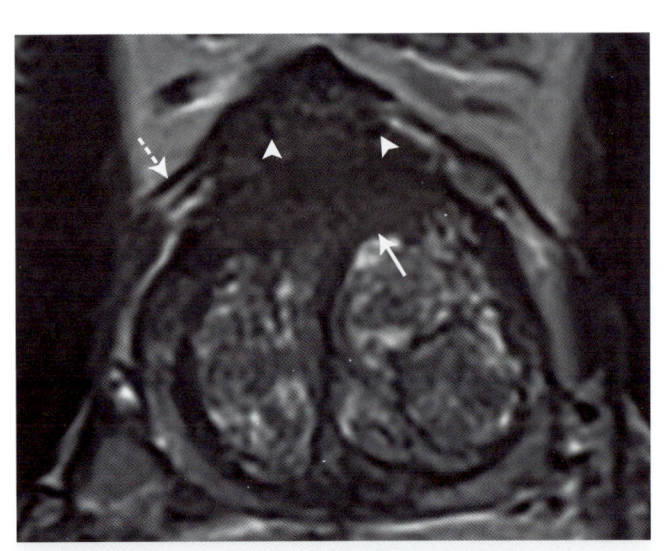

Fig. 12.33 Tumor com extensão extraprostática grosseira.

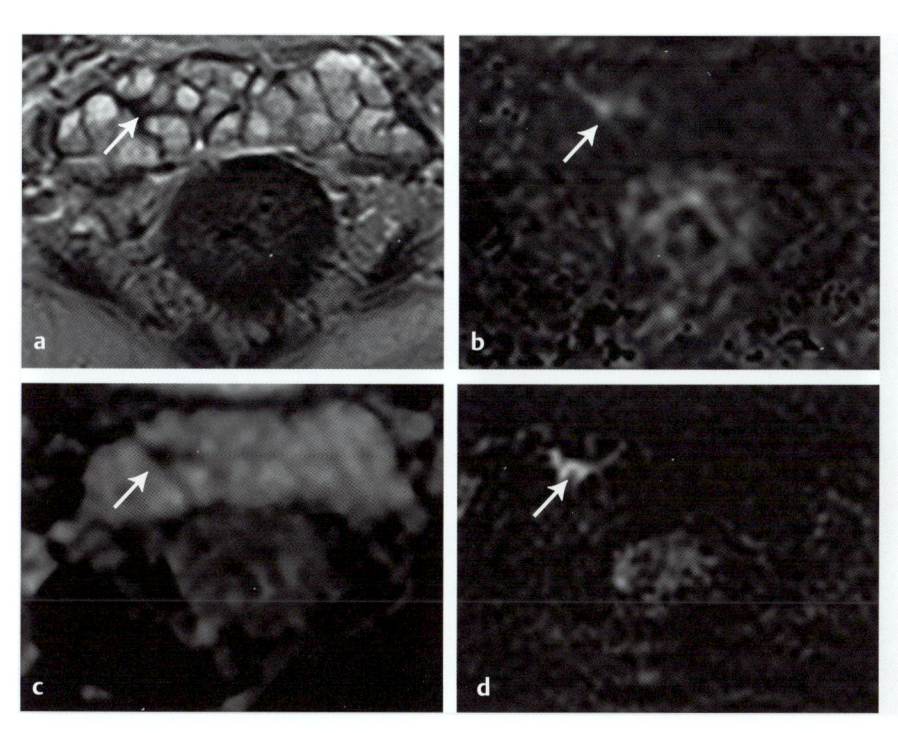

12.34 Caso 34: Tumor com Invasão da Vesícula Seminal

12.34.1 História
Homem de 61 anos com um nível de PSA elevado de 10,4 ng/mL e biópsia revelando câncer de próstata com escore de Gleason 4 + 4 (▶ Fig. 12.34).

12.34.2 Achados de MRI da Próstata
a) T2WI: Foco sutil de hipointensidade em T2 dentro da vesícula seminal direita. O tumor na base posterior direita está limítrofe à vesícula seminal direita (não exibido).
b) DWI (b = 1.500 s/mm^2): Hiperintensidade focal na vesícula seminal direita coincidindo com a anormalidade em T2WI.
c) ADC: Hipointensidade focal na vesícula seminal direita, coincidindo com a anormalidade em T2WI.
d) DCE: Realce focal precoce coincidindo com as orlas da anormalidade em T2WI e DWI.

12.34.3 Diagnóstico
A prostatectomia revelou câncer de próstata com escore de Gleason 4 + 5 com invasão da vesícula seminal direita.

Pontos para ensino: DWI pode ajudar a detectar invasão da vesícula seminal que, de outra forma, seria sutil em T2WI isoladamente.

12.34.4 Leitura Sugerida
[1] Soylu FN, Peng Y, Jiang Y et al. Seminal vesicle invasion in prostate cancer: evaluation by using multiparametric endorectal MR imaging. Radiology 2013; 267(3):797–806.

Fig. 12.34 Tumor com invasão da vesícula seminal.

12.35 Caso 35: Espectro de Vesículas Seminais Retidas em Diferentes Pacientes Depois de Prostatectomia

a) T2WI axial: Vesículas seminais completamente retidas (SVs) estão presentes bilateralmente em sua localização anatômica normal esperada.
b) T2WI axial: As extremidades distais de ambas as SVs estão retidas.
c) T2WI axial: Remanescentes colapsados da SV bilateral são observados.
d) T2WI axial: Um remanescente da vesícula seminal direita hipointenso em T2 está presente.

Pontos para ensino: É importante ter conhecimento do espectro da aparência das vesículas seminais retidas depois da prostatectomia para evitar a interpretação errada do achado como um tumor recorrente. Um estudo observou remanescentes da SV em 20% dos pacientes depois de prostatectomia, mais comumente bilateral. SVs completamente retidos estavam presentes em 29% dos pacientes, remanescentes parciais em 52% e apenas porções laterais distais retidas em 19%. A intensidade do sinal em T2 irá variar com base no grau de fluido e fibrose presentes. A localização típica, simetria e morfologia lobulada são características para ajudar a identificar corretamente uma SV retida (▶ Fig. 12.35).

12.35.1 Leitura Sugerida

[1] Sella T, Schwartz LH, Hricak H. Retained seminal vesicles after radical prostatectomy: frequency, MRI characteristics, and clinical relevance. AJR Am J Roentgenol 2006; 186(2):539–546.

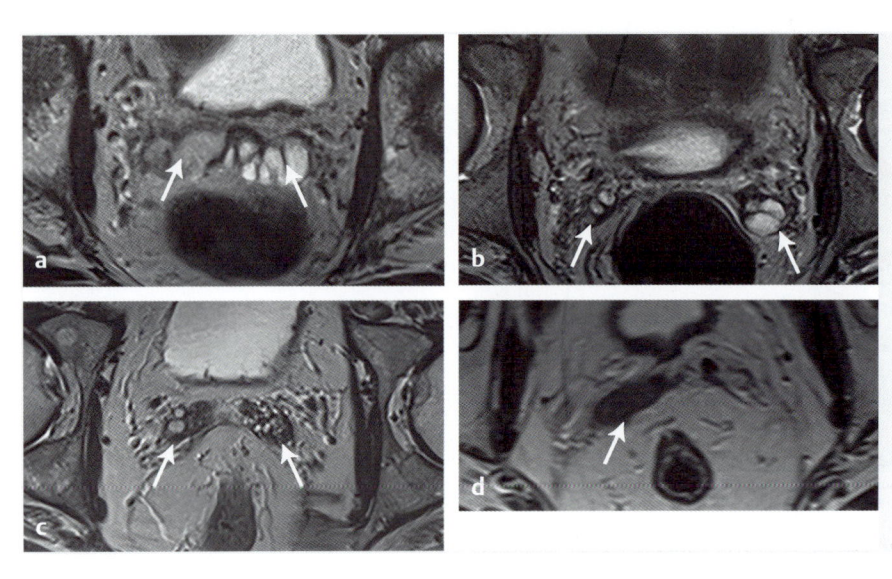

Fig. 12.35 Espectro das vesículas seminais (SVs) retidas em diferentes pacientes depois de prostatectomia.

12.36 Caso 36: Tumor Recorrente Após Prostatectomia

12.36.1 História

Homem de 72 anos com história de câncer de próstata e escore de Gleason 7 pT3a tratado com prostatectomia radical, 15 anos antes, apresenta um nível de PSA elevado (inicialmente indetectável com aumento progressivo até 1,4 ng/mL) (▶ Fig. 12.36).

12.36.2 Achados de MRI da Próstata

a) T2WI: massa intermediária em T2 de 1,4 cm dentro do leito de prostatectomia direita interposta entre o reto e a bexiga.
b) DWI (b = 1.500 s/mm²): Hiperintensidade focal acentuada coincidindo com a anormalidade em T2WI.
c) ADC: Hipointensidade focal acentuada coincidindo com a anormalidade em T2WI.
d) DCE: Realce focal precoce coincidindo com as orlas da anormalidade em T2WI e DWI.

12.36.3 Diagnóstico

Recorrência de câncer de próstata.

Pontos para ensino: Imagens de DWI e DCE podem ser úteis para detectar recorrências locais que, de outra forma, poderiam ser menos evidentes com o uso de T2WI isoladamente. Tumor recorrente usualmente demonstra hiperintensidade leve a acentuada em T2, enquanto o tecido cicatricial é hipointenso em T2.

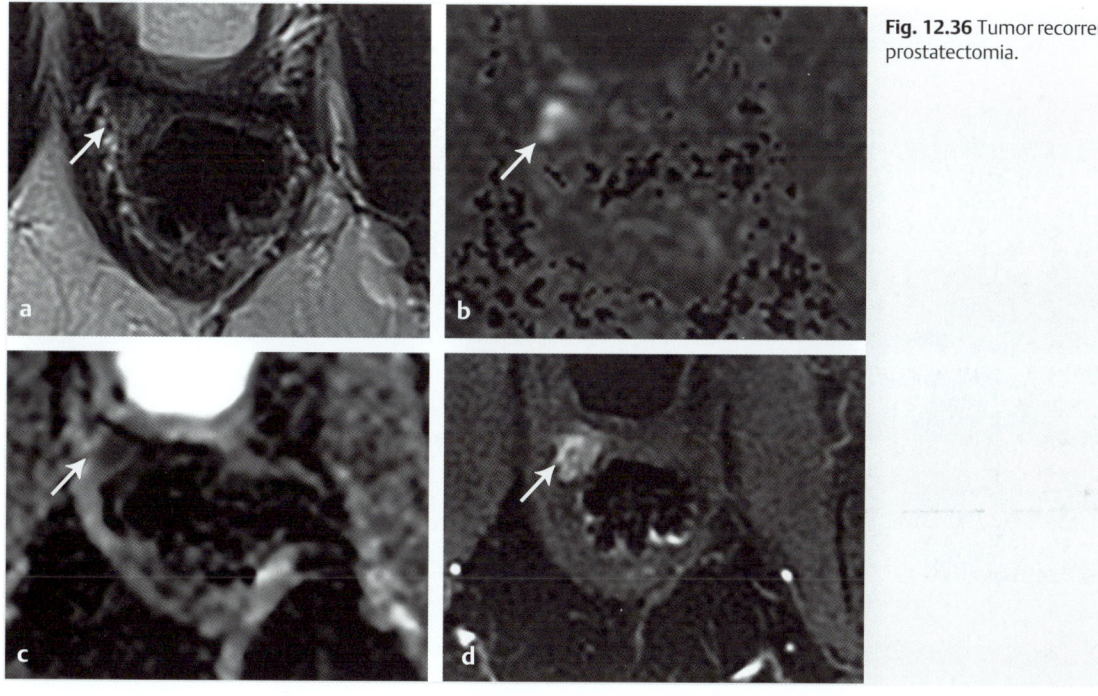

Fig. 12.36 Tumor recorrente depois de prostatectomia.

12.37 Caso 37: Aparência da Próstata após Ablação Total da Glândula

12.37.1 História

Homem de 58 anos com câncer de próstata com escore de Gleason 3 + 4 com ultrassom focalizado de alta intensidade (HIFU) na glândula inteira 4 anos antes (▶ Fig. 12.37).

12.37.2 Achados de MRI da Próstata

a) T2WI: A glândula prostática tem tamanho pequeno com a perda da anatomia zonal normal e sinal difuso reduzido em T2. Existe uma cavidade central hiperintensa em T2 (*ponta de seta*) contígua à uretra.
b) DWI (b = 1.500 s/mm²): Sem anormalidades.
c) ADC: Sem anormalidades.
d) DCE: Sem anormalidades.

12.37.3 Diagnóstico

Glândula prostática atrófica depois de HIFU na glândula inteira.

Pontos para ensino: A ablação total da glândula pode levar a atrofia acentuada da próstata, a qual pode perder sua anatomia zonal normal. Um grupo observou que o volume da próstata diminuía em mais de 45% em 6 meses depois de HIFU na glândula inteira. É possível a formação de uma cavidade cística periuretral central circundada pelo tecido atrófico da próstata, conforme descrito neste caso.

12.37.4 Leitura Sugerida

[1] Kirkham AP, Emberton M, Hoh IM, Illing RO, Freeman AA, Allen C. MR imaging of prostate after treatment with high-intensity focused ultrasound. Radiology 2008; 246(3):833–844.

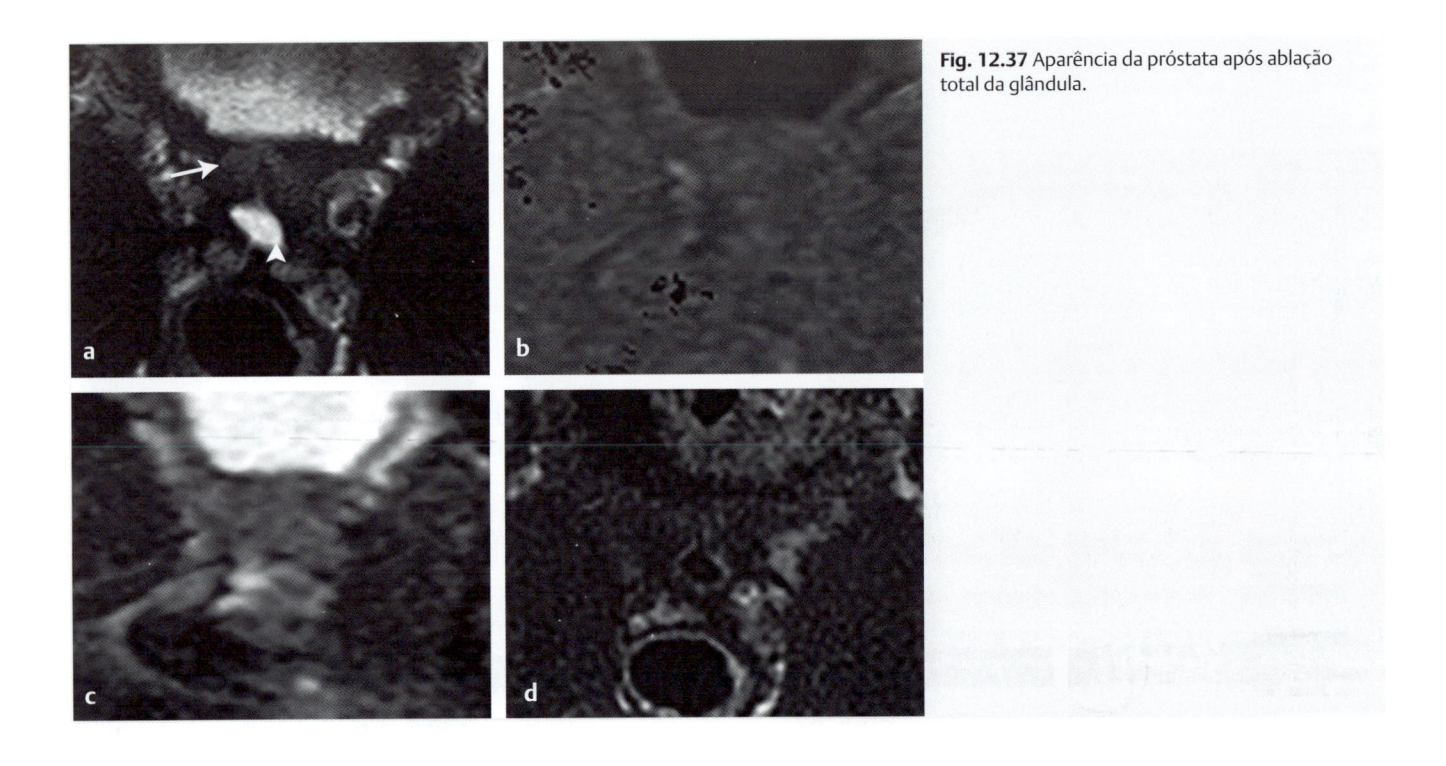

Fig. 12.37 Aparência da próstata após ablação total da glândula.

12.38 Caso 38: Cavidade da Ablação Benigna Depois de Crioablação Focal

12.38.1 História

Homem de 77 anos com câncer de próstata com escore de Gleason 4 + 3, depois de crioablação focal (▶ Fig. 12.38).

12.38.2 Achados de MRI da Próstata

a) T2WI (pré-tratamento): Massa hipointensa circunscrita e homogênea em T2 na zona periférica posteromedial direita do lobo mediano da glândula, que, na biópsia, demonstrou representar câncer de próstata com escore de Gleason 4 + 3.
b) DWI (b = 1.500 s/mm²; pré-tratamento): Hiperintensidade acentuada medindo < 1,5 cm.
c) ADC (pré-tratamento): Hipointensidade acentuada medindo < 1,5 cm.
d) DCE: (pré-tratamento): Realce focal precoce coincidindo com as orlas da anormalidade em T2WI e DWI.
e) T2WI (1 mês pós-tratamento): Hipointensidade crescêntica em T2 na área de tratamento.
f) DWI (b = 1.500 s/mm²; 1 mês pós-tratamento): Sem anormalidades de difusão.
g) ADC (1 mês pós-tratamento): Sem anormalidades no ADC.
h) DCE (1 mês pós-tratamento): Uma região não realçada circunscrita consistente com uma cavidade de tratamento no sítio do tratamento. Realce linear suave ao longo da periferia da cavidade é provavelmente reativo.

12.38.3 Diagnóstico

Cavidade de tratamento benigna após crioablação focal.

Pontos para ensino: DCE é útil para detecção de uma cavidade de tratamento não realçada no período inicial pós-ablação, que foi descrito como um indicador da eficácia do tratamento. As cavidades de tratamento após ablação foram descritas como mais evidentes nas imagens pós-contraste, potencialmente sendo indetectáveis em outras sequências.

12.38.4 Leitura Sugerida

[1] De Visschere PJ, De Meerleer GO, Fütterer JJ, Villeirs GM. Role of MRI in follow-up after focal therapy for prostate carcinoma. AJR Am J Roentgenol 2010; 194(6):1427–1433.

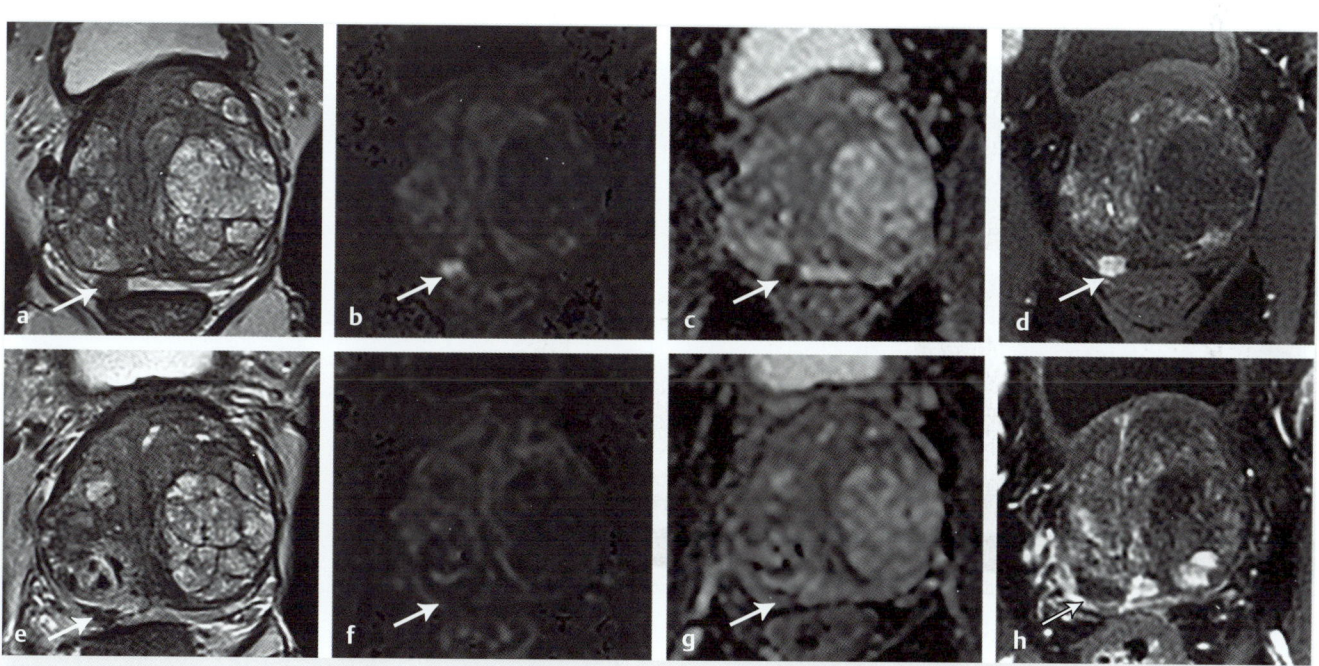

Fig. 12.38 Cavidade de ablação benigna depois de crioablação focal.

12.39 Caso 39: Tumor Recorrente Após Ablação Focal

12.39.1 História

Homem de 79 anos com câncer de próstata com escore de Gleason 3 + 4 no ápice direito após ablação focal a *laser* (▶ Fig. 12.39).

12.39.2 Achados de MRI da Próstata

a) T2WI (pré-tratamento): Massa hipointensa homogênea circunscrita em T2 na zona periférica posterolateral direita do lobo mediano da glândula até o ápice, que demonstrou representar câncer de próstata com escore de Gleason 3 + 4 na biópsia.
b) DWI (b = 1.500 s/mm²; pré-tratamento): Hiperintensidade acentuada medindo ≥ 1,5 cm.
c) ADC (pré-tratamento): Hipointensidade acentuada medindo ≥ 1,5 cm.
d) T2WI (pós-tratamento, 1 ano após o tratamento): Distorção e hipointensidade acentuada em T2 da glândula periférica anterior direita, compatível com alteração pós-tratamento (*ponta de seta*). Uma lesão circunscrita adicional na zona periférica posteromedial é discretamente hipointensa em T2 (*seta longa*).
e) DWI (b = 1.500 s/mm²; pós-tratamento, 1 ano depois): A zona periférica anterior não apresenta anormalidade na difusão (*ponta de seta*); a zona periférica posteromedial está associada a acentuado aumento no sinal de difusão (*seta longa*).
f) ADC (pós-tratamento, 1 ano depois): A zona periférica anterior não apresenta anormalidade no ADC (*ponta de seta*); a lesão na zona periférica posteromedial está associada a ADC acentuado baixo (*seta longa*).

12.39.3 Diagnóstico

A biópsia com fusão de MRI-TRUS da lesão posteromedial direita revelou câncer de próstata com escore de Gleason 3 + 4. Os achados na região anterior foram atribuídos à alteração pós-tratamento.

Pontos para ensino: O sinal reduzido em T2 é inespecífico após terapia ablativa focal, possivelmente representando alteração pós-tratamento. Anormalidades correspondentes em DWI e DEC-MRI são úteis para levantar suspeita de tumor recorrente.

12.39.4 Leitura Sugerida

[1] De Visschere PJ, De Meerleer GO, Fu?tterer JJ, Villeirs GM. Role of MRI in follow-up after focal therapy for prostate carcinoma. AJR Am J Roentgenol 2010; 194(6):1427–1433.

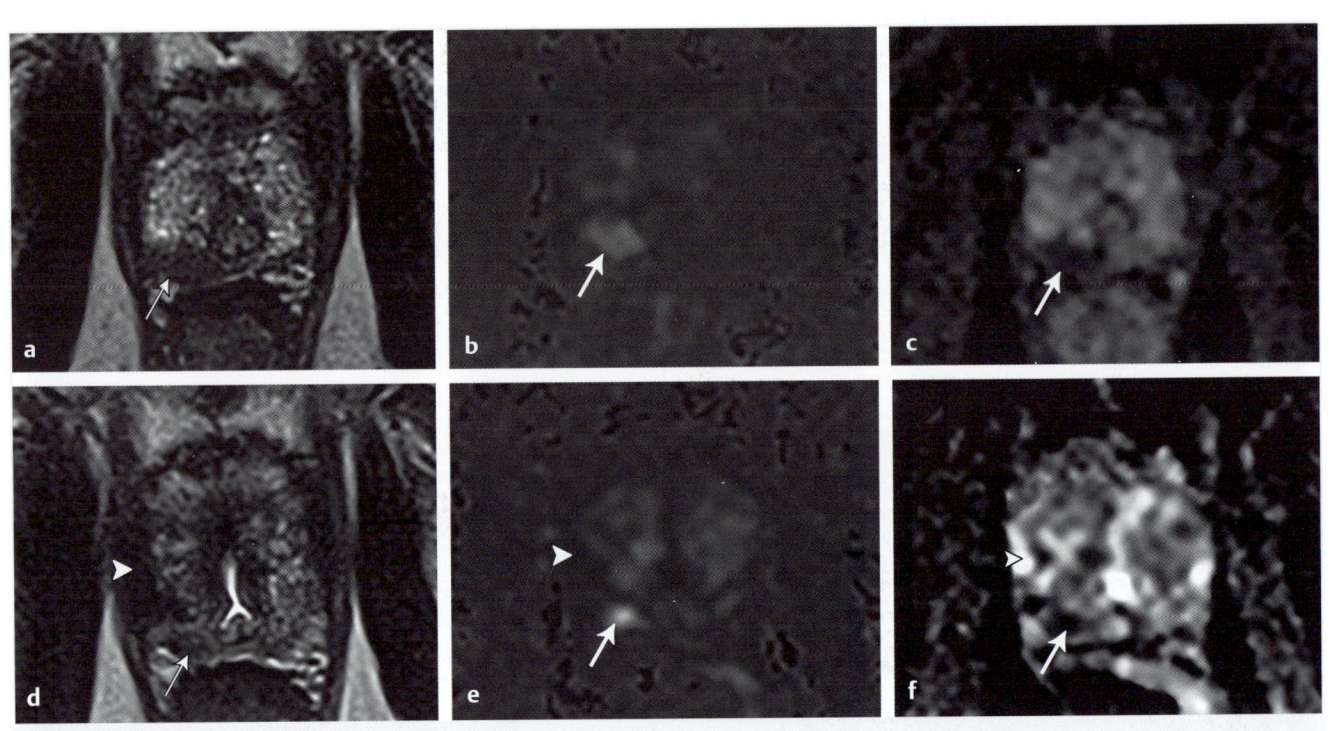

Fig. 12.39 Tumor recorrente depois de ablação focal.

12.40 Caso 40: Tumor Recorrente Após Braquiterapia

12.40.1 História
Homem de 72 anos com história de câncer de próstata tratado com braquiterapia 8 anos antes, apresentando um nível de PSA elevado (▶ Fig. 12.40).

12.40.2 Achados de MRI da Próstata
a) T2WI: Inúmeros focos pequenos e redondos de hipointensidade acentuada em T2 por toda a zona periférica compatível com sementes radioativas (*ponta de seta*). Há uma redução difusa discreta no sinal em T2 da zona periférica, relacionada a tratamento anterior. No entanto, também há um pequeno foco tênue de hipointensidade moderada em T2 na zona periférica posteromedial esquerda da glândula (*seta longa*).
b) DWI (b = 1.500 s/mm²): Hiperintensidade acentuada medindo < 1,5 cm.
c) ADC: Hipointensidade acentuada medindo < 1,5 cm.
d) DCE: Realce focal precoce coincidindo com a anormalidade em T2WI e DWI.

Categoria de avaliação no sistema PI-RADS v2: 4.

12.40.3 Diagnóstico
A biópsia com fusão de MRI-TRUS revelou câncer de próstata com escore de Gleason 3 + 4.

Pontos para ensino: DWE e DCE-MRI podem ajudar a detectar tumor recorrente após o tratamento que, de outra forma, pode ser menos evidente em T2WI isoladamente.

12.40.4 Leitura Sugerida
[1] De Visschere PJ, De Meerleer GO, Fütterer JJ, Villeirs GM. Role of MRI in follow-up after focal therapy for prostate carcinoma. AJR Am J Roentgenol 2010; 194(6):1427–1433.

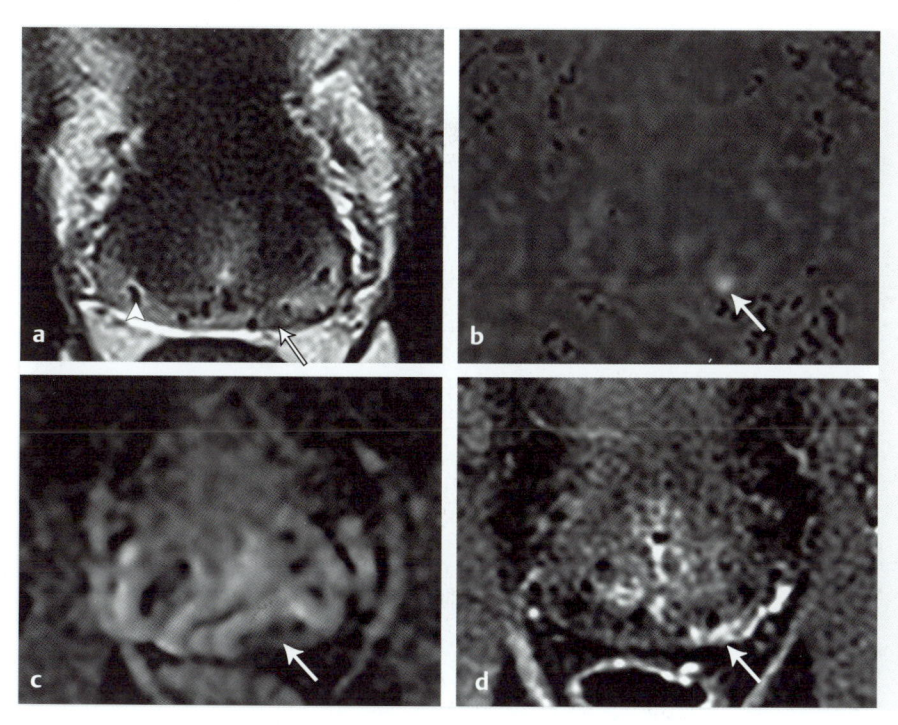

Fig. 12.40 Tumor recorrente depois de braquiterapia.

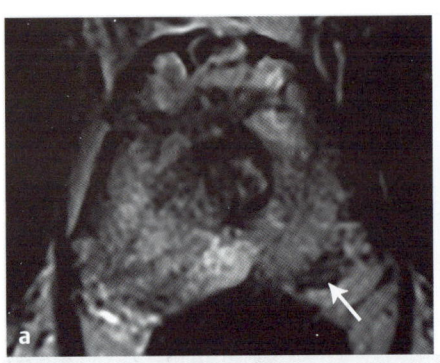

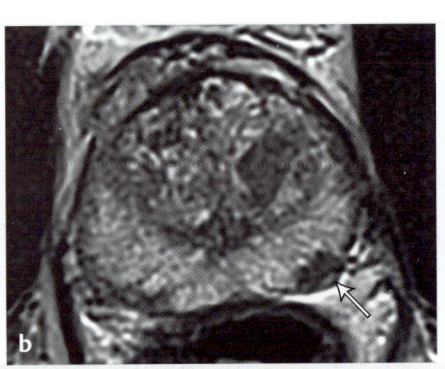

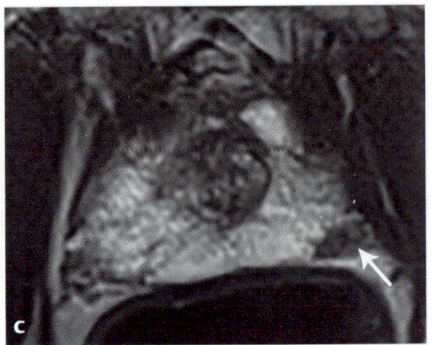

12.41 Caso 41: MRI Serial para Monitoramento de Tumor de Baixo Grau em Vigilância Ativa

12.41.1 História

Homem de 66 anos em vigilância ativa para câncer de próstata com escore de Gleason 3 + 3 (▶ Fig. 12.41).

12.41.2 Achados de MRI da Próstata

T2WI: Massa hipointensa em T2 circunscrita, medindo 9 mm, na zona periférica posterolateral esquerda do lobo mediano da glândula que demonstrou câncer de próstata com escore de Gleason 3 + 3 na biópsia (**a**). Esse paciente elegeu submeter-se à vigilância ativa. MRI subsequente 1 ano mais tarde (**b**) e 2 anos mais tarde (**c**) mostrou tamanho estável do tumor.

Pontos para ensino: Vigilância ativa pode ser uma abordagem de manejo apropriada para pacientes com tumor de baixo grau na biópsia. Esta abordagem envolve exame retal digital periódico, medida do nível do PSA e biópsia da próstata. Entretanto, MRI também pode desempenhar um papel no monitoramento não invasivo de tais lesões.

12.41.3 Leitura Sugerida

[1] Fascelli M, George AK, Frye T, Turkbey B, Choyke PL, Pinto PA. The role of MRI in active surveillance for prostate cancer. Curr Urol Rep 2015; 16(6):42.

Fig. 12.41 MRI serial para monitoramento de tumor de baixo grau em vigilância ativa.

12.42 Caso 42: Lesão Aumentada no MRI em um Paciente em Vigilância Ativa

12.42.1 História

Homem de 67 anos em vigilância ativa para câncer de próstata com escore de Gleason 3 + 3 no diagnóstico inicial (▶ Fig. 12.42).

12.42.2 Achados de MRI da Próstata

a) T2WI (estudo inicial): Há uma massa hipointensa homogênea, circunscrita, medindo 7 mm, na zona periférica do ápice anteromedial esquerdo.
b) T2WI (1 ano mais tarde): A massa na zona periférica do ápice anteromedial esquerdo aumentou de tamanho para 10 mm.
c) T2WI (3 anos depois do estudo inicial): A massa na zona periférica do ápice anteromedial esquerdo aumentou de tamanho para 13 mm.

12.42.3 Diagnóstico

A biópsia inicial revelou câncer de próstata com escore de Gleason 3 + 3 e o paciente optou por vigilância ativa. Embora a lesão tenha aumentado ligeiramente de tamanho no ano seguinte, o PSA e a biópsia de repetição apresentaram achados estáveis, e o paciente permaneceu em vigilância ativa. Na continuação do seguimento, a lesão aumentou progressivamente de tamanho, e o PSA também aumentou. O paciente submeteu-se a prostatectomia radical, que apresentava câncer de próstata com escore de Gleason 3 + 4 anteriormente.

Pontos para ensino: Exames com MRI serial podem desempenhar um papel na vigilância ativa. A identificação de uma lesão aumentada motiva biópsia de repetição para identificar doença clinicamente significativa.

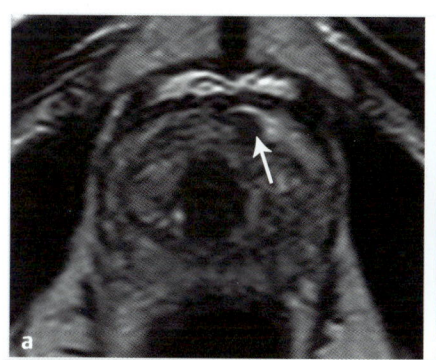

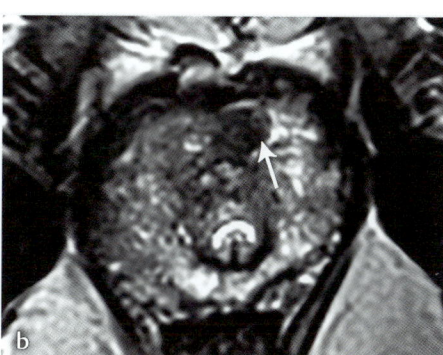

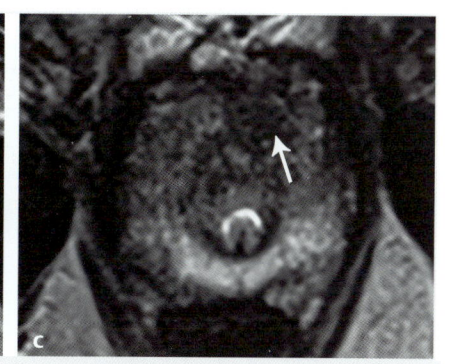

Fig. 12.42 Lesão crescente em MRI em um paciente em vigilância ativa.

12.43 Caso 43: Dificuldade: Efeito Blackout em T2

12.43.1 História

Homem de 79 anos com um nível de PSA elevado de 13,7 ng/mL e biópsia prostática prévia negativa (▶ Fig. 12.43).

12.43.2 Achados de MRI da Próstata

a) T2WI: Hipointensidade circunscrita em T2 medindo < 1,5 cm na zona periférica posterolateral direita no lobo mediano da glândula.
b) DWI (b = 50 s/mm²): Sinal hipointenso coincidindo com a anormalidade em T2WI.
c) DWI (b = 1.500 s/mm²): Região central de sinal hipointenso.
d) ADC: Hipointensidade moderada coincidindo com a anormalidade em T2WI.

Categoria de avaliação no sistema PI-RADS v2: 1.

12.43.3 Diagnóstico

Efeito *blackout* em T2 simulando uma lesão suspeita no mapa do ADC.

Pontos para ensino: Lesões que são acentuadamente hipointensas em T2 também podem exibir intensidade de sinal reduzida em DWI com baixo valor de b, o que reduz a confiabilidade da avaliação com DWI com alto valor de b e mapa do ADC. Este achado pode ser interpretado erroneamente como representando uma lesão suspeita com base em seu ADC reduzido. Entretanto, a lesão não é hiperintensa na imagem de b = 1.500 s/mm². A avaliação adicional da imagem de b = 50 s/mm² demonstra hipointensidade difusa, o que pode justificar o ADC reduzido. As possíveis causas deste efeito blackout em T2 incluem hemorragia, fibrose e calcificação.

12.43.4 Leitura Sugerida

[1] Hiwatashi A, Kinoshita T, Moritani T et al. Hypointensity on diffusionweighted MRI of the brain related to T2 shortening and susceptibility effects. AJR Am J Roentgenol 2003; 181(6):1705–1709.

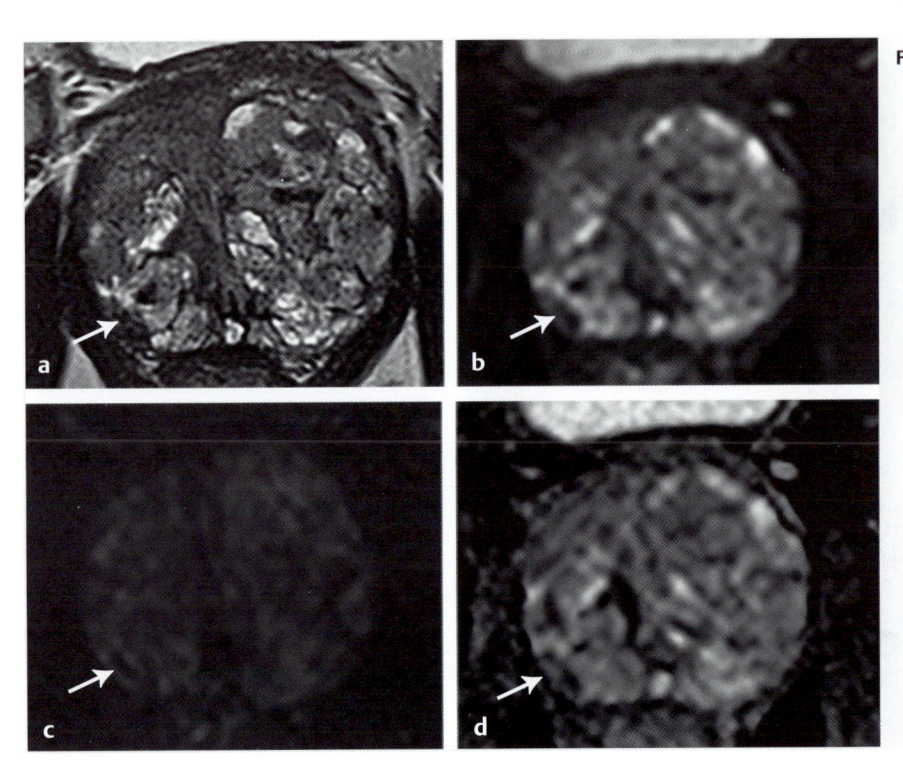

Fig. 12.43 Dificuldade: efeito *blackout* em T2.

12.44 Caso 44: Dificuldade: Vaso Simulando Tumor

12.44.1 História
Homem de 60 anos com um nível de PSA elevado de 9,3 ng/mL (▶ Fig. 12.44).

12.44.2 Achados de MRI da Próstata
a) T2WI: Hipointensidade em T2 em serpentina fina na base até o lobo mediano da glândula da zona periférica esquerda.
b) DWI (b = 1.500 s/mm²): Hiperintensidade em serpentina.
c) ADC: Hipointensidade em serpentina.
d) DCE: Realce em serpentina coincidindo com os achados de T2WI e DWI. Este realce tem a configuração de um vaso e pode ser rastreado até o plexo venoso periprostático.

Categoria de Avaliação no Sistema PI-RADS v2: 1.

14.44.3 Diagnóstico
Um vaso que atravessa a zona periférica simulando um tumor. A biópsia prostática sistemática padronizada foi negativa.

Pontos para ensino: Os vasos associados à próstata podem simular tumor. A avaliação cuidadosa do curso e morfologia do realce em DCE-MRI é útil na determinação da presença de um vaso.

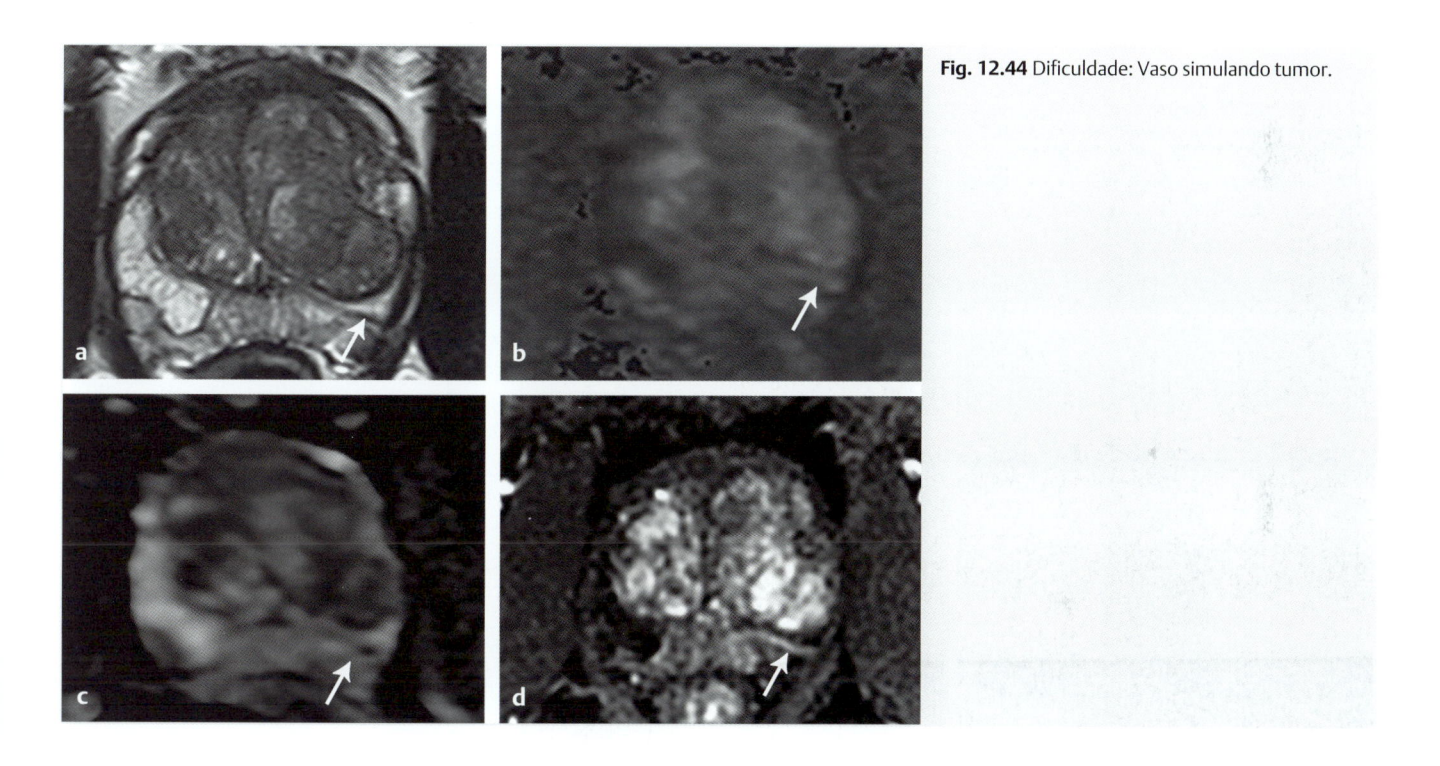

Fig. 12.44 Dificuldade: Vaso simulando tumor.

12.45 Caso 45: Utilidade das Imagens Ponderadas em T2 Coronais para Detecção de Tumor

12.45.1 História

Homem de 54 anos com um nível de PSA em elevação, mais recentemente 3,6 ng/mL (▶ Fig. 12.45).

12.45.2 Achados de MRI da Próstata

a) T2WI axial: Sem anormalidade discreta.
b) T2WI coronal: Hipointensidade moderada não circunscrita no ápice da zona periférica direita.
c) DWI (b = 1.500 s/mm²): Hipointensidade acentuada < 1,5 cm.
d) ADC: Hipointensidade acentuada < 1,5 cm.
e) DCE: Realce focal precoce coincidindo com a anormalidade em DWI.

Categoria de avaliação no sistema PI-RADS v2: 4.

12.45.3 Diagnóstico

A biópsia com fusão de MRI-TRUS revelou câncer de próstata com escore de Gleason 4 + 3.

Pontos de ensino: Imagens coronais em T2W podem auxiliar na detecção de tumor. Além disso, imagem multiplano pode ajudar a confirmar a presença de uma lesão detectada em DWI ou DCE-MRI quando não é identificada anormalidade clara nas imagens de T2W axial.

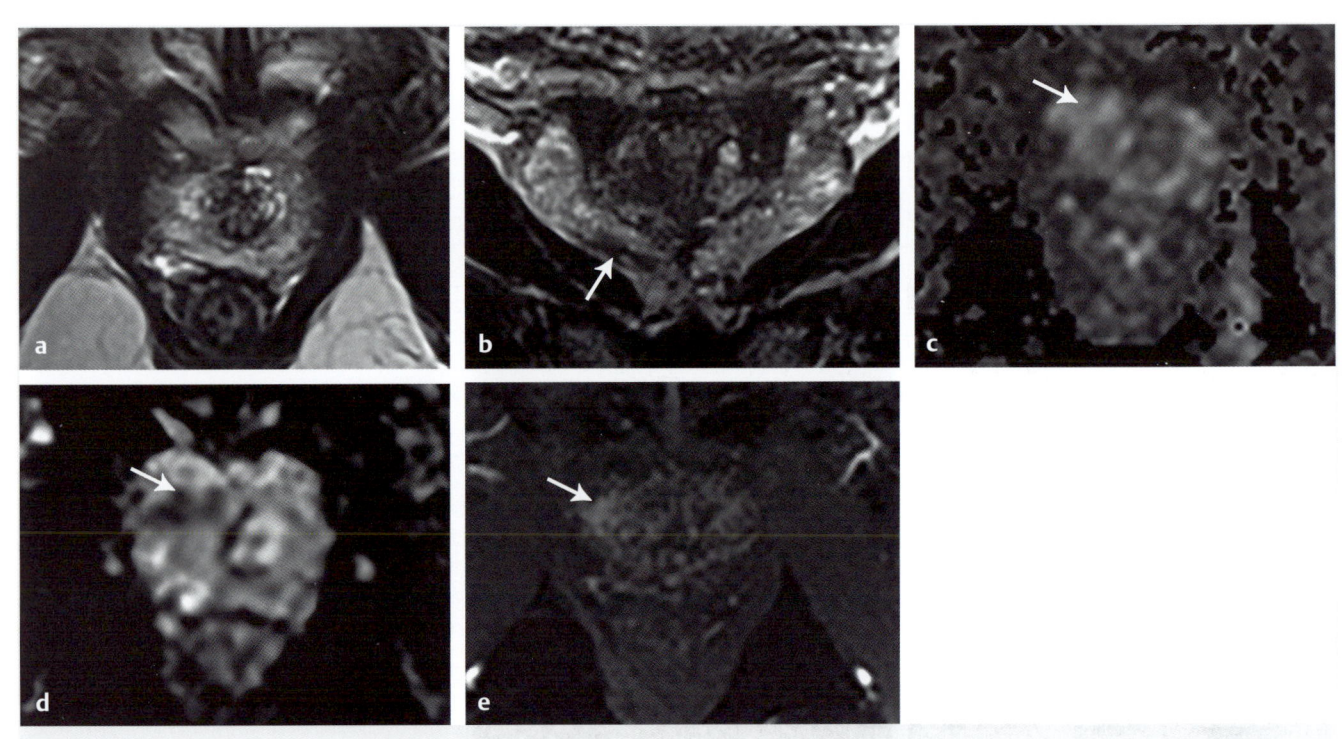

Fig. 12.45 Utilidade das imagens ponderadas coronais em T2 para detecção de tumor.

12.46 Caso 46: Utilidade de DWI para Detecção de Tumor Comparada com T2WI Isoladamente

12.46.1 História

Homem de 70 anos com um nível de PSA elevado de 3,5 ng/mL e biópsia prostática negativa (▶ Fig. 12.46).

12.46.2 Achados de MRI da Próstata

a) T2WI: Nenhuma anormalidade discreta é aparente dentro da zona periférica.
b) DWI (b = 1.500 s/mm²): Hiperintensidade focal acentuada medindo < 1,5 cm na zona periférica posterolateral esquerda do lobo mediano da glândula até o ápice.
c) ADC: Hipointensidade focal acentuada medindo < 1,5 cm.
d) DCE: Realce focal precoce coincidindo com a anormalidade em DWI.

Categoria de avaliação no sistema PI-RADS v2: 4.

14.46.3 Diagnóstico

A biópsia com fusão de MRI-TRUS revelou câncer de próstata com escore de Gleason 3 + 3.

Pontos para ensino: DWI e DCE-MRI podem ajudar a detectar alguns tumores que podem não ser aparentes usando T2WI isoladamente.

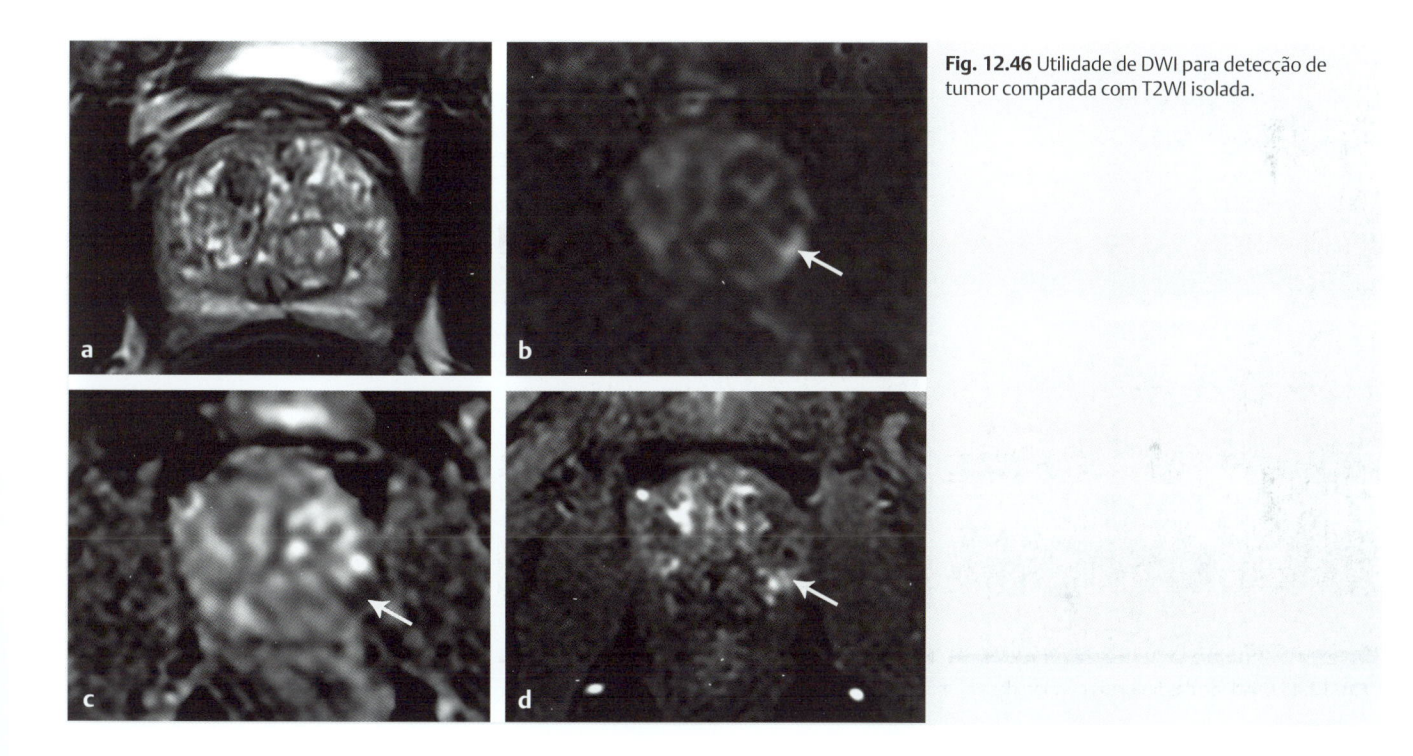

Fig. 12.46 Utilidade de DWI para detecção de tumor comparada com T2WI isolada.

12.47 Caso 47: Utilidade de Imagens Dinâmicas Realçadas com Contraste para Avaliação de Lesões Ambíguas na Zona Periférica com um Escore 3 de Imagem Ponderada por Difusão

12.47.1 História

Homem de 64 anos com um nível de PSA elevado de 6,4 ng/mL e biópsia prostática prévia revelando câncer de próstata com escore de Gleason 3 + 3 (▶ Fig. 12.47).

12.47.2 Achados de MRI da Próstata

a) T2WI: Hipointensidade em T2 linear e heterogênea na zona periférica posteromedial do lobo mediano da glândula (escore 3).
b) DWI (b = 1.500 s/mm²): Hiperintensidade leve (escore 3).
c) ADC: Hipointensidade moderada (escore 3).
d) DCE: Realce focal precoce coincidindo com as orlas da anormalidade em T2WI e DWI (DCE positivo).

Categoria de avaliação no sistema PI-RADS v2: 4.

12.47.3 Diagnóstico

A biópsia com fusão de MRI-TRUS revelou câncer de próstata com escore de Gleason 4 + 4.

Pontos para ensino: Lesões na zona periférica recebendo um escore de 3 em DWI recebem uma categoria de avaliação global de 4 em PI-RADS v2 se DCE for positivo.

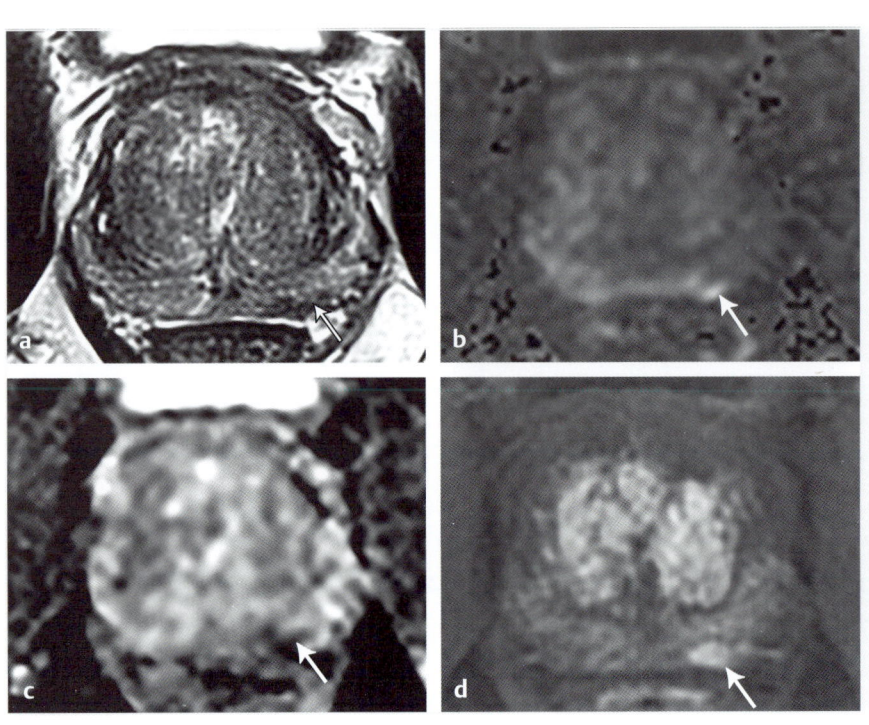

Fig. 12.47 Utilidade das imagens dinâmicas realçadas com contraste para avaliação de lesões ambíguas na zona periférica tendo uma imagem ponderada por difusão com escore 3.

12.48 Caso 48: Comparação de Imagens Ponderadas por Difusão de Diferentes Valores de b

12.48.1 História
Homem de 65 anos com um nível de PSA elevado de 11 ng/mL e biópsia prostática prévia revelando neoplasia intraepitelial prostática de alto grau (HGPIN) (▶ Fig 12.48).

12.48.2 Achados de MRI da Próstata
a) T2WI: Lesão hipointensa em T2 moderada e circunscrita na zona periférica da base posteromedial esquerda.
b) DVI (Imagem ponderada em difusão) (b = 1.000 s/mm²): Hiperintensidade difusa em toda a zona periférica bilateralmente.
c) DWI (b = 1.500 s/mm²): Mais hiperintensidade focal coincidindo com a anormalidade em T2WI medindo < 1,5 cm.
d) ADC: Hipointensidade moderada medindo < 1,5 cm.

Categoria de avaliação no sistema PI-RADS v2: 4.

12.48.3 Diagnóstico
A biópsia com fusão de MRI-TRUS revelou câncer de próstata com escore de Gleason 4 + 3.

Pontos para ensino: Valores de b mais elevados para DWI são úteis para supressão do sinal dentro do tecido prostático normal que pode estar presente em valores de b mais baixos, melhorando assim a visibilidade do tumor. PI-RADS v2 recomenda a incorporação de DWI com um alto valor de b de ≥ 1.400 s/mm², que pode ser obtido por aquisição direta ou por extrapolação baseada em DWI adquirida com valores de b mais baixos.

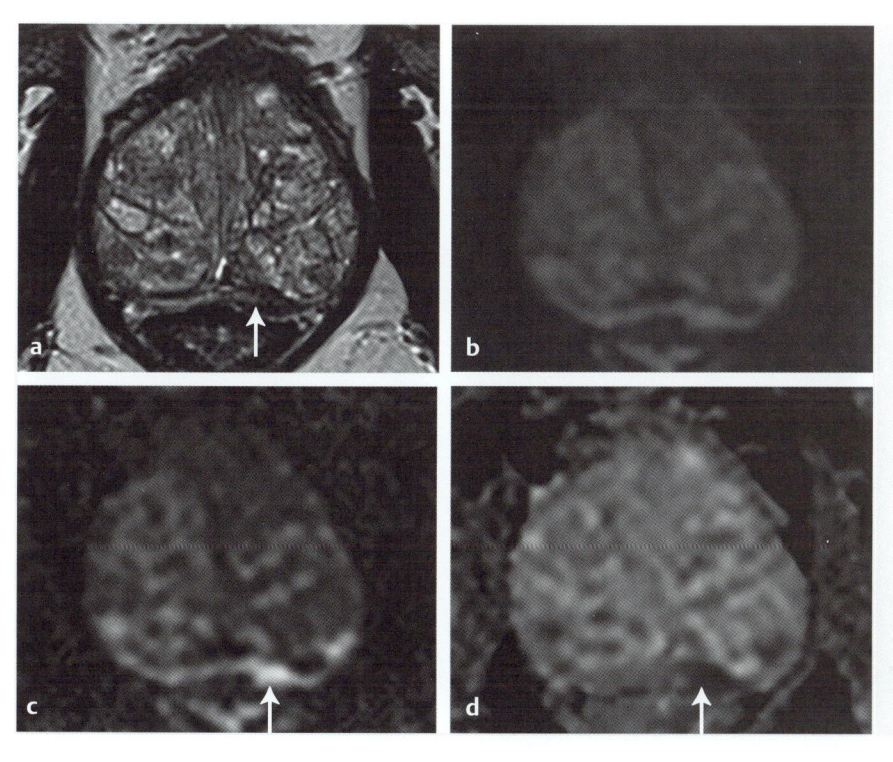

Fig. 12.48 Comparação de imagens ponderadas por difusão de diferentes valores de b.

12.49 Caso 49: Valor de Imagens Dinâmicas Realçadas com Contraste quando a Imagem Ponderada por Difusão é Subótima

12.49.1 História

Homem de 57 anos com um nível de PSA elevado de 6,8 ng/mL e sem biópsia prostática prévia (▶ Fig. 12.49).

12.49.2 Achados de MRI da Próstata

a) T2WI: Massa hipointensa em T2 circunscrita na zona periférica anterior direita no lobo mediano da glândula.
b) DWI (b = 1.500 s/mm²): Embora a imagem seja discretamente distorcida, há uma hiperintensidade focal medindo < 1,5 cm.
c) ADC: Sem anormalidades. É observada distorção discreta da imagem.
d) DCE: Realce focal precoce coincidindo com a anormalidade em T2WI e DWI.

Categoria de avaliação no sistema PI-RADS v2: 4.

12.49.3 Diagnóstico

A biópsia com fusão de MRI-TRUS mostrou câncer de próstata com escore 3 + 4.

Pontos para ensino: DCE-MRI pode ser útil quando as imagens de DWI/ADC são subótimas. Neste caso, a imagem de b = 1.500 s/mm² em DWI mostra hiperintensidade focal, mas não há anormalidade clara no mapa do ADC. Quando DWI/ADC é subótimo, PI-RADS v2 dá maior importância a DCE-MRI para avaliação de lesões na zona periférica.

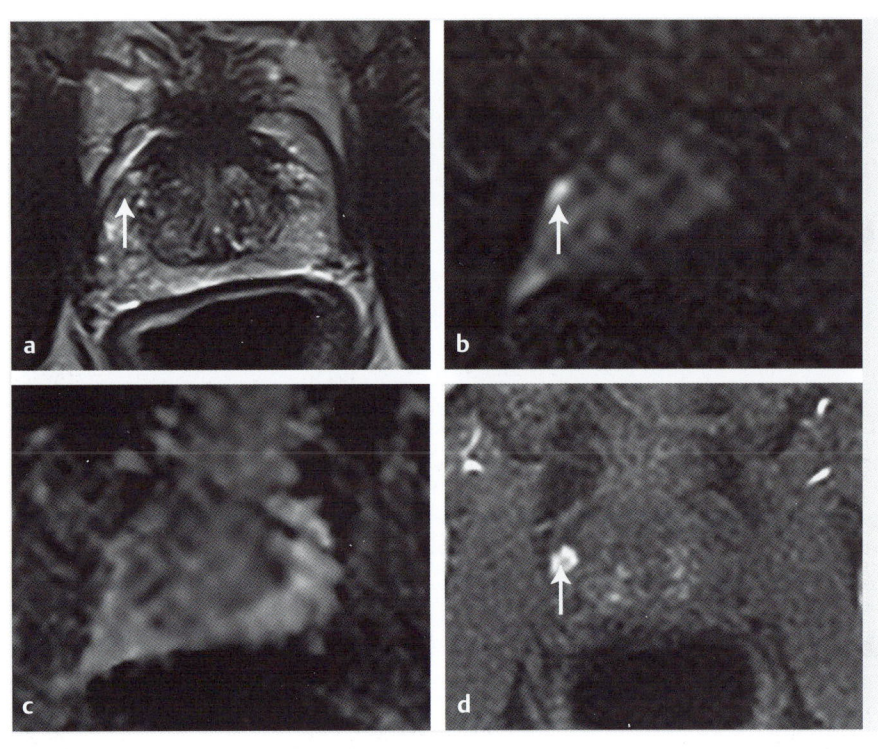

Fig. 12.49 Valor das imagens dinâmicas realçadas com contraste quando a imagem ponderada por difusão é subótima.

12.50 Caso 50: Linfonodos Metastáticos

12.50.1 História

Homem de 70 anos com um nível de PSA elevado de 36,5 ng/mL e sem biópsia prostática prévia (▶ Fig. 12.50).

12.50.2 Achados de MRI da Próstata

a) T2WI: Massa circunscrita dentro da zona periférica anterolateral direita da base ao ápice.
b) DWI (b = 1.500 s/mm²): Hiperintensidade acentuada medindo ≥ 1,5 cm.
c) ADC: Hipointensidade acentuada medindo ≥ 1,5 cm.
d) T2WI mais cranialmente: Linfonodo ilíaco externo direito aumentado medindo 2,6 x 1,6 cm com ausência de hilo gorduroso.
e) DWI mais cranialmente: O linfonodo mostra hiperintensidade acentuada.
f) ADC mais cranialmente: O linfonodo mostra ADC acentuadamente baixo.

Categoria de avaliação no sistema PI-RADS v2: 5.

12.50.3 Diagnóstico

A biópsia com fusão de MRI-TRUS revelou câncer de próstata com escore de Gleason 4 + 4. CT do abdome e pélvis (não mostrado) apresentou linfadenopatia retroperitoneal volumosa e pélvica, consistentes com metástases nodais.

Pontos para ensino: Linfonodos benignos e metastáticos sobrepõem-se em termos de características de sinal em DWI/ADC. Assim, o tamanho e a morfologia permanecem como os principais critérios de imagem para diagnóstico de metástases nodais. No entanto, DWI/ADC podem ser úteis para a detecção inicial de nodos potencialmente sutis para maior análise em T2WI ou para aumentar o nível de preocupação com nodos que são ambíguos em sequências convencionais.

12.50.4 Leitura Sugerida

[1] Thoeny HC, Froehlich JM, Triantafyllou M et al. Metastases in normal-sized pelvic lymph nodes: detection with diffusion-weighted MR imaging. Radiology 2014; 273(1):125–135.

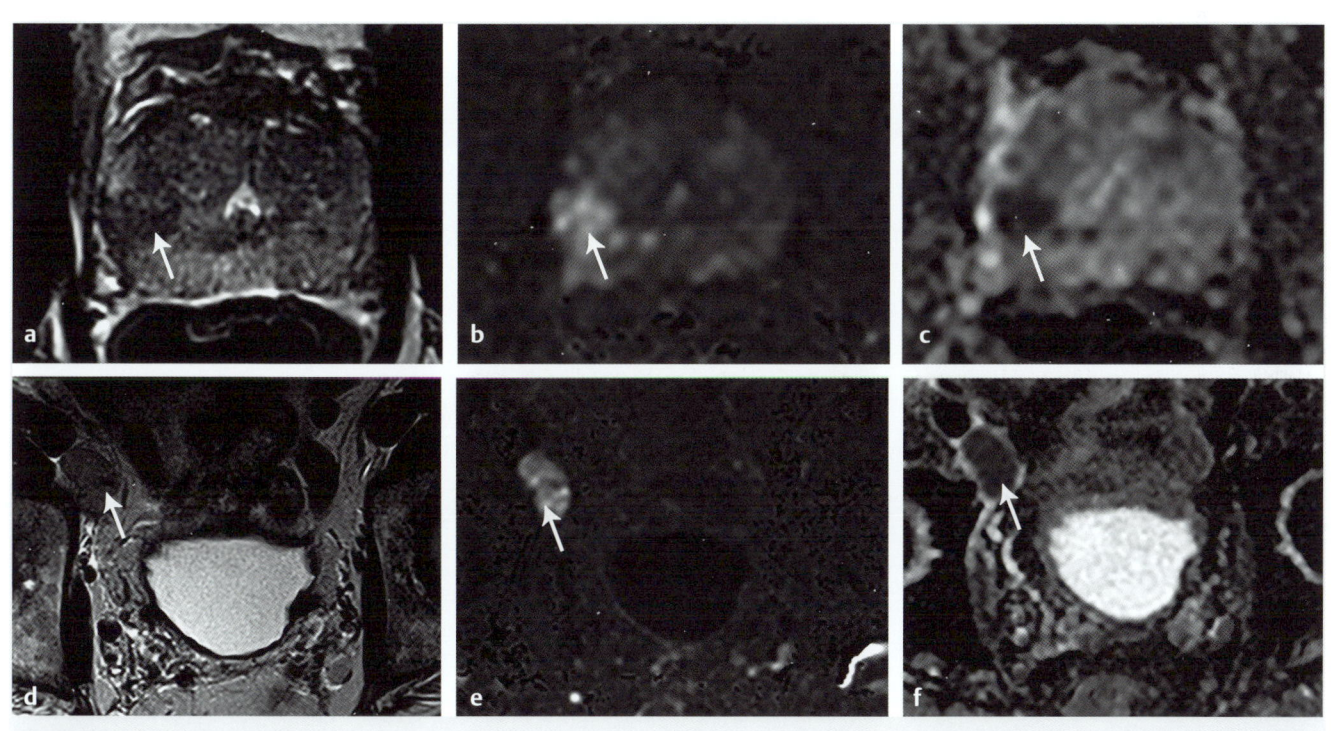

Fig. 12.50 Linfonodos metastáticos.

12.51 Caso 51: Espectroscopia com MR Mostrando Câncer de Próstata

12.51.1 História

Homem de 73 anos com um nível de PSA elevado de 41 ng/mL (▶ Fig. 12.51).

12.51.2 Achados de MRI

a) T2WI: massa hipointensa em T2 circunscrita na zona periférica posterolateral direita no lobo mediano da glândula medindo >1,5 cm.

b) Espectroscopia com MR: O tumor mostra a relação colina-citrato aumentada anormal (*), enquanto a zona periférica esquerda normal mostra a relação colina-citrato normal (**).

Ponto para ensino: A espectroscopia com MR descreve alterações na concentração de metabólitos dentro de *voxels* grandes e tem sido aplicada para auxiliar na detecção e localização de tumores, embora não esteja formalmente incorporada dentro de PI-RADS v2.

12.51.3 Leitura Sugerida

[1] Scheidler J, Hricak H, Vigneron DB et al. Prostate cancer: localization with three-dimensional proton MR spectroscopic imaging—clinicopathologic study. Radiology 1999; 213(2):473–480.

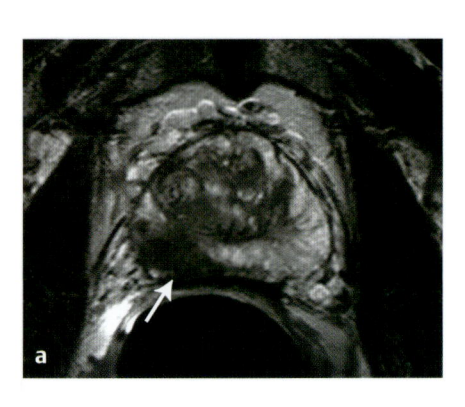

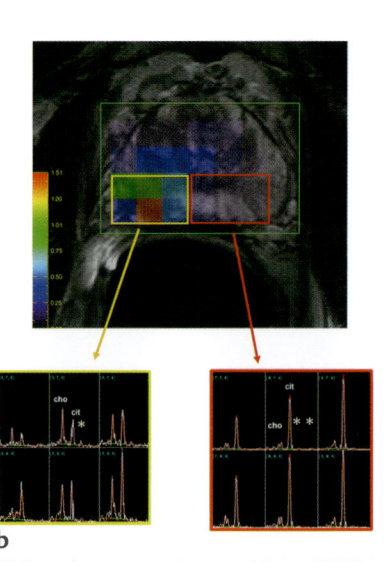

Fig. 12.51 Espectroscopia por MR mostrando câncer de próstata. (Imagens do Dr. Baris Turkbey, National Cancer Institute, National Institutes of Health, Bethesda, MD.)

12.52 Caso 52: Espectroscopia Falso-Positiva por MR

12.52.1 História
Homem de 73 anos com um nível de PSA elevado de 41 ng/mL e tumor identificado na zona periférica direita (▶ Fig. 12.52).

12.52.2 Achados de MRI
Espectroscopia por MR: Relação colina-citrato aumentada é observada na base da zona periférica esquerda. Entretanto, o achado é artefatual e atribuído à proximidade região da vesícula seminal esquerda e nível muito alto de glicerofosfocolina no fluido da vesícula seminal.

12.52.3 Diagnóstico
Achado falso-positivo de espectros anormais na zona periférica na base esquerda.

Ponto para ensino: Espectroscopia por MR é propensa a uma gama de artefatos que podem contribuir para espectros contaminados e interpretações erradas. Na realização de espectroscopia por MR da próstata, é necessária atenção meticulosa aos detalhes e nível apropriado de *expertise* para que seja possível a obtenção de resultados confiáveis.

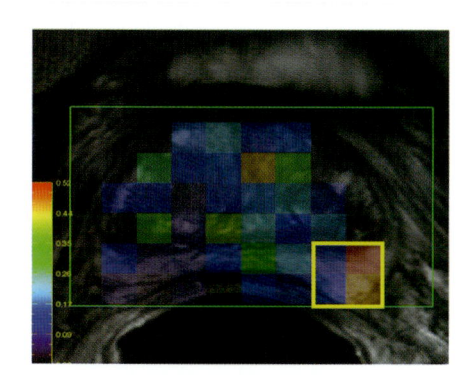

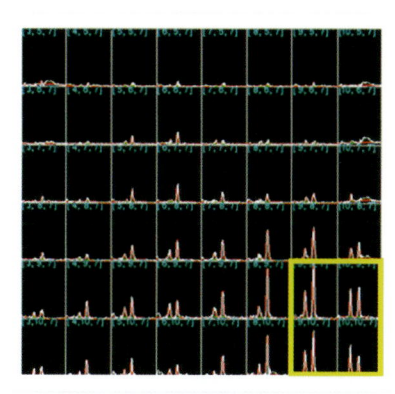

Fig. 12.52 Espectroscopia falso-positiva por MR. (Imagens cortesia do Dr. Baris Turkbey, National Cancer Institute, National Institutes of Health, Bethesda, MD.)

Índice Remissivo

Entradas acompanhadas por um *f* ou *t* em itálico indicam figuras e tabelas, respectivamente.

A

Ablação
  a laser, 109
    guiada por MR, 110
  focal, tumor recorrente após, 190
Acompanhamento pós-tratamento, 94
Adenocarcinoma prostático, 12*f*
  lesões benignas que mimetizam, 20
Afro-americanos, câncer de próstata, 2
Agressividade do tumor, 7
Anatomia
  da prostatectomia pós-radical, 99
  do câncer de próstata, 11
  na imagem ponderada em T2, 27
Anestesia, 4
Antecedentes clínicos na recorrência do câncer de próstata, 94
Antígeno prostático específico (PSA)
  derivados, 3
  para detecção precoce de câncer da próstata, 2
Armadilhas, 35
Artefatos, 35
  de "linha de sinal", 35
  de movimento, 36
  perda de sinal, 36
Atrofia, 78
Avaliação
  de câncer de próstata por meio de imagem por PET/CT e PET/MR, 140
  para recorrência, 94
  PI-RADS, 70
  quantitativa da MRI ponderada em difusão da próstata na zona periférica, 48

B

Biomarcadores emergentes do câncer de próstata, 3
Biópsia
  de fusão guiada por MRI, 117
  por agulha, 18
  prostática
    complicações da, 4, 4*t*
    direcionada para pacientes em vigilância, 133
    limitações atuais da, 5*f*
    prevenção de complicações da, 5
    sistemática
      contemporânea, limitações da técnica de, 5
      guiada por ultrassom transretal, 3, 3*f*
  transretal
    direta guiada por MRI, 117
    guiada por ultrassom, 116
    por fusão de MRI-US, 120
Bloqueio do nervo periprostático, 4
Bobinas, 114
  de superfície, 25
  endorretais, 23
Borramento, 36
Braquiterapia
  pós-intersticial da próstata, 107
  prostática intersticial, 6
  tumor recorrente após, 191

C

11C-colina, 96
Calcificações, 78
Câncer de próstata, 1
  acompanhamento pós-tratamento, 94
  agressividade do tumor, 7
  anatomia do, 11
  antecedentes clínicos na recorrência do, 94
  antígeno prostático específico (PSA), 2
  aparência da próstata após ablação total da glândula, 188
  avaliação para recorrência, 94
  biomarcadores emergentes do, 3
  câncer de próstata
    contatando a uretra, 174
    simulando pseudolesão na linha média, 171
Carcinoma intraductal da próstata, 14
Caso(s)
  cavidade da ablação benigna depois de crioablação focal, 189
  clinicamente significante, 15
  com diferenciação neuroendócrina, 14
  com escore de Gleason 6, 16
  com recorrência bioquímica, 66
  comparação de imagens ponderadas por difusão de diferentes valores de B, 199
  contatando a uretra, 174
  custos em saúde pública, 1
  de alto grau, 157, 161
  de baixo grau, 155, 159, 162
  de grau intermediário, 156, 160
  demografia, 1
  diagnóstico, 48
    clínico e vias de manejo, 7
  dieta, 1
  dificuldade
    efeito blackout em T2, 194
    vaso simulando tumor, 195
  espectro de vesículas seminais retidas em diferentes pacientes depois de prostatectomia, 186
  espectroscopia
    com MR mostrando câncer de próstata, 202
    falso-positiva por MR, 203
  espessamento benigno
    da junção da zona periférica e a zona de transição, 180
    do estroma fibromuscular anterior, 166
  estadiamento, 7, 18, 81
    local, 82
  exposição a agentes externos, 1
  fatores de risco, 1
  grau do tumor, 7
  hemorragia pós-biópsia simulando tumor, 178
  idade, 1
  incidência, 1
  infecções do trato urinário, 1
  lesão
    aumentada no MRI em um paciente em vigilância ativa, 193
    envolvendo o esfíncter uretral externo, 175
    PI-RADS 2 correspondendo a neoplasia intraepitelial prostática de alto grau, 152
    PI-RADS 3
      correspondendo a câncer de próstata de baixo grau, 155
      correspondendo à prostatite, 153
      correspondendo a tecido prostático benigno, 154
    PI-RADS 4 correspondendo a câncer de próstata de grau intermediário, 156
    PI-RADS 5 na zona de transição correspondendo a câncer de próstata de baixo grau, 162
  linfonodos metastáticos, 201
  localizado, MRI dinâmica com contraste na detecção do, 61
  MRI serial para monitoramento de tumor de baixo grau em vigilância ativa, 192
  nódulo extrusado de hiperplasia prostática benigna na zona periférica, 168, 169
  obesidade, 1
  opções de tratamento, 5
  patologia, 11
  patologicamente insignificante e significante, 13
  planejamento cirúrgico, 81
  por meio de imagem por PET/CT e PET/MR, 140
  prostatite granulomatosa simulando tumor, 181
  pseudolesão na linha mediana, 170
  recorrência, 94
  simulando pseudolesão na linha média, 171
  sintomas, 1
  sobrevida, 1
  tabagismo, 1

Índice Remissivo

tumor
  bem visualizado apesar da hemorragia, exibindo sinal de exclusão de hemorragia, 179
  com achados indiretos de extensão extraprostática, 182
  com extensão extraprostática, 183
    grosseira, 184
  com invasão da vesícula seminal, 185
  envolvendo o estroma fibromuscular anterior, 167
  na zona
    central, 165
    periférica do corno anterior, 177
  no ápice distal, 172, 173
  recorrente
    após ablação focal, 190
    após braquiterapia, 191
    após prostatectomia, 187
  subcapsular, 176
  utilidade
    das imagens ponderadas em T2 coronais para detecção de tumor, 196
    de DWI para detecção de tumor comparada com T2WI isoladamente, 197
    de imagens dinâmicas realçadas com contraste para avaliação de lesões ambíguas na zona periférica com um escore 3 de imagem ponderada por difusão, 198
  valor de imagens dinâmicas realçadas com contraste, 200
  variantes histológicas, 13
  zona central
    deslocada lateralmente, 164
    normal, 163
Categoria de avaliação X do PI-RADS, 77
Cavidade da ablação benigna depois de crioablação focal, 189
Cintilografia, 96
Cistos, 78
Coeficiente de difusão aparente, 46
  e agressividade do tumor na zona periférica, 49
  e escore de Gleason de tumores na zona periférica, 49
  e volume tumoral, 51
Crioablação, 109
Criocirurgia, 6
Crioterapia, 6
Custos em saúde pública, câncer de próstata, 1

D

Demografia, câncer de próstata, 1
Detecção
  por MRI de doença clinicamente significativa, 129
  precoce de câncer da próstata, 2
Diagnóstico de câncer da próstata, 48
Dieta, câncer de próstata, 1
Diferenciação neuroendócrina (NE), 14

Difusão biexponencial, 51, 53f
Distribuições gaussiana e não gaussiana, 54f
DWI
  da zona de transição, 55
    qualitativa, 55
    quantitativa, 56
  para detecção de tumor comparada com T2WI isoladamente, 197

E

Efeito blackout em T2, 194
Escores
  da MRI dinâmica com contraste, 75
  das imagens ponderadas
    de difusão, 70
    em T2, 73
Espectro de vesículas seminais retidas em diferentes pacientes depois de prostatectomia, 186
Espectroscopia por ressonância magnética, 31
  falso-positiva, 203
  mostrando câncer de próstata, 202
Espessamento benigno
  da junção da zona periférica e a zona de transição, 180
  do estroma fibromuscular anterior, 166
Estadiamento
  do câncer de próstata, 18, 81
    local, 82
  do linfonodo, 90
Estratificação do risco com o uso de MRI, 132
Exposição a agentes externos, câncer de próstata, 1
Extensão extraprostática, 18

F

Fase-fantasma, 36
Fatores de risco, câncer de próstata, 1
Fenômeno de movimento incoerente *intravoxel*, 51
Fibrose, 78
Força de campo, 114
Fusão
  cognitiva ou mental, 121
  eletrônica (com *software*), 121

G

Glândulas atípicas com suspeita de câncer (ATYP), 20
Grau do tumor, 7

H

Hemorragia, 78
  pós-biópsia simulando tumor, 178
Hiperplasia
  benigna atípica, 158
  prostática benigna (BPH), 12f, 78
    nódulos extrusados na zona periférica, 168, 169
Histologia da próstata normal, 11

I

Idade, câncer de próstata, 1
Imagem(ns)
  com campo de visão grande, 114
  de MR funcionais, 87
  dinâmica realçada por contraste, 114
    para avaliação de lesões ambíguas na zona periférica com um escore 3 de imagem ponderada por difusão, 198
  espectroscópica por MR, 114
  ponderada em difusão, 35, 41, 114
    aspectos técnicos, 41
    de diferentes valores de B, 199
    imagens com valor de B alto, 42
  ponderada em T1, 30
  ponderada em T2, 25, 84, 114
    anatomia na, 27
    coronais para detecção de tumor, 196
    escores, 73
    patologia, 27
  por curtose de difusão, 54
  por tensor de difusão, 54, 55f
In-Bore, 117
Incidência, câncer de próstata, 1
Infecções do trato urinário, câncer de próstata, 1
Intensidade do campo, 23
Invasão
  da vesícula seminal, 18
  perineural, 18

L

Lesão(ões)
  aumentada no MRI em um paciente em vigilância ativa, 193
  envolvendo o esfíncter uretral externo, 175
  PI-RAD 4 na zona de transição correspondendo a câncer de próstata de grau intermediário, 160
  PI-RADS 3 na zona de transição correspondendo a câncer de próstata de baixo grau, 159
  PI-RADS 5 correspondendo a câncer de próstata de alto grau, 157
  PI-RADS 5 na zona de transição correspondendo a câncer de próstata de alto grau, 161
  PI-RADS correspondendo a nódulo de hiperplasia benigna atípica, 158
  benignas que mimetizam o adenocarcinoma prostático, 20
Linfonodo(s)
  estadiamento do, 90
  metastáticos, 201
LITT (terapia térmica intersticial induzida pelo laser), 110

M

Mapa de coeficiente de difusão aparente, 46
  e agressividade do tumor na zona periférica, 49

e escore de Gleason de tumores na zona periférica, 49
e volume tumoral, 51
Monitoramento da progressão da lesão em exames por MRI seriados, 134
Multifocalidade e nódulo dominante na prostatectomia radical, 12

N

Navegação
    baseada em sensores, 123
    baseada no órgão, 124
Neoplasia intraepitelial prostática, 19, 19f
    de alto grau, 152
Nódulo(s) de hiperplasia benigna
    atípica, 158
    extrusados na zona periférica, 168, 169

O

Obesidade, câncer de próstata,1

P

Patologia do câncer de próstata, 11
    na imagem ponderada em T2, 27
PET/CT com 18F-FDG (fluorodesoxiglicose), 96
Planejamento cirúrgico
    câncer de próstata e, 81
    e cirurgia que poupa o nervo, 89
Pós-radioterapia, 106
Potências de campo, 89
Próstata normal, histologia da, 11
Prostatectomia
    pós-radical, anatomia da, 99
    radical, 6
        multifocalidade e nódulo dominante na, 12
        quantificação do tamanho do câncer na, 18
        recorrência local do tumor após, 100
    tumor recorrente após, 187
Prostatite, 78, 153
    granulomatosa simulando tumor, 181
Protocolo(s)
    de aquisição, 84
    de MRI da próstata, 23
Pseudolesão na linha mediana, 170

Q

Quantificação do tamanho do câncer na prostatectomia radical, 18

R

Radioterapia
    com feixe externo, 6
    pélvica de salvamento, 107

Razão do coeficiente de difusão aparente e escore de Gleason, 50
Recorrência do câncer de próstata, 94
    bioquímica, 98, 143
        técnica de MRI para avaliação de, 100
    local do tumor após prostatectomia radical, 100
Reestadiamento, 143
    avaliação da resposta ao tratamento, 145
    prognóstico, 145
Ressonância magnética, imagem de
    achados benignos na, 77
    avaliação de recorrência bioquímica, 100
    como um marcador de resultados de vigilância ativa, 133
    da próstata, protocolos de, 23
    dinâmica com contraste, 35, 60
        da próstata, 60
        desafios da, 68
        escores da, 75
        na detecção do câncer de próstata localizado, 61
            de recorrência local com recorrência bioquímica, 66
    multiparamétrica da próstata, 128
    na seleção de pacientes para vigilância ativa, 132
    para avaliação de recorrência bioquímica, 98
    período de realização na condição de biópsia recente, 35
    ponderada em difusão da próstata na zona periférica, 48
    pós-procedimento, aparência da próstata, 125
    pré-biópsia, 113
        biópsia direcionada guiada, 113
        opções, 115
        orientação, 115
        planejamento, 113
        população-alvo, 113
        técnica, 114
    preparo do paciente, 38
    serial para monitoramento de tumor de baixo grau em vigilância ativa, 192
    vigilância ativa, 127

S

Sequências de pulso, 25
Sintomas, câncer de próstata, 1
Sistema de graduação de Gleason, 15
    modificação adicional do, 17
    modificado, 16
        limitações do, 17
Sistema PI-RADS (Prostate Imaging-Reporting and Data System), 70

Sobrevida, câncer de próstata, 1
Suscetibilidade magnética, 37

T

Tabagismo, câncer de próstata, 1
Tecido prostático benigno, 154
Terapia
    fotodinâmica vascular direcionada, 109, 111
    térmica intersticial induzida pelo *laser* (LITT), 110
Tomografia computadorizada, 95
Tratamentos focais guiados
    por imagem, 109
Tumor
    bem visualizado apesar da hemorragia, exibindo sinal de exclusão de hemorragia, 179
    com extensão extraprostática, 183
        achados indiretos de, 182
        grosseira, 184
    com invasão da vesícula seminal, 185
    envolvendo o estroma fibromuscular anterior, 167
    na zona
        central, 165
        periférica do corno anterior, 177
    no ápice distal, 172, 173
    recorrente
        após ablação focal, 190
        após braquiterapia, 191
        após prostatectomia, 187
    subcapsular, 176

U

Ultrassom
    focalizado de alta intensidade, 109, 110
    transretal, 95

V

Vaso simulando tumor, 195
Vigilância ativa, 5, 127
    biópsia de próstata direcionada para pacientes em, 133
    MRI
        como um marcador de resultados de, 133
        na seleção de pacientes para, 132

Z

Zona central
    deslocada lateralmente, 164
    normal, 163